交叉学科研究生高水平课程系列教材

微生物天然药物化学研究

WEISHENGWU TIANRAN YAOWU HUAXUE YANJIU

主　编 / 张勇慧

副主编 / 王小川　李　华　朱虎成

编　者 / (以姓氏拼音为序)

陈春梅 (华中科技大学同济医学院药学院)
辜良虎 (华中科技大学同济医学院药学院)
胡正喜 (华中科技大学同济医学院药学院)
黄　芳 (华中科技大学同济医学院基础医学院)
李　华 (华中科技大学同济医学院药学院)
李华强 (华中科技大学同济医学院药学院)
孙伟光 (华中科技大学同济医学院药学院)
王文静 (华中科技大学同济医学院药学院)
王小川 (华中科技大学同济医学院基础医学院)
吴灿荣 (华中科技大学同济医学院药学院)
张勇慧 (华中科技大学同济医学院药学院)
郑梦竹 (华中科技大学同济医学院药学院)
周　渊 (华中科技大学同济医学院药学院)
朱虎成 (华中科技大学同济医学院药学院)

華中科技大學出版社
http://www.hustp.com
中国 · 武汉

U0210583

内 容 简 介

本书是交叉学科研究生高水平课程系列教材之一。

本书共分为6篇，21章，内容包括天然产物活性成分的发现，天然产物活性的虚拟筛选，活性筛选，天然产物活性成分的全合成、仿生合成和结构修饰，天然产物生物合成以及真菌次级代谢产物来源药物的研究开发。

本书可供高等院校药学、中药学及其相关专业的研究生使用，同时可作为相关专业的青年教师和科技人员的自学参考书。

图书在版编目(CIP)数据

微生物天然药物化学研究/张勇慧主编. —武汉：华中科技大学出版社，2019.10
高水平交叉学科研究生教材
ISBN 978-7-5680-5743-1

Ⅰ.①微… Ⅱ.①张… Ⅲ.①微生物-药物化学-研究生-教材 Ⅳ.①R914.4

中国版本图书馆CIP数据核字(2019)第228994号

微生物天然药物化学研究　　张勇慧　主编
Weishengwu Tianran Yaowu Huaxue Yanjiu

策划编辑：周　琳
责任编辑：丁　平
封面设计：杨玉凡
责任校对：阮　敏
责任监印：周治超
出版发行：华中科技大学出版社(中国·武汉)　电话：(027)81321913
武汉市东湖新技术开发区华工科技园　邮编：430223
录　排：华中科技大学惠友文印中心
印　刷：湖北恒泰印务有限公司
开　本：787mm×1092mm　1/16
印　张：21.5
字　数：548千字
版　次：2019年10月第1版第1次印刷
定　价：89.00元

华中出版

本书若有印装质量问题，请向出版社营销中心调换
全国免费服务热线：400-6679-118　竭诚为您服务
版权所有　侵权必究

交叉学科研究生高水平课程系列教材

编委会

总主编 解孝林 赵 峰

编 委 （按姓氏拼音排序）

陈吉红 陈建国 金人超 刘宏芳 刘劲松
潘林强 施 静 史岸冰 王从义 王连弟
解 德 闫春泽 杨家宽 张胜民 张勇慧

秘 书 郑金焱 周 琳 张少奇

总序

Zongxu

2015年10月国务院印发《统筹推进世界一流大学和一流学科建设总体方案》，2017年1月教育部、财政部、国家发展改革委印发《统筹推进世界一流大学和一流学科建设实施办法(暂行)》，此后，坚持中国特色、世界一流，以立德树人为根本，建设世界一流大学和一流学科成为大学发展的重要途径。

当代科技的发展呈现出多学科相互交叉、相互渗透、高度综合以及系统化、整体化的趋势，构建多学科交叉的培养环境，培养复合创新型人才已经成为研究生教育发展的共识和趋势，也是研究生培养模式改革的重要课题。华中科技大学"交叉学科研究生高水平课程"建设项目是华中科技大学"双一流"建设项目"拔尖创新人才培养计划"中的子项目，用于支持跨院(系)、跨一级学科的研究生高水平课程建设，这些课程作为选修课对学术型硕士生和博士生开放。与之配套，华中科技大学与华中科技大学出版社组织撰写了本套交叉学科研究生高水平课程系列教材。

研究生掌握知识从教材的感知开始，感知越丰富，观念越清晰，优秀教材使学生在学习过程中获得的知识更加系统化、规范化。本套丛书是华中科技大学交叉学科研究生高水平课程建设的重要探索。不同学科交叉融合有不同特点，教学规律不尽相同，因此每本教材各有侧重，如：《学习记忆与机器学习实验原理》旨在提高学生在课程教学中的实践能力和自主创新能力；《代谢与疾病基础研究实验技术》旨在将基础研究与临床应用紧密结合，使研究生的培养模式更符合未来转化医学的模式；《高分子材料3D打印成形原理与实验》旨在将实验与成形原理呼应形成有机整体，实现基础原理和实际应用的具体结合，有助于提升教学质量。本套丛书凝聚着编者的心血，熠熠生辉，此处不一一列举。

本套丛书的编撰得到了各方的支持和帮助，我校100余位师生参与其中，涉及基础医学院、机械科学与工程学院、环境科学与工程学院、化学与化工学院、药学院、生命科学与技术学院、同济医院、人工智能与自动化学院、计算机科学与技术学院、光学与电子信息学院、船舶与海洋工程学院以及材料科学与工程学院 12 个单位的 24 个一级学科，华中科技大学出版社承担了编校出版任务，在此一并向所有辛勤付出的老师和同学表示感谢！衷心期望本套丛书能为提高我校交叉学科研究生的培养质量发挥重要作用，诚恳期待兄弟高校师生的关注和指正。

解孝林

2019 年 3 月于喻园

前言

Qianyan

作为华中科技大学“双一流”建设项目“拔尖创新人才培养计划”中的子项目，在创新研究院支持下，我们开展了交叉学科研究生高水平课程，编写了微生物天然产物研究方法的研究生教材。

本书的编写人员由分别从事天然药物化学、天然药物生物合成、天然药物化学全合成、药理学教学科研工作的人员组成，编写人员的学科方向优势互补，涵盖了包括天然先导化合物的发现、药物靶点发现、药物靶点的快速确证、药物分子的活性评价、药物分子的作用机制和毒理学评价等天然药物化学研究的所有领域。教材注重理论联系实际，旨在通过具体的研究实例，介绍微生物天然产物研究方法中涉及的天然产物活性成分的发现、活性的虚拟筛选、活性筛选、药理作用机制研究、天然产物结构修饰、天然产物生物合成等内容，并着重介绍研究生需要了解的新方法和新技术。将先导化合物开发成创新药物是天然药物化学研究的最重要的任务，因此本书在最后部分介绍了微生物天然药物开发成新药的研究过程。本书的使用对象以高等院校药学、中药学及其相关专业的研究生为主，同时本书可作为相关专业的青年教师和科技人员的自学参考书。

本教材由张勇慧（第一篇第一章），朱虎成和王文静（第一篇第二章），胡正喜和李华强（第一篇第三章），李华和吴灿荣（第二篇第一章），孙伟光和郑梦竹（第二篇第二章），王小川（第三篇第一章），黄芳（第三篇第二章），辜良虎（第四篇），周渊（第五篇），陈春梅（第六篇）等共同编写完成。张勇慧任主编，王小川、李华、朱虎成任副主编，陈春梅兼任秘书。

在本书编写过程中，我们得到了华中科技大学“学术前沿青年团队”及“重大疾病创新药物和转化医学研究团队”等项目团队和有关同行和兄弟院校的热情鼓励与大力支持，获得了很多宝贵的意见和建议，在此一并表示衷心的感谢！

我们在编写过程中做了很多努力，但是因编者学术水平和编写能力有限，不当之处在所难免，敬请广大师生和读者予以指正。

编　者

目录

Mulu

第一篇　天然产物活性成分的发现

第一章　真菌培养 /2

第一节　微生物次级代谢产物 /2

第二节　真菌的培养 /4

第三节　真菌分离培养研究实例 /12

第二章　提取分离方法 /25

第一节　微生物活性成分的提取 /25

第二节　微生物活性成分的分离 /26

第三节　活性成分提取分离研究实例 /33

第四节　手性分离 /36

第五节　手性化合物拆分研究实例 /40

第三章　天然产物的结构鉴定技术 /43

第一节　常规波谱解析方法 /43

第二节　量子化学计算方法 /51

第三节　化学方法 /60

第四节　晶体衍射方法 /64

第二篇　天然产物活性的虚拟筛选

第一章　基于分子对接的虚拟药物筛选 /77

第一节　虚拟药物筛选背景 /77

第二节　靶点蛋白质结构的获得方法和途径 /78

第三节　基于分子对接的虚拟筛选常用软件和天然产物数据库 /81

第四节　化合物活性的实验性验证方法 /84

第五节　天然产物活性成分的虚拟筛选和分子对接 /86

第二章 天然产物-蛋白质共结晶技术 /94
第一节 分子克隆技术和原理 /94
第二节 重组蛋白的分离纯化技术及相关原理 /97
第三节 蛋白质结晶技术与原理、蛋白质共结晶技术 /98
第四节 研究实例：甘草次酸与 11β-HSD1 重组蛋白共结晶 /101

第三篇 活性筛选

第一章 化合物活性在细胞水平的筛选及检测 /112
第一节 原代及传代细胞培养 /112
第二节 细胞给药处理 /115
第三节 化合物的细胞毒性检测 /116
第四节 细胞中相关酶活性检测 /119
第五节 细胞中相关蛋白水平检测 /122
第六节 细胞中相关蛋白转录水平检测 /125
第七节 细胞中蛋白间相互作用水平检测 /129
第八节 细胞中相关蛋白质亚细胞定位分布检测 /132
第九节 FRET 技术 /134
第二章 活性化合物在小鼠体内作用效果及机制 /137
第一节 小鼠饲养及动物模型选择 /137
第二节 小鼠给药方法 /149
第三节 小鼠行为学检测 /153
第四节 小鼠血样及组织取材 /158
第五节 小鼠脑内神经元电生理检测 /160
第六节 小鼠组织中相关酶活性、蛋白质水平检测 /166
第七节 组织形态学检测 /166

第四篇 天然产物活性成分的全合成、仿生合成和结构修饰

第一章 天然产物全合成 /180
第一节 天然产物的结构确认 /180
第二节 天然产物结构修正 /185
第三节 天然产物样品制备 /190
第四节 丰富有机化学理论 /197
第二章 天然产物的仿生合成 /203
第一节 细胞松弛素的仿生合成 /204
第二节 Hyperjaponols A—C 的仿生合成 /208
第三节 Homodimericin A 的仿生全合成 /211
第四节 天然产物 paeoveitol 的首次仿生合成 /212

第五节 一锅法全合成具有复杂环结构的 portentol /213
第三章 天然产物的结构修饰或简化 /215
第一节 简化分子结构和增加代谢稳定性 /215
第二节 减少手性碳原子 /216
第三节 增强活性 /217
第四节 改善物理化学性质 /218

第五篇 天然产物生物合成

第一章 绪论 /228
第一节 真菌天然产物合成通路研究 /228
第二节 基于合成生物学的新天然产物的发现 /240
第二章 真菌基因组 DNA 的提取 /247
第三章 真菌总 RNA 的提取及逆转录 PCR /253
第一节 真菌总 RNA 的提取 /253
第二节 逆转录 PCR(RT-PCR) /255
第四章 基因克隆及敲除盒的构建 /258
第一节 基因片段扩增 /258
第二节 基因敲除盒的构建 /261
第五章 丝状真菌原生质体制备和转化 /264
第一节 丝状真菌原生质体制备 /264
第二节 基因敲除盒的原生质体转化 /267
第六章 生物合成基因的异源表达 /273
第一节 双酶切法表达载体构建 /273
第二节 In-Fusion 技术载体构建 /278
第三节 Golden Gate 技术构建表达载体 /281
第四节 表达载体的酵母转化 /283
第七章 天然产物体外酶促生物转化 /287
第一节 大肠杆菌中蛋白过表达和纯化 /287
第二节 酵母中蛋白过表达和纯化 /290
第三节 异戊烯基转移酶(PT)生化功能的鉴定 /292
第四节 化学酶法合成 /295

第六篇 真菌次级代谢产物来源药物的研究开发

第一章 从真菌中开发新药的方式 /301
第二章 真菌次级代谢产物来源的新药研究开发的阶段 /306
第一节 新药研究阶段 /306
第二节 新药开发阶段 /307

第三章　真菌次级代谢产物来源的新药研究的方法及需注意的问题 /310
第一节　真菌次级代谢产物来源的新药研究过程 /310
第二节　真菌次级代谢产物新药研究中需要注意的问题 /311
第四章　真菌次级代谢产物来源的新药研究的实例 /313
第一节　新药芬戈莫德的研究开发 /313
第二节　从土曲霉次级代谢产物中发现抗阿尔茨海默病活性的先导化合物 /323

第一篇

天然产物活性成分的发现

第一章
真菌培养

第一节　微生物次级代谢产物

微生物是指难以用肉眼观察到的微小生物，包括细菌、真菌、放线菌、病毒、立克次体、支原体、衣原体以及螺旋体八大类。有些微生物是肉眼可见的，如隶属于高等真菌的蘑菇和灵芝等。微生物与人类生活密切相关，广泛应用于医药、食品、工农业、环境保护等诸多领域。现代天然药物化学研究的微生物主要包括真菌、细菌和放线菌。

一、微生物代谢产物

微生物的发现始于安东尼·列文虎克（Antony van Leeuwenhoek）发明显微镜，他利用能放大50～300倍的显微镜，首次发现和揭示了一个崭新的微生物世界。19世纪中期，以法国巴斯德和德国柯赫为代表的科学家将微生物的研究从形态描述推进到生理学研究阶段，并建立了分离、培养、接种和灭菌等一系列独特的微生物技术。

新陈代谢是指生物体与外界环境之间的物质和能量交换以及生物体内物质和能量的转变过程，是生命的基本特征。代谢作用也是微生物的最基本特征之一，代谢作用的正常进行，可以保证微生物的生长与繁殖。

微生物代谢产物（microbial metabolites）是微生物在生长繁殖过程中产生的多种代谢产物。根据产物与微生物生长繁殖的关系，可以分为初级代谢产物（primary metabolites）和次级代谢产物（secondary metabolites）。

初级代谢产物指微生物通过代谢活动产生的、自身生长和繁殖所必需的物质，如氨基酸、多糖、核苷酸、脂类、维生素等。不同种类的微生物初级代谢产物的种类基本相同。任何一种初级代谢产物的合成发生障碍都会影响微生物正常生命活动，轻则导致生长停止，重则引起机体发生突变或死亡。

次级代谢产物是指微生物生长到一定阶段才产生的，并非是微生物生长和繁殖必需的物质，如抗生素、激素、毒素、色素等。不同种类的微生物所产生的次级代谢产物种类不尽相同，它们可能积累在细胞内，也可能排到外界环境中。次级代谢产物大多具有生物活性，因此是微生物代谢产物研究的重点。

二、微生物次级代谢产物的研究意义及真菌次级代谢产物研究

（一）微生物次级代谢产物的研究意义

天然产物主要来源于植物和微生物。次级代谢产物的产生是植物和微生物长期进化和适应环境的结果，有助于植物和微生物与其他物种竞争和抵御昆虫侵害等。天然产物是药物最重要的源泉，1981 年至今上市的小分子药物中有超过 60%直接或间接来源于天然产物。微生物来源的天然产物的结构多样性赋予其广泛的生物活性，是药物先导化合物的重要来源。在过去的 80 多年时间里，有 30 000～50 000 种微生物来源的天然产物被发现，其中 10 000 多种具有较好的生物活性。临床上广泛应用的抗生素（青霉素，红霉素，万古霉素）、抗菌药（制霉菌素）、降脂药（洛伐他汀）、免疫抑制剂（雷帕霉素）等均来源于微生物次级代谢产物。微生物的次级代谢产物具有结构多样性、活性广泛性和临床有效性，其中许多化合物或其衍生物已经成为临床治疗多种疾病的药物。因此，微生物次级代谢产物的研究对新药的发现具有重要意义。

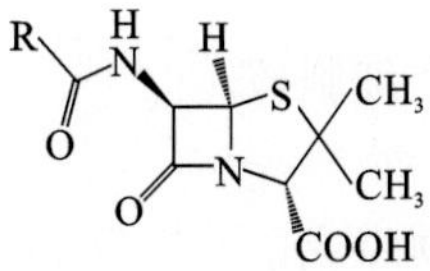

青霉素

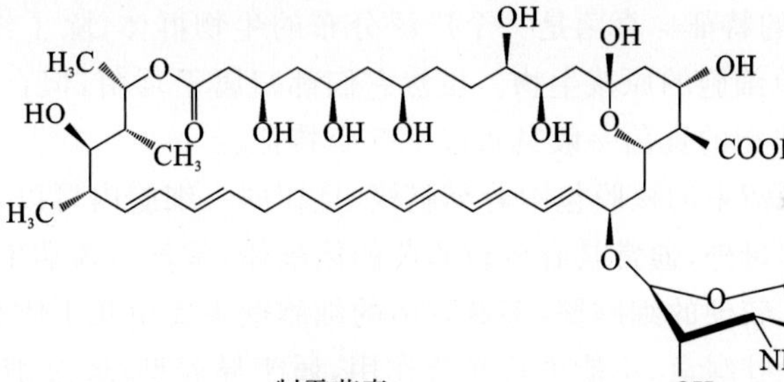

制霉菌素

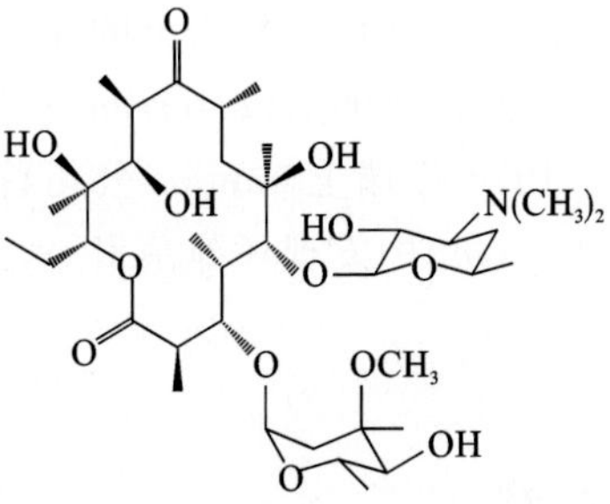

红霉素

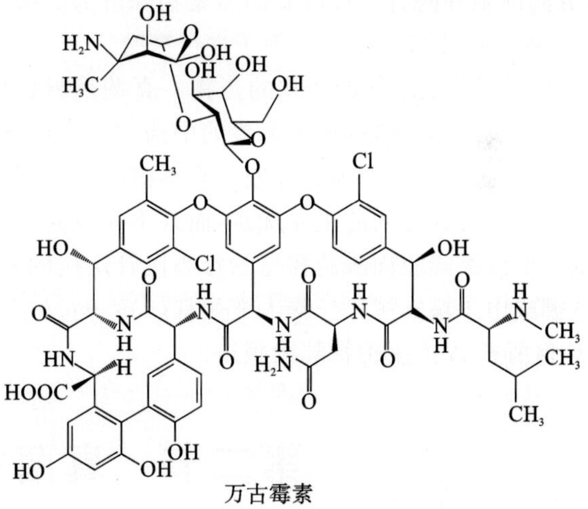

万古霉素

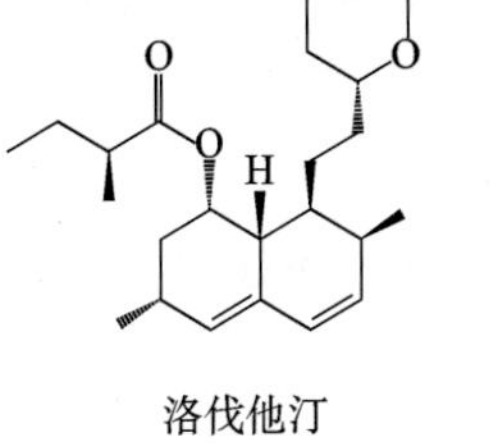

洛伐他汀

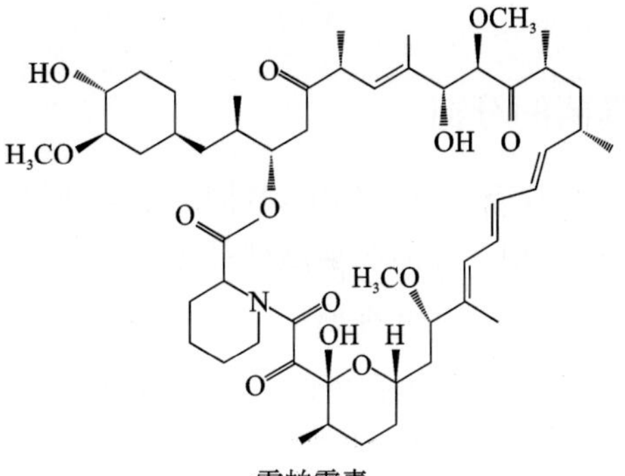

雷帕霉素

（二）真菌次级代谢产物研究

真菌(fungi)广泛分布于地球表面，从高山、原野到湖泊、森林，从高空、海洋到赤道、两极，处处都有真菌。真菌的次级代谢产物结构多样，具有广泛的生物活性，是现代天然产物研究的重点及新药研发的重要宝库。

1. 真菌分类　真菌通常可以分为 3 类，即酵母、霉菌和蕈菌(大型真菌)。

(1) 酵母：一种肉眼看不见的微小单细胞微生物，能将糖发酵成二氧化碳和乙醇。广泛分布于整个自然界，是典型的兼性厌氧微生物，在有氧和无氧条件下均能存活，是一种天然发酵剂。

(2) 霉菌：是形成分枝菌丝的真菌的统称，即“发霉的真菌”，通常能形成分枝繁茂的菌丝体。在潮湿温暖的地方，很多物品上长出的一些肉眼可见的绒毛状、絮状或蛛网状的菌落，就是霉菌。

(3) 蕈菌：能形成大型肉质子实体或菌核组织的真菌，如灵芝和木耳等。

2. 真菌的特征　真菌是一个广泛分布的生物群体，除了纯真菌外，还包括卵菌、黏菌、地衣以及一些单细胞的原核生物。虽然它们都归属于真菌，但在营养、生长、生理和遗传等方面各不相同。典型的真菌一般具备以下 5 个特征。

(1) 边缘清晰的核膜包围着细胞核，且在同一细胞内可以包含多个细胞核。

(2) 除酵母外，通常具有分枝繁茂的菌丝体，菌丝呈顶端生长。

(3) 具有较硬的细胞壁，多数真菌的细胞壁主要由几丁质和葡聚糖组成。

(4) 不含叶绿素，不能进行光合作用，属于异养型，通过细胞表面自周围环境中吸收营养物质，分泌的胞外酶将不被吸收的多聚物降解为简单化合物而吸收。

(5) 通过产生有性和无性孢子进行繁殖。

3. 基于真菌次级代谢产物的药物　真菌药材历史悠久，我国古代医书中记载的灵芝、茯苓、猪苓、猴头、银耳等，都属于名贵的中药材。新中国成立后，我国科学家从猪苓中提取的猪苓多糖，对许多癌症有明显的疗效。青霉素的问世，开创了真菌次级代谢产物研究的先河。头孢霉素不仅具有青霉素的主要优点，而且不易引起过敏。土曲霉(*Aspergillus terreus*)等真菌中提取的他汀类降胆固醇药物是治疗心血管疾病的有效药。1976 年瑞士 Sandoz 公司首次报道了从挪威山土壤真菌——膨大弯颈霉(*Tolypocladium inflatum*)中发现环孢菌素 A，此后，13 种环孢菌素 A 产生菌被陆续报道。

第二节　真菌的培养

一、真菌的分离

真菌广泛存在于自然界中，且同一生态环境中往往存在多株真菌。分离真菌的样品可以分为土壤样品、植物样品和动物样品等。

（一）土壤真菌的分离

1. 样品采集　分离真菌的土壤样品一般采集自地表下 1～5 cm 深处、相对肥沃、未开垦过的土壤。也可以选择一些特殊环境，如高原、原始森林、溶洞、深海、工厂排污口等。

2. 样品预处理　将采集的土壤去除草根、石块等杂质，称取 10 g，放入盛有 90 mL 无菌水的三角烧瓶中，振荡约 15 min，静置 2 min，即为编号为 10^{-1}的土壤悬浮液。取 4 支装有 9 mL 无菌水的试管，分别编号 10^{-2}、10^{-3}、10^{-4}、10^{-5}。用无菌移液枪吸取 10^{-1}浓度的土壤悬浮液 1 mL并加入编号为 10^{-2}的无菌试管中，混匀，即为 10^{-2}浓度的稀释液。由此类推，将 10^{-2}土壤悬浮液依次稀释为 10^{-3}、10^{-4}、10^{-5}浓度。

3. 分离　用无菌移液枪从浓度最小的稀释液开始，依次吸取 0.5 mL 稀释液到对应编号的含氯霉素的 PDA 平板上（氯霉素可以抑制细菌的生长，增加真菌的分出率），再用无菌三角涂布棒将加入的土壤稀释液在平板上均匀涂布，并将多余的稀释液吸走。最后将接种好的平板用封口膜封好，写上标签，倒置放入 28 ℃恒温培养箱。每天观察，待培养基中长出菌丝，挑选形态不同的菌落分别接种到普通的 PDA 平板上，经纯化后得到单一菌落。

（二）植物内生菌的分离

植物内生菌是一定阶段或全部阶段生活于健康植物器官或组织中的真菌或细菌，具有生物多样性的特点，不仅能够参与植物次级代谢产物的合成以及对植物次级代谢产物进行转化，还能独立产生丰富的次级代谢产物。因此，从植物内生菌中寻找和发现新的活性化合物成为微生物次级代谢产物研究的热点之一。

1. 样品采集　植物样品可以选择药用植物或某地特有植物的根、茎、叶、果实等。尽量避免选择幼小或过于老化的植物样品。

2. 样品预处理　将采集的植物样品用无菌水冲洗，除去表面的大颗粒杂质（若样本太大，可以适当地分为几个部分），再用 75%的乙醇溶液浸泡 5 min，无菌水冲洗 2～3 次。

3. 分离

(1) 叶片样本：将预处理后的叶片剪成小块，用镊子揭开表皮，露出的叶肉朝下，置于含氯霉素的 PDA 平板上，每个平板放置 4～6 块，28 ℃恒温培养。每天观察，待培养基中长出菌丝，挑选形态不同的菌落分别接种到普通的 PDA 平板上，经纯化后得到单一菌落。

(2) 根茎样本：将采集的根茎切成小段，切开，断面向下置于含氯霉素的 PDA 平板上，每个平板放置 4～6 块，28 ℃恒温培养。每天观察，将形态不同的菌落分别接种到普通的 PDA 平板上，经纯化后得到单一菌落。

(3) 果实样本：将预处理后的样本切成小块，断面向下置于含氯霉素的 PDA 平板上，28 ℃恒温培养。每天观察，挑选形态不同的菌落分别接种到普通的 PDA 平板上，经纯化后得到单一菌落。

（三）动物内生菌的分离

动物内生菌与植物内生菌类似，不仅能独立产生次级代谢产物，还有可能对寄生动物的次级代谢产物进行转化，也是现代微生物天然产物研究的热点。

1. 样品预处理　将采集的动物样本处死（不要破坏样本完整性），75%乙醇溶液冲洗 2～3 次，再用无菌水冲洗 2～3 次。进行解剖，取动物肠道（动物内生菌主要集中在肠道）。

2. 分离　将动物肠道切成小段，剪开，朝内的一面向下置于含氯霉素的 PDA 平板上，每个平板放置 4～6 块，28 ℃恒温培养。每天观察，挑选形态不同的菌落分别接种到普通的 PDA 平板上，经纯化后得到单一菌落。

（四）极端环境真菌的分离

极端环境真菌是在极端环境中存活的一类特殊真菌，如在高盐、高碱、高温、低温、高压、强酸、强碱等特殊环境中生长的真菌。分离这类真菌时需要考虑它们生长繁殖所需的特殊条件，在原有的培养基础上，有针对性地设计分离与培养条件。如嗜热真菌的最适生长温度可高达80 ℃，分离嗜盐真菌时培养基中盐的浓度可高达2.5 mol/L。

二、真菌的培养基

培养基主要是给真菌的生长和繁殖提供营养物质，由不同的营养物质组合配制而成，一般包含碳水化合物、含氮物质、无机盐(微量元素)等。

(一) 培养基成分

1. 碳源　真菌细胞干重的一半是由碳组成的，这显示了碳在真菌生长繁殖过程中的重要性。在真菌的生理学中，碳提供了2种基本功能。

(1) 构成细胞关键组分的基本骨架，如蛋白质、核酸等。

(2) 碳源的氧化为真菌的基本生命过程提供能源。

真菌能利用多种碳源，包括小分子的糖、乙醇、有机酸以及大分子的蛋白质、多糖、木质素和脂质等。实验室常用的碳源有葡萄糖、甘露醇、乳糖、蔗糖、淀粉等，根据真菌的生长需要，可以选择单一的碳源，也可采用多种碳源混合培养。

2. 氮源　氮源对于真菌的生长和发育是必不可少的，其主要作用是合成各种关键的细胞组分，包括蛋白质、氨基酸、核酸、嘌呤、嘧啶、几丁质以及各种维生素等。实验室常用的有机氮源包括蛋白胨、牛肉膏、玉米浆、黄豆饼粉、花生饼粉等；无机氮源包括硫酸铵、氨水、硝酸盐、亚硝酸盐等。通常培养基中碳与氮的质量比应大于10。

大多数真菌在培养基中加入无机或有机氮源时都能生长，小部分真菌能够利用氨和有机氮源，但是不能利用硝酸盐，仅有很少数的真菌只能利用有机氮源而不能利用无机氮源。

3. 无机盐　在真菌生长繁殖过程中，当培养基中缺乏某些无机元素时，菌体生长缓慢或繁殖能力降低，这些无机元素被称为必需的无机营养元素。无机元素的主要功能有以下几种。

(1) 作为细胞结构物质的组成部分。

(2) 参与酶的组成并调节酶的活性。

(3) 维持生物大分子和细胞结构的稳定性。

(4) 调节并维持细胞的渗透压平衡。

(5) 控制细胞的氧化还原电位。

如无机盐中的磷、镁、钾、钠等参与能量转移、构成物质、控制渗透压等。微量元素铁、铜、锌、锰、钴、钼等是酶的辅基成分或酶的激活剂。

真菌生长繁殖所需的无机元素的量与碳源和氮源相比很低，一般每升培养基只需几百毫克。不同的菌株、不同的培养基以及不同的培养环境下，维持菌体最适生长速度所需的无机元素的量各不相同。

4. 生长因子　真菌在生长过程中需要一些少量的有机物质，这些物质不像碳源、氮源、无机盐一样作为营养物质，而是起一种更精细的作用，称为生长因子。生长因子是微生物细胞生长不可缺少的微量有机物质，主要包括维生素、嘌呤、嘧啶、氨基酸、脂肪酸等。

不同的真菌对生长因子的需求量不同。大部分真菌不需要外源生长因子也能正常生长，但有些菌株自身合成生长因子的能力有限，必须在培养基中加入外源生长因子才能生长。在实验室培养中，常用酵母膏、牛肉膏、玉米浆、麦芽汁等天然物质作为生长因子来源。

（二）培养基分类

1. 按照营养成分划分

(1) 天然培养基：利用天然的有机物配制而成的培养基。例如牛肉膏、玉米浆、大米、大豆、麦芽汁、马铃薯粉、麸皮等配制而成的培养基。这类培养基的特点是配制方便、营养丰富、价格低廉，适合大多数真菌生长，且适于大规模发酵。缺点是成分复杂，不同厂家或同一厂家不同批次的产品成分不稳定，可能会导致真菌生长产生一些差异。

(2) 半合成培养基：以一部分天然的有机物作为碳源、氮源以及生长因子等物质，再适当地补充无机盐类，这样配制而成的培养基称为半合成培养基。此类培养基用途最为广泛，如实验室中常用的马铃薯蔗糖培养基。

(3) 合成培养基：是由化学成分完全明确的物质配制而成的培养基，如察氏培养基（蔗糖 30.0 g/L、$NaNO_3$ 3.0 g/L、$MgSO_4$ 0.5 g/L、KCl 0.5 g/L、$FeSO_4$ 0.01 g/L、K_2HPO_4 1.0 g/L）。此类培养基的优点是成分精确、重复性好，一般用于实验室发酵的条件优化、分类鉴定等。缺点是配制复杂，真菌在此类培养基中生长缓慢，成本较高，不适宜大规模发酵。

2. 按照用途划分

(1) 基础培养基：基础培养基是含有多数真菌生长繁殖所需的基本营养物质的培养基。尽管不同真菌所需的营养不同，但大多数真菌所需的基本营养物质是相同的。如牛肉膏蛋白胨培养基、马铃薯培养基就是最常用的基础培养基。基础培养基不仅可以用于一般的发酵培养，也可以作为某些特殊培养基的基础成分，再根据真菌的特殊营养需求，在基础培养基中加入所需营养物质。

(2) 选择性培养基：是根据某些真菌的特殊营养要求或其对某些化学、物理因素的抗性而设计的培养基。可以选择性地抑制无关菌株的生长，而促进目标菌株的生长，从而将目标真菌从混杂的微生物群体中分离开来，广泛用于菌株筛选。

(3) 鉴别培养基：根据真菌的代谢特点在培养基中加入能与目标菌株代谢产物发生显色反应的指示剂。

3. 按照物理状态划分

(1) 液体培养基：将各种营养物质溶于水中，混合均匀，再适当地调节 pH 值。选择液体培养基进行发酵培养时，可以通过振荡增加通气量，同时使营养物质分布均匀，有利于需氧型真菌的生长和次级代谢产物的累积。通常用于大规模工业化生产和实验室观察真菌生长特征及应用方面的研究。

(2) 固体培养基：外观呈固态的培养基，可以在液体培养基中加入一定量的凝固剂，如琼脂（1.5%～2.0%）、明胶等，也可以是大米、大豆等加适量水经高温灭菌而成的固体培养基。

(3) 半固体培养基：在液体培养基中加入少量的凝固剂（如琼脂 0.2%～0.7%），使培养基呈半固体状态。可以用于分类鉴定等。

固体培养基较液体培养基简便，适合大量发酵，且不受设备限制。但用液体培养时，可利用培养液进行更多的实验，如发酵条件优化及选择性地考察某一组分对菌株生长的影响等。

（三）培养方式

1. 常规培养方式

(1) 静置培养：将接种了真菌的培养基放置在适当的培养环境中静置培养一段时间。固体培养基通常都是静置培养，液体培养基也可选择静置培养。

（2）摇床培养：通常采用试管、锥形瓶等进行液体培养基摇床培养。摇床培养可以增加培养基中溶解氧，有利于需氧型真菌的生长。

（3）混合方式培养：液体培养基也可以根据实验需要采取混合培养的方式，先静置一段时间，再摇床培养，或是先摇床培养之后再静置。

2. 单菌多次级代谢产物策略　近年来，随着分子生物学的快速发展和相关技术在微生物天然产物中的应用，许多微生物的基因组测序显示，真菌中的生物合成基因簇（biosynthetic gene clusters，BGCs）远远多于其产生的次级代谢产物，这说明在实验条件下，有大量的 BGCs 未表达。

单菌多次级代谢产物（one strain many compounds，OSMAC）策略，由德国学者 Zeeck 提出，通过改变真菌的培养条件、混合培养及添加酶抑制剂或化学诱导剂等简单的物理或化学方法，获得更多结构新颖的次级代谢产物。

（1）改变培养条件：在真菌培养过程中，不仅培养基会对其次级代谢产生影响，培养条件不同也会造成次级代谢产物的差异。培养过程中温度、湿度、光照以及含氧量等都会对真菌生长产生影响。

①改变培养基：培养基为真菌的生长繁殖提供碳源、氮源和一些其他的微量元素，培养基成分的改变可能会导致某些代谢途径发生变化，产生新的次级代谢产物。

张勇慧教授课题组对一株来源于长江滩涂的黄柄曲霉（*Aspergillus flavipes*）的次级代谢产物进行了系统研究。在大米培养基中，其代谢产物为两分子细胞松弛素和一分子 epicoccine 聚合形成的杂聚体 asperchalasine A；而在液体培养基中，则产生一分子细胞松弛素与两分子 epicoccine 形成的笼状杂聚体 epicochalasines A 和 B。

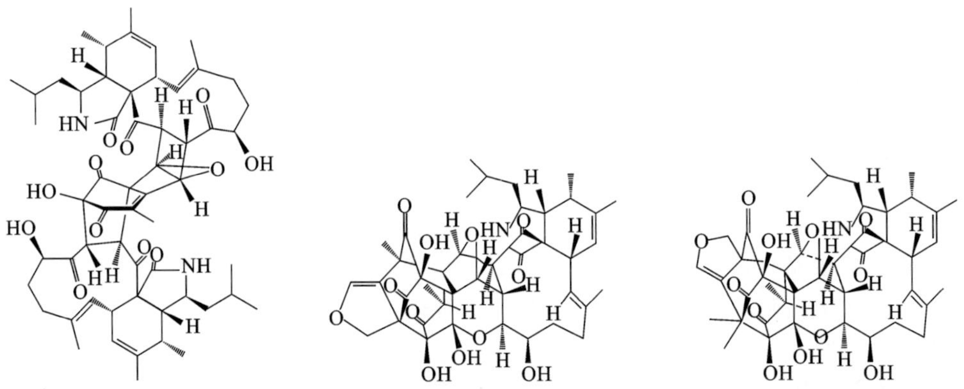

asperchalasine A　　epicochalasine A　　epicochalasine B

红树林的内生真菌 *Penicillium brocae* MA-231 在 PDB 培养基中产生 epithiodioxopiperazine 类化合物 brocazines A—F 和 epicorazine A，在察氏培养基中则产生带有螺环的化合物 brocazines A—C。

②改变培养方式：培养方式的改变也会导致真菌的次级代谢产物发生变化。

李德海教授课题组通过不同的培养方式对一株来源于深海沉积物的真菌 *Penicillium* sp. F23-2 及其次级代谢产物进行了研究。在液体培养基中静置培养 45 天，分离得到了 2 个 meleagrin 衍生物 meleagrins D 和 E 以及 2 个新的二酮哌嗪 roquefortines H 和 I，摇床培养 11 天产生含氮的 sorbicillinoid 类化合物 sorbicillamines。

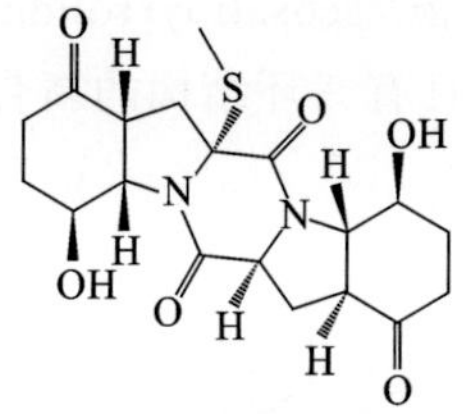

brocazine A

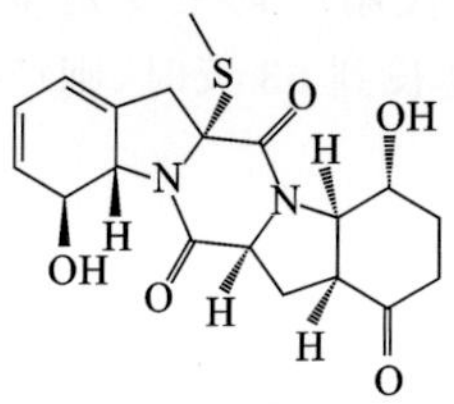

brocazine B

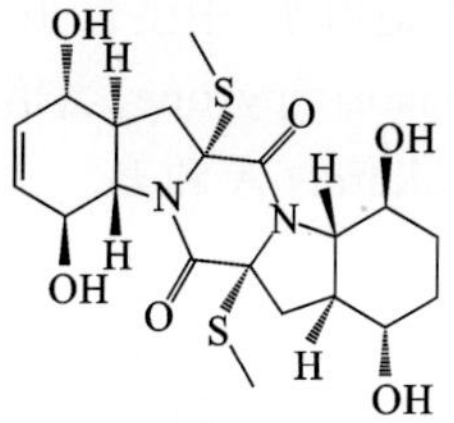

brocazine C

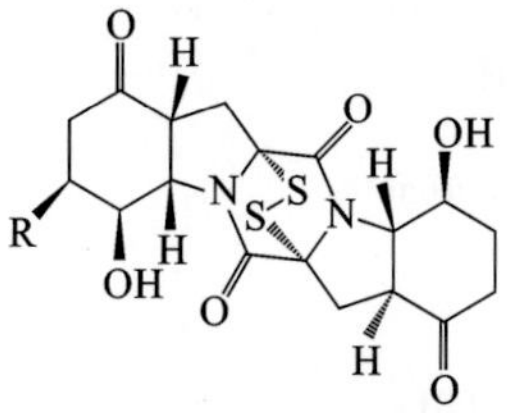

brocazine D　R=OCH_3
brocazine E　R=H

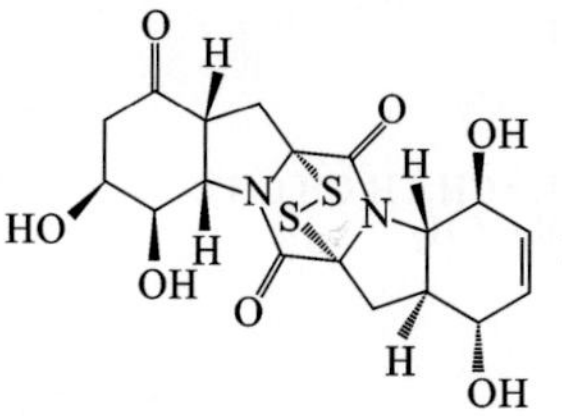

brocazine F

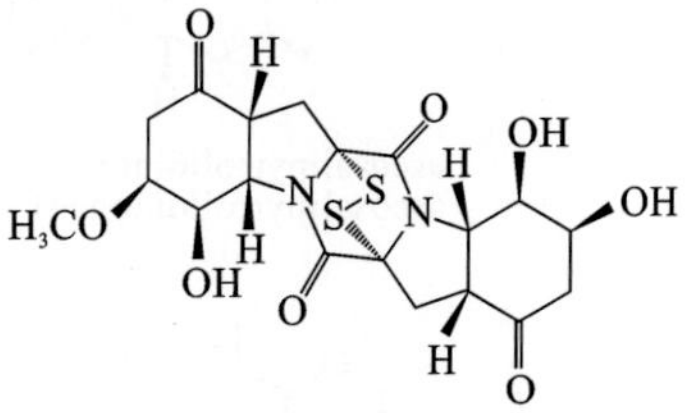

epicorazine A

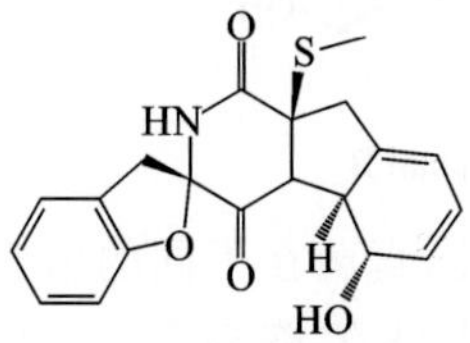

brocazine A(带螺环)

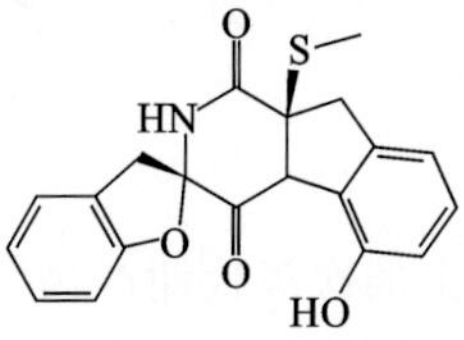

brocazine B(带螺环)

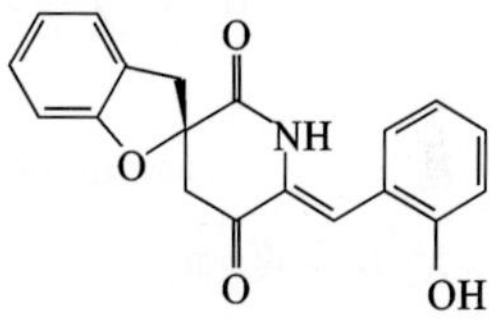

brocazine C(带螺环)

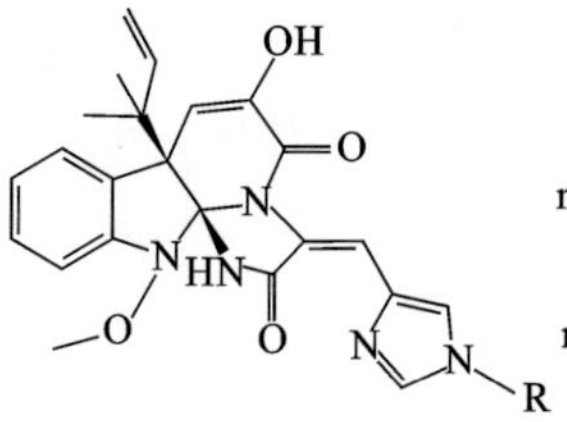

meleagrin D　R=

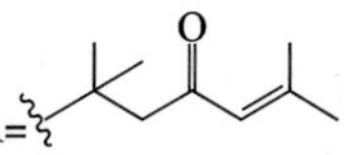

meleagrin E　R=

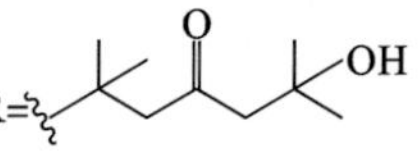

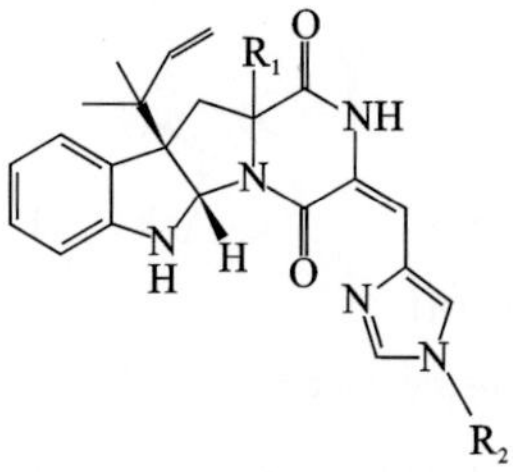

roquefortine H　R_1=R_2=

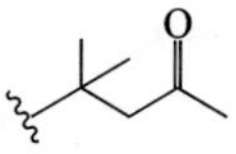

roquefortine I　R_1=OCH_3,R_2=H

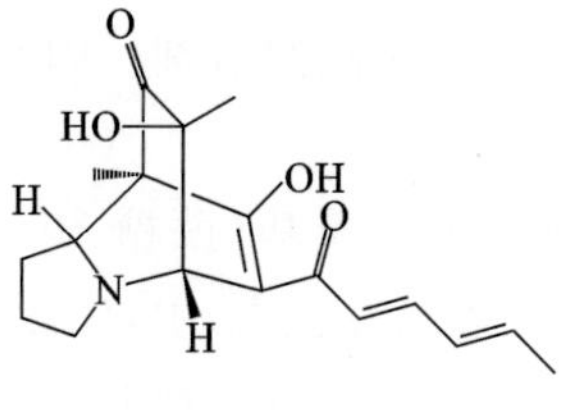

sorbicillamine A

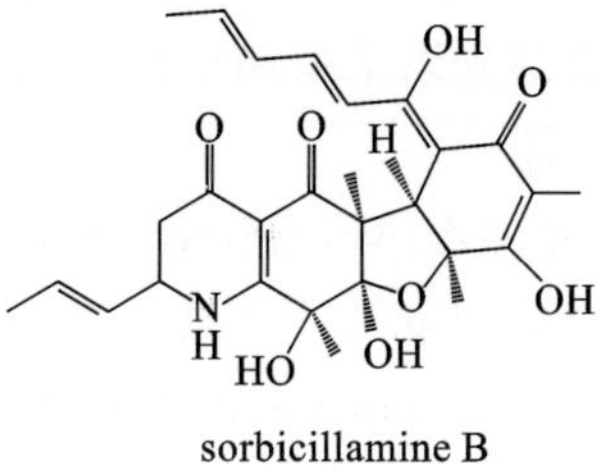

sorbicillamine B

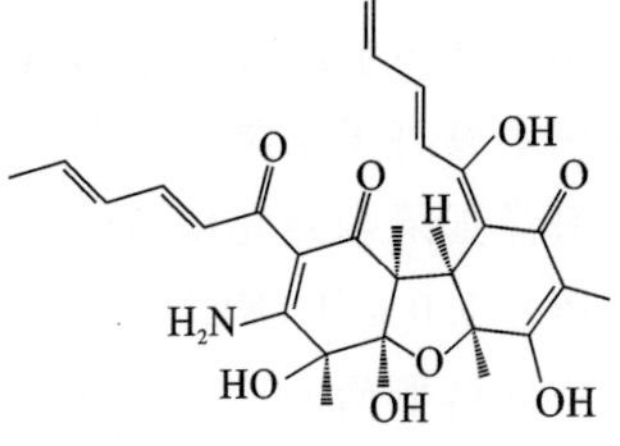

sorbicillamine D

③改变培养时间：真菌在生长繁殖的不同时期，初级代谢产物不同，产生的次级代谢产物也各不相同。海洋真菌 *Ascochyta salicorniae* 在固体培养基(生物麦芽提取物 20 g/L，琼脂 8

g/L,80%人造海水)中生长 40 天时,其代谢产物主要是聚酮衍生物 ascosalipyrrolidinones A 和 B 以及 ascosalipyrone;当培养时间延长到 53 天时,则产生 2 个具有三环结构的新骨架化合物 ascospiroketals A 和 B。

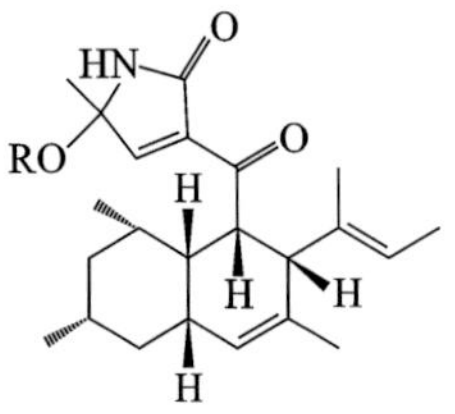

ascosalipyrrolidinone A R = $CH_2CH_2CH_2CH_3$
ascosalipyrrolidinone B R = CH_3

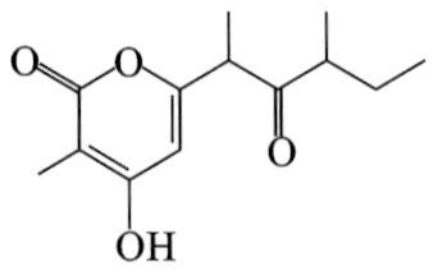

ascosalipyrone

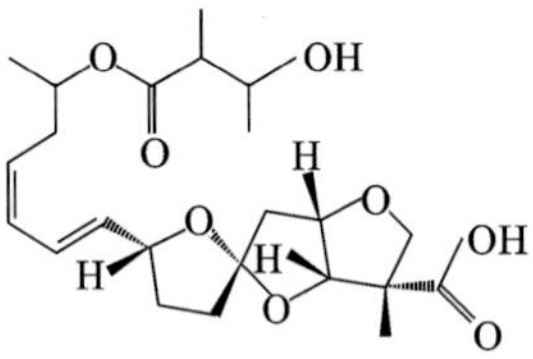

ascospiroketal A

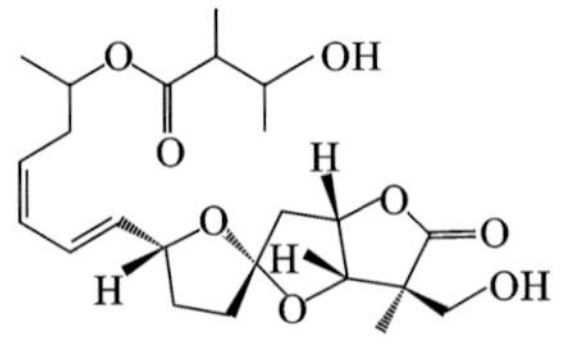

ascospiroketal B

④改变培养温度:培养温度也与真菌的次级代谢产物紧密相关,真菌在不同的培养温度下产生的次级代谢产物也会产生差异。其他条件不变,当培养温度从 28 ℃降到 15 ℃时,海洋真菌 *Penicillium raistrickii* JH-18 产生了 5 个新的聚酮类化合物 raistrickiones A—E。

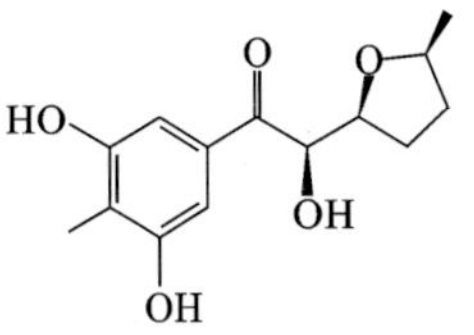

raistrickione A

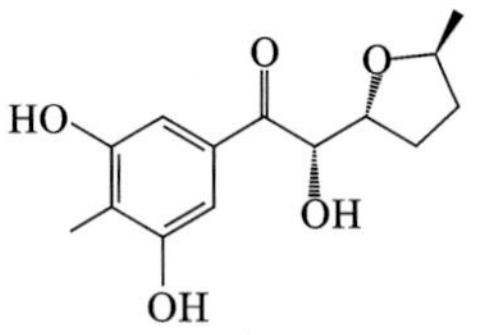

raistrickione B

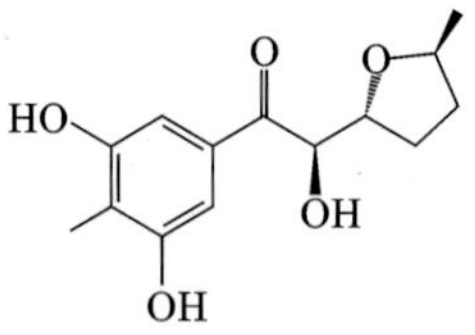

raistrickione C

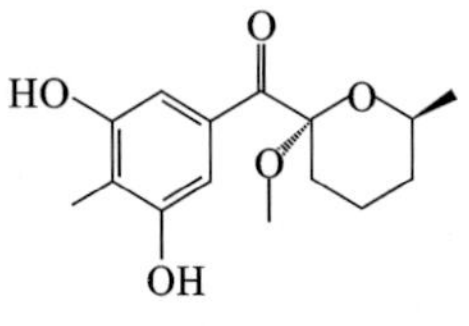

raistrickione D

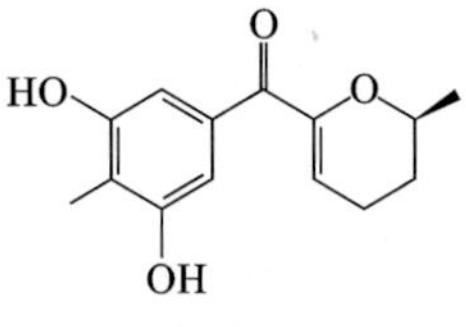

raistrickione E

⑤添加金属离子:金属离子是微生物生长繁殖必需的微量元素,对微生物的发酵代谢有较大影响。许多金属离子作为酶的组成部分以维持酶的活性或作为酶的活性调节剂。因此,可以利用金属离子来调节真菌的次级代谢。

海洋真菌刺囊壳菌(*Ascotricha* sp.)ZJ-M-5 在不含镁离子的察氏培养基(蔗糖 30 g/L,K_2HPO_4 1.0 g/L,KCl 0.5 g/L,$NaNO_3$ 3 g/L,$FeSO_4$ 0.01 g/L,玉米浆 1 g/L)中,代谢产物为石竹烯倍半萜(+)-6-O-demethylpestalotiopsins A 和 C,以及 1,3,6-三羟基-8-甲基黄嘌呤;在培养基中加入镁离子后,代谢产物发生明显变化,化合物(+)-6-O-demethylpestalotiopsins A 和 C,以及 1,3,6-三羟基-8-甲基黄嘌呤的吸收峰消失,产生了一个新的石竹烯倍半萜(−)-6-O-demethylpestalotiopsin B,且随着镁离子浓度的增加,(−)-6-O-demethylpestalotiopsin B

的产量逐渐减少。

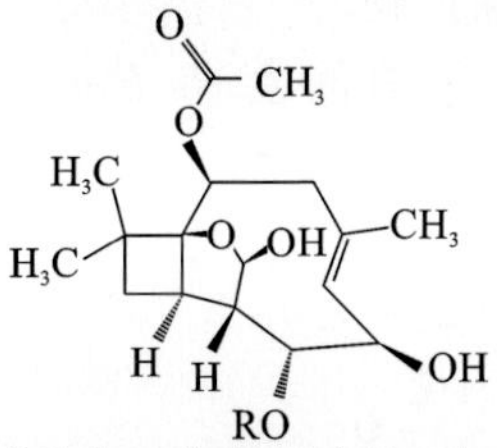

(+)-6-O-demethylpestalotiopsin A R =H
(+)-6-O-demethylpestalotiopsin C R =CH_3

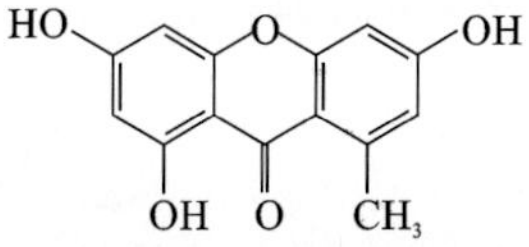

1,3,6-三羟基-8-甲基黄嘌呤

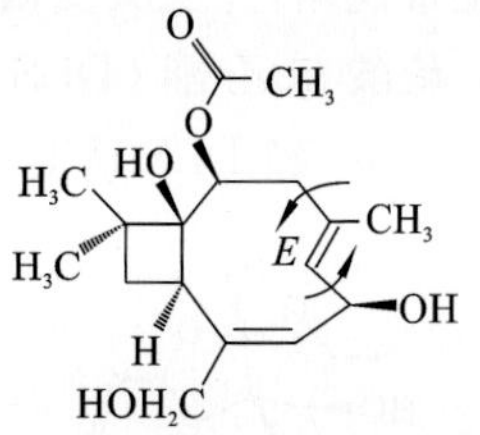

(–)-6-O-demethylpestalotiopsin B

(2) 混合培养：混合培养又称为共培养(co-cultivation)，即 2 种或多种真菌在同一培养基中进行培养。当不同的真菌混合培养时，为了生存发展，菌株间的相互竞争或拮抗作用可能会增加或减少原有代谢产物的量，甚至出现新的代谢产物。

球毛壳霉(*Chaetomium globosum*)和黄柄曲霉(*Aspergillus flavipes*)在单独培养时分别产生球毛壳菌素(chaetoglobosin)类细胞松弛素和 aspochalasin 类细胞松弛素，当将这 2 株菌进行混合培养时，由于相互作用，产生的球毛壳菌素(chaetoglobosin)类和 aspochalasin 类细胞松弛素都具有更高的氧化度，并新产生了 3 个含有噻嗪环的球毛壳菌素(chaetoglobosin)类细胞松弛素新骨架化合物 cytochathiazines A-C。

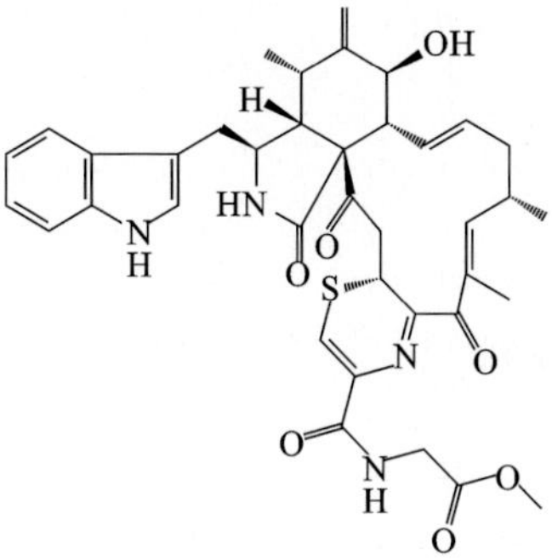

cytochathiazine A

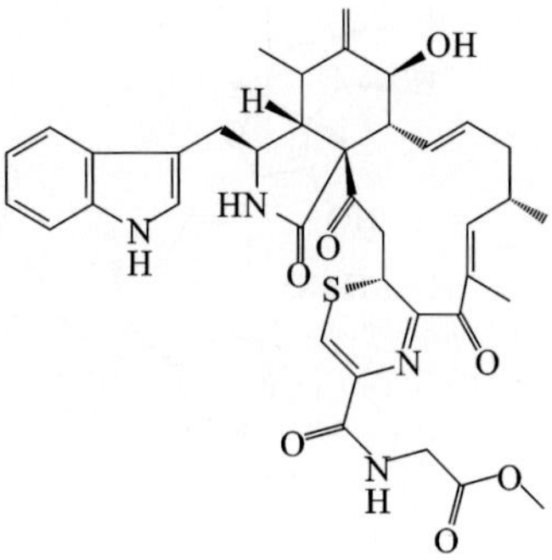

cytochathiazine B

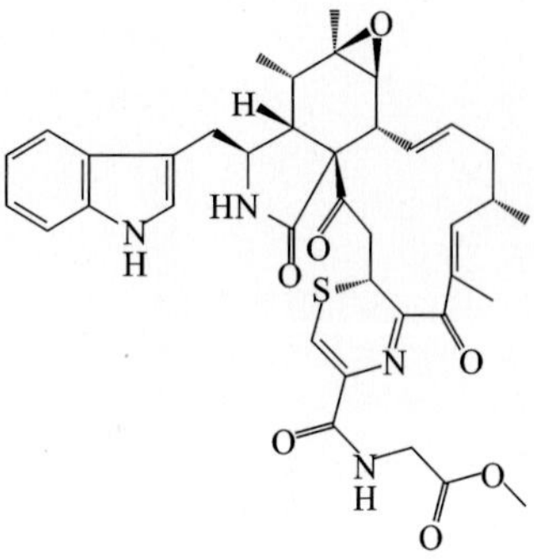

cytochathiazine C

3. 基因工程 化学表观遗传修饰是通过添加某些酶抑制剂或化学诱导剂调控细胞遗传信息的传递及代谢产物的生成。

①添加酶抑制剂：表观遗传修饰剂如组蛋白去乙酰化(HDAC)和 DNA 甲基转移酶抑制剂通过改变生物合成途径，被广泛应用于真菌次级代谢产物的研究中。

菌株 *Daldinia* sp. 在普通培养基中主要代谢产物为聚酮 daldinone B，在培养基中加入 HDAC 抑制剂辛二酰苯胺异羟肟酸(suberoylanilide hydroxamic acid，SAHA)后，产生了 1 个新颖的含有氯原子的聚酮 daldinone E。

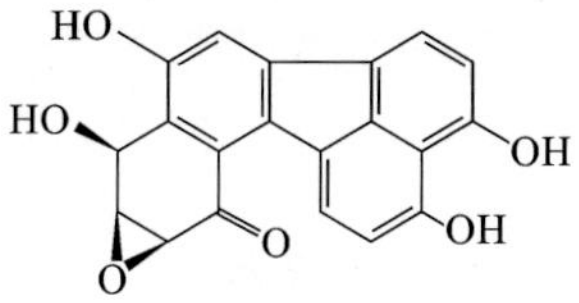

daldinone B

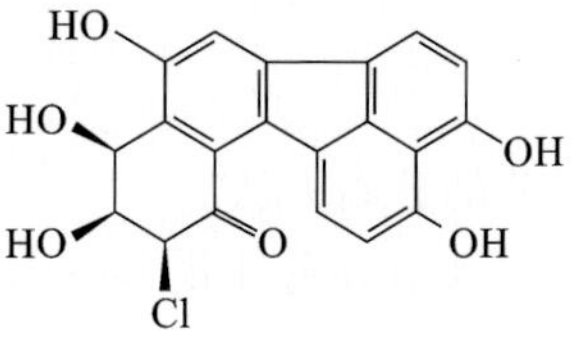

daldinone E

②化学诱变:化学诱变是指在真菌的正常培养过程中,添加一些化学诱导剂而干扰微生物的正常代谢,产生突变菌株,从而改变原有的代谢途径,产生新的代谢产物。

硫酸二乙酯(DES)就是一种常用的化学诱变剂。来源于海绵的真菌 *Emericella variecolor* 经 DES 诱变后,产生了 3 个新骨架化合物 diasteloxins A—C。

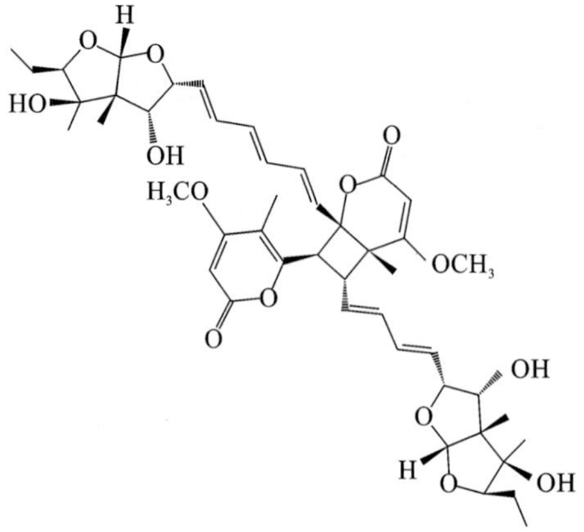

diasteloxin A

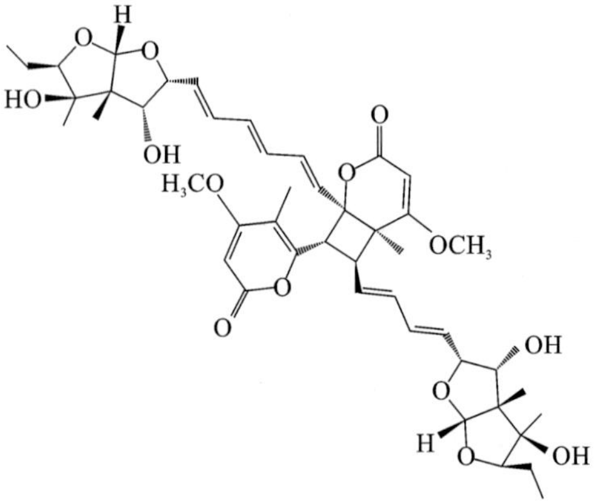

diasteloxin B

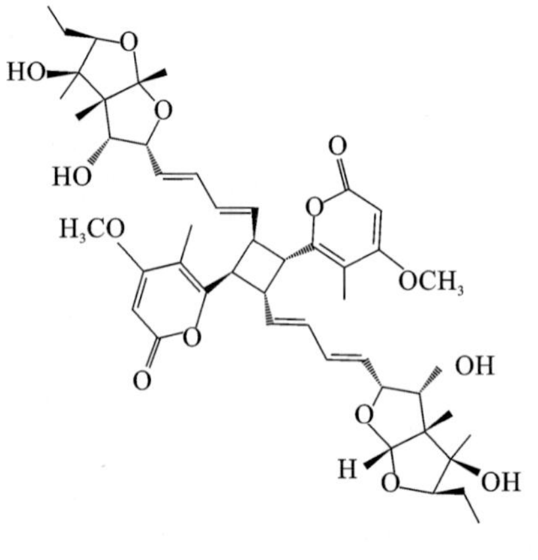

diasteloxin C

第三节　真菌分离培养研究实例

研究实例一、长江滩涂土壤六株真菌的分离

(一) 研究目的

(1) 掌握土壤真菌的分离方法。

(2) 从长江滩涂土壤中分离纯化多株真菌,丰富实验室菌种库。

(二) 研究用试剂和器材

1. 试剂　马铃薯葡萄糖琼脂(PDA)培养基、含氯霉素(0.1 g/L)的 PDA 培养基、75%乙醇、蒸馏水。

2. 材料　1 mL 移液枪、枪头、三角瓶、三角涂布棒、无菌平板、接种环、酒精灯。

3. 仪器　超净台、灭菌锅、恒温培养箱、振荡仪。

（三）研究方法

1. 样品来源　武汉长江大桥下方滩涂。

2. 材料灭菌　将枪头、试管、三角涂布棒分别用报纸包好，将蒸馏水倒入三角瓶中，并用封口膜封好。121 ℃灭菌 30 min，备用。移液枪紫外灭菌备用。

3. 分离

(1) 样品预处理：将土样除去石块、草根等较大的杂质后，称取 10 g，加入盛有 45 mL 无菌水的三角瓶中，振荡约 10 min，此即 10^{-1}浓度的土壤悬液，静置 2 min。

(2) 制备土壤稀释液：取装有 9 mL 无菌水的试管 4 支，编号 10^{-2}、10^{-3}、10^{-4}、10^{-5}。用1 mL 无菌移液枪吸取 10^{-1}浓度的土壤悬液 1 mL 并加入编号 10^{-2} 的无菌试管中，并清洗枪头 2～3 次，使之与 9 mL 无菌水混匀，此即为 10^{-2}浓度的稀释液。以此类推，直到稀释至 10^{-5}的试管中。

(3) 涂布：用无菌移液枪从浓度最低的稀释液开始，每次吸取 0.5 mL 加到一组相应编号含氯霉素的 PDA 平板上，用无菌三角涂布棒将土壤稀释液均匀涂布在平板表面，再将多余的稀释液吸走。

(4) 培养：将涂布好的平板倒置放入 28 ℃恒温箱中培养并每天观察结果。

(5) 挑选单一菌落划线培养：待菌落长出后，参照菌落的不同形态，将菌株从分离平板中分别挑出，接种至普通 PDA 平板，28 ℃倒置培养 3～7 天，再进行下一步纯化，观察记录结果。根据菌落形态及生长状况排除重复菌株。

(6) 将纯化后的菌株进行 ITS 序列鉴定：将纯化好的菌种按照基因组提取试剂盒的操作步骤进行 DNA 提取，真菌选择 ITS1 (5′-TCCGTAGGTGAACCTGCGG-3′) 和 ITS4 (5′-TCCTCCGCTTATTGATATGC-3′) 为引物进行 PCR 扩增，扩增得到的 ITS 片段进行 Sanger 法双向测序。ITS 测序结果在 NCBI 网站（https://blast.ncbi.nlm.nih.gov/Blast.cgi）上进行比对分析，确定菌株的种属。一般将在 NCBI 上比对得到的同源性在 97%以上且同源性最高的物种判断为该菌株的种属。

4. 分离结果　从长江滩涂土壤样品中共分离了 6 株真菌（表 1-1），经鉴定分别为土曲霉（*Aspergillus terreus*）、黄柄曲霉（*Aspergillus flavipes*）、*Penicillium* sp.、*Penicillium cataractarum*、*Aspergillus japonicus*、*Trichoderma hamatum*（图 1-1）。

表 1-1　长江滩涂土壤样品分离的真菌形态鉴别

菌株编号	菌落形状	孢子	菌丝	色素	照片编号	鉴定结果
1	大圆形	黑色	灰褐色	浅黄色	(a)	土霉素
2	圆形	灰黄色	浅黄色	浅黄色	(b)	黄柄曲霉
3	小圆形	灰绿色	肉色	浅黄色	(c)	*Penicillium* sp.
4	圆形	绿色	白色	浅黄色	(d)	*Penicillium cataractarum*
5	小圆形	灰褐色	米色	浅黄色	(e)	*Aspergillus japonicus*
6	大圆形	绿色	白色	肉色	(f)	*Trichoderma hamatum*

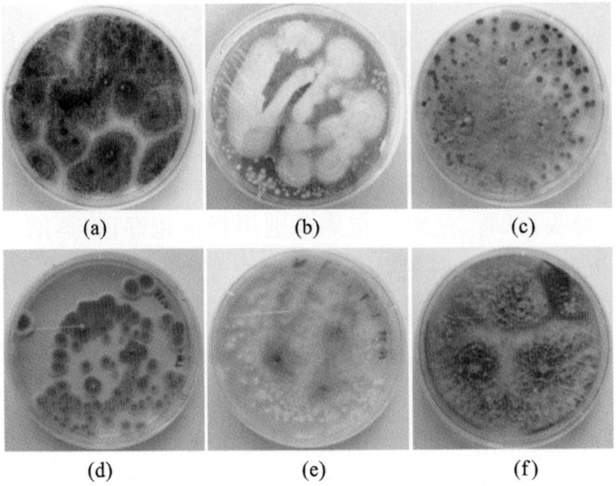

图 1-1 长江滩涂土壤分离菌株照片

5. 注意事项

(1) 将采集到的土样混合均匀后再取样。

(2) 吸取土壤悬浮液时不能只取上清液，要混合均匀后取样。

(3) 平板接种好后需要每天观察，一旦发现有真菌生长出来立即接种到纯化的 PDA 平板上。

(4) 纯化后的菌株要每天观察其菌落生长情况、形态变化以及产生的色素等，并做好记录，以便排除重复菌落。

研究实例二、鼠妇虫内生菌的分离

(一) 研究目的

(1) 掌握动物内生菌分离的常规方法。

(2) 从药用动物鼠妇虫中分离纯化多株真菌，丰富实验室菌种库。

(二) 研究背景

动物内生菌是长期与宿主共同生活的一大类群的特殊微生物，由于长期与宿主共同进化，其生理和生化特点更加明显，次级代谢产物合成也更加丰富多样。鼠妇虫(*Armadillidium vulgare*)又称潮虫、湿生虫，属潮虫科、鼠妇属，是甲壳动物中适应陆地生活的类群之一，通常生活于潮湿、腐殖质丰富的地方，如潮湿处的石块下、腐烂的木料下、树洞中、潮湿的草丛和苔藓丛中、庭院的水缸下、花盆下以至室内的阴湿处。其具杂食性，食枯叶、枯草、绿色植物、菌孢子等。鼠妇虫是我国传统动物药，用于治疗慢性支气管炎、术后疼痛、牙痛、口腔炎、鹅口疮、咽喉肿痛、小便不利、闭经等。

(三) 研究用试剂和器材

1. 试剂　马铃薯葡萄糖琼脂(PDA)培养基、含氯霉素(0.1 g/L)的 PDA 培养基、75%乙醇溶液、蒸馏水。

2. 材料　三角瓶、镊子、手术剪、无菌平板、接种环、酒精灯。

3. 仪器　超净台、灭菌锅、恒温培养箱。

(四) 研究方法

1. 样品来源 华中科技大学同济医学院内鼠妇虫。

2. 材料灭菌 将镊子、手术剪分别用报纸包好，将蒸馏水倒入三角瓶中，并用封口膜封好。121 ℃灭菌 30 min，备用。

3. 分离

(1) 样品预处理：取 10 只鼠妇虫，置于 75%乙醇溶液中浸泡 3 min，用无菌水冲洗 3 次，再用 75%乙醇溶液浸泡 30 s，无菌水冲洗 3 次。

(2) 解剖：在超净台中用镊子和手术剪对鼠妇虫进行解剖，取出肠道，将收集的肠道捣碎(鼠妇虫肠道很细，无法进行进一步解剖)。

(3) 分离：用接种环将捣碎的肠道采用划线的方式接种在含氯霉素的 PDA 平板上，将平板倒置放入 28 ℃恒温箱中培养并每天观察结果。

(4) 挑单菌落划线培养：待菌落长出后，参照菌落的不同形态，将菌株从分离平板中分别挑出，接种至 PDA 平板，28 ℃倒置培养 3～7 天，做进一步纯化，观察记录结果。

(5) 将纯化后的菌株进行 ITS 序列鉴定。

4. 分离结果 从鼠妇虫体内共分离得到了 3 株真菌(表 1-2)，经鉴定分别为球毛壳霉(*Chaetomium globosum*)、*Penicillium* sp.、*Penicillium* sp.(图 1-2)。

表 1-2 鼠妇虫分离的真菌形态鉴别

菌株编号	菌落形状	孢子	菌丝	色素	照片编号	鉴定结果
1	圆形	灰黑色	米黄色	浅黄色	(a)	球毛壳霉
2	圆形	灰绿色	白色	浅黄色	(b)	*Penicillium* sp.
3	圆形	深灰色	黄色	浅黄色	(c)	*Penicillium* sp.

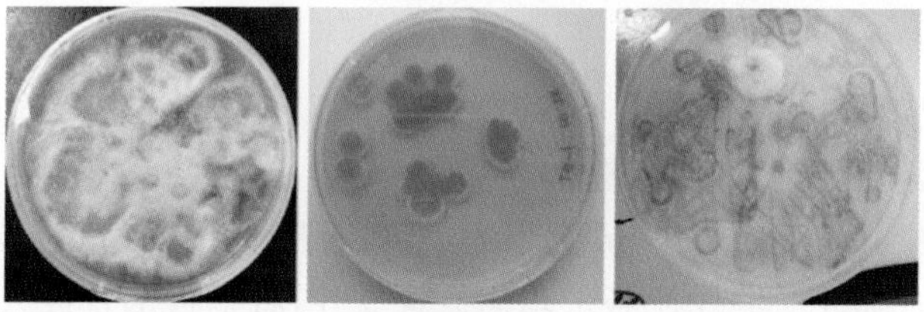

(a) (b) (c)

图 1-2 鼠妇虫内生菌株照片

5. 注意事项

(1) 选取的鼠妇虫样本应该完整无缺，肢体没有遭到破坏。

(2) 解剖时注意鼠妇虫肠道的完整性。

(3) 接种后要每天观察，将长出的菌落及时进行下一步纯化。

研究实例三、金线兰叶内生菌的分离

(一) 研究目的

(1) 掌握植物内生菌分离的常规方法。

(2) 从珍贵中草药金线兰(*Anoectochilus roxburghii* (Wall.) Lindl)中分离纯化多株真

菌，丰富实验室菌种库。

（二）研究背景

植物内生菌(endophyte)是一定阶段或全部阶段生活于植物组织或器官内部，对植物没有明显病害症状的真菌。植物内生菌普遍存在于高等植物中，木本、草本植物，单子叶植物和双子叶植物内均有内生菌。内生菌长期生活在植物体内的特殊环境，与宿主间形成了一种复杂特殊的关系，一方面，植物为内生菌的生长繁殖提供必需的营养和能量，另一方面，内生菌又可以通过自身的代谢产物对宿主植物产生影响。金线兰为兰科、开唇兰属植物。金线兰性喜阴凉、潮湿，尤其喜欢生长在有常绿阔叶树木的沟边、石壁、土质松散的潮湿地带。主要分布在福建、两广、海南、云南等亚热带及热带地区。金线兰生长在人迹罕至的原始生态深山老林内，需要特殊的大自然循环气候和阳光雨露的巧妙结合，是稀有的野生山珍极品，为历代皇宫的专用御品，在民间传说具有治疗百病之功效，素有“药王”的美称。金线兰全草均可入药，其味平、甘，具有清热凉血、祛风利湿、解毒、止痛、镇咳等功效，主治咯血、支气管炎、肾炎、膀胱炎、糖尿病、血尿、风湿性关节炎、肿瘤等疑难杂症。

（三）研究用试剂和器材

1. 试剂　马铃薯葡萄糖琼脂(PDA)培养基、含氯霉素(0.1 g/L)的 PDA 培养基、75%乙醇溶液、蒸馏水。

2. 材料　三角瓶、镊子、无菌平板、接种环、酒精灯。

3. 仪器　超净台、灭菌锅、恒温培养箱。

（四）研究方法

1. 样品来源　福建省。

2. 材料灭菌　将镊子、剪刀、接种环分别用报纸包好，将蒸馏水倒入三角瓶中，并用封口膜封好。121 ℃灭菌 30 min，备用。

3. 分离

(1) 样品预处理：取新鲜的金线兰叶 5 片，置于 75%乙醇溶液中浸泡 3 min，用无菌水冲洗 3 次，再用 75%乙醇溶液浸泡 30 s，无菌水冲洗 3 次。

(2) 分离：将叶片剪成 1 cm×1 cm 大小的小块，用镊子将一侧的表皮揭开，叶肉向下放置在含氯霉素的 PDA 平板上。每个平板上均匀放置 5 片，将平板倒置放入 28 ℃恒温箱中培养并每天观察结果。

(3) 挑单菌落划线培养：待菌落长出后，参照菌落的不同形态，将菌株从分离平板中分别挑出，接种至 PDA 平板，28 ℃倒置培养 3～7 天，做进一步纯化，观察记录结果。

(4) 将纯化后的菌株进行 ITS 序列鉴定。

4. 分离结果　从金线兰叶片中共分离得到了 5 株真菌(表 1-3)，经 ITS 鉴定分别为 *Mucor* sp.、*Cercophora coprophila*、*Nigrospora sphaeria*、微紫青霉菌(*Penicillium janthinellum*)、*Talaromyces assiutensis*(图 1-3)。

表 1-3　金线兰叶片分离的真菌形态鉴别

菌株编号	菌落形状	孢子	菌丝	色素	照片编号	鉴定结果
1	圆形	灰黑色	白色	浅黄色	(a)	*Mucor* sp.
2	大圆形	灰色	白色	紫红色	(b)	*Cercophora coprophila*

续表

菌株编号	菌落形状	孢子	菌丝	色素	照片编号	鉴定结果
3	圆形	灰黑色	浅黄色	黄色	(c)	*Nigrospora sphaeria*
4	圆形	灰绿色	白色	肉色	(d)	微紫青霉菌
5	圆形	灰色	白色	紫红色	(e)	*Talaromyces assiutensis*

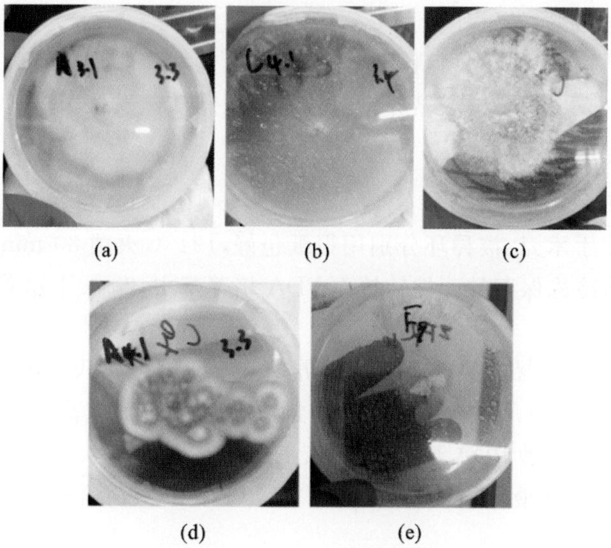

图 1-3 金线兰内生菌株照片

5. 注意事项

(1) 不要选新长出来和开始老化的叶片。

(2) 通常靠近叶柄地方的叶片菌株较多,可以选择靠近叶柄的叶片进行分离。

(3) 接种后要每天观察,将长出的菌落及时进行下一步纯化。

研究实例四、培养基对产紫踝节菌次级代谢产物的影响

(一) 研究目的

(1) 掌握真菌液体摇床培养的方法。

(2) 探索富营养的真菌 4 号培养基和寡营养的察氏培养基对产紫踝节菌次级代谢产物的影响。

(二) 研究背景

产紫踝节菌(*Talaromyces purpurogenus*)属半知菌纲、壳霉目,质地通常呈绒状或兼轻微絮状,包梗茎顶端往往膨大,在 PDA 培养基、25 ℃培养时,其反面和可溶性色素通常呈现红色或紫红色。产紫踝节菌广泛分布于土壤、豌豆、绿豆、霉玉米芯、霉蔬菜和霉中药等基物中。国内外学者对产紫踝节菌的次级代谢产物进行了细致的研究,结果表明其主要次级代谢产物为杂萜类、聚酮类、多肽类和甾体类,并具有广泛的药理活性,如抗炎、抗病毒、杀虫、抗肿瘤和抗菌等。

培养基为真菌的生长繁殖提供碳源、氮源和其他一些微量元素,培养基成分的改变可能会

导致某些代谢途径发生变化，产生新的次级代谢产物。

（三）研究用试剂和器材

1. 试剂　真菌4号培养基(1 L)：甘露醇(20.0 g)、葡萄糖(20.0 g)、酵母膏(5.0 g)、蛋白胨(10 g)、KH_2PO_4(0.5 g)、$MgSO_4$(0.3 g)、玉米浆(1 g)。

察氏培养基(1 L)：蔗糖(30.0 g)、$NaNO_3$(3.0 g)、$MgSO_4$(0.5 g)、KCl(0.5 g)、$FeSO_4$(0.01 g)、K_2HPO_4(1.0 g)。

乙酸乙酯、色谱级乙腈、蒸馏水。

2. 材料　无菌平板、接种环、酒精灯、锥形瓶、分液漏斗。

3. 仪器　超净台、灭菌锅、恒温培养箱、恒温摇床、旋转蒸发仪、超声仪、HPLC-DAD。

（四）研究方法

1. 菌种来源　秦皇岛海泥。

2. 材料灭菌　将手术刀、接种环分别用报纸包好，121 ℃灭菌30 min，备用。

3. 菌种活化　将冷冻保存的菌株转接至PDA培养基中，28 ℃下培养7天并进行传代，作为菌种。

4. 培养基配制　将富营养的真菌4号培养基和寡营养的察氏培养基按组分比例各配制1 L，分装于1 L的锥形瓶中，每瓶250 mL。用封口膜密封，115 ℃高压灭菌30 min，备用。

5. 接种与培养　将菌种PDA切成小块(0.4 cm×0.4 cm×0.4 cm)，分别取具有等量孢子的PDA接种在灭完菌的液体培养基中，28 ℃、180 r/min振荡培养10天。观察记录菌落生长状况及培养基的变化。

6. 发酵产物提取与分析　不同条件下的发酵液分别用纱布进行过滤，得到澄清的发酵液与菌丝。发酵液用等体积的乙酸乙酯分别萃取3次，得到乙酸乙酯部位浸膏。菌丝分别加丙酮超声提取3次，得到菌丝部位浸膏。

对得到的浸膏分别进行称重，用薄层色谱(TLC)进行对比分析。并在浸膏中分别加2 mL色谱级乙腈溶解，过滤，取20 μL进行HPLC-DAD分析(Welch XB-C_{18}柱，4.6 mm×250 mm，5 μm，210 nm、254 nm、280 nm、365 nm波长检测，流速1 mL/min，流动相梯度10%～100%乙腈，总共60 min)。观察不同波长下，产紫踝节菌在不同培养基中次级代谢产物的色谱峰差异。

（五）研究结果

(1) 产紫踝节菌在2种不同培养基中生长状态不同(图1-4)，在真菌4号培养基中菌株生长较快，菌丝多，菌丝为灰绿色，产紫红色色素。在察氏培养基中菌株生长较慢，菌丝少，呈米白色，产紫红色色素。

(2) 产紫踝节菌在不同培养基中的次级代谢产物出膏率不同，在真菌4号培养基中出膏率为65 mg/L，在察氏培养基中出膏率为27 mg/L。经HPLC-DAD分析，产紫踝节菌在不同的培养基中代谢产物色谱峰差异较大(图1-5)，真菌4号培养基中代谢产物较为丰富，色谱峰较多；在察氏培养基中代谢产物较单一，色谱峰较少。

（六）注意事项

(1) 在接种时，尽量保证不同培养基中接种量相当，以免对后续结果产生影响。

(2) 在培养过程中要及时观察菌株生长状况，若发现异常或污染情况，及时将异常发酵瓶

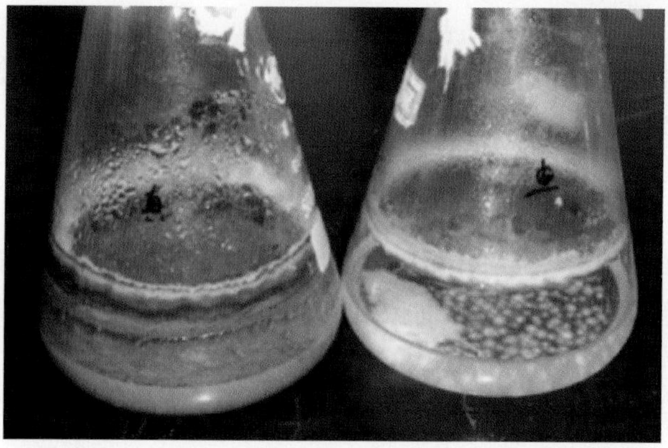

图 1-4　产紫踝节菌在 2 种不同培养基中的生长状态

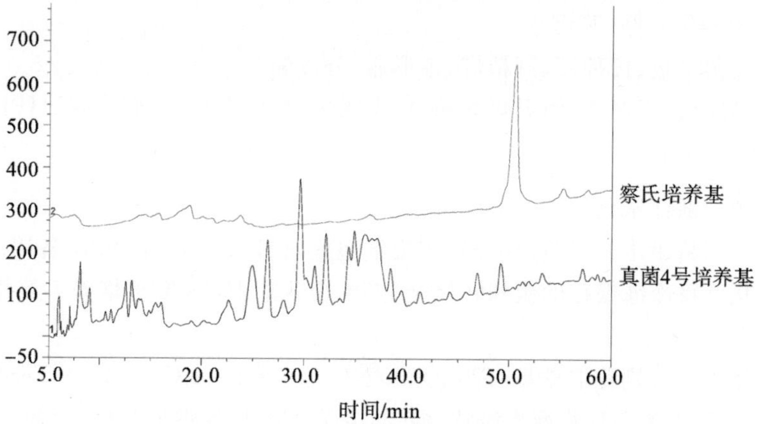

图 1-5　产紫踝节菌在 2 种不同培养基中代谢产物的液相图

取出，以免污染其他培养基。

(3) 当培养结束后，要根据生长情况、不同培养条件收取等量的发酵液进行提取分析。

(4) 培养瓶在摇床中尽量对称放置，以免转速不稳定，影响培养，且对仪器产生较大损耗。

研究实例五、Mg^{2+} 浓度对 1 株刺囊壳属真菌次级代谢产物的影响

(一) 研究目的

(1) 掌握真菌的液体摇床培养和研究金属离子对真菌次级代谢产物影响的常规方法。

(2) 探索不同浓度 Mg^{2+} 对刺囊壳属真菌次级代谢产物的影响，并分离次级代谢产物。

(二) 研究背景

刺囊壳菌(*Ascotricha* sp.)属于子囊菌门、炭角菌科、刺囊壳属。菌落在 PDA 培养基、28 ℃培养，最初为白色，逐渐长成浅黄色，表面有白色短绒毛，最后变为灰绿色，黑色孢子，并产生浅黄色色素。30 天直径 45 mm，深灰黑色至黑色。子囊壳黑色，直径 50～80 μm，高65～100 μm。烧瓶状，具孔口、刚毛。聚生、散生于无色透明菌丝中；顶生附属丝呈膝状弯曲，其上着生短的不育透明分枝。子囊柱形，(60～70) μm×(5～7) μm，内含 8 个子囊孢子，单行排列。子囊孢子褐黑色，圆盘形至椭球形，侧视有一犁沟线，(6.5～8) μm×(4.5～5.5) μm(侧边 2.5～3.5 μm)。分生孢子梗 *Hansfordia* 型，分生孢子近球形，直径 4.5～5.5 μm；椭球形，

(4.5～6) μm×(3～4) μm。

金属离子是微生物生长繁殖必不可少的营养组分，某些微量元素如锰、锌、钼、铁、铜等在微生物的生长过程中也起到极为重要的作用，这些金属盐类在较低浓度时往往能刺激生长和代谢，但过量的微量元素反而会引起毒害作用，从而影响微生物正常的生理功能，甚至使其死亡。

海水中含有较高的 Mg^{2+}，且 Mg^{2+} 是糖代谢过程中许多关键酶的辅因子，在微生物的次级代谢过程中具有重要作用。因此，不同浓度的 Mg^{2+} 可能会对海洋真菌的次级代谢产生一定的影响。

（三）研究用试剂和器材

1. 试剂　察氏培养基(1 L)：蔗糖(30.0 g)、$NaNO_3$(3.0 g)、$MgSO_4$(0.5 g)、KCl(0.5 g)、$FeSO_4$(0.01 g)、K_2HPO_4(1.0 g)。

乙酸乙酯、色谱级乙腈、蒸馏水。

2. 材料　无菌平板、接种环、酒精灯、锥形瓶、分液漏斗。

3. 仪器　超净台、灭菌锅、恒温培养箱、恒温摇床、旋转蒸发仪、超声仪、HPLC-DAD。

（四）研究方法

1. 菌种来源　浙江奉化。

2. 材料灭菌　将手术刀、接种环分别用报纸包好，121 ℃灭菌 30 min，备用。

3. 菌种活化　将冷冻保存的菌株转接至 PDA 培养基中，28 ℃下培养 7 天并进行传代，作为菌种。

4. 接种与培养　分别称取蔗糖(126 g)、$NaNO_3$(12.6 g)、KCl(2.1 g)、$FeSO_4$(0.042 g)、K_2HPO_4(4.2 g)，加入 4.2 L 蒸馏水溶解，混匀，分装于 1 L 的锥形瓶中，每瓶 200 mL。将培养基分为 7 组，每组 3 瓶。每组分别加入 $MgSO_4$ 0 g(0 倍镁)、0.1 g(正常镁)、0.5 g(5 倍镁)、1.0 g(10 倍镁)、2.0 g(20 倍镁)、5.0 g(50 倍镁)、10.0 g(100 倍镁)，用封口膜密封，115 ℃高压灭菌 30 min，备用。

将菌种 PDA 切成小块(0.4 cm×0.4 cm×0.4 cm)，分别取具有等量孢子的 PDA 接种在灭完菌的液体培养基中，于 28 ℃、180 r/min 摇床振荡培养 10 天，观察记录菌落生长状况及培养基的变化。

5. 发酵产物提取与分析　将不同条件下的发酵液分别用纱布进行过滤，得到澄清的发酵液与菌丝。发酵液用等体积的乙酸乙酯分别萃取 3 次，得到乙酸乙酯部位浸膏。对得到的浸膏分别进行称重，用薄层色谱(TLC)进行对比分析。并在浸膏中分别加 2 mL 色谱级乙腈溶解，过滤，取 20 μL 进行 HPLC-DAD 分析(Welch XB-C_{18} 柱，4.6 mm×250 mm，5 μm，210 nm、254 nm、280 nm、365 nm 波长检测，流速 1 mL/min，流动相梯度 10%～100%乙腈，总共 60 min)。观察不同波长下，刺囊壳菌 ZJ-M-5 在不同 Mg^{2+} 浓度下次级代谢产物的色谱峰差异。

（五）研究结果

(1) 刺囊壳菌 ZJ-M-5 在不同 Mg^{2+} 浓度下的生长状态存在显著差异，随着 Mg^{2+} 浓度的增加，菌丝数量逐渐减少，出膏率也减少。

(2) 刺囊壳菌 ZJ-M-5 在不同 Mg^{2+} 浓度下的次级代谢产物存在显著差异(图 1-6)，在无镁和有镁的察氏培养基中，其主要次级代谢产物发生变化，且随着 Mg^{2+} 浓度的增加，部分次级代谢产物的产量逐渐减少，说明 Mg^{2+} 对菌株的次级代谢产物产生了影响。

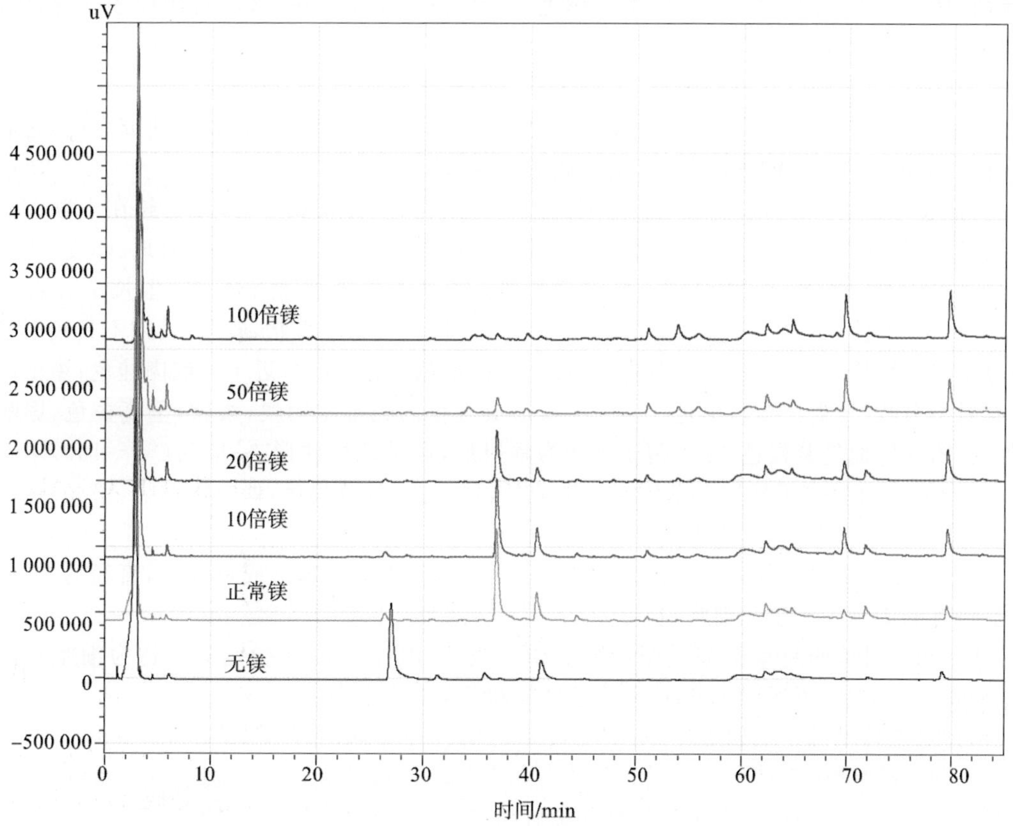

图 1-6　不同浓度 Mg^{2+} 对 ZJ-M-5 次级代谢产物影响的液相图

（六）注意事项

（1）在接种时，尽量保证不同培养基中的接种量相当，以免对后续结果产生影响。

（2）在培养过程中要及时观察菌株生长状况，若发现异常或污染情况，及时将异常发酵瓶取出，以免污染其他培养基。

（3）当培养结束后，要根据生长情况、不同培养条件收取等量的发酵液进行提取分析。

研究实例六、黄柄曲霉和球毛壳霉混合培养

（一）研究目的

（1）通过实验掌握真菌常规培养和混合培养的常用方法。

（2）从 2 株菌混合培养次级代谢产物中分离得到更多结构新颖、具有生物活性的细胞松弛素。

（二）研究背景

混合培养又称为共培养(co-cultivation)，即 2 种或多种微生物在同一培养基中生长繁殖。在相同的生态环境中，必定存在多种微生物，这些微生物通过竞争养分而生存。当不同的微生物混合培养时，为了生存发展，菌株间的相互竞争或拮抗作用可能会导致粗提物活性增强、增加或减少原有代谢产物的量、出现新的代谢产物或已报道代谢产物的衍生物。混合培养的方

法已被国内外学者广泛应用于微生物次级代谢产物的研究中，并取得了显著成果。

球毛壳霉(*Chaetomium globosum*)是属于子囊菌门、粪壳菌纲、粪壳菌目、毛壳科、毛壳属的真菌，其最适生长温度为 18～25 ℃。球毛壳霉广泛分布于土壤、各类植物种子、植物残体、草食或杂食动物粪便及其他含纤维素的物质中。目前，研究人员对球毛壳霉次级代谢产物的化学成分进行了较为细致的研究，结果表明其主要次级代谢产物为具有吲哚环的细胞松弛素类化合物，另外还有嗜氮酮类和其他类化合物的报道。对这些化合物的活性研究表明，它们具有广泛的药理活性，如抗肿瘤、抗菌、免疫调节、植物毒性等。

黄柄曲霉(*Aspergillus flavipes*)为散囊菌目、发菌科、曲霉属真菌，可生长在土壤、粪、空气、酒曲、皮革、烟片、纸、烂布、面筋、单宁鞣液等基物上。该种分布于中国、海地、印度、印度尼西亚、日本、苏丹、泰国、英国、美国、扎伊尔等地。菌落在察氏琼脂上 25 ℃生长 7 天直径达 12～18 mm，生长 10～14 天直径达 18～30 mm。质地丝绒状至絮状，较厚，具或不具辐射状沟纹；分生孢子结构多或少，初为浅黄褐色，近于淡粉褐色，老后变深，近于粉红肉桂色；渗出液较多，有时呈大滴，浅褐色至暗褐色。有的菌株形成大量的壳细胞团块，柔软，呈亮黄色，影响菌落外观；菌落反面呈黄褐色，分生孢子头初为辐射形，后呈疏松柱形，一般为(80～160) μm ×(50～60) μm；分生孢子梗生自基质或气生菌丝，稍弯曲，带黄褐色，偶尔不明显，壁光滑；顶囊近球形或稍长近于卵形，大部表面可育；产孢结构双层，梗基(5～8) μm ×(3～4.5) μm，瓶梗(5～7.5) μm×(2～2.5) μm，有的菌株有多育现象；分生孢子球形或近球形，直径为 23 μm，壁光滑；有的菌株可产生壳细胞，长形、弯曲或呈分叉状，一般(9～14) μm×(4～8) μm，长者可达 40 μm。对黄柄曲霉次级代谢产物的研究发现，其主要的次级代谢产物为细胞松弛素(aspochalasin)类、丁内酯类、epicoccine 衍生物和其他类化合物。

前期对 1 株来源于鼠妇虫(*Armadillidium vulgare*)的球毛壳霉(*Chaetomium globosum*)和来源于长江滩涂的黄柄曲霉(*Aspergillus flavipes*)次级代谢产物分别进行了系统研究，分离得到了大量结构新颖、具有生物活性的细胞松弛素。这些实验结果表明这 2 株真菌在不同条件下均能稳定产生细胞松弛素类化合物，说明菌株中与细胞松弛素合成相关的基因较活跃且能稳定表达。为了进一步挖掘 2 株真菌的合成潜能，获得更多结构多样的次级代谢产物，选择将这 2 株真菌进行混合培养。

(三) 研究用试剂和器材

1. 试剂　马铃薯葡萄糖琼脂(PDA)培养基、95%乙醇溶液、无水乙醇、乙酸乙酯、色谱级乙腈、蒸馏水。

2. 材料　无菌平板、接种环、酒精灯、锥形瓶、分液漏斗。

3. 仪器　超净台、灭菌锅、恒温培养箱、旋转蒸发仪、超声仪、HPLC-DAD。

(四) 研究方法

1. 样品来源　研究用黄柄曲霉来源于长江滩涂，球毛壳霉来源于鼠妇虫。

2. 材料灭菌　将镊子、手术刀、接种环、接种棒分别用报纸包好，121 ℃灭菌 30 min，备用。

3. 菌种活化　将冷冻保藏的 2 株真菌分别转接至 PDA 培养基中，28 ℃下培养 7 天作为菌种。

4. PDA 混合培养　采用十字分区法，将黄柄曲霉和球毛壳霉分别交替接种在 PDA 平板的 4 个区域，做好标记。28 ℃下培养，观察交叉区域菌落生长状态、菌落形态、产生的色素等与单一菌落间是否有差异。

5. 大米混合培养　1 L 的锥形瓶中加入 200 g 大米和 200 mL 蒸馏水，混匀，封口，121 ℃灭菌 30 min。将 2 株菌的菌种 PDA 切成小块(0.4 cm×0.4 cm×0.4 cm)，分别单独接种在灭完菌的大米培养基中，并将 2 株菌同时接种在大米培养基中，每个条件接种 3 份。用接种棒将大米和菌株混合均匀，在 28 ℃下培养 21 天。观察单一培养与混合培养中菌落的生长状况。

6. 发酵产物提取与分析　在长好的培养基中加入 600 mL 的 95%乙醇溶液，将大米培养基捣碎，超声 1 h，静置 10 min，过滤，提取液用旋转蒸发仪回收溶剂，重复提取 3 次。将乙醇提取物旋干，加适量水进行分散，并用等体积乙酸乙酯萃取 3 次，旋干溶剂，并对萃取物进行称重。

将得到的 3 份浸膏分别加 2 mL 色谱级甲醇溶解，取 20 μL 进行 HPLC-DAD 分析(Welch XB-C_{18}柱，4.6 mm×250 mm，5 μm，210 nm、254 nm、280 nm、365 nm 波长检测，流速 1 mL/min，流动相梯度 10%～100%乙腈，总共 60 min)。观察不同波长下，混合培养与单一培养的色谱峰差异。

选择大米培养基进行混合培养扩大发酵，28 ℃静置培养 21 天，并对发酵产物进行提取分离，结构鉴定。

(五) 研究结果

(1) 2 株真菌在 PDA 平板上进行混合培养时交叉区域与单一菌落间有明显不同(图 1-7)，在交叉区域新产生了紫红色的色素，说明混合培养产生了新的代谢产物。

(2) 大米混合培养的液相色谱峰与单一培养间有显著差异(图 1-8)，在混合培养条件下新增加了一些色谱峰，推测可能是混合培养激活了某些沉默基因，产生了新的代谢产物。

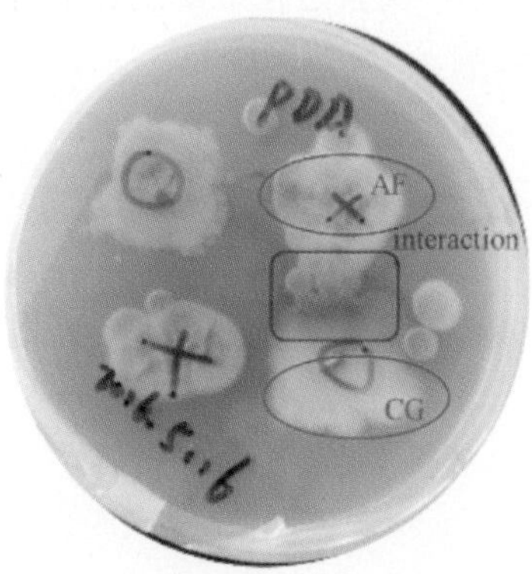

图 1-7　PDA 混合培养结果图

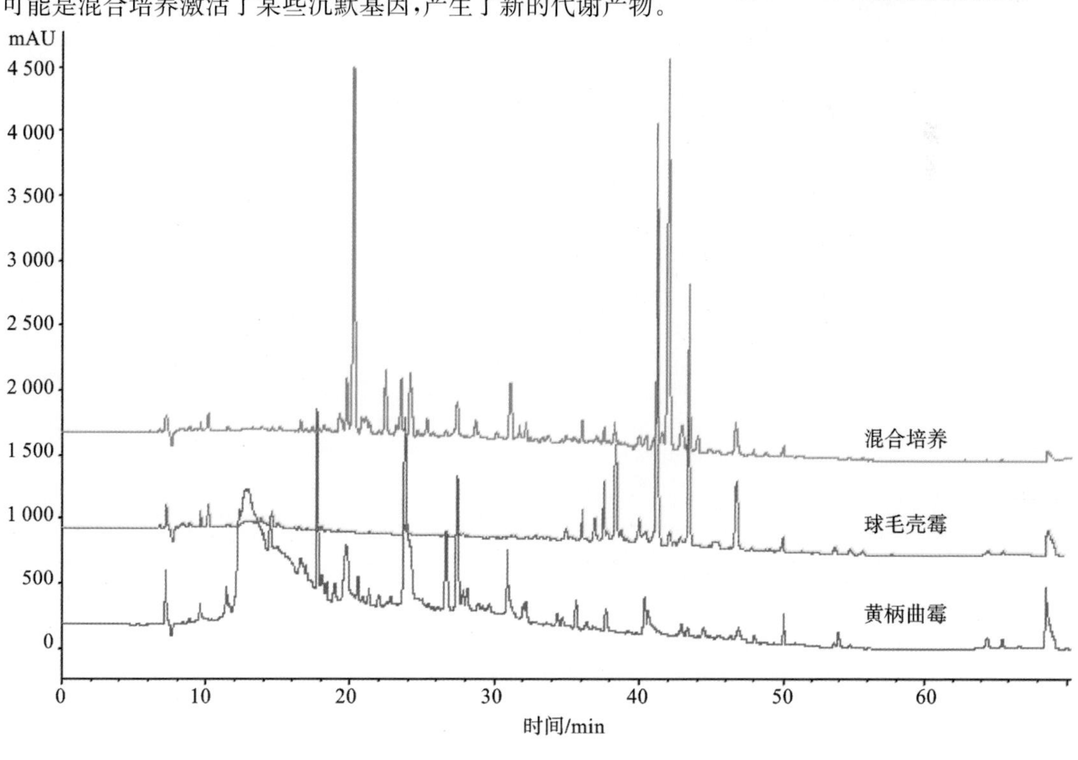

图 1-8　大米混合培养液相分析图

（3）从黄柄曲霉和球毛壳霉大米混合培养发酵产物中分离得到了3个含有噻嗪环的球毛壳菌素（chaetoglobosin）类细胞松弛素新骨架化合物 cytochathiazines A—C，以及具有更高氧化度的 chaetoglobosin 和 aspochalasin 类细胞松弛素。说明混合培养激活了某些沉默的代谢途径，从而产生了新的代谢产物。

（六）注意事项

（1）在PDA平板中进行混合培养时，接种量不要过多，以免造成交叉区域不明显。

（2）在大米混合培养时，要根据2株真菌的生长速度适当地调整接种量，以免造成某一株菌生长速度过快，而抑制另外一株菌的生长，从而达不到混合培养的目的。

（3）大米混合培养时，要尽量将培养基和菌落搅拌均匀。

（4）实验过程中要注意平行对比不同条件下的培养情况，以免污染其他真菌或细菌而造成影响。

第二章
提取分离方法

天然药物化学的研究是从有效成分或生物活性化合物的提取、分离工作开始的。在微生物次级代谢产物(secondary metabolites)研究中就涉及微生物的次级代谢产物的提取分离方法。充分调查相关微生物次级代谢产物的文献,了解活性物质的种类、理化性质、极性以及活性,根据预先确定的目标,在适当的活性测试体系指导下,运用合适的提取分离手段进行提取分离,以最佳的方式快速获得目标化合物,是微生物天然药物化学研究最重要的内容。本章重点讨论微生物活性物质提取分离的一般原理及常用方法。

第一节　微生物活性成分的提取

微生物在适当的温度下通过液体发酵(常规培养或 OSMAC 培养)或者固体发酵(大米、玉米以及大豆等)产生次级代谢产物,这些代谢产物需要通过一定的方法从培养物中获取,这种获取的过程称为提取。提取方法有溶剂提取法、水蒸气蒸馏法、升华法、离子交换法及吸附法等。后几种方法的应用范围有限,大多数情况下是采用溶剂提取法。

一、溶剂提取法

溶剂提取法是根据相似相溶的原理,通过选择适当溶剂将化学成分从原料中提取出来。化合物亲水性和亲脂性程度的大小与其分子结构直接相关。一般来说,2 种母核相同的成分,其分子中官能团的极性越大或极性官能团数目越多,整个分子的极性就越大,亲水性就越强;非极性部分越大或碳链越长,则极性越小,亲脂性越强。

常见溶剂的极性强弱顺序如下:

石油醚<苯<二氯甲烷<乙醚<三氯甲烷<乙酸乙酯<丙酮<乙醇<甲醇<乙腈<水<吡啶<乙酸

溶剂提取法可分为浸渍法、渗漉法、煎煮法、回流提取法、连续回流提取法、超临界流体萃取法、超声波提取法以及微波提取法。

二、水蒸气蒸馏法

本法适用于具有挥发性、能随水蒸气蒸馏而不被破坏且难溶或不溶于水的成分的提取。此类成分的沸点多在 100 ℃以上,并在 100 ℃左右有一定的蒸气压。

三、升华法

固体物质在受热时不经过熔融直接转化为蒸气，这个过程称为升华，蒸气遇冷后直接凝结成固体的过程称为凝华。升华法是指利用物质升华的特性进行提取的方法。

四、离子交换法

离子交换法是利用离子交换树脂吸附培养液中的离子性活性物质，然后用酸、碱水溶液或加入少量有机溶剂洗脱活性物质的方法。也可用适宜的离子交换树脂脱盐以达到纯化的目的。例如，用强阳离子交换剂吸附卡那霉素或新霉素，然后用氨水洗脱，再经脱色即可得到较纯制品。

五、吸附法

吸附法是利用各种吸附剂（如活性炭、大孔树脂等）吸附培养液中的活性物质，然后用适宜的有机溶剂（如甲醇、丙酮）或它们的水溶液从吸附剂上洗脱活性物质，必要时也可加入稀酸或稀氨水以帮助洗脱。

通常情况下，真菌的固体培养物的提取方法是采用 95%乙醇溶液或者甲醇浸渍法提取（量少时可考虑使用超声波提取），减压浓缩除去溶剂得总浸膏；液体培养物通过抽滤，菌丝部分用 95%乙醇溶液提取，再合并母液，除去溶剂得到总浸膏。在必要的时候，通过查阅文献，掌握目标化合物的极性段，有针对性地通过不同极性溶剂萃取进一步得到目标化合物段，也称之为粗品。萃取的目的是初步减少不同极性杂质的干扰。通常而言，提取的总浸膏可依次用石油醚、二氯甲烷、乙酸乙酯和正丁醇萃取，得到 4 种不同极性段的浸膏，再对目标化合物的极性段进行选择性的分离。针对真菌的提取浸膏，一般用乙酸乙酯萃取即可，对于大极性的目标化合物而言，用正丁醇萃取或者总浸膏不萃取直接进行后续的分离。

第二节　微生物活性成分的分离

对微生物次级代谢产物通过上述适当的提取方法得到的浸膏多为混合物，化学成分复杂，须进一步采用多种合适的方法和技术得到单体化合物方可进行后续的结构解析以及活性测试。微生物的产物绝大部分量少、纯度低，以及部分活性化合物对酸、碱、热及紫外线等不稳定，给分离造成了一定的难度。目前，主流的方法是运用色谱技术进行纯化。

色谱法（chromatography），又称色层法或层析法，是一种分离和分析方法。这种方法是基于物质溶解度、蒸气压、吸附性、立体结构或离子交换等物理化学性质的微小差异，使其在固定相和流动相之间进行不断的分配，随着流动相的带动获得多次分配，最终微小的差异被不断扩大，使被分离物质彼此分离。

色谱法以分离机制、流动相和固定相特征以及操作方式进行分类，可以有多种不同的分类方法。比如按照分离机制分类有分配色谱法、吸附色谱法、离子交换色谱法、排阻色谱法、电色谱法、络合色谱法以及亲和色谱法；按照固定相和流动相的物理状态可分为经典色谱法、液相色谱法、气相色谱法和超临界流体色谱法等；按照固定相状态分为柱色谱法、平面色谱法和毛细管电泳法等。本章对天然药物化学中常使用的色谱法以及特殊情况下使用的色谱分离法进行介绍。

一、平面色谱法

（一）纸色谱法

纸色谱法(filter paper chromatography,FPC)是以纸为载体,6%的水以氢键与纤维素牢固结合为固定相,被水饱和的有机相(如正丁醇-乙醚-水系统)为流动相。当流动相从含有样品的滤纸上流过时,样品就在固定相与流动相之间连续进行分配来达到分离的目的。纸色谱法可用于水溶性物质的简单快速鉴定,如氨基酸的检测实验,流动相为 5∶4∶1 的水-正丁醇-冰乙酸,显色剂为 0.2%的茚三酮乙醇溶液。

（二）薄层色谱法

薄层色谱法(thin layer chromatography,TLC)是将适宜的固定相涂布于玻璃板、塑料或铝基片上形成均匀薄层,以涂抹的硅胶或氧化铝等物质为固定相,以有机溶剂为展开剂,适合大多数化合物的定性和定量分析以及制备的色谱方法。薄层色谱法具有分析制备速度快、适用范围广等优点。在天然药物化学研究中,常使用的有正相硅胶薄层板、反相硅胶薄层板、正相硅胶制备薄层板以及氧化铝薄层板。正相硅胶薄层板可用于大多数非极性化合物的分析,比如甾体、萜类、生物碱、黄酮以及聚酮等化合物;反相硅胶薄层板适用于极性化合物的分析鉴定,比如多糖和鞣质;正相硅胶制备薄层板由于硅胶层厚度可达几毫米,载样量大,可进行化合物的制备,优势是制备获得单体化合物快;氧化铝薄层板因氧化铝的吸附力较硅胶强,更适合于分析分离亲脂性较强的生物碱。

薄层色谱法常作为柱色谱法条件摸索的手段,也适用于化合物纯度的初步检测(常采用 3 种不同展开剂系统,使目标点 R_f 值在 0.5～0.8 之间)。

二、柱色谱法

（一）开放型柱色谱

1. 正相硅胶柱色谱法　正相硅胶柱色谱法的分离原理是不同物质在硅胶上的吸附力不同,一般情况下极性较弱的物质不易被硅胶吸附,从而先被流动相洗脱下来,极性较大的物质易被硅胶吸附,后被流动相洗脱,整个层析过程即是吸附、解吸、再吸附、再解吸的过程。通过这种动态过程,不同极性的化合物得到分离。

实验室常用正相硅胶的型号有 80～120 目、100～200 目、200～300 目、300～400 目以及硅胶 G 和硅胶 GH。在微生物的次级代谢产物分离过程中,按照发酵后提取总浸膏的量来选择硅胶。上样可用湿法上样和干法上样,当样品量大时优先选用干法上样。比如,样品量大(超过 10 g)的粗品分离通常优先使用正相硅胶柱色谱法,选用 80～120 目硅胶(1～2 倍样品量,油脂性成分多则相应增加硅胶量)拌样,100～200 目硅胶(或 200～300 目,10～20 倍样品量)作为色谱层,通过不同比例的流动相系统初步将样品划分成不同极性段,然后结合其他色谱柱进一步纯化。当样品量少或 TLC 分析(或 HPLC 分析)显示化合物数目少时,可选用 200～300 目及以上的硅胶(50～100 倍样品量)作为色谱层,选择合适比例的流动相等度或者梯度洗脱,最终得到极性相近的化合物段甚至单体化合物。

正相硅胶柱色谱法用于初步分离样品总浸膏是非常有用的，可以快速获得目标产物的极性段，以便后续的分离。进一步的纯化和获得单体化合物则不建议单独反复使用该方法，需结合其他分离手段以减少因硅胶吸附带来的样品损失和提高分离效率。

2. 凝胶柱色谱法　天然产物中的化合物分子量差异大，根据分子量大小差异进行分离的方法有很多，如透析法、凝胶滤过法、超滤法、超速离心法等，最为常用的方法是凝胶滤过法。

凝胶柱色谱法也叫分子筛法、排阻色谱法。被分离的化合物中不同组分的保留程度取决于分子大小。凝胶填料在一定的溶剂中经充分膨胀后装柱，加入样品，由于凝胶网孔的限定，大分子不进入凝胶孔，直接随着溶剂由上往下先流出，小分子进入凝胶孔，在溶剂冲洗下，由溶剂置换出来再流下来，使得小分子不断地进入凝胶孔、被置换出来，所经历的路径比大分子长，流出所需要的时间长，因此后被洗脱下来，最后，大、小分子得以分离。

在分离大部分天然化合物中(多糖除外)，常使用羟丙基葡聚糖凝胶(Sephadex LH-20)。Sephadex LH-20 的分离原理主要有 2 个方面：以凝胶过滤作用为主，兼具反相分配的作用(反相流动相系统中)。因为凝胶过滤作用，所以大分子的化合物保留弱，先被洗脱下来，小分子的化合物保留强，最后出柱。如使用反相溶剂洗脱，Sephadex LH-20 对化合物还起反相分配的作用，极性大的化合物保留弱，先被洗脱下来，极性小的化合物保留强，后出柱。如使用正相溶剂洗脱，则主要靠凝胶过滤作用来分离。

洗脱溶剂可分为反相和正相 2 种。最常用的是反相溶剂洗脱，以甲醇/水系统最为常见，等度洗脱，或者先用水，逐渐增加甲醇比例，最后用 100%甲醇冲柱。另一种是以正相溶剂为洗脱剂，溶剂系统以氯仿/甲醇最为常见，用 50%氯仿/甲醇系统等度或者逐渐增加甲醇比例，最后用 100%甲醇冲柱。样品采用湿法上样，当样品极性大时，选用反相溶剂洗脱(甲醇/水)，样品用最小体积的甲醇/水(甲醇尽可能少一些)溶解；当样品极性小，选用正相溶剂洗脱(氯仿/甲醇)，样品用最小体积的氯仿/甲醇溶解。

Sephadex LH-20 可适用于大部分天然产物的分离，特别是对于分离黄酮、蒽醌等化合物有显著的效果。结合其他色谱法分离效果更好。

3. ODS 反相柱色谱法　ODS 反相柱色谱法的填料是十八烷基硅烷键合硅胶(octadecylsilyl，简称 ODS)。由于 C_{18}(ODS)是长链烷基键合相，有较高的碳含量和更好的疏水性，对各种类型的化合物有更强的适应能力，因此在天然产物中使用较广泛。ODS 柱色谱可采用普通低压色谱柱，也可结合中压液相色谱使用。在实验条件具备时，中压液相色谱较常规柱色谱分离效果好，分离速度快。样品需经前处理(过滤)，采用湿法上样。当样品化合物成分复杂时宜用梯度洗脱成不同极性段样品，再结合其他方法分离；当样品化合物数目少时可等度洗脱以达到逐一分离的目的。

该法能将极性相同或相近的化合物富集，也能将同类型化合物按照极性的不同而分离。结合其他色谱法分离效果更好。

4. 聚酰胺柱色谱法　色谱分离中常用的聚酰胺(polyamide)有由己内酰胺聚合而成的尼龙 6 和由己二酸和己二胺聚合而成的尼龙 66。聚酰胺分子中含有丰富的酰胺基团，通过分子中的酰胺键与酚类、黄酮类化合物的酚羟基，或酰胺键上的游离氨基与醌类、脂肪酸上的羰基形成氢键缔合而产生吸附，特别适合于分离酚类、醌类、黄酮类化合物。

在微生物代谢产物分离时，视目标产物性质而选择收集部分，如果目标化合物为酚类、醌类、黄酮类化合物，由于聚酰胺的吸附作用，这类化合物后被洗脱，收集后部分即可；如果目标化合物为其他，需要除掉以上类型化合物时，则收集先被洗脱部分，再用纯甲醇-乙醇把吸附的物质冲脱，如未冲洗干净可加 3%的氨水对聚酰胺填料进行再生。

5. 大孔树脂色谱法　大孔树脂(macroporous resin)又称全多孔树脂，是由聚合单体和交联剂、致孔剂、分散剂等添加剂经聚合反应制备而成，其空隙大小不一。大孔树脂是一类以吸附为特点，对有机物具有浓缩、分离作用的高分子聚合物。

影响树脂吸附的因素很多，主要有被分离成分的性质(极性和分子大小等)、洗脱溶剂的性质(溶剂对成分的溶解性、盐浓度和 pH 值)、洗脱液浓度及吸附水流速等。通常，极性较大的化合物采用中极性树脂进行分离，极性较小的化合物采用非极性树脂进行分离，体积较大的化合物选择较大孔径树脂，酸性化合物在酸性液中易于吸附，碱性化合物在碱性液中易于吸附，中性化合物在中性液中吸附，洗脱液中加入适量无机盐可以增大树脂吸附量，一般洗脱液浓度越低越利于吸附。

大孔树脂常用于同类型化合物的富集。

6. MCI 柱色谱法　MCI 填料为小孔树脂(聚乙烯基的反相树脂填料)，是在三菱化学 Diaion 和 Sepabeads 大孔树脂基础上设计的，广泛用于分离天然产物。MCI 属于凝胶类型，洗脱原理类似于 ODS，为反相系统。由于 MCI 填料只能使用醇-水系统进行洗脱，不易溶解小极性物质，所以不可以用于分离极性小的成分，一般用于中等极性到大极性的物质。使用方法跟大孔树脂类似，常用于去除叶绿素。

(二) 封闭型柱色谱

1. 高效液相色谱法　高效液相色谱法是在经典液相色谱法的基础上，引入气相色谱法的理论和实验技术，以高压输送流动相，采用高效固定相及高灵敏度检测器，发展而成的现代液相色谱分析方法，具有分离效率高、选择性好、分析速度快、检测灵敏度高、操作自动化和应用范围广的特点。当混合物被流动相带入色谱柱后，在固定相及流动相之间不断进行分配平衡，平衡后由于不同组分理化性质不同，在两相中分配量不同，被冲洗出柱所需流动相容积不同，亦即不同组分在柱上有不同的保留，从而使组分得到分离。

高效液相色谱仪包括以下基本装置：高压泵、色谱柱、进样器、检测器及计算机。随着与质谱、核磁共振波谱等技术联用的发展，高效液相色谱法的应用愈加广泛。高效液相色谱固定相所用填料一般为球形或无定形的均匀、多孔硅胶颗粒，直径为 10 μm 或 5 μm。不同分离机制可借助在硅胶颗粒表面键合不同的化学基团形成的键合相来实现。市面上的键合相填料种类多，但目前约 75%的高效液相色谱工作是用 ODS 键合固定相完成的。由于填料粒度减小，柱床对流动相的阻力增加，流动相要用泵输送，高效液相色谱柱及相关管道均应耐受压力，被分离的溶质流出柱后要用适当检测器检出。

高效液相色谱按照固定相与流动相的极性，可分为正相色谱和反相色谱。固定相的极性大于流动相的极性称为正相色谱，固定相的极性小于流动相的极性称为反相色谱。由于极性化合物更容易被极性固定相所保留，所以正相色谱系统一般适用于分离中小极性化合物，极性小的组分先流出。相反，反相色谱系统一般适用于大极性化合物，极性大的组分先流出。

反相色谱法是以表面非极性载体为固定相，以比固定相极性强的溶剂为流动相的一种液相色谱分离模式。反相色谱固定相大多是硅胶表面键合疏水基团，基于样品中的不同组分和疏水基团之间疏水作用的不同而分离。普通的反相色谱固定相和孔径大于 300 Å 的硅胶键合烷基固定相应用较为普遍，聚合物基质的反相色谱固定相也有较多应用。

正相色谱一般用来分离中小极性化合物和离子(或可电离的)化合物,而且以中小极性样品为主:①对于反相色谱法很难分离的异构体,可以采用以硅胶为固定相的正相色谱分离分析;②根据被分离样品极性差别进行族类分离;③用于易水解样品的分离分析;④分离分析高脂溶性样品,其在极性有机溶剂中溶解度很小;⑤正相色谱也可以用于异构体分离(包括几何异构体和光学异构体)。

高效液相色谱按照分离机制,其固定相可分为以下几种。

液固吸附色谱固定相:该类型固定相一般为硅胶基质,还有氧化铝、分子筛及聚酰胺等。从结构上可分为全多孔型和薄壳型。全多孔型包括全孔硅胶、全孔氧化铝、全孔硅藻土等,具有表面积大带来的柱容量大、装柱容易、制作工艺简单的优点,但是柱效较差。薄壳型为实心玻璃球表面涂敷一层多孔物质,如硅胶和氧化铝。其优点是传质速度快、分析时间短、柱分离能力强,但是生产工艺难。

液液分配色谱固定相:该类型有机械涂敷和化学键合固定相之分。化学键合反应通常以硅胶为基体,利用硅胶表面的游离型或结合型的羟基进行化学键合,目前使用最广泛的是硅氧键合型。进一步可分为以下几种:①非极性键合相,键合基团为非极性烃基,如 C_{18}、C_8、C_1 与苯基等键合在硅胶表面,用于反相色谱;②弱极性键合相,键合基团为醚基和二羟基等键合相,用于反相或正相色谱;③极性键合相,常用氨基、氰基键合相键合硅胶,一般用于正相色谱。

离子交换色谱固定相:离子交换色谱的固定相表面含有离子官能团(如 SO_3^{2-}、COO^-、NH_4^+ 等),因此带有电荷。这种电荷被流动相中带相反电荷的离子中和。当样品进入色谱柱后,样品离子便与流动相离子相互竞争固定相表面的电荷位置,并因竞争力的差异使样品组分得到分离。目前液相中常用的 2 种离子交换树脂为薄壳型树脂和多孔型树脂。

空间排阻色谱固定相:该类固定相可分为软性、半刚性和刚性凝胶。①软性凝胶:有聚丙烯酸盐、聚苯乙烯等填料。特点是渗透性差、流速小、柱压低,可用于水溶性成分的分离。②半刚性凝胶:有聚苯乙烯、聚甲基丙烯酸甲酯、离子交换树脂等。特点是渗透性好、可耐高压、可用于分离多数有机物。③刚性凝胶:表面有多孔玻璃球。特点是强度大,可耐高压,流速可以更快。

检测器是高效液相色谱仪的三大关键部件之一。它的作用是把色谱洗脱液中组分的量或者浓度转变成电信号。按其适用范围,检测器可分为通用型和专属型两大类,专属型检测器只能检测某些组分的某一性质,例如,紫外吸收、紫外可见光、荧光、化学发光、安培、光导和极谱检测器属于这一类,它们只对有相应特定性质的组分有响应;通用型检测器检测的是一般物质均具有的性质,如示差折光、火焰离子化及电容检测器等属于这一类。

在天然产物的分离中,要求化合物不被破坏、易收集,常采用紫外检测器。它灵敏度较高,噪声低,线性范围宽,对流速和温度的波动不灵敏。但它只能检测有紫外吸收的物质,而且对流动相有一定的限制,即截止波长应小于检测波长。被用来检测可吸收紫外线及可见光辐射的化合物包括烯烃、芳烃及其他含多重键的溶质。

2. 气相色谱法　气相色谱法(gas chromatography,GC)是以气体为流动相的色谱法,主要用于分离分析易挥发的物质。其具有高分离效能、高灵敏度、高选择性、简单快速以及应用广泛的特点。

气相色谱仪一般由 5 个部分组成:①气路系统:包括载气和检测器所需气体的气源、气体净化、气体流速控制装置。②进样系统:包括进样器、汽化室以及加热系统。③色谱柱系统:包括色谱柱和柱温箱，是色谱仪的心脏部分，色谱柱是分离的关键。④检测和记录系统：包括检测器、放大器、数据处理装置。⑤控制系统：控制整台仪器的运行。

在分析样品时必须选择合适的固定相来快速有效地分离分析样品，气相色谱的固定相有气液固定相和气固固定相之分。气液固定相由固定液和载体组成，载体是一种惰性固体颗粒，用作支持物，固定液是涂渍在载体上的高沸点物质。气液固定相的载体大多数选择硅藻土，对于气液固定相的选择而言，根据相似性原则：①非极性组分：一般选用非极性固定液，如 OV-101、SE-30 等，各组分按照沸点顺序流出色谱柱，沸点低的组分先出柱，若沸点相同则极性大的组分先出柱。②中等极性组分：选用中等极性固定液，如 OV-17。若极性差异小则沸点低的先出柱，若沸点相近则极性小的先出柱。③极性组分：选用极性固定液，如 OV-225 和 DEGS 等，极性小的先流出柱。④能形成氢键的组分：可选用氢键固定液，如 PEG-20M，形成氢键能力弱的组分先流出柱。气固固定相多采用吸附剂和高分子多孔微球等，吸附剂常用硅胶、氧化铝以及分子筛。

气相色谱中的流动相称为载气，常用的气体有氮气、氢气以及氦气。

气相色谱的检测器主要有：①热导检测器：热导检测器利用被测组分与载气之间热导率的差异来检测组分的浓度变化。这种检测器具有结构简单、不破坏样品、通用性强的优点，但是较其他检测器存在灵敏度较低的劣势。②氢焰离子化检测器：氢焰离子化检测器是利用有机物在氢焰的作用下化学电离形成离子流，借测定离子流强度进行检测。其主要特点是灵敏度高、响应快、噪声小以及线性范围宽，而缺点是检测需破坏样品。氢焰离子化检测器适用于大多数有机化合物并有很高的灵敏度，适合痕量有机物的分析。③电子捕获检测器：该检测器是一种高选择性、高灵敏度的检测器，只对含有强电负性元素的物质，如含有卤素、硝基、羰基、氰基等的化合物有响应。电负性越大，检测灵敏度越高。

3. 超临界流体色谱法　超临界流体色谱法（supercritical fluid chromatography，SFC）是以超临界流体作为流动相的一种色谱方法。所谓超临界流体，是指既不是气体也不是液体的一些物质，它们的物理性质介于气体和液体之间。

超临界流体的扩散系数和黏度接近于气相色谱流动相，因此溶质的传质阻力小，可以获得快速高效分离；另一方面，其密度与液相色谱流动相类似，这样就便于在较低温度下分离和分析热不稳定、分子量大的物质。另外，超临界流体的物理性质和化学性质，如扩散、黏度和溶剂力等，都是密度的函数。因此，只要改变流体的密度，就可以改变流体的性质，从类似气体到类似液体，无须通过气液平衡曲线。超临界流体色谱中的程序升密度相当于气相色谱中的程序升温度和液相色谱中的梯度洗脱。

超临界流体色谱仪中很多部分类似于高效液相色谱仪，但有 2 点重要差别：①具有一根恒温的色谱柱，这点类似气相色谱中的色谱柱，目的是提供对流动相的精确温度控制；②具有一个限流器（或称反压装置），目的是对柱维持一个合适的压力，并且通过它使流体转换为气体后进入检测器进行测量。

超临界流体色谱中的色谱柱可以是填充柱，为毛细管柱，具有特别高的分离效率。

可作为超临界流体色谱的超临界流体物质有 CO_2、N_2O、F_6S、C_2H_6、庚烷等，最常用的流体物质为 CO_2。

在高效液相色谱仪中经常采用的检测器，如紫外、荧光、火焰光度检测器等都能在超临界流体色谱仪中很好应用。但超临界流体色谱比起 HPLC 还具有一个主要优点，即可采用气相色谱中的火焰离子化检测器(FID)。FID 对一般有机物分析具有较高的灵敏度,这也就提高了超临界流体色谱法对有机物测定的灵敏度。

超临界流体色谱法的优势:①不残留有机溶剂、分离分析速度快、收率高;②无传统溶剂,污染小;③适用于挥发性物质、热不稳定以及易分解化合物的分离;④可与其他光谱技术联用,如 IR、NMR,可快速分析鉴定化合物。

本法也存在一定的局限性:①对脂溶性化合物效果好,对水溶性化合物溶解能力差;②仪器设备价格高。

在真菌次级代谢产物的分离中,首先要明确分离目的,查阅相关化合物的理化性质,结合预实验(TLC 分析,HPLC 的 DAD 图谱)的结果,预测目标化合物的极性部位,可选用 MCI 柱或聚酰胺柱先除掉色素或者黄酮和蒽醌类化合物(目标化合物为黄酮或蒽醌类则有富集作用),然后在正相硅胶柱色谱或者 ODS 柱色谱的初步分离下寻找目标化合物的极性段或活性段,选择相应的部位,反复交替使用正相硅胶柱、Sephadex LH-20 凝胶柱以及 ODS 柱,待样品纯度稍高时,使用 HPLC 进行最终的纯化,以得到高纯度的单体化合物。如出现对映体或非对映异构体等而导致普通正、反向 HPLC 柱分离效果不好时,则采用手性分离,具体见本章第四节。

张勇慧课题组在多年的分离经验基础上,总结出一套简明的常规分离流程,如图 1-9 所示。

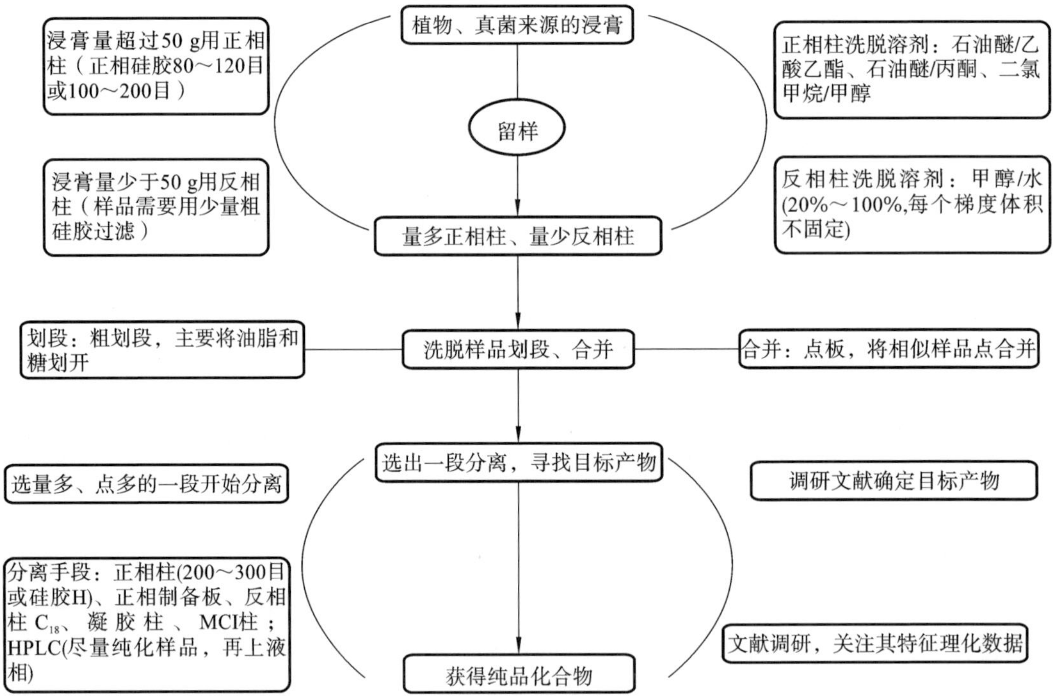

图 1-9 天然产物常规分离流程

第三节　活性成分提取分离研究实例

研究实例一、芒果球座菌 TJ414 中杂萜化合物的分离

张勇慧课题组从石斛（*Dendrobium nobile*）叶中分离得到一株内生真菌芒果球座菌（*Guignardia mangiferae*）TJ414，大米固体发酵后采用一系列的提取分离手段，从中发现了 7 个螺环杂萜新骨架化合物，命名为 manginoids A—G。具体提取分离如下。

通过大米固体发酵（具体方法见真菌培养部分）30 天后，用甲醇反复浸提，至提取液近无色，使用旋转蒸发仪减压回收溶剂，得到甲醇提取物总浸膏 750.0 g。总浸膏加水 2 L，使成混悬液，再加入等体积的乙酸乙酯萃取 3 次，得乙酸乙酯部位浸膏 230.0 g。

乙酸乙酯部位浸膏使用正相硅胶柱分离，洗脱剂采用石油醚/乙酸乙酯系统，洗脱梯度分别为 30∶1、20∶1、10∶1、5∶1、2∶1、1∶1 和 0∶1，划分为 6 个不同极性段（Fr. 1—Fr. 6）。Fr. 4（10.0 g）再用中压色谱仪（ODS 柱）梯度洗脱（流动相为甲醇/水，甲醇 30%～100%）得到 8 个部分（Fr. 4.1—Fr. 4.8）。对 Fr. 4.3 段通过正相硅胶柱梯度洗脱（洗脱剂为二氯甲烷/甲醇系统，500∶1 至 0∶1），得到 6 个部分（Fr. 4.3.1—Fr. 4.3.6）。Fr. 4.3.1 部分再通过正相硅胶柱梯度洗脱（洗脱剂为二氯甲烷/甲醇系统，20∶1 至 0∶1），得到化合物 manginoids E—G 的混合物，最后使用半制备高效液相色谱洗脱（乙腈/水系统，60∶40）纯化得到单体化合物 manginoid E（10.2 mg）、manginoid F（1.9 mg）和 manginoid G（4.4 mg）。Fr. 4.3.3 部分通过半制备高效液相色谱洗脱（乙腈/水系统，50∶50）得到 manginoids A—D 的混合物，混合物再通过半制备高效液相色谱洗脱（乙腈/水系统，45∶55）得到单体化合物 manginoid A（17.3 mg）、manginoid B（0.8 mg）、manginoid C（7.1 mg）和 manginoid D（16.2 mg）（图 1-10）。

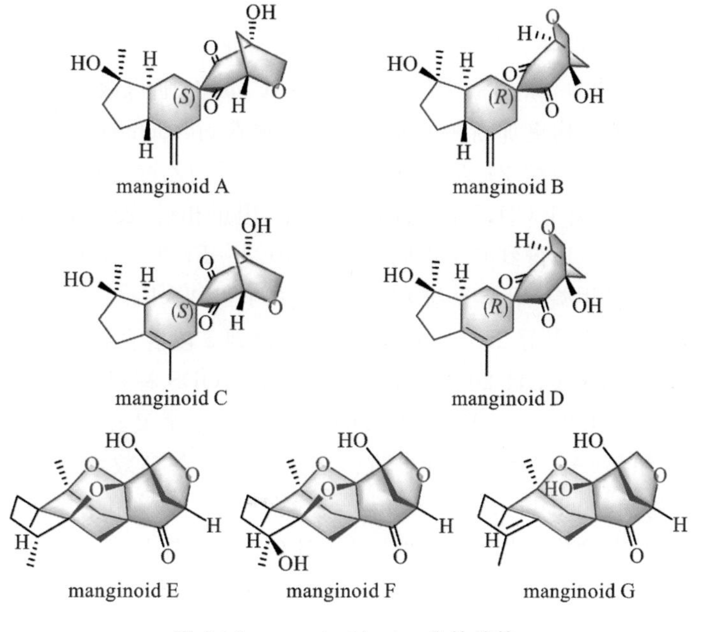

图 1-10　manginoids A—G 的结构

研究实例二、黄柄曲霉和球毛壳菌中一系列细胞松弛素的分离

张勇慧课题组陈春梅博士等人通过查阅文献，发现细胞松弛素是一类具有显著生理活性(如免疫调节、抗肿瘤以及杀线虫等作用)且结构复杂的天然产物。该类化合物主要来源于真菌，包括曲霉属的多个种以及毛壳属中部分种。他们同时发现，课题组独立自主建立的菌种库中有几株真菌与文献报道的能够产生细胞松弛素的菌株相同。进一步对所有可能产细胞松弛素的菌株进行大米固体发酵、液体培养等多种方式进行预实验，发现黄柄曲霉(*Aspergillus flavipes*)和球毛壳菌(*Chaetomium globosum*)2 个菌株能产生大量细胞松弛素。经过多种培养方式，最终分离出大量结构新颖的细胞松弛素。

(1) 从长江淤泥(湖北省武汉市长江大桥段)中分离得到 1 株黄柄曲霉(*Aspergillus flavipes*)507 并对其进行大米固体发酵，得到一个十分新颖的具有十环系的细胞松弛素二聚体化合物 asperchalasine A(图 1-11)。

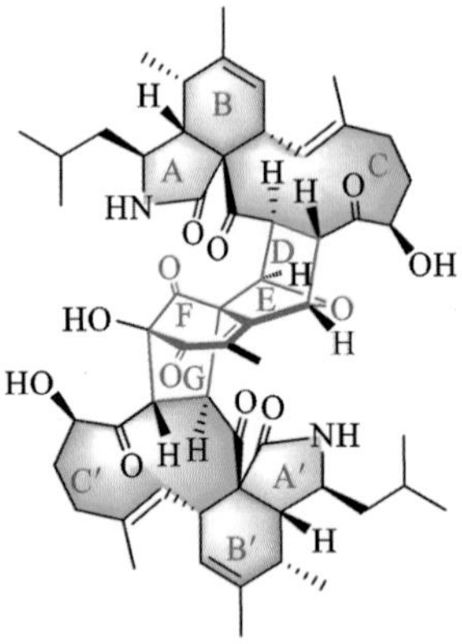

图 1-11 从黄柄曲霉(*Aspergillus flavipes*) 507 中分离的 asperchalasine A

其分离步骤如下：大米发酵 21 天后，发酵物用甲醇提取得到总浸膏，总浸膏再经乙酸乙酯萃取，得到乙酸乙酯萃取部分 728.0 g，再用正相硅胶柱梯度洗脱(洗脱剂为石油醚/丙酮系统，10∶1 至 0∶1)得到 8 个不同极性段(Fr. 1—Fr. 8)。其中 Fr. 4(30.0 g)继续用正相硅胶柱梯度洗脱(石油醚/丙酮系统)分为 4 段(Fr. 4. 1—Fr. 4. 4)。对 Fr. 4. 4 部位采用 Sephadex LH-20 凝胶(甲醇系统)分离，得到 4 段混合物(Fr. 4. 4. 1—Fr. 4. 4. 4)。Fr. 4. 4. 1 段用半制备高效液相色谱分离(甲醇/水系统，90∶10)，得到化合物 asperchalasine A(36.0 mg)。

(2) 在黄柄曲霉(*Aspergillus flavipes*)507 的固体发酵提取物中分离得到骨架新颖的 asperchalasine A 之后，为了充分挖掘该菌产生骨架新颖的细胞松弛素的能力，陈春梅等人采用 OSMAC 策略，通过改变培养基的方法，对该菌进行了液体培养，发现了结构更加新颖的笼状细胞松弛素 epicochalasines A 和 B。

其分离步骤如下：液体发酵 21 天后，其发酵液浓缩后用乙酸乙酯萃取得浸膏Ⅰ(3.7 g)，菌丝直接用甲醇提取得浸膏Ⅱ(21.7 g)，合并Ⅰ和Ⅱ，用正相硅胶柱梯度洗脱(洗脱剂为石油醚/丙酮系统，10∶1 至 0∶1)得到 6 个不同极性段(Fr. 1—Fr. 6)。其中 Fr. 4(6.9 g)继续用正相硅胶柱梯度洗脱(二氯甲烷/甲醇系统)分为 7 段(Fr. 4. 1—Fr. 4. 7)，再对 Fr. 4. 2 部分用 ODS 反相柱(甲醇/水系统，甲醇 20%～100%)分离，得到 5 段混合物(Fr. 4. 2. 1—Fr. 4. 2. 5)。Fr. 4. 2. 4依次使用 Sephadex LH-20 凝胶柱(甲醇系统)、ODS 柱(甲醇/水系统，甲醇 30%～80%)得到 6 个部分(Fr. 4. 2. 4. 1—Fr. 4. 2. 4. 6)。Fr. 4. 2. 4. 2 又经过 Sephadex LH-20(甲醇系统)洗脱得到 4 个粗品(A～D)。粗品 C 进一步采用半制备高效液相色谱洗脱(甲醇/水系统，65%)得到化合物 epicochalasine A(6 mg)。粗品 D 进一步采用半制备高效液相色谱洗脱(乙腈/水系统，60%)，得到化合物 epicochalasine B (3 mg)(图 1-12)。

(3) 朱虎成等对分离于我国湖北省蕲春县土壤的黄柄曲霉(*Aspergillus flavipes*)QCS12 进行大米固体发酵，从中发现了一个具有 5/6/11/5/6/5/6/5/6/5/5/11/6/5 环系的细胞松弛

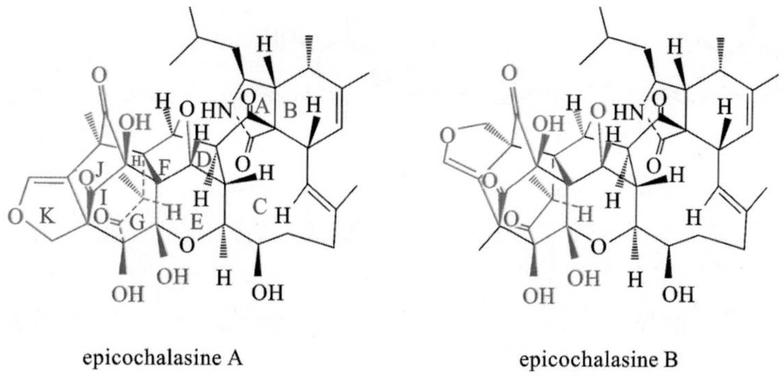

图 1-12 epicochalasines A 和 B 的结构

素的杂四聚体 asperflavipine A。

其分离步骤如下：100 kg 大米发酵 21 天后，发酵物用甲醇提取得到总浸膏，总浸膏再经乙酸乙酯萃取，得到乙酸乙酯萃取物 2.1 kg。乙酸乙酯萃取物用正相硅胶柱梯度洗脱（洗脱剂为石油醚/乙酸乙酯系统，10∶1 至0∶1）得到 9 个不同极性段（Fr. 1—Fr. 9）。其中 Fr. 5（165 g）继续采用正相硅胶柱梯度洗脱（二氯甲烷/甲醇系统），得到 6 个组分（Fr. 5. 1—Fr. 5. 6）。组分 Fr. 5. 4 用 ODS 反相 MPLC 梯度洗脱（甲醇/水系统，甲醇 20%～100%），得到 6 个部分（Fr. 5. 4. 1—Fr. 5. 4. 6）。Fr. 5. 4. 3依次采用 Sephadex LH-20 凝胶柱（甲醇系统）和反相 ODS 柱（甲醇/水系统，甲醇 30%～80%）洗脱，得到 6 个部分（Fr. 5. 4. 3. 1—Fr. 5. 4. 3. 6）。组分 Fr. 5. 4. 3. 4 继续使用 Sephadex LH-20（二氯甲烷/甲醇系统，1∶1）和半制备 HPLC（乙腈/水系统，乙腈 63%）分离，得到化合物 asperflavipine A（6 mg）（图 1-13）。

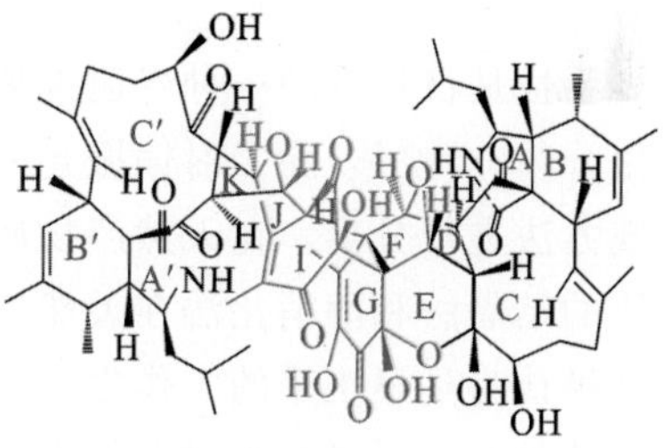

图 1-13 黄柄曲霉 QCS12 中分离的 asperflavipine A 的结构

（4）课题组王文静博士通过总结前期细胞松弛素的分离工作后，采用球毛壳菌（*Chaetomium globosum*）TW1-1 和黄柄曲霉（*Aspergillus flavipes*）507 的固体共培养，从中发现了 3 个具有 2H-1,4-噻嗪结构的新骨架化合物 cytochathiazines A—C。

其分离步骤如下：共培养大米发酵 28 天后，对发酵产物采用甲醇提取，乙酸乙酯萃取，得总浸膏 100 g。将总浸膏用正相硅胶柱梯度洗脱（洗脱剂为二氯甲烷/甲醇系统，100∶1 至 0∶1）得到 7 个不同极性段（Fr. A—Fr. G）。其中 Fr. F（6. 0 g）继续采用正相硅胶柱梯度洗脱（二氯甲烷/甲醇系统，70∶1 至 5∶1），得到 5 个组分（Fr. F1—Fr. F5）。组分 Fr. F4 采用 ODS 反相 MPLC 梯度洗脱（甲醇/水系统，甲醇 20%～100%），得到 6 段混合物（Fr. F4. 1—Fr. F4. 6）。Fr. F4. 3 反复使用正相硅胶柱和 Sephadex LH-20 凝胶柱（二氯甲烷/水系统，1∶1）洗脱，得到 4 个部分 Fr. F4. 3. 1—Fr. F4. 3. 4。其中 Fr. F4. 3. 2 再经过半制备 HPLC 进行纯化（乙腈/水系统，53∶47），得到 cytochathiazine A（5. 1 mg）；Fr. F4. 3. 3 经过半制备 HPLC 进行纯化（乙腈/水系统，62∶38），得到 cytochathiazine B（7. 3 mg）；Fr. F4. 3. 4 经过半制备 HPLC 进行纯化（乙腈/水系统，62∶38），得到 cytochathiazine C（4. 5 mg）（图 1-14）。

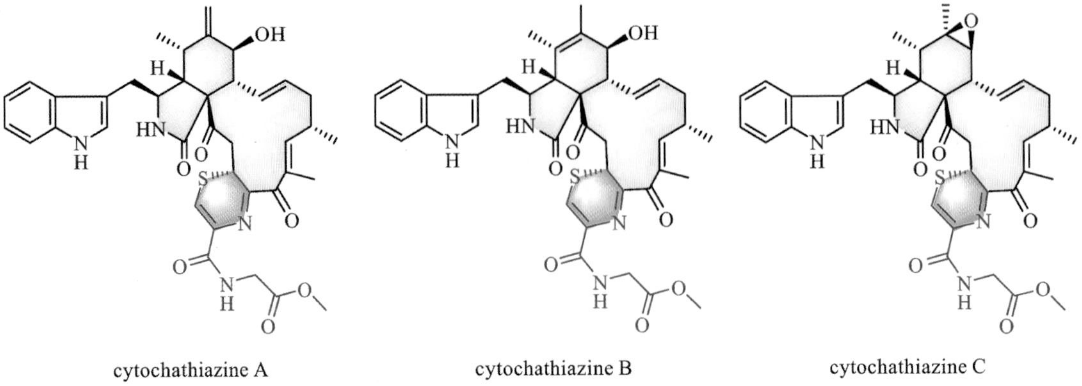

图 1-14 cytochathiazines A—C 的结构

第四节 手性分离

手性是自然界的一种普遍现象，可用来表达化合物在结构上的不对称。两个呈镜像关系的化合物（对映体）除了对偏振光的偏转方向相反外，其理化性质是完全相同的，因而难以采用常规方法进行分离。在天然产物研究中，化合物的获取量极大地限制了对映体的分离和测定，传统的结晶法和酶消化法在天然产物中的应用存在很大的局限性。对映体的拆分在分离科学上曾被认为是最困难的工作之一，所以手性拆分和测定引起了人们普遍和持续的关注，寻找简单快速的分离手段一直是药物学家和有机化学家追求的目标。

一、手性化合物的概念

物体与其镜像不能叠合的现象叫作手性（chirality）。在物质结构中，化合物分子由于原子的三维空间排列引起的结构不对称性，就像人的左右手一样是不对称的，彼此间如实物与镜像般的关系，这种物质与其镜像物叫作手性分子（chiral molecules）。具有对映关系的两个分子互为对映体。

二、手性化合物在药学中的作用

自然界中存在手性化合物，那么药物中也存在手性药物。药物的药理作用是通过药物与体内的蛋白大分子之间严格的手性识别与匹配而实现的，在多数情况下，对映体在人体内的药理活性、代谢过程及毒性等生理活动中存在显著的差异。按照药效可以简单地划分为 4 种情况：①一个对映体有药理活性，另一个没有相应的药理活性；②一对对映体具有等同或近似的药理活性和强度；③一对对映体具有相反的药理活性；④一对对映体具有不同药理活性。

镇静药肽胺哌啶酮（沙利度胺，thalidomide）是用外消旋体来缓解妊娠反应的药物，但后来在欧洲发现服用此药的孕妇产下四肢呈海豹状的畸形儿，成为震惊国际医药界的“反应停”事件。随后的研究表明肽胺哌啶酮的两个对映体只有 *R*-对映体具有镇痛作用，而 *S*-对映体是强力致畸剂，可导致胎儿畸形。临床使用的 β 受体阻断剂普萘洛尔（propranolol）为 *S*-构型，其体外活性是对映体 *R*-构型的 98 倍。

三、手性分离

（一）基本概念

1. 旋光性　当平面偏振光通过手性化合物溶液后，偏振光的方向就被旋转了一个角度。这种能使偏振光偏转的性能称为旋光性。

2. 旋光度　能使偏振光偏转的物质叫作旋光性物质，偏转的角度称为该物质的旋光度。在一定的条件下旋光度是旋光性物质的特征常数，通常用比旋光度[α]来表示。

3. 对映体　手性分子和它的镜像体称为对映体。

4. 非对映异构体　非对映异构体是指分子具有两个或多个手性中心，并且分子间为非镜像的立体异构体。

5. 差向异构体　在含有多个手性中心的立体异构体中，只有一个手性中心的构型不同，其余的构型都相同的非对映体称为差向异构体。

6. 内消旋体　分子内含有不对称性的原子，但具有对称因素而使分子内总旋光度为零，即无旋光性。

7. 外消旋体　外消旋体是一种具有旋光性的手性分子与其对映体的等摩尔混合物。

（二）手性拆分

在天然产物的分离中，经常会遇到普通分离方法难以分离对映体或者非对映异构体的情况，这就涉及手性化合物的分离，也叫手性拆分。手性拆分主要分为结晶拆分法、化学拆分法、动力学拆分法、生物拆分法以及色谱拆分法。结晶拆分法要求对映体量大并且容易形成晶体，其缺点是母液仍为外消旋体，以及很大一部分化合物难以析晶；化学拆分法需要找到合适的反应试剂分别与对映体反应，反应试剂的专属性、结合后与对映体分解难易程度以及专属试剂昂贵的价格大大限制了化学拆分法的普遍运用；经典动力学拆分法存在拆分效率不高的缺点，动力学拆分法也有化学选择性问题；生物拆分法有着酶的专属性这一天然局限性。因此，随着现代色谱技术和计算机技术的发展，色谱拆分法逐渐成为天然手性产物拆分的最常用方法。

1. 手性色谱技术的发展　20 世纪 60 年代前后，薄层色谱、气相色谱逐渐用于对映体化合物的拆分。但是这 2 种方法只能拆分不多的化合物，且需要较复杂的样品处理步骤，制备分离也难以进行。20 世纪 80 年代初，高效液相色谱法迅速成为药物对映体分离和测定最为广泛应用的方法，1988 年 6 月在巴黎召开的第一届国际手性分子分离会议上，90％的文章是涉及色谱的。色谱法已成为对映体分离中的一个主要工具，而与此同时，对映体分离也成为色谱研究的一个重要对象。1988 年 9 月在奥地利维也纳召开的第一届国际色谱会议上，有关对映体分离的报告占大会报告总数的 15％，包括气相色谱、液相色谱、薄层色谱、超临界流体色谱和电泳在内的几乎所有色谱和准色谱手段都已涉及对映体分离这一领域，一些重要的综述性文章和专著也先后发表。21 世纪以来，用色谱方法分离手性化合物取得了显著进展，已广泛应用于许多领域，不仅可以测定光学纯度，也可用于大量制备光学异构体。常用的手性拆分的色谱法有高效液相色谱、气相色谱、毛细管电泳、超临界流体色谱等。这里主要介绍手性高效液相色谱，其他色谱法参见本章第二节相关内容。

2. 手性高效液相色谱　从被分离物、固定相和流动相三要素的角度来看，常见色谱分离手性化合物的方法可分为 2 大类，即间接法和直接法。间接法采用手性衍生化试剂与对映体的氨基、羟基、羧酸等反应形成非对映体衍生物，从而在常规色谱中获得分离。直接法可以分为2种：一种是手性流动相添加剂法，但添加剂对检测的影响以及普适性差等原因使其受到许多限制；另一种是手性固定相法，也叫直接法。手性固定相法是将手性选择剂以共价键形式结合到载体上，制成手性固定相，直接对对映体进行拆分，具有操作简单、样品不需要衍生化、定量分析准确、色谱柱可长期使用等优点，因而得到迅速发展。

直接法中手性固定相可分为以下几类：①刷型手性固定相；②多糖类固定相；③蛋白质固定相；④冠醚和杯芳烃类固定相；⑤大环抗生素类固定相；⑥配体交换手性固定相；⑦分子印迹手性固定相；⑧环糊精类手性固定相；⑨合成聚合物手性固定相。

(1) 刷型手性固定相：刷型手性固定相是将单分子层的手性分子通过一定的方式键合到硅胶载体上而形成。其化学结构特点是在手性中心附近至少含有下列功能团之一：①π-吸电子或π-给电子的芳香基团，在手性识别过程中发生π-π电荷相互作用；②能形成氢键的原子或基团；③能发生偶极-偶极相互作用的极性键或基团；④能提供立体排斥、范德华相互作用和构型控制的较大的非极性基团。

常见的π-吸电子手性固定相有N-(3,5-二硝基苯甲酰)亮氨酸、甘氨酸等基团键合到氨丙基硅胶上形成的手性固定相。可用于拆分含烷基、醚基或氨基取代的π-吸电子芳香化合物的对映体，如β受体阻断剂美托洛尔。常见的π-给电子手性固定相有N-萘基氨基酸衍生物键合在硅胶上形成的手性固定相。用于拆分含有π-给电子的芳香对映体。

这类手性固定相具有容易制备、拆分选择性好和柱载量高的优点。缺点是只适合芳香化合物的手性拆分，其他化合物拆分时需先加入芳香基团进行衍生化，以及溶剂选择范围小。主要有Sumitomo(日本)和Bakert(美国)生产的刷型手性柱。

(2) 多糖类固定相：这类固定相主要是纤维素和直链淀粉，以D-葡萄糖形成的线性聚合物直接或通过衍生化形成固定相。聚合物由于葡萄糖本身的手性形成一个螺旋形沟槽，通过对映体落入沟槽后的吸引和包合作用不同而实现拆分。流动相采用正相体系，以防进入水或者卤代物溶解多糖类固定相而引起固定相流失，柱效变差。市场上有纤维素三苯基甲酸酯(CTB)和纤维素三苯基氨基甲酸酯(CTPC)。多糖类固定相具有良好的稳定性，制备简单，无须键合，适用于大部分对映体的拆分。例如，大赛璐药物手性技术(上海)有限公司生产的多种类涂敷型和键合型多糖手性柱能满足各种手性分析和分离的要求。

(3) 蛋白质固定相：蛋白质固定相是利用蛋白质独特的一级、二级及三级结构特征，其是天然的对映体识别体。在手性识别中，三级结构的疏水性口袋、沟槽或通道以及极性基团键的相互作用，使手性化合物配对不同而得到分离。用于HPLC手性拆分的蛋白质手性固定相有人血清白蛋白(HSA)、人α-酸性糖蛋白(α-AGP)、牛血清白蛋白(BSA)、卵黏蛋白(OVM)和纤维素二糖水解酶(CBH)。蛋白质固定相具有拆分化合物范围广、效果好的优势，运用非常广。但由于蛋白质本身具有较大的体积，所以载样量少，柱容量低，一般只用于分析，较少用于制备或半制备。HSA的结构特点是具有华法林-阿扎丙酮结合点和苯二氮䓬-吲哚结合点。这种固定相可用于多种手性拆分，比如布洛芬。α-AGP可用于胺类和酸性手性化合物的拆分。BSA为球形的疏水蛋白，适合拆分氨基酸及其衍生物以及香豆素类等阴离子手性化合物。OVM主要用于胺类和羧酸化合物的手性拆分。CBH适合拆分碱性手性化合物。

(4) 冠醚和杯芳烃类固定相：这类手性固定相主要用于一些含有能够质子化的伯胺官能团的手性化合物分离，特别是氨基酸及其衍生物的对映体拆分。但是要注意的是，在进行拆分时，需使用酸性（如高氯酸）流动相，由于冠醚类化合物有剧毒可致癌，实验时必须小心。商品柱有日本 Daicel 公司采用“18 冠 6”为固定相的 Crownpak CR(+)和 CR(−)柱。

(5) 大环抗生素类固定相：将大环抗生素固定在硅胶上形成的固定相为大环抗生素固定相。该类型固定相在手性拆分过程中可采用正/反相流动相系统，在反向系统中效果更好。可用于胺、酰胺和脂类对映体的拆分。

(6) 配体交换手性固定相：该类手性固定相为手性氨基酸-金属复合物键合于硅胶或聚合固定相。其分离对映体是基于固定相手性配体、金属离子与被分离溶质形成多元配合物的热力学稳定性的差异和动力学上的可逆性。其配体分子亦为具有手性的氨基酸，如脯氨酸，金属离子多用 Cu^{2+}。流动相中必须包含与固定相相同的金属离子，以保证固定相中的金属离子不流失。该类型手性固定相可用于氨基酸的拆分，如 DL-苯丙氨酸、DL-组氨酸、DL-色氨酸。

(7) 分子印迹手性固定相：分子印迹技术是在模拟生物体内抗原与抗体相互作用的“钥匙”原理基础上发展起来的一种新型技术。其原理为通过功能单体与印迹分子的化学官能团相互作用，功能单体在分子印迹聚合物内三维空间上规则排列，形成对印迹分子的立体结构相匹配的“记忆”空穴，从而实现手性识别和拆分。与印迹分子立体结构相似的对映体也可与“记忆”空穴中的功能单体作用，表现出一定的空间匹配性，实现手性分离。

该技术已成功在色谱分离、抗体或受体模拟、生物传感器以及酶的模拟和催化合成等多个领域应用，在色谱分离中，可用于特定的手性化合物、氨基酸以及多肽等。优点是特异性强，分离效果好；缺点是单一性引起的成本高，在色谱分离中特定化合物需要特殊的手性固定相。

比如采用苯甲氧羰基-L-丝氨酸分子印迹手性固定相与苯甲氧羰基-L-丙氨酸分子印迹手性固定相柱串联的方法，一次进样可以分离苯甲氧羰基-L-丝氨酸分子与苯甲氧羰基-L-丙氨酸分子两对对映体。

(8) 环糊精类手性固定相：该类固定相主要是 β-环糊精键合相，可以借助液相色谱和气相色谱完成。这类固定相对样品的要求是必须与固定相有一定的结合且对映体必须能接近或者进入孔穴，最重要的一点是对映体必须有芳环。

该类型手性固定相对多种对映体有良好的分离效果，尤其是氨基酸和多肽。

(9) 合成聚合物手性固定相：目前一些常用的手性固定相，如刷型、环糊精类、氨基酸类等手性固定相多由小分子制成，易受流动相极性、酸碱性及温度等影响，达不到预期分离效果。合成聚合物是高分子化合物，以纤维素、淀粉等大分子衍生物为吸附材料，克服了以上小分子手性材料的不足。将三苯基丁烯酸酯类聚合物涂敷在硅胶上，可用于酯类、烃类、酰胺和含磷化合物的拆分。光学活性聚氨酯类手性固定相可用于分离含有芳香基团的外消旋体。

间接法又称为手性衍生化试剂法，其优点主要为衍生化后可使用普通色谱柱分离，对映体衍生化后增加了具有紫外或者荧光的可检测基团，有助于检测。含可衍生化基团的对映体有较多的衍生试剂选择，更便于分离和检测。

衍生化必须符合以下要求：①手性试剂和反应产物在化学上和手性上都很稳定；②手性试剂和反应产物在衍生化反应和色谱条件下稳定；③衍生化产物应在色谱分离中具有较好的分离度；④手性试剂应有紫外或荧光等可检测特征；⑤手性试剂和对映体应易于衍生化。

目前手性衍生化试剂主要有以下几类：①胺类：手性胺类试剂主要用于衍生化羧酸类、N-保护氨基酸、醇类、芳基丙酸类、烃基丙三醇和类萜酸等。如 1,1′-二联萘-2,2′-二酚及其衍生物。②酰化试剂：酰化试剂是由羧酸衍生的，一般手性碳原子位于羧基的 α 位，主要用于分离胺类和醇类，如酸酐和酰氯等。③异(硫)氰酸酯类：含异氰酸酯、异硫氰酸酯官能团的衍生化试剂与胺或氨基化合物反应生成脲或硫脲，与醇反应生成氨基甲酸酯。因此常用于胺或者含氨基的化合物以及醇类化合物的衍生。常见的衍生化试剂有苯乙基异氰酸酯和萘乙基异氰酸酯等。④氯甲酸酯类：烃基和芳基氯甲酸酯与伯、仲胺在中性、碱性水溶液中反应生成氨基甲酸酯，与硫醇和酚反应则生成巯基碳酸酯和碳酸酯。常用的衍生化试剂有氯甲酸薄荷醇酯和1-(9-芴基)-乙基氯甲酸酯。主要用于分离醇类、胺和氨基酸等。⑤邻苯二醛和手性硫醇：邻苯二醛在硫醇下可将胺类衍生化成异吲哚化合物，使其具有强的荧光和紫外吸收，同时有良好的分离度。这类试剂有 N-乙酰基-L-半胱氨酸、叔丁氧基-L-半胱氨酸和 N-乙酰基-D-青霉胺，用于分离氨基酸、氨基醇、胺和硫醇。

第五节　手性化合物拆分研究实例

研究实例一、单手性对映体拆分

张勇慧课题组从青灰叶下株来源的拟茎点霉属真菌 *Phomopsis* sp. TJ507A 中分离得到一对 illudalane 型倍半萜对映体 phomophyllins J 和 K，通过使用大赛璐药物手性技术(上海)有限公司生产的多糖衍生物耐溶剂型手性色谱柱(IC 手性柱，4.6 mm×250 mm，5 μm)，流动相为正己烷/异丙醇(50∶50，v∶v)，流速为 1 mL/min，检测波长为 210 nm，对映体得到很好的分离(图 1-15)。

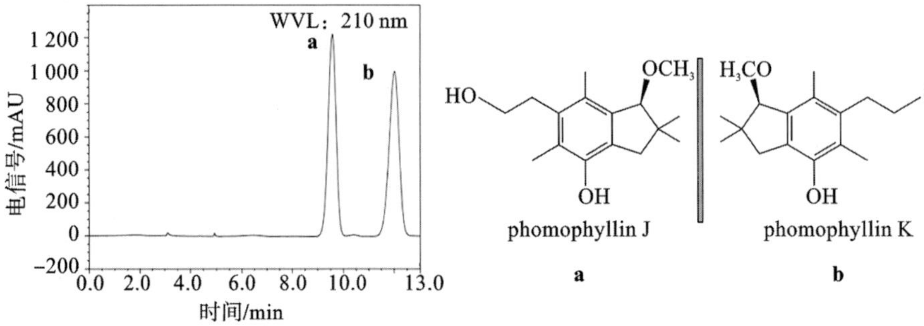

图 1-15　phomophyllins J 和 K 的手性拆分

研究实例二、多手性对映体拆分

张勇慧课题组胡琳珍博士从藤黄科(Guttiferae)金丝桃属(*Hypericum*)植物地耳草(*Hypericum japonicum*)中分离得到一系列新颖的间苯三酚衍生物，其中新骨架间苯三酚倍半萜类化合物多为对映体，包括化合物(±)-hyperjaponol A。

具体分离步骤如下：风干的 30 kg 藤黄科植物地耳草经 95%乙醇溶液提取得 0.75 kg 总浸膏，然后分别用石油醚、氯仿和乙酸乙酯萃取。石油醚部分(300 g)采用正相硅胶柱分离，洗脱剂为石油醚/乙酸乙酯系统(50∶1 至 5∶1)，共得到 7 个极性不同的组分(Fr. 1—Fr. 7)，结合 TLC 分析，发现目标化合物集中在 Fr. 4 段。Fr. 4 经 ODS 反相柱 MPLC 梯度洗脱(甲醇/水系统，50%～90%)，得到 4 个亚组分 Fr. 4. 2. 1—Fr. 4. 2. 4。第三部分 Fr. 4. 2. 3 经过正相硅胶柱(氯仿/甲醇系统,35∶1)、Sephadex LH-20 凝胶柱(二氯甲烷/甲醇系统,1∶1)和半制备 HPLC 洗脱(乙腈/水系统,75%),最终得到的 hyperjaponol A 旋光度为 0,结合 NMR 的 NOE 谱,猜测该化合物可能为一对对映异构体。通过使用大赛璐药物手性技术(上海)有限公司生产的多糖衍生物耐溶剂型手性色谱柱(IC 手性柱,10 mm×250 mm,5 μm),流动相为正己烷/异丙醇(96∶4,*v*∶*v*),流速为 3.0 mL/min,检测波长为 245 nm,分离出 hyperjaponol A 的一对对映体(图 1-16)。

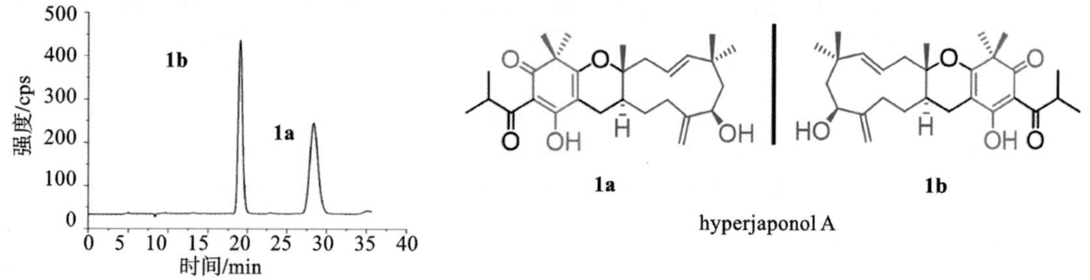

图 1-16 hyperjaponol A 的手性拆分

研究实例三、手性试剂衍生化拆分

吴琼珠等用 Nα-(5-氟-2,4-二硝基苯基)-L-丙氨酰胺(FDAA)为手性衍生化试剂,对普瑞巴林(pregabalin)*S*/*R* 对映体进行衍生化后经 HPLC 分离,实验显示该方法具有良好的分离效果。具体步骤如下。

1. 衍生化试剂 称取 FDAA 50 mg 置 10 mL 量瓶中,用丙酮溶解并稀释至刻度,制成浓度为 5 mg/mL 的 FDAA 丙酮溶液。

2. 样品溶液 取普瑞巴林(包括普瑞巴林原料、消旋体及 *R*-异构体)各 50 mg,置 10 mL 量瓶中,加 1 mol/L $NaHCO_3$ 溶液溶解并稀释至刻度,制成浓度为 5 mg/mL 的样品溶液。

3. 衍生化产物 取 FDAA 丙酮溶液 1 mL、样品溶液 0.2 mL,置 10 mL 量瓶中,混匀,在 40 ℃水浴中反应 1 h。反应期间每隔 10～15 min 振摇 1 次,溶液逐渐由亮黄色变为浅红色。反应完毕,加入 2 mol/L 盐酸 0.1 mL,混匀,即得衍生化产物(图 1-17)。

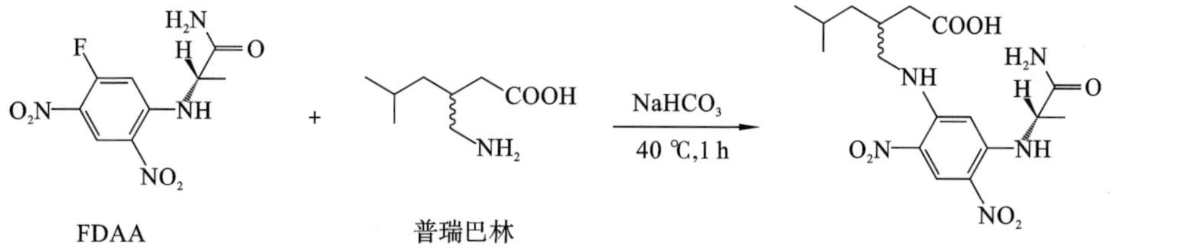

图 1-17 普瑞巴林的手性衍生化反应

4. 色谱条件 色谱柱:Lichrospher C_{18}(4.6 mm×250 mm,5 μm)。流动相:0.5%三乙胺溶液(用磷酸调节 pH 值至 3.0)/乙腈(55∶45)。流速:1.0 mL/min。检测波长:339 nm。柱温:室温。结果见图 1-18。

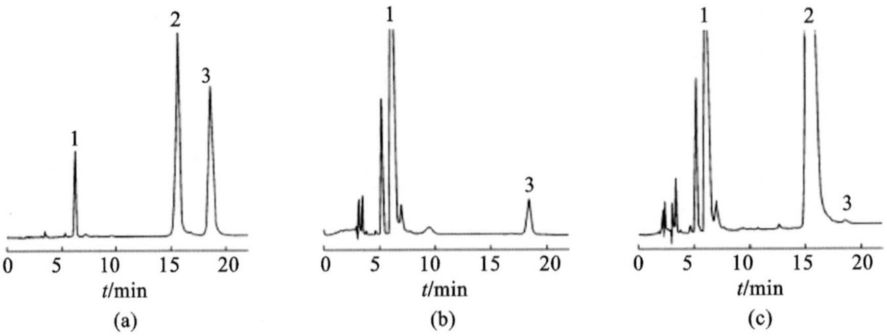

图 1-18　手性衍生化后的液相图

(a)普瑞巴林的外消旋体衍生化结果;(b)*R*-异构体衍生化结果;(c)普瑞巴林药品衍生化结果

(图中 1 代表 FDAA,2 代表普瑞巴林的衍生物,3 代表 *R*-异构体的衍生物)

第三章 天然产物的结构鉴定技术

天然产物的结构和药理多样性是科学家们特别关注的领域，天然产物的结构鉴定更被视为其中较为关键、困难的工作之一。本章重点对一些常见的结构鉴定方法进行介绍，主要分为常规波谱解析方法、量子化学计算方法、化学方法、晶体衍射方法等。

第一节　常规波谱解析方法

“四大光谱”分析技术即红外光谱（infrared spectrum，IR）、紫外光谱（ultraviolet spectrum，UV）、质谱（mass spectrum，MS）、核磁共振波谱（nuclear magnetic resonance spectrum，NMR），是解析化合物结构常用的方法。

一、红外光谱

（一）红外光谱的原理

红外光谱法是一种根据分子内部原子间的相对振动和分子转动等信息来确定物质分子结构和鉴别化合物的分析方法。当一束具有连续波长的红外光通过物质，物质分子中某个基团的振动频率或转动频率和红外光的频率一样时，分子就吸收能量由原来的基态振（转）动能级跃迁到能量较高的振（转）动能级，该处波长的光就被物质吸收。将分子吸收红外光的情况用仪器记录下来，就得到红外光谱图。

（二）红外光谱的波谱吸收峰

红外光谱图通常用波数（σ）表示吸收峰的位置，用透光率（$T\%$）表示吸收强度。通常将红外光谱分为三个区域：近红外区（0.75～2.5 μm）、中红外区（2.5～25 μm）和远红外区（25～300 μm）。一般来说，近红外光谱是由分子的倍频、合频产生的；中红外光谱属于分子的基团频率振动光谱；远红外光谱则属于分子的转动光谱和某些基团的振动光谱。由于绝大多数有机物和无机物的基频吸收带都出现在中红外区，因此中红外区是研究和应用最多的区域，通常所说的红外光谱即指中红外光谱。

中红外光谱区可分成 4 000～1 300 cm^{-1} 和 1 300～600 cm^{-1} 2 个区域。4 000～1 300

cm^{-1}之间称为基团频率区、官能团区或特征区，区内的峰是由伸缩振动产生的吸收带，比较稀疏，容易辨认，常用于鉴定官能团。1 300～600 cm^{-1}区域内，除单键的伸缩振动外，还有因变形振动产生的谱带。这种振动与整个分子的结构有关。当分子结构稍有不同时，该区的吸收就有细微的差异，并显示出分子特征。这种情况就像人的指纹一样，因此称为指纹区。指纹区对于辨认结构类似的化合物很有帮助，而且可以作为化合物存在某种基团的旁证。

1. 基团频率区　可分为3个区域。

(1) 4 000～2 500 cm^{-1}为X—H伸缩振动区，X可以是O、N、C或S等原子。O—H的伸缩振动出现在3 650～3 200 cm^{-1}范围内，它可以作为判断有无醇类、酚类和有机酸类的重要依据。当醇和酚溶于非极性溶剂(如CCl_4)，浓度约为0.01 mol/L时，在3 650～3 580 cm^{-1}处出现游离的O—H伸缩振动吸收峰，峰形尖锐，且没有其他吸收峰干扰，易于识别。当试样浓度增加时，羟基化合物产生缔合现象，O—H的伸缩振动吸收峰向低波数方向位移，在3 400～3 200 cm^{-1}出现一个宽而强的吸收峰。胺和酰胺的N—H伸缩振动也出现在3 500～3 100 cm^{-1}，因此，可能会对O—H伸缩振动有干扰。C—H的伸缩振动可分为饱和和不饱和两种，饱和的C—H伸缩振动出现在3 000 cm^{-1}以下，在3 000～2 800 cm^{-1}，取代基对它们影响很小。例如：—CH_3的伸缩振动吸收峰出现在2 960 cm^{-1}和2 876 cm^{-1}附近；—CH_2的吸收峰在2 930 cm^{-1}和2 850 cm^{-1}附近。不饱和的C—H伸缩振动出现在3 000 cm^{-1}以上，以此来判别化合物中是否含有不饱和的C—H。苯环的C—H伸缩振动出现在3 030 cm^{-1}附近，它的特征是强度比饱和的C—H稍弱，但谱带比较尖锐。不饱和的双键C—H的吸收峰出现在3 040～3 010 cm^{-1}范围内，末端═CH_2的吸收峰出现在3 085 cm^{-1}附近。

(2) 2 500～1 900 cm^{-1}为三键和累积双键区。主要包括碳碳和碳氮等三键的伸缩振动，以及—C═C═C、—C═C═O等累积双键的不对称性伸缩振动。当与不饱和键或芳香环共轭时，该峰位移到2 230～2 220 cm^{-1}附近。

(3) 1 900～1 300 cm^{-1}为双键伸缩振动区，该区域主要包括3种伸缩振动：① C═O伸缩振动，出现在1 900～1 650 cm^{-1}，是红外光谱中很有特征的且往往是最强的吸收，因此很容易判断酮类、醛类、酸类、酯类以及酸酐等有机化合物。酸酐的羰基吸收带由于振动耦合而呈现双峰。② C═C伸缩振动，烯烃的C═C伸缩振动出现在1 680～1 620 cm^{-1}，一般很弱。单核芳烃的C═C伸缩振动出现在1 600 cm^{-1}和1 500 cm^{-1}附近，有两个峰，这是芳环的骨架结构，用于确认有无芳环的存在。③ 苯的衍生物的泛频谱带，出现在2 000～1 650 cm^{-1}范围，是C—H面外和C═C面内变形振动的泛频吸收，强度很弱。

2. 指纹区　1 300～900 cm^{-1}区域是C—O、C—N、C—F、C—P、C—S、P—O、Si—O等单键的伸缩振动和C═S、S═O、P═O等双键的伸缩振动区。C—O的伸缩振动出现在1 300～1 000 cm^{-1}，是该区域最强的峰，也较易识别。900～650 cm^{-1}区域的某些吸收峰可用来确认化合物的顺反构型。例如，烯烃的═C—H面外变形振动出现的位置，很大程度上取决于双键的取代情况。对于RCH═CH_2结构，在990 cm^{-1}和910 cm^{-1}出现两个强吸收峰；对于RCH═CHR结构，其顺、反构型分别在690 cm^{-1}和970 cm^{-1}出现吸收峰，可以共同配合确定苯环的取代类型。

二、紫外光谱

（一）紫外光谱的发展

紫外光谱是德国科学家 Ritter 于 1801 年发现的，而其真正用于化合物结构研究始于 20 世纪 30 年代，一般是指 200～400 nm 的近紫外区，适合于对含有 α,β-不饱和羰基（醛、酮、酸、酯）及芳香环的化合物的结构研究。著名化学家、诺贝尔化学奖获得者 Woodward 于 1940 年左右的早期工作就集中在利用 UV 来阐明天然产物分子的结构上，他通过大量实验数据总结出了 Woodward 规则（Woodward's rules），用来计算含有 α,β-不饱和羰基化合物发色团（chromophores）的紫外光最大吸收波长（absorption maximum，λ_{max}），后经 Fieser 进行了补充，形成了 Woodward-Fieser 规则（Woodward-Fieser rules），后来 Scott 又发展了芳香羰基化合物最大吸收波长的计算规则，即 Scott 规则（Scott's rules）。这些经验规则可以对分子结构的鉴定提供帮助，通过测定化合物的 λ_{max}，推断出化合物中官能团和取代基的情况。一般情况下，可以根据化合物的 UV 光谱中吸收峰的位置、峰形或 λ_{max} 和强度来推测化合物的共轭体系，如推测其可能含有的官能团（发色团和助色团），判断结构上共轭体系中取代基的位置、种类和数目，甚至可以区分化合物的构型、构象和同分异构体等。紫外光谱是测定含有共轭双键、α,β-不饱和羰基（醛、酮、酸、酯）及芳香环化合物结构的一种重要手段。

（二）紫外光谱的原理

在紫外光谱中，波长单位用 nm（纳米）表示。紫外光的波长范围是 10～400 nm，分为两个区段：波长在 10～200 nm 称为远紫外区，这种波长能够被空气中的氮、氧、二氧化碳和水所吸收，因此只能在真空中进行研究工作，故这个区域的吸收光谱称为真空紫外，在化合物结构研究中用途不大；波长在 200～400 nm 称为近紫外区，一般的紫外光谱是指这一区域的吸收光谱。波长在 400～800 nm 范围的称为可见光。常用的分光光度计一般包括紫外及可见光两个部分，波长在 200～800 nm。

有机化合物分子中主要有 3 种电子：形成单键的 σ 电子、形成双键的 π 电子、未成键的孤对电子，也称 n 电子。基态时 σ 电子和 π 电子分别处在 σ 成键轨道和 π 成键轨道上，n 电子处于非键轨道上。处于低能态的电子吸收合适的能量后，都可以跃迁到任一个较高能级的反键轨道上，其中跃迁所需能量 $\sigma\rightarrow\sigma^* > \sigma\rightarrow\pi^* > \pi\rightarrow\sigma^* > n\rightarrow\sigma^* > \pi\rightarrow\pi^* > n\rightarrow\pi^*$。对于一个非共轭体系来讲，所有这些可能的跃迁中，只有 $n\rightarrow\pi^*$ 跃迁的能量足够小，相应的吸收光波长在 200～800 nm 范围内，即落在近紫外至可见光区。其他的跃迁能量都太大，它们的吸收光波长均在 200 nm 以下，无法观察到紫外光谱。但对于共轭体系的跃迁，它们的吸收光波长可以落在近紫外区。

烷烃只有 σ 键，只能发生 $\sigma\rightarrow\sigma^*$ 的跃迁。含有重键如 C═C、C≡C、C═O、C═N 等的化合物有 σ 键和 π 键，有可能发生 $\sigma\rightarrow\sigma^*$、$\sigma\rightarrow\pi^*$、$\pi\rightarrow\pi^*$、$\pi\rightarrow\sigma^*$ 的跃迁。分子中含有氧、卤素等原子时，因为它们含有 n 电子，还可能发生 $n\rightarrow\pi^*$、$n\rightarrow\sigma^*$ 的跃迁。一个允许的跃迁不仅要考虑能量的因素，还要符合动量守恒（跃迁过程中光量子的能量不转变成振动的动能）、自旋动量守恒（电子在跃迁过程中不发生自旋翻转）等。即使是允许的跃迁，它们的跃迁概率也是不相等的。有机分子最常见的跃迁是 $\sigma\rightarrow\sigma^*$、$\pi\rightarrow\pi^*$、$n\rightarrow\sigma^*$、$n\rightarrow\pi^*$ 的跃迁。

电子的跃迁可以分成3种类型：基态成键轨道上的电子跃迁到激发态的反键轨道称为N→V跃迁，如σ→σ*、π→π*的跃迁；杂原子的孤对电子向反键轨道的跃迁称为N→Q跃迁，如n→σ*、n→π*的跃迁；σ键电子逐步激发到各个高能级轨道上，最后变成分子离子的跃迁称为N→R跃迁，它发生在高真空紫外的远端。

三、质谱

（一）质谱的发展

从1919年Aston研制出第一台速度聚焦质谱仪，到80年代Barber等开发出快速原子轰击(fast atom bombardment,FAB)技术，直至如今发展了许多软离子技术，如场致电离(field ionization,FI)、场解吸电离、二次离子质谱(second ion mass spectrometry,SI-MS)、基质辅助激光解析电离(matrix-assisted laser desorption ionization, MALDI)、电喷雾电离质谱(electrospray ionization mass spectrometry,ESI-MS)等，更多的质谱技术得到了实质性的应用。

（二）质谱法(mass spectrometry,MS)

质谱法是在离子源中将样品分子离解成气态离子，测定生成离子的质量和强度，进行成分和结构分析的方法。质谱法是检出灵敏度最高的方法，可达10^{-15} g(fentogram,fg)，亦是目前常用的能给出准确分子量甚至确定分子式的技术手段，特别适用于判断结构中是否含有杂原子、推算不饱和度进而判断化合物中双键、三键和环的数量以及结构的对称性等，在天然产物的结构分析中非常重要。

分子离子的必要条件：①分子离子一定是奇电子离子：有机物都含偶数个电子，丢失一个电子后就带奇数个电子。②分子离子峰是质谱图中除同位素峰以外的最高质量数的峰，分子离子的质量数代表了该化合物的分子量。③分子离子有合理的丢失：分子离子可以首先丢失—H、—CH_3、—OH、—R(Cl,Br等)和H_2O等基团，因此在质谱图的高质量端有重要的碎片离子如M－1、M－15、M－17、M－R和M－18等峰。④分子离子必须符合氮规律：有机物中各种元素的质量数为偶数，其化合价也为偶数，或质量数为奇数，其化合价也是奇数。唯独氮元素特殊，它的质量数(14)是偶数，但其化合价是奇数，因此就有如下"氮规律"：化合物不含氮或含偶数个氮原子，其质量数为偶数；化合物含奇数个氮原子，其质量数为奇数。

有机化合物的分子在高真空中受到电子流轰击或强电场作用，分子会丢失一个外层电子，生成带正电荷的分子离子，同时化学键也会发生某些规律性的断裂，生成各种特征质量的碎片离子。这些带正电荷的离子，由于质量不同，在静电场和磁场的综合作用下，按照质荷比(m/z)大小的顺序分离开来，收集和记录这些离子就得到质谱图，如图1-19所示。

图1-19为一螺环杂萜brevione O的HR-ESI-MS高分辨质谱图。图中的分子离子峰为m/z 479.2382，与该化合物的理论质量数$[M+Na]^+$ 479.2410基本符合，可以依此佐证化合物的平面结构。

四、核磁共振波谱

（一）核磁共振波谱的发展与应用

1946年美国物理学家Bloch和Purcell因分别首次独立观测到NMR信号而共同获得

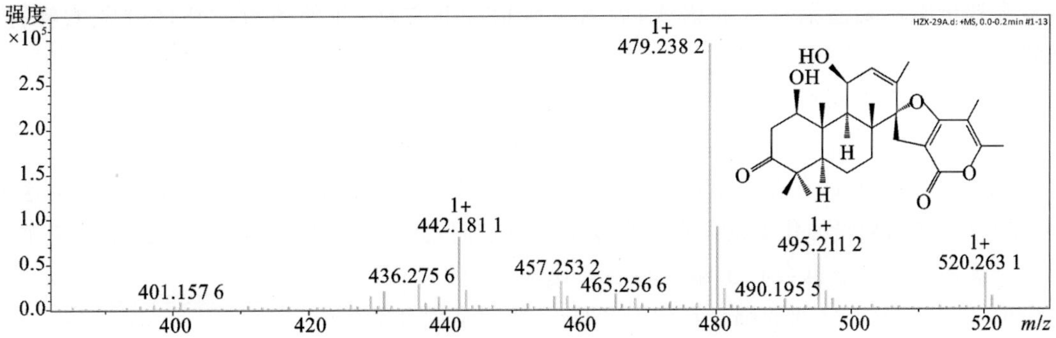

图 1-19　化合物 brevione O 的 HR-ESI-MS 高分辨质谱图

1952 年的诺贝尔物理学奖。第一台核磁共振仪(Varian 公司)也于 1952 年问世,当时的分辨率仅有 30 MHz。直到 1971 年 Jeener 提出具有 2 个独立时间变量的二维核磁共振概念,Ernst 等首次成功实现二维核磁共振实验,从此 NMR 技术进入了一个新时代。到 20 世纪 70 年代中期,^{13}C-NMR 成为结构鉴定的常规分析方法。NMR 被誉为有机物的指纹,它的应用使天然产物的结构鉴定进入全新时代,尤其适用于不能获得单晶的化合物或液态化合物的构型、构象的结构分析。

核磁共振波谱(nuclear magnetic resonance spectrum,NMR)是以样品分子中不同化学环境磁性原子核的峰位(化学位移)为横坐标,以测得峰的相对强度(共振信号强度)为纵坐标所做的图谱。高分辨核磁共振波谱多在溶液中进行测定。在有机化合物结构测定中,应用最广泛的是^{1}H-核磁共振波谱(^{1}H-NMR 或 PMR,简称氢谱)和^{13}C-核磁共振波谱(^{13}C-NMR 或 CMR,简称碳谱)。前者可提供分子中氢原子所处的化学环境、各官能团或分子“骨架”上氢原子的相对数目,以及分子构型等有关信息。后者可直接提供有关分子“骨架”结构的信息。当今 2D-NMR 谱(如 COSY、HMQC、HMBC、NOESY 等)测定已普及,使^{1}H-NMR、^{13}C-NMR,甚至^{15}N-NMR 谱互相补充,成为研究有机化合物和生物大分子结构不可或缺的工具。

1. 核磁共振氢谱　^{1}H-NMR 对于结构鉴定提供的信息主要有:①吸收峰的组数,对一级图谱而言,能清楚表明分子中化学环境不同的质子有几组;②积分曲线高度说明各基团的质子数之比;③确定活泼氢的数目,在非极性溶剂如氘代氯仿中活泼氢的信号往往看不到,换成极性溶剂如氘代丙酮或氘代二甲基亚砜就能看到;④质子的化学位移值(δ),说明分子中不同质子的情况;⑤峰的分裂个数及耦合常数(J),主要说明各不同的质子之间的连接关系,最常利用二面夹角和 J 的关系确定相对构型;⑥利用端基质子的 J 和端基碳的 δ 判断苷键构型(α 或 β)来确定吡喃醛糖(aldopyranosides)的苷键构型(并非适用所有的糖),有时还需要借助^{13}C-NMR数据进行分析。

2. 核磁共振碳谱　^{13}C-NMR 提供的最重要的信息也是化学位移,其化学位移范围在0～220×10^{-6}(以 TMS=0 为基准),是氢谱(约 10×10^{-6})的近 20 倍。根据化学位移数据可以判断碳原子是 sp^{2} 杂化还是 sp^{3} 杂化、确定碳原子级数、准确测定弛豫时间、帮助指认碳原子以及确定是否连有杂原子,如果是羰基碳,还可初步判断羰基的类型,即是酮羰基还是醛羰基或是酯基上的羰基碳。碳原子对所处的化学环境比质子更敏感,如碳原子处于不同的构型和构象中,在碳谱中很少有信号完全重叠。对于季碳原子的判断,碳谱比氢谱更具有优势。但是^{13}C-NMR也有缺点，如灵敏度较低（在同等实验条件下是^{1}H-NMR的1/6 000）、信噪比差等。在解析时不要遗漏季碳的谱线，因为季碳信号非常弱，此外还需注意区分杂质峰、溶剂峰。

3. 二维核磁共振谱

（1）氢-氢相关谱（^{1}H—^{1}H COSY谱）中的相关峰表示与该峰相交的两个峰之间有自旋-自旋耦合（J-coupling）存在。通常在化学结构上，两个峰之间有自旋-自旋耦合表示产生这两个峰的原子之间相隔的化学键数在三个以下。当它们之间有双键或三键存在时，距离4个键或5个键之间的原子也会有J耦合存在。比如在图1-20所示结构中，H-1与H-2之间的耦合常数为2 Hz。特别是耦合常数较小的远程耦合，在一维氢谱中有时很难观察到，因而成了^{1}H—^{1}H COSY谱的一个优势。

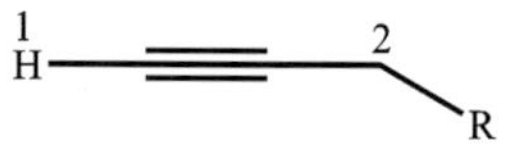

图1-20 远程耦合

（2）^{13}C—^{1}H直接相关谱是异核单量子二维相关谱（heteronuclear singular quantum correlation，HSQC谱），而^{13}C—^{1}H直接相关谱是异核多量子二维相关谱（heteronuclear multiple quantum correlation，HMQC谱），没有对角线峰。每个HSQC相关峰表示相交的氢、碳峰所对应的氢、碳原子是直接（单键）相连的。HSQC实验可以使氢谱和碳谱中的谱峰指认信息相互利用、相互印证。当CH_2上两个氢的化学位移不等时，在HSQC谱上，一个碳峰就会与两个氢峰有相关峰。而HMQC谱很好地克服了常规的^{13}C—^{1}H直接相关谱的样品用量大、测量时间长的缺陷，是一种通过多量子相关间接检测低磁旋比核^{13}C的新技术。HMQC谱的F1维（δ）分辨率差是其较大的缺点。此外，HMQC谱的F1维还会显示^{1}H和^{1}H之间的耦合裂分，它进一步降低F1维的分辨率，也使灵敏度下降。由于这个原因，近年来，HSQC谱常用来代替HMQC谱，它不会显示F1维^{1}H和^{1}H之间的耦合裂分。HMQC谱和HSQC谱除在F1维可能有微小的差别之外，二者外观是很相近的。HMQC谱和HSQC谱，尤其是HSQC谱由于测试要求的样品量相应减少，特别适用于中药和天然药物有效成分的结构测定，是目前国内外获得碳氢直接连接信息最主要的手段。

（3）^{1}H—^{13}C远程相关谱是异核多键相关谱（heteronuclear multiple bond correlation，HMBC谱），没有对角线峰。每个相关峰表示相关的氢、碳峰所对应的氢碳原子是间隔双键、三键或四键相连的。HSQC只能解决单键CH连接问题，仅回答某碳直接与某氢相连的问题，利用HMBC谱可得相隔2个或3个键的C—H相关信号，有时相隔4个键也会有相关信号，但比较少。HMBC谱上是否出峰与氢、碳原子相隔几个键没有直接关系，只与实验参数设置中所设的J值有直接关系。氢碳间隔双键、三键或四键的J值范围有很大部分是重叠的，我们通常所设的J值为7 Hz。HMBC谱可以把因为有杂原子或季碳原子而断开的质子链（有时相邻质子间二面夹角等于或接近90°时，J值等于零也可能导致断链）相互连接起来完成化合物的平面结构。总之，HMBC谱在确定空间构型中有很大帮助。

（4）NOESY（nuclear overhauser effect spectroscopy）或ROESY（rotating frame overhauser effect spectroscopy）核磁共振谱用来确定各个质子在三维空间上的分布。NOESY谱是为了在二维谱上观察NOE效应而开发出来的一种同核相关的二维新技术。在NOESY谱上，分子中所有在空间上相互靠近的质子间的NOE效应同时作为相关峰出现在图谱上，借此我们可以观察到整个分子中质子间在立体空间中的相互关系，推断分子的立体结构，特别是由于分子中含较多季碳原子或杂原子相连而用碳氢远程耦合无法判断时，可借助 NOE 差谱来完成碎片的连接。但对于中等大小的分子，有时 NOE 的增益为零，从 NOESY 谱上得不到相关的信息。而旋转坐标系中的 NOESY，我们称之为 ROESY 谱，则有效地克服了上述 NOESY 谱的不足，是一种解决中等大小化合物立体结构的理想技术，ROESY 谱的解析方法和说明的问题与 NOESY 谱一致。

举例分析如下。

化合物 brevione O 的 ^{1}H-NMR 谱图（图 1-21）可以推断出 7 组甲基氢信号［δ_H 1.76 (d, J = 1.6 Hz, H_3-16), 1.21 (s, H_3-17), 1.09 (s, H_3-18), 1.03 (s, H_3-19), 1.48 (s, H_3-20), 1.92 (s, H_3-6′)和 2.25 (s, H_3-7′)］，1 个烯烃质子［δ_H 5.74 (dd, J = 1.6, 4.8 Hz, H-12)］和 2 个连氧次甲基上的质子［δ_H 3.95 (dd, J = 6.2, 9.2 Hz, H-1)和 4.68 (m, H-11)］。

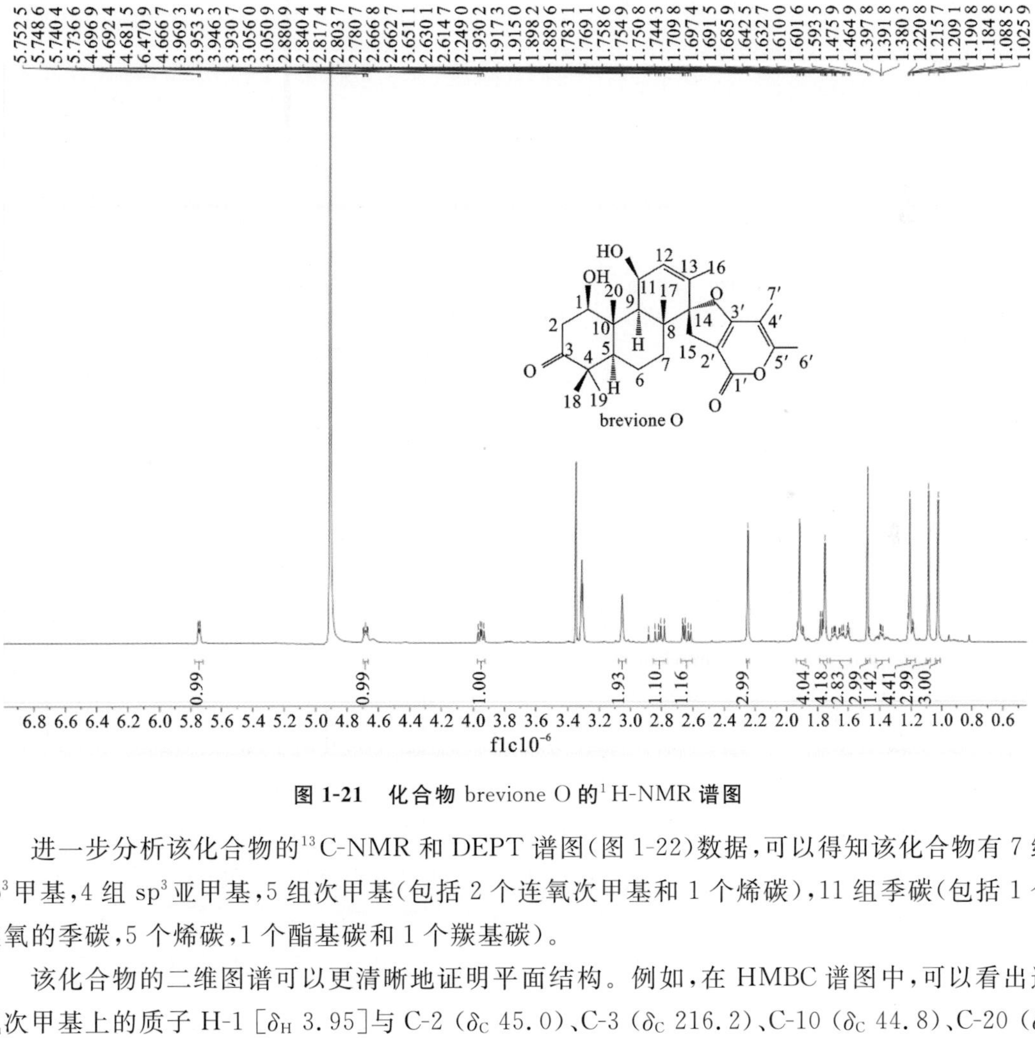

图 1-21 化合物 brevione O 的 ^{1}H-NMR 谱图

进一步分析该化合物的 ^{13}C-NMR 和 DEPT 谱图（图 1-22）数据，可以得知该化合物有 7 组 sp^3 甲基，4 组 sp^3 亚甲基，5 组次甲基（包括 2 个连氧次甲基和 1 个烯碳），11 组季碳（包括 1 个连氧的季碳，5 个烯碳，1 个酯基碳和 1 个羰基碳）。

该化合物的二维图谱可以更清晰地证明平面结构。例如，在 HMBC 谱图中，可以看出连氧次甲基上的质子 H-1 ［δ_H 3.95］与 C-2 (δ_C 45.0)、C-3 (δ_C 216.2)、C-10 (δ_C 44.8)、C-20 (δ_C 14.4)有 HMBC 相关信号，以及 H-20 (δ_H 1.48)与 C-5 (δ_C 53.8)，C-1(δ_C 78.4)与 C-10 有相关信号；在 ^{1}H－^{1}H COSY 谱图中，H-1 与 H-2 有直接相关信号，因此可以推断 C-1 与 C-2 相连。以此类推，化合物的平面结构与绝对构型可以通过二维核磁图谱（图 1-23）分析得到。

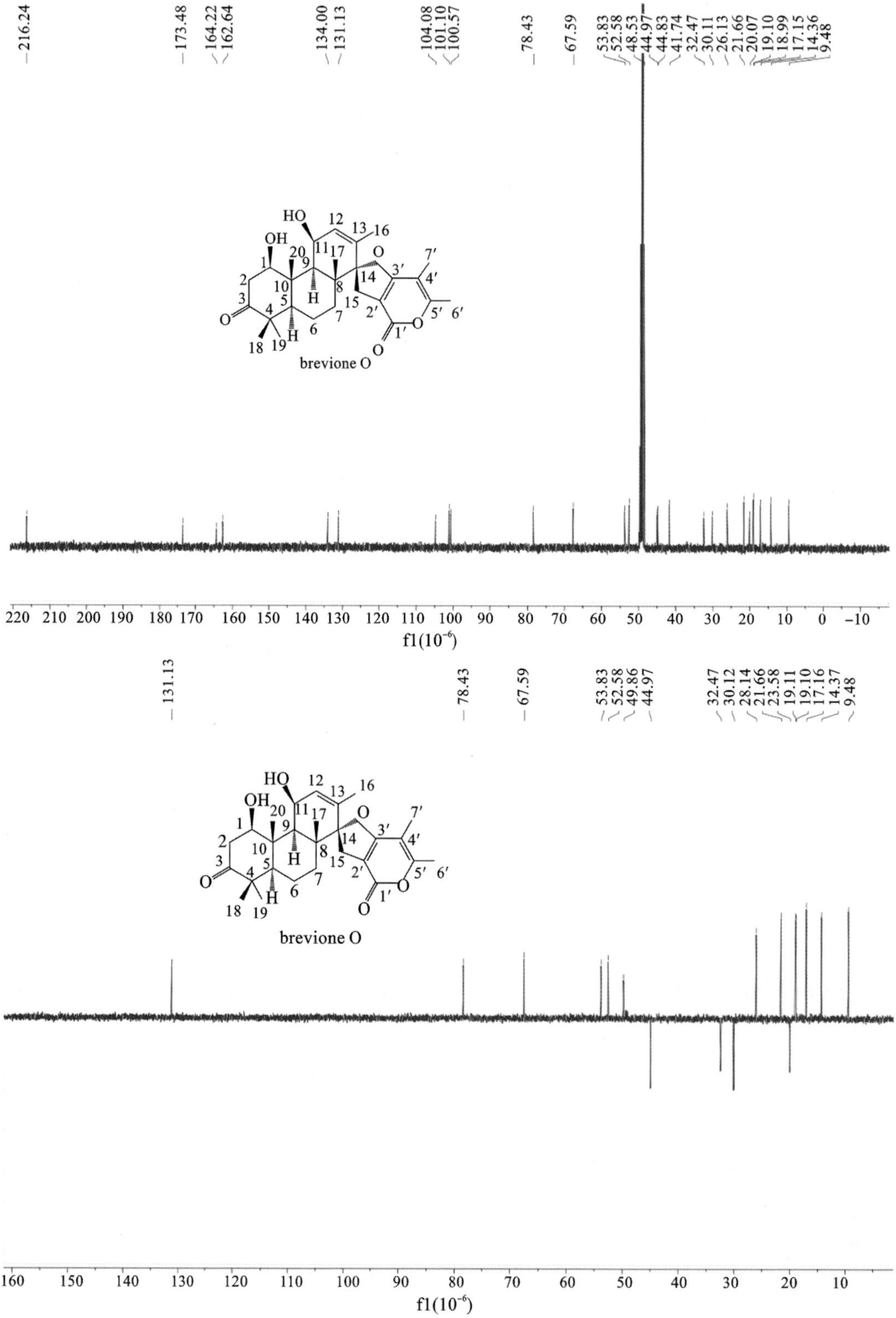

图 1-22 化合物 brevione O 的 ^{13}C-NMR 和 DEPT 谱图

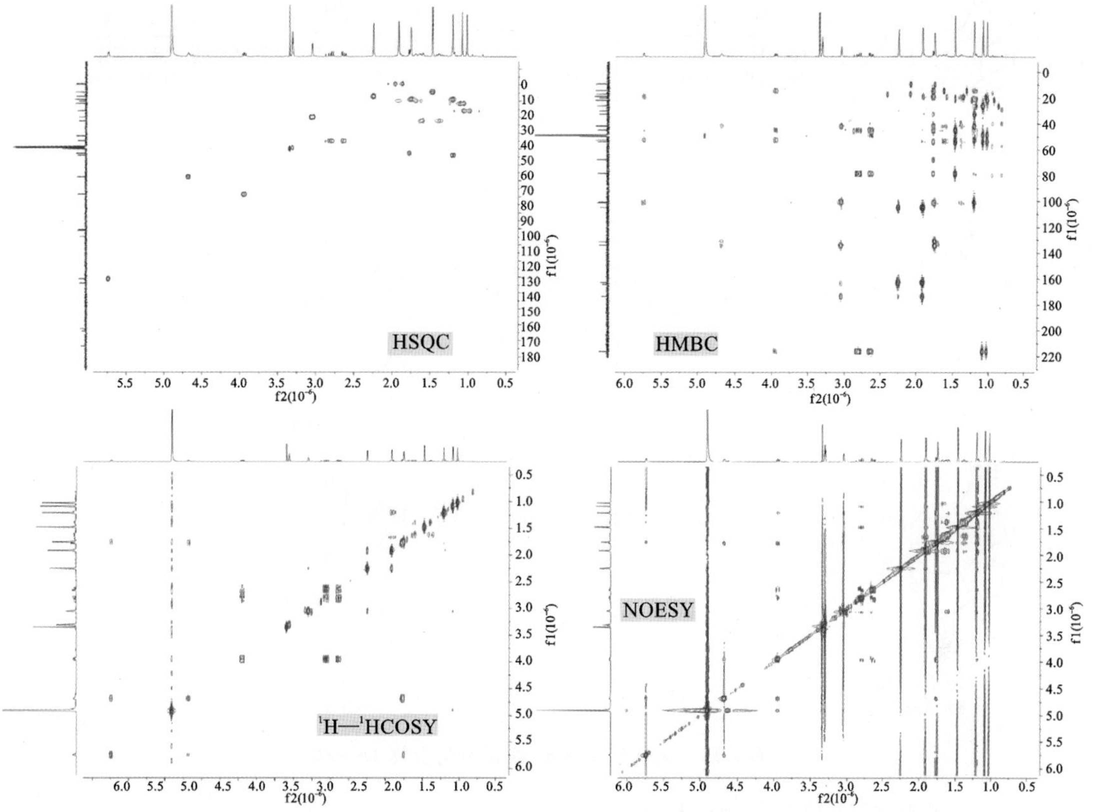

图 1-23 化合物 brevione O **的** HSQC、HMBC、$^{1}H-^{1}H$ COSY、NOESY **谱图**

第二节 量子化学计算方法

一、研究背景

一般情况下，实验核磁共振光谱的测定能够成功地解析化合物的结构，但是当核磁共振技术运用于解析某些结构复杂的化合物时，确定实验核磁共振图谱中的化学位移信号峰的归属往往是比较困难的，这时核磁化学位移理论计算方法的引入往往能够解决化学位移值的归属问题。化学位移的量子化学计算方法对实验核磁共振光谱解析起到很好的辅助作用，能显著增强实验核磁共振技术的效用，能区别异构体核磁数据，并将理论值与实验结果相结合，对异构体的结构进行鉴定，在新化合物结构鉴定方面非常有用。

近几十年，运用量子化学计算方法来鉴定及纠正天然产物结构的研究逐渐增多，且相应的研究成果相继在医药学及化学领域权威期刊所发表。如图 1-24 中的二萜类化合物 **1a**—**8a** 被纠正为具有桥头烯的 5/9/5 环系的新骨架二萜类化合物 **1b**—**8b** 就是将量子化学计算方法运用于天然产物研究的成功典范。

近年来，随着计算机技术的发展，旋光光谱 ORD、电子圆二色谱 ECD、振动圆二色谱 VCD 以及量子化学核磁参数计算等量子化学计算技术也广泛用于手性化合物的绝对构型的测定。

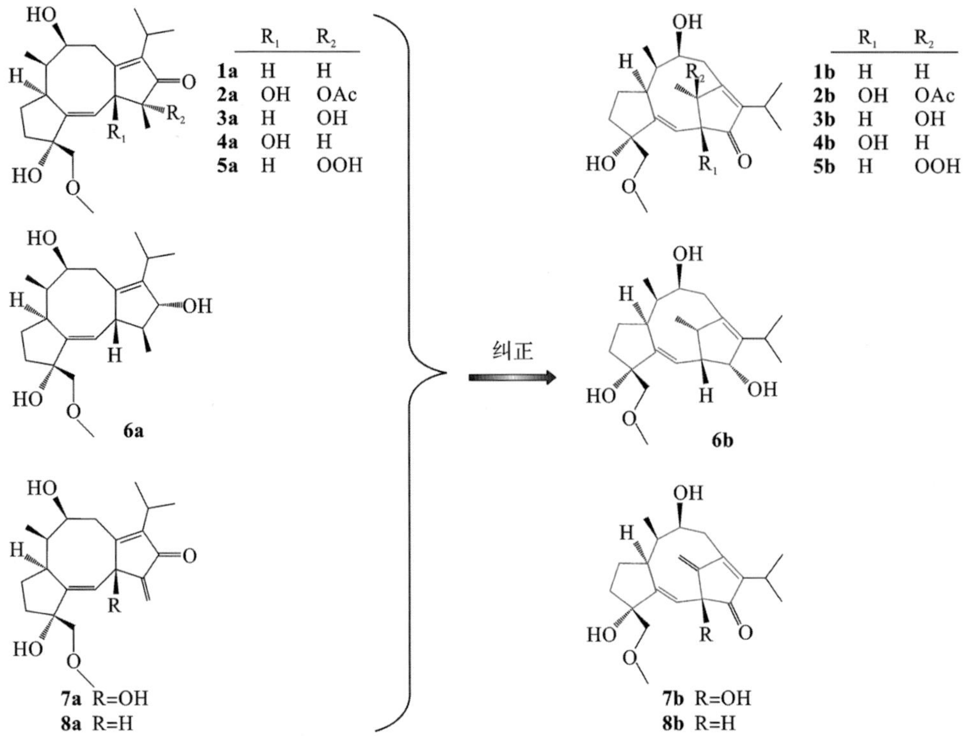

图 1-24 化合物 1a—8a 纠正为化合物 1b—8b

二、量子化学计算的一般过程

（1）构象搜索(MM 和 QM 方法等)。

构象(conformation)：在没有改变化学键的条件下发生的分子形态变化，可以是单键旋转而形成的原子空间排列状态变化。

①在实际体系中，化合物分子以无数个构象体(conformers)存在，且处于快速平衡状态。

②影响构象状态的因素：单键旋转时的扭转张力、角张力、立体张力，未结合基团间的氢键、偶极、共轭等作用。

③构象异构体之间的能量差为 4～42 kJ/mol。

④优势构象：能量较低且在平衡体系中比例较高的构象。

⑤禁阻构象：能量上不可能存在的构象。

（2）各个构象的小基组优化和能量计算。

（3）结合能量和 NOE 实验的结果确定最可能的一系列构象。

（4）进一步采用大基组进行结构优化和能量计算。

（5）将以上得到的构象进行各种分子性质的计算。

（6）根据玻尔兹曼加权(Boltzmann weighting)进行权重分析，并拟合得到最终的分子性质(如旋光值等)。

（7）将得到的计算结果与实验结果进行比较判断。

三、构象搜索的一般方法

1. 分子力学方法(molecular mechanics，MM) 包括系统搜索法(systematic search)和随

机搜索法(random search)。

系统搜索法(systematic search)的具体方法如下。

链状结构部分：对任何可旋转键，按照一定间隔的二面角旋转(grid search)。

环状结构部分：开其中的1根键，再按照链状结构的搜索方法进行搜索，最后将做的构象根据断开键处2个原子间距是否能成键作为筛选标准。

对于环状结构部分和链状结构部分的搜索，不同的计算软件都做了相应的较多优化，例如，检查空间位阻、拐角摆动算法、采用固定模板搜索、对称性限制等，从而加快搜索时间，提高搜索效率。

常用软件：Multic，Conflex，Confirm，Sybyl。

随机搜索法(random search)：理论上只要搜索足够的数目，可以得到全局极小。主要分为三个步骤。

(1) 选取初始构象：一般选择已优化好的构象，或者是上次找到的最低能量构象。

(2) 改变分子坐标：可通过改变笛卡尔坐标的 *XYZ* 坐标的值和改变内坐标的角度这2种方式来实现。

(3) 停止搜索：其标准为没有新构象产生，即同一构象产生多次时停止。

常用软件：RIPS，MCMM，Cerius^2。

2. 分子动力学方法(molecular dynamics，MD) 包括模拟淬火法(simulated quenching)、模拟退火法(simulated annealing)和统计模拟方法(Monte Carlo method)等。

(1) 模拟淬火法(simulated quenching)：高温动力学和能量优化结合的方法，使用MD可升到高温(600～1 200 K)，从而克服分子各构象间的势垒，使分子在各种可能的构象中自由转化。

具体设置如下。

升温过程：5～10 ps。高温下模拟时间：100 ps。

过程如下。

①选择力场，构建分子。

②设置分子动力学参数。

③设置保存的文件(snapshots)。

④设置监视的内容。

⑤开始运行，监视内容保存为CSV文件。

⑥运行结束，使用回放功能(playback)观看结果。

⑦选择存储的数据进行优化。

⑧总结结果。

(2) 模拟退火法(simulated annealing)：为了克服模拟淬火法容易陷入区域极小点的缺陷，可将升高的体系温度降至室温或更低的温度(0 K)，从而可以得到能量相对较低的极小值。再将得到的构象进行优化从而得到近似全局极小。对溶液的模拟采用周期性边界条件方法进行处理。

常用软件：HyperChem，GROMOS等。

(3) 统计模拟方法(Monte Carlo method)：基于给定温度下的玻尔兹曼(Boltzmann)分布所得到的随机数值来抽样检测相空间，以概率统计理论为基础，以随机抽样为主要手段。首先建立一个概率(或随机过程)模型,使它的参数等于问题的解。然后通过对模型(或过程)的抽样实验来获得有关参数的统计特征解的近似值及精度估计。统计模拟方法常用来计算一个分子或分子体系的平均热力学性质,并可扩展到研究分子结构以及液体/溶液的平衡性质。

如对于一个分子,随机选取其某一个构象角可得到许多可能的构象,如果取样足够多,则可以用玻尔兹曼分布来验证,给出统计结果。

3. 量子化学方法(quantum chemistry,QC) 包括分子轨道法(简称 MO 法)和价键法(简称 VB 法)等。

(1) 分子轨道法(简称 MO 法)的核心是哈特里-福克-罗特汉方程(Hartree-Fock-Roothaan 方程),简称 HFR 方程,它是以 3 个在分子轨道法发展过程中做出卓越贡献的人的姓命名的方程。1928 年 D. R. Hartree 提出了一个将 n 个电子体系中的每一个电子都看成是在由其余的 $n-1$ 个电子所提供的平均势场中运动的假设。这样体系中的每一个电子都得到了一个单电子方程(表示这个电子运动状态的量子力学方程),称为哈特里方程。使用自洽场迭代方式求解这个方程,就可得到体系的电子结构和性质。哈特里方程未考虑由于电子自旋而需要遵守的泡利原理。1930 年,B. A. Fock 和 J. C. Slater 分别提出了考虑泡利原理的自洽场迭代方程,称为哈特里-福克方程 HF 方程。它将单电子轨函数(即分子轨道)取为自旋轨函数(即电子的空间函数与自旋函数的乘积)。泡利原理要求体系的总电子波函数要满足反对称化要求,即体系的任何 2 个粒子的坐标的交换都使总电子波函数改变正负号,而斯莱特行列式波函数正是满足反对称化要求的波函数。将哈特里-福克方程用于计算多原子分子,会遇到计算上的困难。C. C. J. Roothaan 提出将分子轨道向组成分子的原子轨道(简称 AO)展开,这样的分子轨道称为原子轨道的线性组合(简称 LCAO)。使用 LCAO-MO,原来积分微分形式的哈特里-福克方程就变为易于求解的代数方程,称为哈特里-福克-罗特汉方程,简称 HFR 方程。

(2) 价键法(简称 VB 法):价键法最初是由 Heitler 和 London 提出,Pauling 后来对其进行了拓展。它是用来描述有机分子中的化学键的理论之一,与其相竞争的理论是分子轨道理论。价键法的特色就是将 2 个电子分配到每个原子上,或者更加确切地说是原子上的每个轨道上。共价键的形成实际上被看作是对这种分配方式的一个扰动,即当每个原子聚到一起时,每个电子允许与 2 个原子核都发生作用,这样得到的键能与其实验值相当一致。因此,结论就是共价键是由 2 个处于原子核之间的电子形成的。在价键理论中,相邻原子共享电子对而形成分子。正如其名字所表明的那样,参与成键的电子来自原子的价层。每个原子为成键贡献 1 个电子,生成的电子对可以认为是主要局限在 2 个原子之间。这种电子的局域化正是 Lewis 结构所给出的印象。此外,原子之间电子的局域化需要轨道指向空间中适当的方向。

四、分子性质计算的一般方法

(一) 分子力学方法

(1) 用经典物理定律预测分子的结构和性质。

(2) 常用软件包括 MM3,HyperChem,Quanta,Sybyl 等。

(二) 电子结构理论

(1) 以量子力学为计算基础,通过求解薛定谔方程得到分子的能量及其相关性质。

(2) 包含 3 种主要的方法。

①半经验计算方法(AM1):半经验计算方法是求解 HF 方程时采用各种近似,或者直接

使用拟合的经验参数来近似求解自洽场分子轨道方程。

②从头计算方法(HF 方法):从头计算方法是一种求解多电子体系问题的量子化学理论全电子计算方法,但是由于计算中会出现相关能误差,从头计算方法的使用范围受限。post-Hartree-Fock (post-HF)方法称为后 HF 方法,它是近几年才出现的一种类似于 HF 方法的计算,虽然后 HF 方法能够弥补 HF 方法的不足,但是由于其计算量庞大、耗费时间较长、资源消耗较大,所以也限制了其使用范围。

③密度泛函方法(B3LYP、BH&HLYP、PBE0):简称 DFT,研究多电子体系电子结构,是近几十年才发展起来的一种量子力学方法。针对标准 HF 方法和后 HF 方法的不足,对 HF 方法和后 HF 方法进行补充,大大加强了这两种计算方法的能力。大量实验结果证明 DFT 是目前研究多原子体系化合物较为可靠的计算方法之一。

五、分子性质计算的基组

基组是用来描述分子轨道的函数。理论上基组越大,计算结果就越精确,但同时需要的计算量也将成倍增加。

基组的种类如下。

①最小基组(STO-3G):精度相对差,但计算量小,适合大分子体系。

②劈裂价键基组(3-21G、6-31G):使用多于一个基函数来表示一个原子轨道。

③极化基组(6-31G *):便于强共轭体系计算而引入的更高能级原子轨道所对应的波函数。

④弥散基组(6-31+G):用于研究非键相互作用较强的体系,就是在劈裂基组中引入弥散函数而形成。

⑤高角动量基组:对极化基组的进一步扩大,通过添加高能级原子轨道所对应的基函数,通常用在电子相关方法中描述电子间相互作用。

六、量子化学计算方法——旋光光谱(ORD)

如果有机分子是具有手性的,即分子和它的镜像不能完全重叠,当平面偏振光通过它时,偏振面便发生旋转,即所谓该物质具有旋光性。偏振面所旋转的角度称为旋光度,可用旋转检偏镜进行测定。

旋光现象是由平面偏振光通过旋光性物质时,组成平面偏振光的左旋圆偏光和右旋圆偏光在介质中的传播速度不同,使平面偏振光的偏振面旋转了一定的角度造成。

用不同波长的平面偏振光来测量化合物的比旋光度$[\alpha]_\lambda$,以$[\alpha]_\lambda$作为纵坐标、波长为横坐标,测定不同波长条件下的手性物质的旋光值所构成的曲线即是旋光光谱(简称 ORD)。

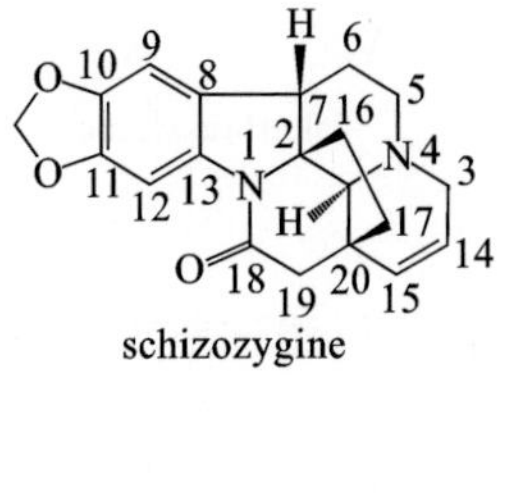

schizozygine

在相对构型已知的情况下,可根据手性分子的 ORD 来确定它们的绝对构型。例如,对 schizozygine 在 B3LYP/aug-ccpVDZ//B3PW91/TZ2P 条件下,计算得到了不同波长条件下的旋光度值(表1-4)。从 ORD 数据来看,其绝对构型应是 2*R*,7*S*,20*S*,21*S*。

表 1-4 不同波长下化合物 schizozygine 的 ORD 计算值和实测值

旋光度值	$[\alpha]_D$	$[\alpha]_{578}$	$[\alpha]_{546}$	$[\alpha]_{436}$
计算值	+42.75	+45.58	+55.41	+137.33
实验值	+21.63	+23.95	+28.33	+73.40

七、量子化学计算方法——圆二色光谱(CD)

圆二色光谱(circular dichroism,CD)是20世纪中叶发展起来的仪器分析方法,在测定手性化合物的构型和构象、确定某些特征官能团(如羰基)在手性分子的位置方面有独到之处。

CD是利用手性化合物对组成平面偏振光的左旋和右旋圆偏振光的吸收系数不同($\varepsilon_L \neq \varepsilon_R$),测定吸收系数之差$\Delta\varepsilon$随波长的变化。测定手性化合物紫外吸收的CD为电子圆二色谱(ECD)。但是量子化学的计算中,例如,采用Gaussian软件计算得到的,是该构象的速度旋转强度(velocity rotatory strengths,R)。

$$R_{(\text{egs units})} = 2.296 \times 10^{-39} \int \frac{\Delta\varepsilon(v)}{v} \mathrm{d}v$$

式中,R的单位是10^{-40} erg-esu-cm/Gauss。计算得到的是该构象在某个激发态的CD,需要将其展开,通常使用Harada-Nakanishi方程。

$$\Delta\varepsilon(v_i) = \frac{R_i v_i}{2.296 \times 10^{-39} \sqrt{\pi}\sigma} \exp\left[-\left(\frac{v - v_i}{\sigma}\right)^2\right]$$

这里$\Delta\varepsilon(v_i)$是第i个构象的吸收差异;σ是标准偏差,其定义是该峰高度的1/e时的宽度,不等于半峰宽(很多报道称为半峰宽,其实不准确)。v_i是计算得到的第i个激发态的波长(单位eV),v是在v_i附近变化的波长,以用于ECD的模拟计算。其原理是将计算出来的各构象激发态能量、旋转强度以及振动强度等数据代入到ECD拟合公式,进而得出化合物的模拟ECD谱图,从而可通过比较其与实验值的差异来确定手性分子的绝对构型。

张勇慧教授课题组从腺梗豨莶草来源的内生真菌芸薹生链格孢菌(*Alternaria brassicicola*)中分离鉴定一个结构新颖的5/9/4环系的新骨架化合物alterbrassicene A,在核磁共振谱图确定相对构型的前提下,利用计算ECD的办法确定化合物的绝对构型为3*R*,6*S*,7*R*,8*S*,11*R*,12*S*(图1-25)。

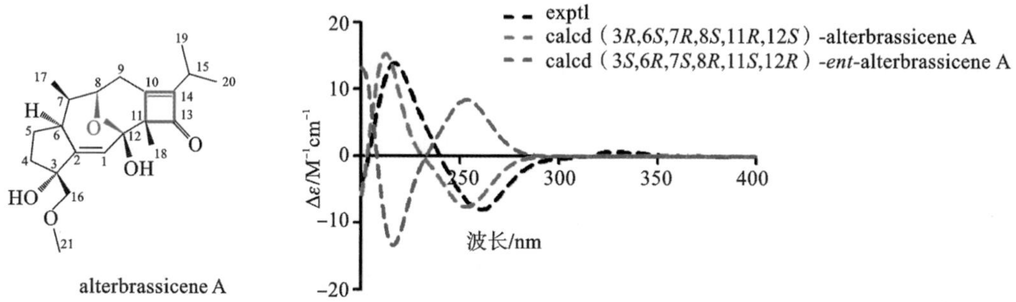

图1-25 alterbrassicene A **结构式及其ECD谱图**

ECD测试要求手性化合物具有紫外吸收,且手性源在发色团附近能产生科顿(Cotton)效应。只要化合物在ECD测试中显示出科顿效应,均可通过ECD计算方法确定化合物的绝对构型。相比有机合成、X射线单晶衍射、Mosher等方法,该法相对简便,样品损失少,唯一所需消耗的是计算时间。同时通过ECD计算还可分析引起化合物ECD变化的原因和规律,有助于研究化合物绝对构型与ECD之间的关系,以确定具有相似结构的其他手性化合物的绝对构型。

张勇慧教授课题组对金丝桃属植物元宝草的多环多异戊烯基取代间苯三酚类化合物(PPAPs)进行了研究,从中发现了4个结构新颖的PPAPs,通过分子轨道计算探讨了其ECD

与绝对构型的关系，提出 ECD 谱图中 330 nm 处的负科顿效应与 C-1 的 *R* 绝对构型相对应，可用于确定金刚烷类 PPAPs 的绝对构型(图 1-26)。

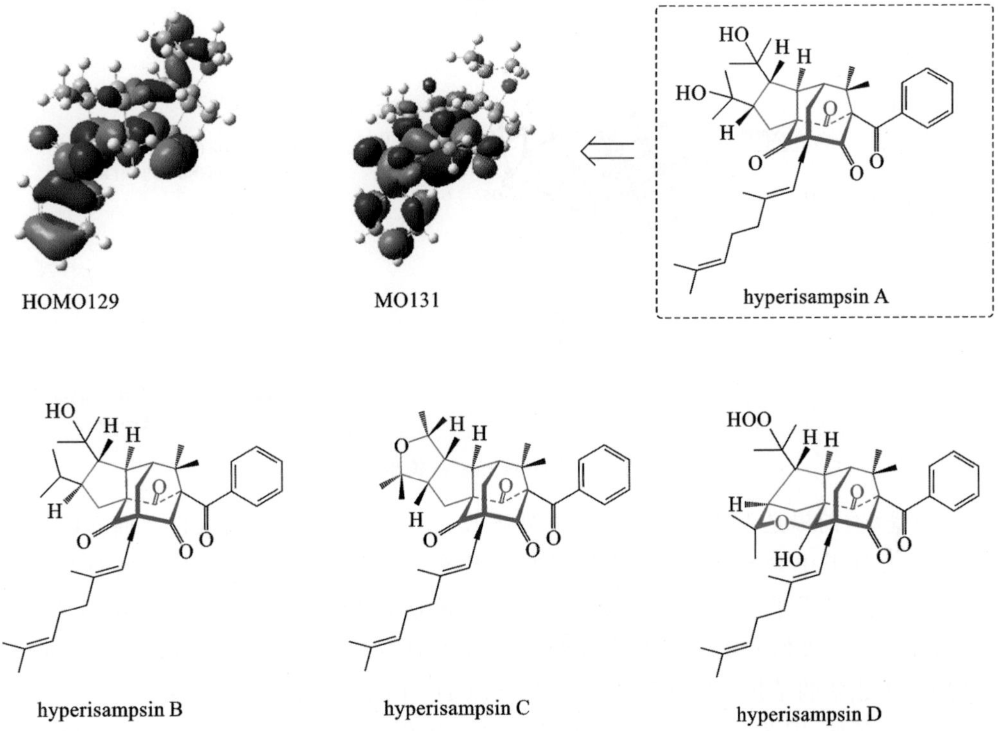

图 1-26 hyperisampsins A—D **结构式**

八、量子化学计算方法——振动圆二色谱(VCD)

VCD 的发展几乎与 ECD 同步。VCD 定义与 ECD 类似，即左、右圆偏振光在通过手性物质后不同的吸收差异所形成的光谱。由于 ECD 的使用需要分子中具有生色团结构，如 C═C 等，因此，手性分子中没有这些生色团的分子很难使用 ECD 光谱。但所有的分子都具有键的振动，因此，测定手性物质的键在偏振光下的振动模式，可得到不同手性物质的 VCD 光谱。因此，VCD 的应用范围比 ECD 要宽很多，所提供的信息也远比 ECD 丰富。另外，对于同一类型的手性分子而言，其 ECD 可能具有形状上的相似性，也就是说，只要分子的手性结构相同，其 ECD 光谱的形状也会基本一致。但是对于 VCD，这个结论很难得到应用。它需要通过理论计算得到不同构型的 VCD 光谱，并与实验得到的 VCD 光谱进行比较，才能得出结论。另外在 ECD 计算中，可不用计算相关的 UV 光谱，即不用考虑进行 UV 校正。但计算 VCD 的过程中，必须计算相关的红外光谱并与实验结果进行比较。例如，Hideshi Inoue 教授从 *Hyptis crenata* 中分离鉴定了一个高度氧化开环的松香烷型二萜衍生物 hyptisolide A，通过核磁共振分析与单晶衍射的方法确定其相对构型，为了进一步确定绝对构型，其通过计算该化合物的 2 种对映体[(5*S*，6*S*，10*R*)-hyptisolide A 和(5*R*，6*R*，10*S*)-hyptisolide A]的 VCD 谱图，发现前者与实际的 VCD 测试谱图比较吻合，故而确定化合物的绝对构型为 5*S*，6*S*，10*R*(图 1-27)。

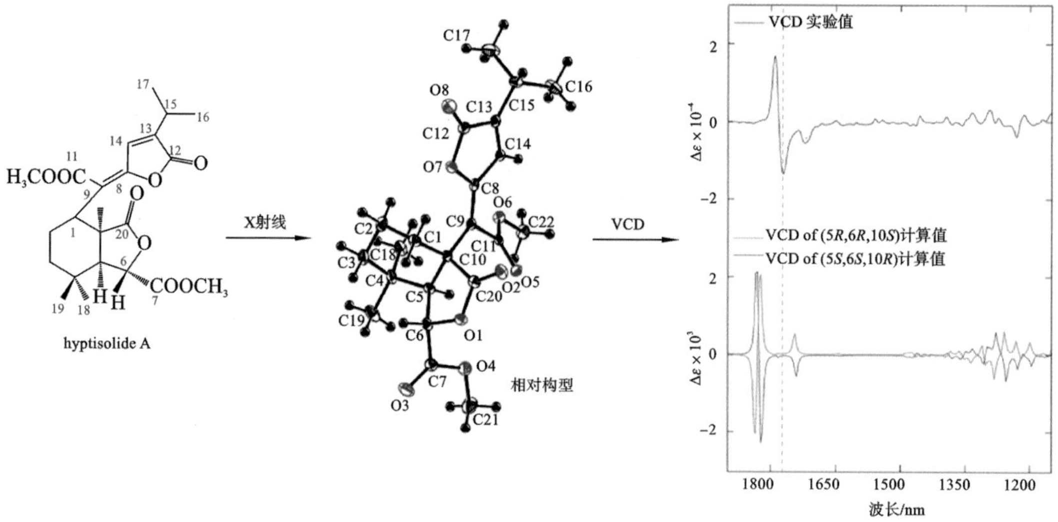

图 1-27 hyptisolide A **构型确定**

ECD 计算的前提是手性分子必须有紫外吸收，在应用上有一定局限性。而 VCD 的最大优势是不需要分子中含有生色团(紫外吸收)，几乎所有手性分子都在红外区有吸收，产生 VCD 振动光谱。但因振动光谱图的复杂性，VCD 很难如 ECD 一样依靠经验规则进行解析，而只能依靠理论计算值和实验值对比判断手性分子的绝对构型。目前，利用 VCD 进行的天然产物的立体化学的结构研究实例数量远少于 ECD。ECD 光谱应用的局限性可用 VCD 很好地弥补并得到延伸，因此，可以预期，VCD 在复杂立体化学这个研究领域内的应用还将更多。

九、量子化学核磁参数计算

计算量子化学核磁参数应用较多的主要包括^{1}H-NMR、^{13}C-NMR 的化学位移计算和^{1}H—^{1}H自旋-自旋耦合常数(spin-spin couping constants，SSCC)等。耦合常数计算通常用于辅助鉴定局部相对构型等问题。随着线性回归分析、CP3 和 DP4 统计分析和最新理论预测^{1}H 和^{13}C 化学位移和^{1}H—^{1}H SSCC 方法的出现，目前国际上比较流行的 NMR 计算方法很多。计算的元素也多种多样，如^{1}H、^{15}N 等的化学位移。对有机化学研究而言，最有吸引力的是^{13}C-NMR方法。

(一) 理论计算^{13}C-NMR 化学位移

(1) 常用量子化学计算方法：从头计算(ab initio calculation)和密度泛函理论(density function theory)等。

(2) 基组的选择：基组对应着体系的波函数，常用的量子化学计算基组有 4 类，包括最小基组、劈裂价键基组(3-21G，6-21G，4-21G，6-31G 等)、极化基组(6-31G *，6-31G * * 等)和弥散基组(6-31+G *，6-31+G * * 等)。运用不同基组水平进行理论计算得出的结果精度不同，所选择的基组越大，计算中所做的近似和限制就越小，结果的准确度就越高。但是与此同时，基组越大意味着计算量也越大，所耗费的时间就越长。

(3) ^{13}C-NMR 化学位移计算值和实验值的统计误差分析。

①线性拟合(liner fit)，将实验值作为横坐标、计算值作为纵坐标作线性相关图，得到线性

回归方程 $y=ax+b$，其中 a 为斜率（slope），b 为截距（intercept）。相关系数 R^2 可以反映计算值与实验值的相关性。

②$\delta_{\text{scale. calc.}}$ 为根据线性回归方程和化学位移计算值得到的拟合后的计算值，公式为 $\delta_{\text{scale. calc.}}=(\delta_{\text{calc.}}-\text{截距})/\text{斜率}$

③$\Delta|\delta|_{\max}$ 为最大偏差（maximum deviation），公式为 $\Delta|\delta|_{\max}=|\delta_{\text{scale. calc.}}-\delta_{\text{exp.}}|_{\max}$

④$\Delta|\delta|_{\text{mean}}$ 为平均偏差（average deviation），公式为 $\Delta|\delta|_{\text{mean}}=\dfrac{\sum|\delta_{\text{scale. calc.}}-\delta_{\text{exp.}}|}{n}$

（二）计算 NMR 化学位移在结构纠正中的研究实例

张勇慧教授课题组从芸薹生链格孢菌中分离得到一系列壳梭菌素类二萜化合物。而之前国内外报道的关于芸薹生链格孢菌天然产物分离鉴定的文献仅 3 篇，已报道的 fusicoccane 型二萜化合物有 2 种骨架类型共 11 个化合物，一种是 brassicicene A 型骨架，有 3 个化合物，包括 brassicicenes A－B，I，另一种为 brassicicene C 型骨架，有 8 个化合物，包括 brassicicenes C－H，J－K。张教授团队采用量子化学^{13}C-NMR 的理论计算方法，更正了 brassicicenes C－H，J－K这 8 个化合物的文献结构。下面以 brassicicene D 为例，通过碳谱计算的方法将具有 5/8/5 环系的化合物（**7a**）的结构纠正为具有三环[9. 2. 1. $0^{3,7}$]十四烷骨架的化合物（**7b**）（图 1-28）。

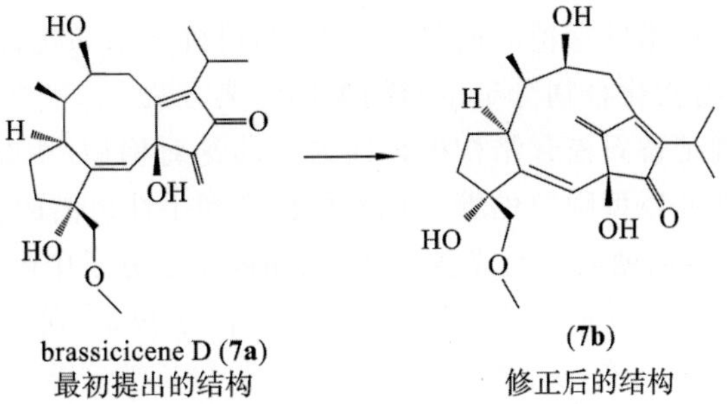

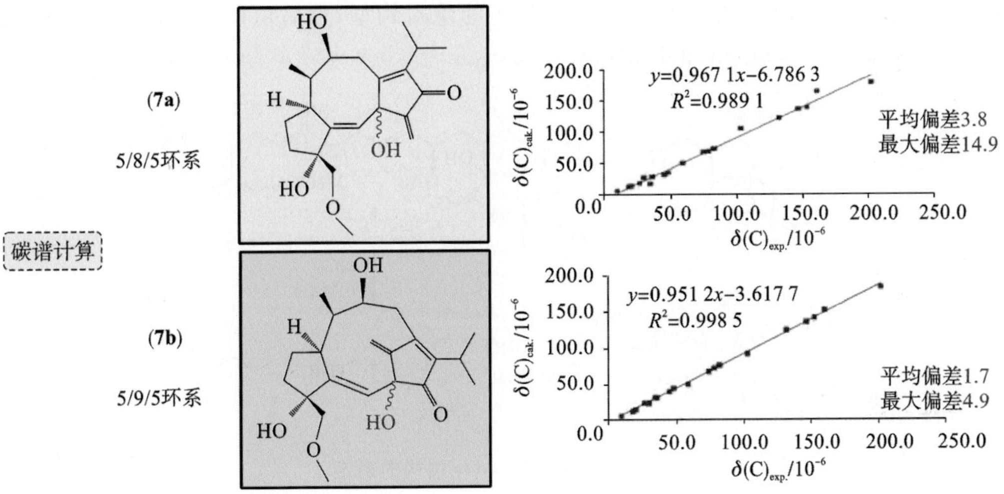

图 1-28　计算 NMR 化学位移纠正 brassicicene D 结构

虽然现今运用量子化学计算 NMR 光谱性质来进行结构化学的研究只需要具有初步的计算经验就能够驾驭，但相对于 ChemOffice、MestReNova 和 ACD 基于增量方法的软件来说，计算的操作和数据的提取和处理仍然相当复杂，很不人性化。在这个运用计算化学解决化合物分子结构问题蓬勃发展的时代，我们有理由相信，随着计算机性能的提高、计算 NMR 光谱性质相关理论的发展、计算过程的操作和计算数据的提取和处理的更加人性化，理论计算辅助结构解析必将成为每个化学实验室的一项必备手段。

第三节　化学方法

一、全合成/仿生合成

化学全合成或仿生合成的方法可以直接确定手性化合物的绝对构型或修正已知化合物的构型。

二、化学转化

通过化学反应，将绝对构型无法确定的化合物转化为已知构型的化合物，比较产物与已知物的比旋光度、HPLC 谱的保留时间等相关参数，可确定未知化合物的绝对构型。此法已成为利用化学反应确定有机化合物分子绝对构型的经典方法。

Arim 等人为确定番石榴苷结构中存在的糖的绝对构型，用盐酸将糖苷键水解，将获得的粗品与已知的 D-型和 L-型阿拉伯糖比较薄层色谱和手性色谱的保留行为和比旋光度，发现其比旋光度与 L-型阿拉伯糖的比旋光度一致，从而确定了分子中阿拉伯糖为 L-型。岳建民教授团队从香港樫木（*Dysoxylum hongkongense*）中分离得到复杂的一系列萜类化合物 hongkonoids A—D，其具有三环螺缩酮丁内酯单元与长链二萜相连的结构特征。为了确定这种复杂结构的绝对构型，该团队通过臭氧氧化得到了化合物 **5** 和 **6**，并通过核磁共振谱和质谱推断出 **5** 的结构，通过单晶衍射确定了化合物 **5** 的绝对构型，然后可以反推 **1** 的绝对构型，结构也通过全合成进一步验证（图 1-29）。

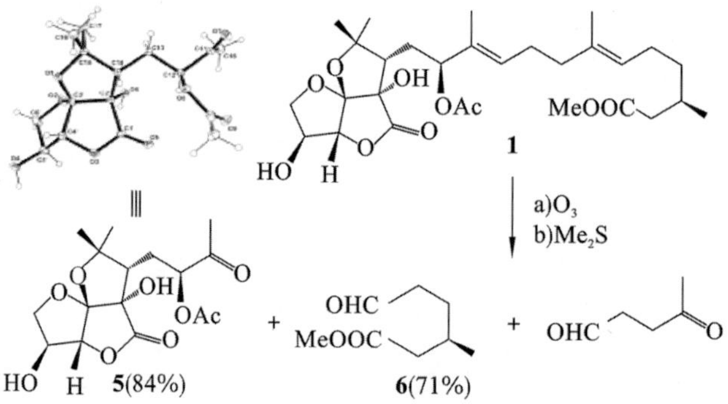

图 1-29　hongkonoids **结构的确定**

三、Mosher 法

美国斯坦福大学教授 Harry Stone Mosher 于 1973 年提出^{1}H-NMR 测定手性仲醇绝对构型的应用方法。他采用一对手性试剂(*R*)-MTPA 和(*S*)-MTPA 与仲醇或伯胺反应，生成相应的 Mosher 酯，然后借助^{1}H—^{1}H COSY 等 NMR 技术归属各质子信号，比较生成的 Mosher 酯中生成的(*S*)-MTPA 和(*R*)-MTPA 的^{1}H-NMR 的化学位移差 $\Delta\delta=\delta_S-\delta_R$，根据其符号来判断仲醇或伯胺相连手性碳原子的绝对构型，称为经典的 Mosher 法。

在 Mosher 酯的优势构象中，醇基即“手性仲醇分子”上的 α-H、手性碳原子、氧原子以及 MTPA 上的羰基、羰基上的碳原子、α-C、α-三氟甲基上的碳原子共处同一平面，称为 Mosher 平面。从 Mosher 酯构型关系模式图可以看出，在(*R*)-MTPA 酯分子中，醇基中取代基 L_1 处于酸基中的苯基(Ph)的面上，但是 L_1 与 Ph 又处于 MTPA 平面的异侧，L_1 受苯环的抗(逆)磁屏蔽效应较小；而在(*S*)-MTPA 酯分子中，L_1 处于 Ph 的面上，但是 L_1 与 Ph 又处于 MTPA 平面的同侧，L_1 受苯环的抗磁屏蔽效应较大。因此，与(*S*)-MTPA 酯相对比，(*R*)-MTPA 酯中 L_1 基团上的 β-H 处于较低场，而(*S*)-MTPA 酯中 L_1 基团上的 β-H 处于较高场。同理，对于醇基中取代基 L_2，(*R*)-MTPA 酯中 L_2 基团上的 β-H 处于较高场，而(*S*)-MTPA 酯中 L_2 基团上的 β-H 处于较低场。比较产物(*R*)-MTPA 酯、(*S*)-MTPA 酯中醇基上取代基 L_1 上 β-H 的^{1}H-NMR 信号，其化学位移值差值 $\Delta\delta=\delta_S-\delta_R<0$；比较产物(*R*)-MTPA 酯、(*S*)-MTPA 酯中醇基上取代基 L_2 上 β-H 的^{1}H-NMR 信号，其化学位移值差值 $\Delta\delta=\delta_S-\delta_R>0$(图 1-30)。

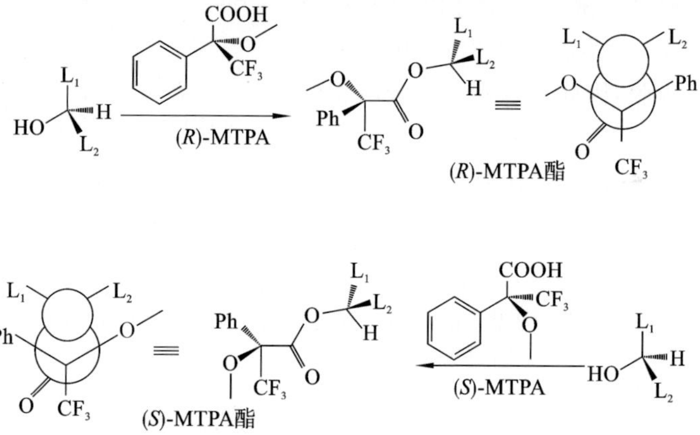

图 1-30　(*R*)-MTPA 酯与(*S*)-MTPA 酯构型的模式图

注：$\Delta\delta_{L_1}<0(-)$；$\Delta\delta_{L_2}>0(+)$。

改进的 Mosher 法综合考虑生成的(*R*)-MTPA 酯与(*S*)-MTPA 酯中 L_1 和 L_2 部分的质子 $\Delta\delta$，以及其正 $\Delta\delta$ 和负 $\Delta\delta$ 是否对称排列于手性中心的两侧。改进的^{1}H-NMR Mosher 法得到的结果比仅运用 β-H 的符号来判断手性碳的绝对构型的经典 Mosher 法所得结果更加可靠。如果 $\Delta\delta$ 的正负值没有规则地排列在化合物手性中心的两侧，改进的 Mosher 法不能使用。目前 Mosher 试剂即(*R*)-MTPA 氯和(*S*)-MTPA 氯都有市售，该方法是测定天然产物仲醇手性碳绝对构型的一种微量、简便而有效的方法。

张勇慧教授课题组从青灰叶下株来源的拟茎点霉属真菌 *Phomopsis* sp. TJ507A 中分离得到一个高氧化度的麦角甾衍生的甾体新骨架化合物 phomopsterone A，将(*R*)-MTPA 氯和(*S*)-

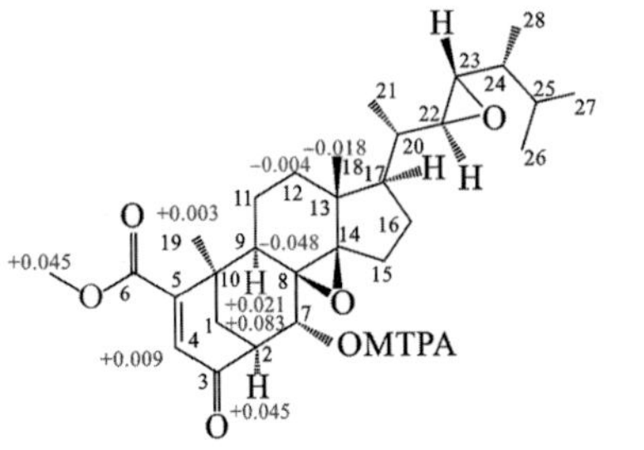

图 1-31 phomopsterone A 成酯 $\Delta\delta$ 值示意图

MTPA 氯与之反应分别生成(*S*)-MTPA 酯和(*R*)-MTPA 酯。生成酯 $\Delta\delta=\delta_S-\delta_R$ 的值如图 1-31 所示,从 MTPA 平面向待测仲醇部分观察,$\Delta\delta$ 为正值的基团和 $\Delta\delta$ 为负值的基团分别位于 MTPA 平面的两侧,从而确定了该化合物的 C-7 构型为 *R*。

四、Marfey 法

利用改良 Marfey 分析方法测定肽类化合物中氨基酸残基的绝对构型。1984 年 Marfey 首次报道了以 1-氧-2,4-二硝基苯基-5-L-酰胺(FDAA)为试剂,使其与 D,L-氨基酸反应生成相应氨基酸的 FDAA 衍生物,再经反相柱 HPLC 分析,可以在纳摩尔水平测定 D,L-氨基酸中 D-对映异构体或 L-对映异构体相对含量的分析方法。Marfey 法广泛应用于测定天然产物中氨基酸残基的绝对构型。该方法能对 D,L-氨基酸进行检测分析的关键在于以下几点。

(1) 氨基酸与 FDAA 几乎定量进行反应并产生相应 FDAA 衍生物。

(2) 由于 FDAA 为手性试剂,生成的 D,L-氨基酸的 FDAA 衍生物为非对映异构体,利用常规反相柱 HPLC 就可以进行分离并检测分析。

(3) 虽然大多数氨基酸分子中并没有 UV 吸收官能团,但其 FDAA 衍生物在 338 nm 和414 nm 显示有特征性 UV 吸收,因此可以用 UV 吸收相应波长进行检测分析。

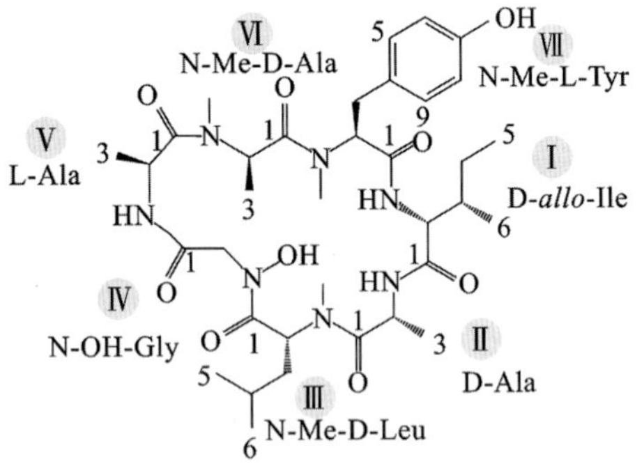

FDAA

Robert J. Capon 教授从一株海洋来源的真菌 *Talaromyces* sp. CMB-TU011 中分离鉴定出 1 个新颖的环肽类化合物 talarolide A,通过与 FDAA 试剂反应得到 FDAA 衍生物,并最后通过 UV-HPLC 确定水解氨基酸的构型,最后间接确定化合物 talarolide A 的绝对构型。

五、钼盐诱导 CD

$Mo_2(OAc)_4$是目前较为成功的基于 CD 测定结果来确定邻二醇结构绝对构型的方法。在 DMSO 溶液中,将 $Mo_2(OAc)_4$与具有 1,2-二醇或 1,3-二醇、1,2-氨基醇或 1,3-氨基醇等二齿状或并非二齿状等手性配基的配体混合后,检测复合物所产生的与配基手性相关但并非源自配体原有生色团的科顿效应(自 600~270 nm 共呈 5 个(Ⅰ至Ⅴ)峰带)。其中带Ⅱ(400 nm 附近)和Ⅳ(310 nm附近)是与邻二醇结构绝对构型相关的谱带。

螺旋规则:离观察者近的—OH 向邻位的—OH 观察,正(顺时针为正)、负(逆时针为负)的 O—C—C—O 二面角符号分别对应于诱导 CD(ICD)谱中 310 nm 左右(Ⅳ带)的正、负科顿效应;且大多数情况下,还伴随产生 400 nm 附近(Ⅱ带)正、负相同的第二个科顿效应。

张勇慧教授课题组将此法应用于微生物天然产物 1,2-邻二醇绝对构型的确定。例如,化合物 varioxiranediol A 和 varioxiranediol B 溶于 DMSO 中,加入 $Mo_2(OAc)_4$使之形成复合物,测试其 CD 发现,在 310 nm 附近有负的科顿效应,提示 O—C—C—O 二面角扭角为负,根据螺旋规则，varioxiranediol A 和 varioxiranediol B 的邻二醇构型确定均为 10*R*，11*S*（图 1-32）。

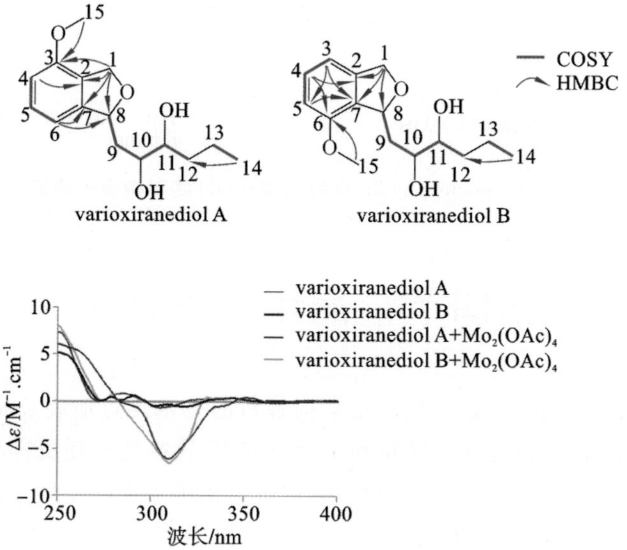

图 1-32 varioxiranediols A 和 B 中邻二醇构型确定

六、铑盐诱导 CD

铑盐诱导 CD 法为一种通过使用过渡金属试剂 $Rh_2(OCOCF_3)_4$ 进行手性仲醇或叔醇结构绝对构型的确定方法。手性仲醇或叔醇与 $Rh_2(OCOCF_3)_4$ 配位后，其 CD 图谱在 600～270 nm范围内有 A 至 F 6 个吸收带，其中出现在 350 nm 处的 E 带可通过 bulkiness 位阻规则来确定仲醇或叔醇的绝对构型。Bulkiness 位阻规则即把羟基作为第一优势基团，氢作为最小基团（S 基团），其他两个基团按照体积大小依次为 L 和 M 基团，以此判断“b*R*”和“b*S*”，“b*R*”和“b*S*”分别对应羟基与 $Rh_2(OCOCF_3)_4$ 形成的配合物 ICD 谱中 350 nm 处的负和正的科顿效应。

$Rh_2(OCOCF_3)_4$ 类的过渡金属螯合物具有较强的轴向接受配体能力，因而不仅能和双齿配体形成配合物，也能和多种单齿配体形成配合物，尤其是 $Rh_2(OCOCF_3)_4$ 基团的强吸电子性通过氧原子传递，加强了 Rh 原子轴向位置的 Lewis 酸性能，从而增强了轴向位置接收亲核试剂的能力。不单是醇类，一些烯烃、醚类以及环氧化物等，都可与之形成轴向配合物，因而多官能团化合物应用该性质时应予以充分考虑。

操作步骤：将一定量的手性醇（配体）样品加入无水的正己烷、氯仿或二氯甲烷溶液中，使 $Rh_2(OCOCF_3)_4$ 的浓度为 0.6～0.7 mg/mL，加入的配体略过量。由于不同类型化合物配基与 $Rh_2(OCOCF_3)_4$ 的配位能力存在差别，所以加入样品后，应当立即测定并随时跟踪不同时间的 CD 谱，获得中意的诱导 CD 图谱。

张勇慧教授课题组将此法应用于微生物天然产物倍半萜中仲醇绝对构型的确定。例如，将化合物 phomophyllin D 和 phomophyllin E 与 $Rh_2(OCOCF_3)_4$ 在无水二氯甲烷中快速混匀，测其 CD 谱图发现，化合物在 360 nm 附近都有负的科顿效应，从而确定化合物 phomophyllin D 和 phomophyllin E 的 C-2 位—OH 的绝对构型均为 *R*（图 1-33）。

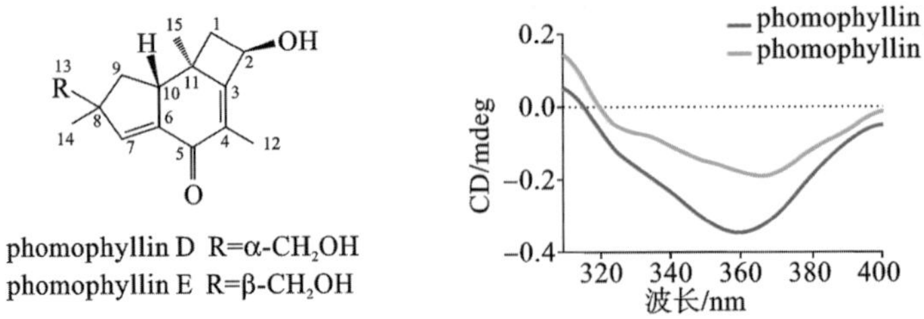

图 1-33 phomophyllin D 和 E 中—OH 绝对构型的确定

第四节 晶体衍射方法

阐明天然产物的立体化学，是天然产物结构解析的技术难点所在。早期天然产物立体化学的解析多采用化学方法，包括化学转化和手性合成等，这些技术耗费样品量较大而且耗时耗力。现代波谱的快速发展为复杂天然产物的结构解析提供了重要工具，在众多的表征手段中，最直观最准确的分析方法无疑是单晶 X 射线衍射技术，为可培养单晶的天然产物立体构型解析提供了便捷方法。

单晶 X 射线衍射分析(single X-ray crystallographic analysis)应用范围十分广泛，凡是可获得单晶的样品均可分析。该方法样品用量少，只需 0.5 mm^3 大小的晶体 1 粒，即可获得被测样品的全部三维信息。

一、原理

当 X 射线照射晶态结构时，将被晶体点阵排列的不同原子或分子所衍射。X 射线照射 2 个晶面距为 d 的晶面时，受到晶面的反射，两束反射 X 光程差 $2d\sin\theta$ 是入射波长的整数倍，即 $2d\sin\theta=n\lambda$(n 为整数)时，2 束光的相位一致，发生相长干涉。θ 称为衍射角(入射或衍射 X 射线与晶面间夹角)。晶面间距 d 为物质的特有参数，对一个物质若能测定数个 d 及与其相对应的衍射线的相对强度，则能对物质进行鉴定。

单晶 X 射线衍射分析能测定晶态分子的晶胞参数、晶系、空间群、晶胞中原子的三维分布、成键和非键原子间的距离和角度、化合物的化学组成比例、价电子云分布、原子的热运动振幅、分子的构型和构象、绝对构型等晶体学信息。

衍射实验的几个要素如下。

(1) 光源：同步辐射，常规 X 射线光源，单色光或白光。中子、电子。

(2) 光学系统：获得尺寸小、有足够准直性的入射光束。包括单色器、聚焦镜等。

(3) 衍射仪：单轴、四圆衍射仪(或叫测角仪)等。

(4) 样品：单晶、多晶、非晶。

(5) 探测器：点、线、面探测器。

最常见的 3 种衍射实验方法见表 1-5。

表 1-5 最常见的 3 种衍射实验方法

方法	所用辐射	样品	照相法	照相机	衍射仪
粉末法	单色辐射	多晶体或晶体粉末	样品转动，也可以不转动	德拜照相机	粉末衍射仪
劳厄法	连续辐射	单晶体	样品固定不动	劳厄照相机	单晶或粉末衍射仪
转晶法	单色辐射	单晶体	样品转动或摆动	转晶-回摆照相机	单晶衍射仪

二、单晶的培养

单晶是由原子（离子、分子）在空间周期排列构成的固体物质。大部分天然产物是有机分子，这类晶体的获得，一般采用常温或低温下溶液生长法进行。主要有以下几个需要考虑的因素。

（一）化合物自身的性质

这是决定结晶难易程度的关键因素，例如该化合物是否稳定、是否光敏等，应根据化合物不同的特点来决定培养单晶的方法。具有刚性骨架的分子容易结晶，因为其构象变化较少而易于形成有规则的排列，而柔性大的分子由于侧链较长或分支较多而构象变化较多；多羟基的化合物由于多个羟基之间存在较强的相互作用也不易排列规则。化合物越纯越易结晶。

（二）溶剂系统的选择

选择溶剂应在确保所选溶剂不与样品发生任何反应的条件下进行。可采用单一溶剂或混合溶剂系统，应注意所选溶剂系统的挥发度要适中，挥发过快，溶液迅速达到过饱和状态，易形成较小的晶体，甚至可能带走样品，挥发得太慢影响晶体的生长速度。

（三）培养晶体的环境

晶体生长需要合适的温度，通过环境温度的调整，可以控制样品的溶解度大小或溶剂挥发速度快慢。晶体生长的环境温度最好是恒定的，晶体生长过程中应尽量避免外界的干扰，培养单晶的容器应选择玻璃制品或特殊的透明塑料制品，以便于观察，内壁要求光滑、洁净。

三、单晶 X 射线衍射测定天然产物立体构型

如果没有特别说明，单晶 X 射线衍射分析给出的是分子的相对构型，测定分子绝对构型常用反常散射法，即利用分子中所含原子（特别是重原子）的 X 射线反常散射（色散）效应，可以准确地测定分子构型。

（1）当分子中含有重原子时（原子序数大于硅原子，如氯原子、溴原子等），采用 Cu Kα 或 Mo Kα 辐射，均可获得具有显著意义的绝对构型因子，从而可判断分子的绝对构型。

（2）当分子中不含重原子时，大多数天然产物分子由碳、氢、氧、氮组成，采用反常散射能力较强的 Cu Kα 辐射（可将氮、氧看作较重原子），对于大部分结构，仍然可以计算出正确的绝对构型，但 Mo Kα 辐射通常只能确定相对构型。

（3）引入手性溶剂确定分子绝对构型：在进行样品重结晶时，选择引入手性试剂（如 D-酒

石酸或 L-酒石酸等)而形成共晶的单晶体,以手性试剂的已知构型为参照,即可获得待测分子的绝对构型。

(4) 利用分子中已确认的局部构型信息确定分子绝对构型:对于非新骨架的分子,根据文献或波谱数据,可以确定其局部取代基的构型,以此为参照,可确定待测化合物分子的绝对构型。

(5) 引入重原子:向天然产物中引入重原子,常用的方法有加入形成生物碱的盐酸盐、氢溴酸盐或氢碘酸盐,或进行对溴苯甲酰化反应,从而利用重原子的反常散射效应而获得分子的绝对构型。

(6) 制备衍生物再进行单晶 X 射线衍射测定:一些常见的方法,比如甲酯化反应、与 Mosher 试剂反应、对硝基苯甲酰氯反应等方法可以获得衍生物的晶体而进行 X 射线衍射测定。

孔令义教授课题组从 *Taiwania cryptomerioides* 中分离鉴定了一个新骨架二萜二聚体 taiwanoid A,由于结构新颖,无法获得化合物的单晶,其通过对化合物 taiwanoid A 进行甲酯化,得到产物并培养出合适的晶体,最后通过单晶 X 射线衍射间接确定化合物 taiwanoid A 的绝对构型(图 1-34)。

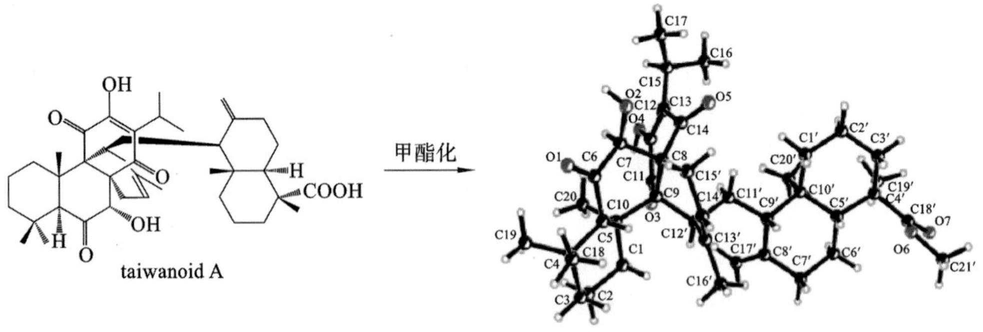

图 1-34 taiwanoid A **绝对构型的确定**

William H. Gerwick 教授课题组从 *Cyanobacterium Okeania hirsuta* 中分离鉴定了一个结构新颖、抗疟疾活性显著(IC_{50} = 80～270 nm)的大环内酯化合物 bastimolide A。通常而言,大环内酯极难培养单晶,但是 William H. Gerwick 教授巧妙地对其进行对硝基苯甲酰氯反应获得衍生物,并经过大量尝试获得晶体,并通过晶体 X 射线衍射间接确定化合物 bastimolide A 的绝对构型(图 1-35)。

四、单晶 X 射线衍射测定天然产物绝对构型的局限性

(1) 能否得到合适的单晶。

(2) 如果晶体属于含对称中心和对称面的空间群,不能测定绝对构型。

(3) 部分铜靶辐射数据,其最终绝对构型因子大于 0.3,或偏差较大,难以判断其绝对构型,可能原因有:含氮、氧的比例低;测试时没有使用低温条件。解决方法:可用引入局部已知构型、引入重原子或与手性试剂共结晶等方法,降低衍射数据收集时的温度。

例如,车永胜课题组从一株海洋来源的青霉中分离得到一个高氧化度的新颖螺二萜 brevione H,本想通过 Mosher 法来确定其绝对构型,但是令人意外的是,brevione H 与

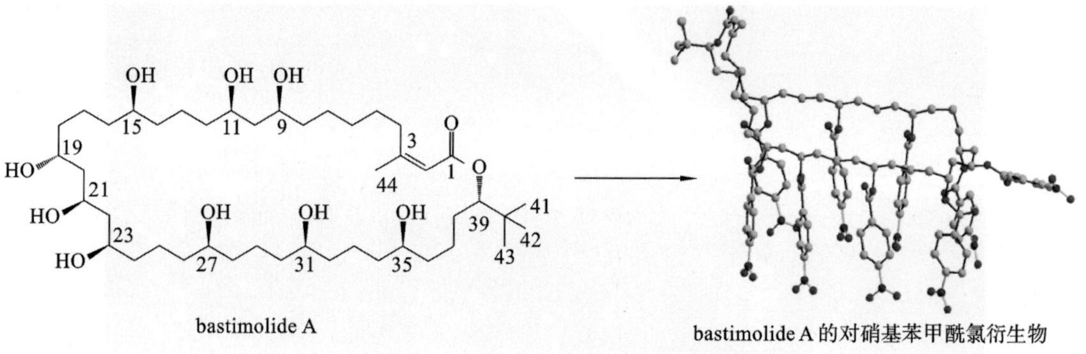

图 1-35　bastimolide A 绝对构型的确定

(S)-MTPA 氯反应后的衍生物比较容易地生成了晶体，最后通过单晶 X 射线衍射的办法确定了衍生物的绝对构型，也间接证明了 brevione H 的绝对构型(图 1-36)。

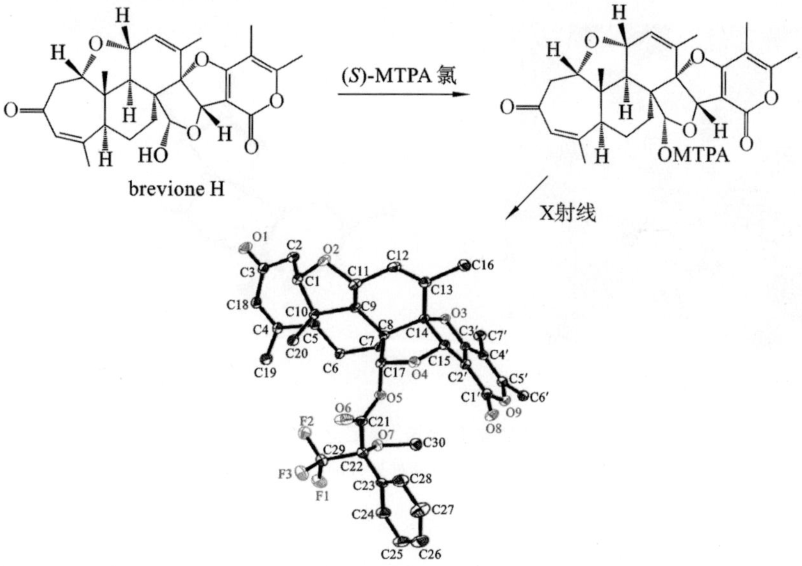

图 1-36　brevione H 绝对构型的确定

五、结构测定新技术——晶体海绵法

单晶衍射是确定分子结构的最有力的方法，但是样品制备往往比较困难。日本东京大学的 Makoto Fujita 教授于 2013 年提出“晶体海绵法”，其在一定程度上可以帮助获得一些难以结晶的分子的结构(图 1-37)。

(一)“晶体海绵法”最大的突破

(1) 不需要任何结晶过程，随着样品溶剂的挥发，目标分子会自动渗透进入晶体海绵内部，并长程有序排列在晶体海绵的孔洞里(晶体海绵就好比已经建好的房子，目标分子就好比将要入住的住户，每一个住户都按照事先安排好的位置入住每一间房间，从而实现生长有序)。

(2) 可以实现纳克(ng)级别化合物的晶体结构分析。理论上，一颗晶体海绵(80 μm×80 μm×80 μm)就可以实现 26 ng 的目标分子的结构解析。

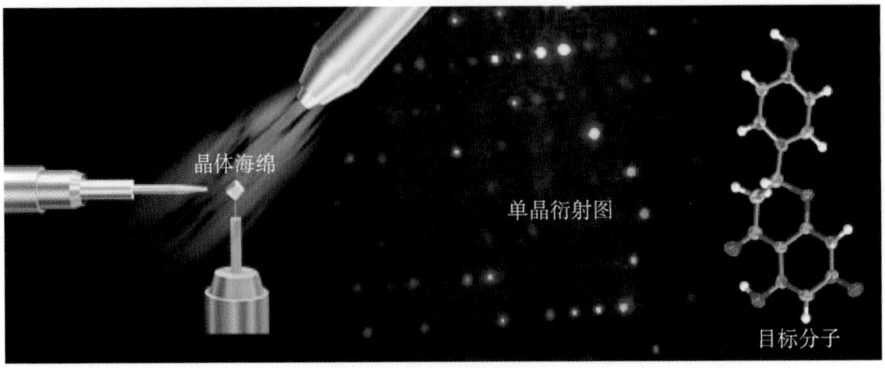

图 1-37 晶体海绵法

(3) 可以与高效液相色谱(HPLC)联用,实现对少量混合产物的直接结构分析。

(4) 可以确定分子的绝对构型(图 1-38)。

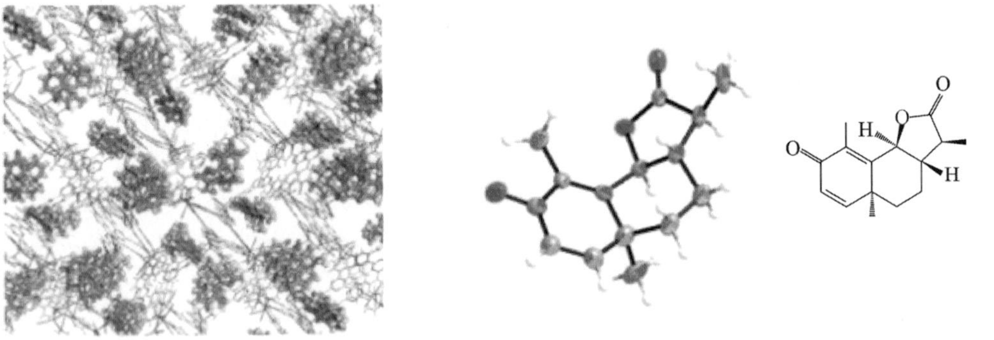

(a) (b)

图 1-38 "晶体海绵法"确定分子的绝对构型

(a)目标分子在晶体海绵中的排列;(b)目标分子的晶体结构

(二)"晶体海绵法"的局限性

(1) 孔洞的大小决定了目标分子的大小,超过孔洞大小的目标分子是无法进入晶体海绵中,从而也无法利用"晶体海绵法"。

(2) 孔洞的环境决定了目标分子的特性,亲水性分子难以进入疏水性的孔洞,所以迄今为止,"晶体海绵法"主要应用于疏水性分子结构的测定。

(3) 晶体海绵的稳定性决定了目标分子的溶液特性,目前仅少量溶剂可供选择,主要为环己烷。对于在环己烷中溶解度差的分子,"晶体海绵法"成功的报道还较少。

(三)"晶体海绵法"的改进

Yaghi 教授课题组对"晶体海绵法"进行了改进,使用手性 MOF-520 材料(图 1-39),成功解析了 16 种分子的晶体结构,与之前的"晶体海绵法"最大的不同之处在于,目标分子可以通过共价键稳固地结合在 MOF 材料上,这样减少了分子在空腔中的热运动,即使在只占据空腔 30%的体积的条件下仍然可以获得准确的晶体数据,他们称之为配位排列法(coordinative alignment,CAL 法)。

目标分子涵盖了伯醇、邻二醇、苯酚、羧酸类化合物,将 MOF 自身的晶体浸没在客体分子

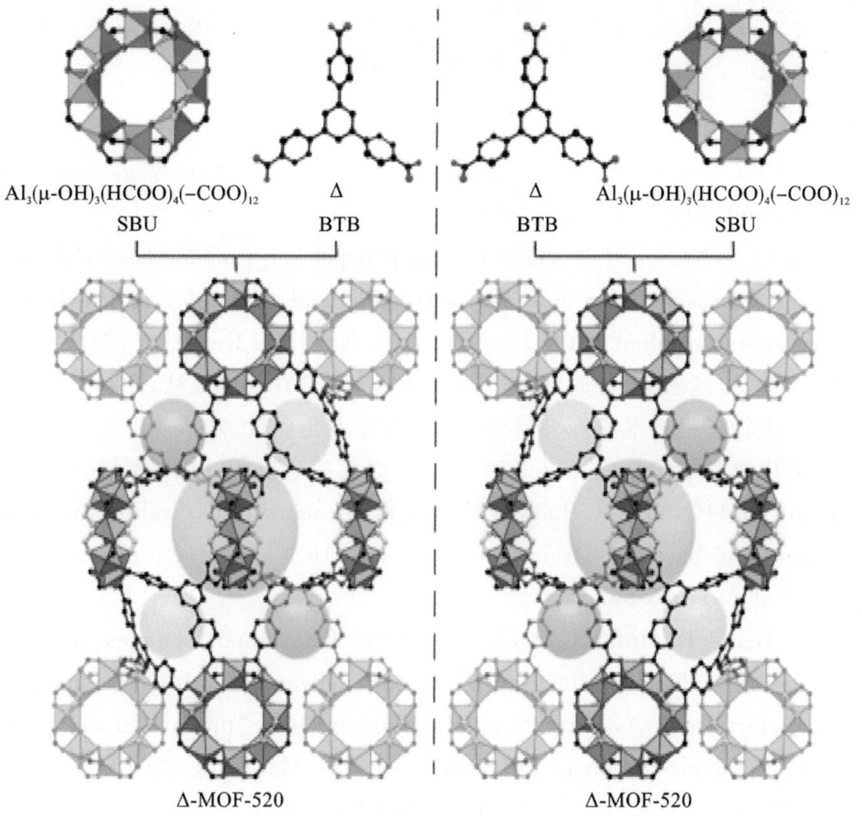

图 1-39　手性 MOF-520 材料

的溶液中，然后慢慢加热至少 12 h 来制备复合物的晶体，客体分子可以通过共价键与 MOF-520结合稳固其空间位置，此外，π-π 作用、氢键作用等都有助于结构的解析。

这种 CAL 法的强大之处在于它能够识别分子的细微差别，如赤霉素中的单键与双键(图 1-40)。它甚至可以拆分出手性分子，例如，外消旋的茉莉酸能够选择性地结晶在 MOF 的 2 种对映构型内，而茉莉酸的晶体结构在此前从未被报道过。

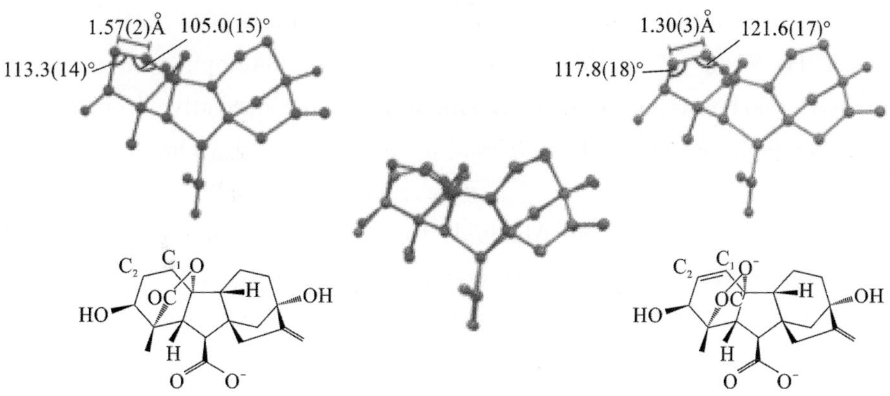

图 1-40　赤霉素

MOF 的这一强大应用无疑给化学家们带来了福音，对于那些难以结晶的复杂分子，它们的结构和绝对构型也很有希望被一一确定。

参考文献

[1] Brock T D. Brock biology of microorganisms[M]. Englewood:Prentice Hall,2000.

[2] Newman D J,Cragg G M. Natural products as sources of new drugs from 1981 to 2014 [J]. J Nat Prod,2016,79(3):629-661.

[3] Zarins-Tutt J S,Barberi T T,Gao H,et al. Prospecting for new bacterial metabolites:a glossary of approaches for inducing,activating and upregulating the biosynthesis of bacterial cryptic or silent natural products[J]. Nat Prod Rep,2016,33(1):54-72.

[4] 邢来君,李春明,魏东盛. 普通真菌学[M]. 北京:高等教育出版社,1999.

[5] 程殿林. 微生物工程技术原理[M]. 北京:化学工业出版社,2007.

[6] 周德庆,微生物学实验教程[M]. 2 版. 北京:高等教育出版社,2006.

[7] Crusemann M,O'Neill E C,Larson C B,et al. Prioritizing natural product diversity in a collection of 146 bacterial strains based on growth and extraction protocols[J]. J Nat Prod,2017,80(3):588-597.

[8] Bode H B,Bethe B, Höfs R, et al. Big effects from small changes: possible ways to explore nature's chemical diversity[J]. Chembiochem,2002,3(7):619-627.

[9] Romano S,Jackson S A, Patry S, et al. Extending the "one strain many compounds" (OSMAC) principle to marine microorganisms[J]. Mar Drugs,2018,16(7):244-272.

[10] Zhu H,Chen C, Xue Y, et al. Asperchalasine A, a cytochalasan dimer with an unprecedented decacyclic ring system,from *Aspergillus flavipes*[J]. Angew Chem Int Edit,2015,54(45):13374-13378.

[11] Zhu H, Chen C, Tong Q, et al. Epicochalasines A and B: two bioactive merocytochalasans bearing caged epicoccine dimer units from *Aspergillus flavipes* [J]. Angew Chem Int Edit,2016,55(10):3486-3490.

[12] Meng L H,Li X M,Lv C T,et al. Brocazines A-F,cytotoxic bisthiodiketopiperazine derivatives from *Penicillium brocae* MA-231,an endophytic fungus derived from the marine mangrove plant *Avicennia marina*[J]. J Nat Prod,2014,77(8):1921-1927.

[13] Meng L H, Wang C Y, Mandi A, et al. Three diketopiperazine alkaloids with spirocyclic skeletons and one bisthiodiketopiperazine derivative from the mangrove-derived endophytic fungus *Penicillium brocae* MA-231[J]. Org Lett, 2016, 18(20): 5304-5307.

[14] Du L,Feng T,Zhao B,et al. Alkaloids from a deep ocean sediment-derived fungus *Penicillium* sp. and their antitumor activities[J]. J Antibiot,2010,63(4):165-170.

[15] Guo W,Peng J,Zhu T,et al. Sorbicillamines A—E,nitrogen-containing sorbicillinoids from the deep-sea-derived fungus *Penicillium* sp. F23-2[J]. J Nat Prod,2013,76(11): 2106-2112.

[16] Osterhage C,Kaminsky R,König G M,et al. Ascosalipyrrolidinone A,an antimicrobial alkaloid,from the obligate marine fungus *Ascochyta salicorniae* [J]. J Org Chem,

2000,65(20):6412-6417.

[17] Seibert S F, Anja K, Ekaterina E, et al. Ascospiroketals A and B, unprecedented cycloethers from the marine-derived fungus *Ascochyta salicorniae*[J]. Org Lett,2007, 9(2):239-242.

[18] Liu D S,Rong X G,Kang H H,et al. Raistrickiones A—E from a highly productive strain of *Penicillium raistrickii* generated through thermo change[J]. Mar Drugs, 2018,16(6):213-225.

[19] Chen C,Zhu H,Li X N,et al. Armochaeglobines A and B,two new indole-based alkaloids from the arthropod-derived fungus *Chaetomium globosum* [J]. Org Lett, 2015,17(3):644-647.

[20] Chen C,Wang J,Liu J,et al. Armochaetoglobins A—J:cytochalasan alkaloids from *Chaetomium globosum* TW1-1, a fungus derived from the terrestrial arthropod *Armadillidium vulgare*[J]. J Nat Prod,2015,78(6):1193-1201.

[21] Wang W,Gong J,Liu X,et al. Cytochalasans produced by the coculture of *Aspergillus flavipes* and *Chaetomium globosum*[J]. J Nat Prod,2018,81(7):1578-1587.

[22] Wang W,Zeng F,Bie Q,et al. Cytochathiazines A—C:three merocytochalasans with a 2 H-1, 4-thiazine functionality from coculture of *Chaetomium globosum* and *Aspergillus flavipes*[J]. Org Lett,2018,20(2):6817-6821.

[23] Cichewicz R H. Epigenome manipulation as a pathway to new natural product scaffolds and their congeners[J]. Nat Prod Rep,2010,27(1):11-22.

[24] Du L,King J B,Cichewicz R H. Chlorinated polyketide obtained from a *Daldinia* sp. treated with the epigenetic modifier suberoylanilide hydroxamic acid[J]. J Nat Prod, 2014,77(11):2454-2458.

[25] Long H,Cheng Z,Huang W,et al. Diasteltoxins A—C,asteltoxin-based dimers from a mutant of the sponge-associated *Emericella variecolor* fungus[J]. Org Lett,2016,18 (18):4678-4681.

[26] Marmann A,Aly A H,Lin W,et al. Co-cultivation-a powerful emerging tool for enhancing the chemical diversity of microorganisms[J]. Mar Drugs,2014,12(2):1043-1065.

[27] Wei G,Chen C,Tong Q,et al. Aspergilasines A—D:four merocytochalasans with new carbon skeletons from *Aspergillus flavipes* QCS12[J]. Org Lett,2017,19(16): 4399-4402.

[28] 中国科学院上海药物研究所.中草药有效成分提取与分离[M].上海:上海科学技术出版社,1983.

[29] 姚新生.天然药物化学[M].北京:人民卫生出版社,1988.

[30] 吴立军.天然药物化学[M].北京:人民卫生出版社,2011.

[31] 金鸣,高子淳,李金荣.大孔树脂柱色谱法制备红花黄色素和羟基红花黄色素A[J].中草药,2004,35(1):25-28.

[32] 任荣军.大孔树脂吸附技术在黄酮类成分分离纯化中的应用[J].中国药业,2008,17

(16):71-73.

[33] 何伟,李伟.大孔树脂在中药成分分离中的应用[J].南京中医药大学学报,2005,21(2):134-136.

[34] Engelhardt H,杨文澜.高效液相色谱法[M].北京:机械工业出版社,1982.

[35] 赵陆华.中药高效液相色谱法应用[M].北京:中国医药科技出版社,2005.

[36] 荒木峻.气相色谱法[M].伉大器,译.北京:化学工业出版社,1988.

[37] 许国旺.现代实用气相色谱法[M].北京:化学工业出版社,2004.

[38] 彭英利,马承愚.超临界流体技术应用手册[M].北京:化学工业出版社,2005.

[39] 原永芳,李修禄.超临界流体萃取法及高效液相色谱法分析延胡索中延胡索乙素的含量[J].药学学报,1996,31(4):282-286.

[40] 王建华,焦奎.蔬菜中有机氯农药残留的超临界流体提取和气相色谱法测定[J].色谱,1998,16(6):506-507.

[41] Chen K L,Zhang X W,Sun W G,et al. Manginoids A—G: seven monoterpene-shikimate-conjugated meroterpenoids with a spiro ring system from *Guignardia mangiferae*[J]. Org Lett,2017,19(21):5956-5959.

[42] Zhu H C,Chen C M,Tong Q Y,et al. Asperflavipine A:a cytochalasan heterotetramer uniquely defined by a highly complex tetradecacyclic ring system from *Aspergillus flavipes* QCS12[J]. Angew Chem Int Ed,2017,56(19):5242-5246.

[43] Blaschke G,Kraft H P,Markgraf H. Chromatographische Racemattrennungen,X. Racemattrennung des Thalidomids und anderer Glutarimid-Derivate[J]. Chem Ber,1980,113(6):2318-2322.

[44] Veloo R A,Koomen G J. Synthesis of enantiomerically pure (*S*)-(—)-propranolol from sorbitol[J]. Tetrahedron:Asymmetry,1993,4(12):2401-2404.

[45] 陈立仁.液相色谱手性分离[M].北京:科学出版社,2006.

[46] 宋航.手性物技术[M].北京:化学工业出版社,2010.

[47] 柯伙钊,罗明可.色谱技术在手性药物对映体拆分中的应用及其进展[J].海峡药学,2007,19(2):56-58.

[48] 于平.手性化合物研究进展[J].化工进展,2002,21(9):635-638.

[49] 李雪,李优鑫,张勇.高效液相色谱法手性固定相拆分手性药物研究进展[J].应用化工,2014,43(6):1125-1127.

[50] Xie S S,Wu Y,Qiao Y B,et al. Protoilludane,illudalane,and botryane sesquiterpenoids from the endophytic fungus *Phomopsis* sp. TJ507A[J]. J Nat Prod,2018,81(6):1311-1320.

[51] Hu L Z,Zhang Y,Zhu H C,et al. Filicinic acid based meroterpenoids with anti-Epstein-Barr virus activities from *Hypericum japonicum*[J]. Org Lett,2016,18(9):2272-2275.

[52] 吴琼珠,陈润,乔善磊.柱前手性衍生化 HPLC 法测定普瑞巴林的光学纯度[J].中国药科大学学报,2007,38(6):523-526.

[53] Yang B Y,Sun W G,Wang J P,et al. A new breviane spiroditerpenoid from the arine-

derived fungus *Penicillium* sp. TJ403-1[J]. Marine drugs,2018,16(4):E110.

[54] Tang Y,Xue Y B,Du G,et al. Structural revisions of a class of natural products: scaffolds of glycon analogues of fusicoccins and cotylenins isolated from fungi[J]. Angew Chem Int Ed Enql,2016,55(12):4069-4073.

[55] Stephens P J,Pan J J,Devlin F J. Determination of the absolute configurations of natural products is density functional theory calculations of vibrational circular ichroism,electronic circular dichroism and optical rotation:the schizozygane alkaloid schizozygine[J]. J Org Chem,2007,72(7):2508-2524.

[56] Hu Z X,Sun W G,Li F L,et al. Fusicoccane-derived diterpenoids from *Alternaria brassicicola*:investigation of the structure-stability relationship and discovery of an IKKβ inhibitor[J]. Org Lett,2018,20(17):5198-5202.

[57] Zhu H C,Chen C M,Yang J,et al. Bioactive acylphloroglucinols with adamantyl skeleton from *Hypericum sampsonii*[J]. Org Lett,2014,16(24):6322-6325.

[58] Yun Y S,Fukaya H,Nakane T,et al. A new bis-seco-abietane diterpenoid from hyptis crenata Pohl ex Benth[J]. Org Lett,2014,16(23):6188-6191.

[59] Zhao J X,Yu Y Y,Wang S S,et al. Structural elucidation and bioinspired total syntheses of ascorbylated diterpenoid hongkonoids A—D[J]. J Am Chem Soc,2018,140(7):2485-2492.

[60] Hu Z X,Wu Y,Xie S S,et al. Phomopsterones A and B,two functionalized ergostane-type steroids from the endophytic fungus *Phomopsis* sp. TJ507A[J]. Org Lett,2017,19(1):258-261.

[61] Dewapriya P,Prasad P,Damodar R,et al. Talarolide A,a cyclic heptapeptide hydroxamate from an Australian marine tunicate-associated fungus,*Talaromyces* sp. (CMB-TU011)[J]. Org Lett,2017,19(8):2046-2049.

[62] He Y,Hu Z X,Li Q,et al. Bioassay-guided isolation of antibacterial metabolites from *Emericella* sp. TJ29[J]. J Nat Prod,2017,80(9):2399-2405.

[63] Wang W L,Zhu D R,Luo J,et al. Taiwanoids A—D,four dimeric diterpenoids featuring tetracyclic octodecane from *Taiwania cryptomerioidesim*[J]. Org Biomol Chem,2018,16(46):9059-9063.

[64] Shao C L,Linington R G,Balunas M J,et al. Bastimolide A,a potent antimalarial polyhydroxy macrolide from the marine cyanobacterium *Okeania hirsuta*[J]. J Org Chem,2015,80(16):7849-7855.

[65] Li Y,Ye D Z,Chen X L,et al. Breviane spiroditerpenoids from an extreme-tolerant *Penicillium* sp. isolated from a deep sea sediment sample[J]. J Nat Prod,2009,72(5):912-915.

第二篇

天然产物活性的虚拟筛选

中药和天然药物是药物发现的宝库，许多天然产物具有药理或生物活性，对治疗疾病有一定的疗效，也是开发潜在新药的重要灵感来源。近几十年来，人们对天然产物进行了广泛的研究，发现其在药物化学、分子生物学和药物科学等领域具有广阔的应用前景。据统计，截至2013年，美国食品药品监督管理局(FDA)批准了1453种新的化学实体(NCEs)，其中约40%是天然产物或者天然产物衍生物。在过去的30年里，天然产物或其衍生物的NCEs占总NCEs的比例已上升到约50%，在抗肿瘤领域约为74%。在2008—2013年期间，批准使用25种天然产物或其衍生物。全新药物的发现是一个高投入、低产出的过程，通常情况下，一个新药的发现从立项到上市耗时10～17年，研发经费多于10亿美元。过去10年，FDA批准的新药越来越少，但是研究经费却在逐渐增长。因此，从中药和天然药物中寻找先导化合物在近年来又重新成为热点。从中药和天然药物中能够分离得到结构类型丰富多样的新化合物，但通常这些新化合物收率较低、作用靶点难以确定，限制了其进一步的药理学机制研究。随着分子生物学的发展，高通量筛选、计算机虚拟筛选、基因工程技术的应用，大大提高了天然产物活性成分的研究水平。应用计算机虚拟筛选的方法，例如，二维药效团指纹筛选和基于蛋白质三维结构的分子对接等来寻找天然化合物可能的作用靶点和机制，后期再用蛋白质生物化学和药理学方法进行验证，则能够大大缩短研究时间，并降低对化合物产量的需求。

第一章
基于分子对接的虚拟药物筛选

第一节　虚拟药物筛选背景

在疾病机制被完全认知之前，人们最初只能应用动物的病理模型进行药物的筛选。例如，药物化学专家将来源于天然产物或者微生物代谢物的化学成分提取出来，应用各种动物模型进行筛选，从中发现新的功能性化合物。后来随着分子病理学的进展，现代药物发现过程首先要确定初步的靶点，这些靶点经过进一步优化以提高药效、选择性、代谢稳定性和口服生物利用度。高通量筛选（HTS）和虚拟筛选（VS）是药物发现中最常见的方法。高通量筛选技术采用自动化操作系统，可以进行大规模的化合物筛选，但是这种方法筛选设备复杂，需要培养大量的靶酶或靶细胞，阳性率低，并且需要大量资金支持，因此，仅仅采用高通量筛选的方法进行先导化合物发现的成本高、效率低。

在过去 20 年里，随着计算机技术、生物信息学和结构基因组学的发展，越来越多重要的蛋白质和药物靶点的晶体结构被解析，从 1970—2004 年，在蛋白质数据库中存储了 5 万个结构，到 2014 年，达到 15 万个。如肾上腺素受体、钾离子通道和钠钙交换蛋白等，这都使基于结构的药物筛选和设计成为可能。

基于蛋白质结构的虚拟筛选和传统的基于细胞和酶的高通量筛选方法完全不同，它是应用计算机软件将靶标蛋白和小分子化合物进行一对一的对接，评价小分子与酶或受体活性中心的契合程度，从大量的化合物库中筛选出与靶标蛋白有作用的小分子，从而发现先导化合物。所有的运算和筛选都在计算机中完成，可以在短时间内快速筛选大量化合物，以找到可能的候选化合物，成本低，成功率高。与高通量筛选相比，虚拟筛选不需要在开始就真正合成或分离得到大量化合物进行结合或抑制实验，降低了筛选成本。而且根据虚拟筛选的结果再进行实验性活性评价，其阳性率可达 5%～20%，大大高于直接高通量筛选的 0.1%的阳性率，提高了药物发现的效率，最终药物开发的成本降低，周期缩短。

通过虚拟筛选得到先导化合物以后，可以进一步运用计算机技术进行基于结构的药物设计。由于我们知道药物靶点蛋白的结构，可以用计算机模拟药物分子和靶点的结合，甚至直接将药物分子和靶点结合得到相应的复合物晶体结构，提供如何改造药物分子的信息。基于这种方法已成功设计了多种药物,如抗流行性感冒药扎那米韦和抗艾滋病药替拉那韦等,抗老年痴呆药物多奈哌齐以及 HIV 蛋白酶抑制剂茚地那韦等。因此,基于蛋白质结构的虚拟筛选和药物设计为先导化合物的获得提供了更为快速、有效的途径。

第二节 靶点蛋白质结构的获得方法和途径

基于分子对接虚拟筛选的核心和基础是先获得靶点蛋白质的结构,这是结构生物学的任务。结构生物学是分子生物学、生物化学和生物物理学的分支,研究生物大分子尤其是核酸、蛋白质及其复合物的分子结构,通过解析生物大分子的原子分辨率或近原子分辨率三维结构,指导基于结构的功能分析,揭示生物大分子结构与功能的关系,阐明分子机器的工作机制,为靶向药物提供结构基础。X 射线衍射蛋白质晶体学、核磁共振技术和冷冻电镜三维重构技术是目前获得蛋白质靶点结构的主要方法。对于某些蛋白质,如果已经有相似和同源的结构,则可以通过同源建模的方法预测其结构,用于随后的虚拟筛选和药物设计。

一、X 射线衍射蛋白质晶体学方法

X 射线衍射蛋白质晶体学(XRC)是一种用于确定晶体原子和分子结构的技术,在这种技术中,晶体结构使入射的 X 射线束向许多特定的方向衍射。通过测量这些衍射光束的角度和强度,晶体学家可以得到晶体内电子密度的三维图像。基于这个电子密度,可以确定晶体中原子的平均位置以及它们的化学键,晶体的无序性以及其他各种信息。X 射线衍射蛋白质晶体学是最早用于蛋白质结构解析的方法之一。X 射线是一种高能短波电磁波,它的波长与晶体中的原子之间的距离在同一数量级,因此当 X 射线穿过晶体时就会发生衍射现象。利用接收器收集到的 X 射线的衍射信息就可以推测出晶体内部的电子密度分布,从而了解原子的位置信息,解析晶体的结构。利用此方法,1960 年,John Kendrew 解析出了第一个蛋白质——肌红蛋白的三维结构。同时发展出来的同晶置换法和分子置换法,成功解决了晶体学的相位问题。

随着一系列技术突破和硬件设备提升,尤其是 DNA 重组技术、蛋白纯化技术和晶体筛选技术的发展,同步辐射光源大范围建设和射线强度的提升以及计算机技术的进步,X 射线衍射蛋白质晶体学逐步发展成为结构生物学的最重要的研究手段。人们在高纯蛋白质的获得、结晶条件的筛选、晶体衍射数据的收集与处理等方面都有了长足进步,从 20 世纪 80 年代开始,蛋白质晶体学有了突飞猛进的发展,涌现出一大批获得诺贝尔奖的成果。1982—1985 年,Johann Deisenhofer、Robert Huber 和 Hartmut Michel 等首次确定了光合作用反应中心的立体结构;1998 年,Roderick MacKinnon 得到了第一个离子通道的三维结构;2001 年,Roger David Kornberg 在分子水平上揭示了真核生物基因的转录过程;也是在 2000 年左右,Ada E. Yonath、Thomas A. Steitz 和 Venkatraman Ramakrishnan 等解析了高分辨率的核糖体结构;2007 年 Brian K. Kobilka 解析了 GPCR 家族的 β_2 肾上腺素受体的结构。目前蛋白质数据库中收录的蛋白质或蛋白质复合物的结构总数已经达到了 131 800 个,其中通过蛋白质晶体学方法解析的结构占到了总数的 90.2%(截至 2017 年 11 月)。利用 X 射线衍射蛋白质晶体学获得的生物大分子结构从分子层面上提高了我们对于生命过程的认识,并大大促进了现代医

学的发展。

虽然蛋白质晶体学技术已经得到了长足的发展,但是依然存在许多不足。虽然目前已经有很多蛋白质晶体的生长方法,如蒸气扩散法、海绵相和脂立方相(LCP)等,也有很多成熟的晶体生长试剂盒,如 QIAGEN 公司的 JASG Core Ⅰ-Ⅳ、Hampton 公司的 Index 和 Salt 等都有很好用的晶体筛选条件,但是到目前为止还没有一套成熟理论可以指导人们进行蛋白质晶体的生长。蛋白质晶体的获得更多的是靠大量结晶条件的优化和一定的运气。同时蛋白质本身的柔性也给获得高质量的晶体带来了不小的困难,生物大分子结晶本身就是一个非常耗时和具有挑战性的工作,尤其是对膜蛋白和超大相对分子质量的复合物,其结晶异常困难,极大地阻碍了对这些重要生命分子结构的解析和功能的理解。这些因素都限制了蛋白质晶体学的进一步发展。

二、NMR 蛋白质结构解析方法

核磁共振(nuclear magnetic resonance,NMR),最早由物理学家 Isidor Isaac Rabi 在 1938 年提出,其因此获得了 1944 年的诺贝尔物理学奖。核磁共振是由某些原子核的特殊磁性产生。核磁共振波谱被广泛用于测定溶液中有机分子的结构,研究分子物理、晶体以及非晶体材料。自 1957 年核糖核酸酶的结构被解析以来,核磁共振波谱法已经成为一种成熟的结构生物学方法。该技术发明的初衷是探讨组成物质的元素是什么,后来人们将其应用扩展到结构生物学领域,目前核磁共振是能够解析溶液中生物大分子原子分辨率三维动态构象的唯一技术。核磁共振的基本理论是自旋量子数不为 0 的原子核在外界磁场影响下,原子核的能级发生塞曼分裂,吸收并释放电磁辐射,即产生共振频谱。共振频谱的频率与原子核所处的磁场存在一定的比例关系,通过分析不同元素在外加磁场中释放的频率,经过分析和计算就可以得到蛋白质内部原子的结构信息,如蛋白质的二级结构信息。

蛋白质动力学和蛋白质功能之间有着非常紧密的联系,与蛋白质晶体学和冷冻电镜三维重构技术只能得到蛋白质在某一种状态下的三维图不同,核磁共振技术可以得到蛋白质在溶液中动态变化过程的三维图,这就可以更好更直观地理解蛋白质的结构和功能之间的关系。不过要想得到可以用于核磁共振测试的蛋白质,就必须使用昂贵的 ^{13}C 和 ^{15}N 标记的培养基,同时蛋白质的大小也限制了核磁共振的应用,该方法所分析生物大分子样品的相对分子质量一般不超过 50 000。同时核磁共振解析蛋白质结构对操作者有较高的专业要求,并且对核磁共振谱仪配套的磁体和检测探头也有较高的要求。

三、冷冻电镜三维重构技术

冷冻电镜三维重构技术是电子显微术、电子衍射与计算机图像处理相结合而形成的具有重要应用前景的一门技术,近年来在生物大分子的结构解析方面有突飞猛进的发展,2017 年,诺贝尔化学奖被授予 Jacques Dubochet、Joachim Frank 和 Richard Henderson,因为他们发明了用于测定溶液中生物分子的高分辨结构的低温电子显微镜。作为一种替代 X 射线衍射蛋白质晶体学或核磁共振波谱测定大分子结构的方法,其不需要结晶,因此引起了广泛的关注。该学科的发展同时简化并改进了生物分子的成像,将生物化学推进到一个新的时代。

冷冻电镜三维重构技术是采用高压快速冷冻(用液氮或液氦冷却的乙烷)方法使样品包埋在玻璃态的冰中,这种环境接近生理状态,由于是快速冷冻,可以使样品最大限度地保持其天然构象，同时也减少了样品在制备过程中的结构破坏。整个流程包括冷冻样品制备、电子显微镜图像收集、图像数据处理、进行生物分子三维结构重构以及三维结构的解析等基本步骤。在低温下通过电子显微镜进行二维成像可以减少电子束对样品的辐射损伤，再通过对二维投影图像的分析进行三维重构。目前三维重构的方法主要有电子晶体学方法、单颗粒三维重构法和电子断层扫描成像技术。其中电子晶体学主要针对小的对称结构，单颗粒三维重构法主要应用于大的非对称结构，而电子断层扫描成像技术是在亚细胞层面对结构进行重构和研究。经过近 30 年的发展，冷冻电镜三维重构技术已经成为结构生物学领域一个重要的手段，这主要得益于高分辨成像设备和图像处理技术的进步，这里的主要贡献为加州大学旧金山分校的华裔科学家程亦凡等人对冷冻电镜技术的改进。另外，冷冻电镜技术在膜蛋白和大分子复合物的结构解析方面的优势也日益凸显，如程亦凡和 David Julius 也共同解析了嗜酸热原体菌 20S 核糖体的结构，分辨率达到了 3.3Å。清华大学的结构生物学家们应用冷冻电镜技术解析了一系列复杂蛋白质机器的结构，例如，施一公解析了酵母的 RNA 剪切体结构，杨茂君解析了人类完整呼吸链的高分辨结构并提出了一个更为合理的与占据学术界 40 年的经典 Q 循环理论所不同的电子传递机制，隋森芳首次报道了世界上第一个完整藻胆体的近原子分辨率的冷冻电镜三维结构。随着技术的不断进步，冷冻电镜技术的分辨率也在不断提高，最高分辨率已经达到了惊人的 1.8Å，相信冷冻电镜技术在不久的将来会成为结构解析领域的主流方法。

上述三种方法鉴定靶点蛋白结构统计见表 2-1。

表 2-1 靶点蛋白的获得方法统计表

方法	蛋白	核酸	蛋白/核酸复合物	其他	总数
X 射线衍射蛋白质晶体学	121 935	1 963	6 289	4	130 191
NMR	10 872	1 260	251	8	12 391
冷冻电镜三维重构技术	1 810	31	652	0	2 493

四、PDB 简介

蛋白质数据库(protein data bank，PDB)是由美国 Brookhaven 实验室在 1971 年建立的大分子结构数据库，是一个开源的数据库。蛋白质数据库是蛋白质、核酸等大型生物分子三维结构数据的数据库。这些数据通常由来自世界各地的生物学家和生化学家提交，由 X 射线衍射蛋白质晶体学、核磁共振波谱学或越来越多的低温电子显微镜获得，可通过其成员组织(PDBe、PDBj 和 RCSB)的网站在互联网上免费获取。PDB 由一个名为全球蛋白质数据库(wwPDB)的组织监管，是结构生物学领域最重要的数据库。PDB 是结构生物学的一个关键领域，如结构基因组学。大多数主要的科技期刊和一些资助机构现在要求科学家向 PDB 提交他们的结构数据。许多其他数据库使用储存在 PDB 中的蛋白质结构。PDB 中的每条记录都有显示序列信息和隐式序列信息 2 条信息，SEQRES 打头的即为显示序列信息。隐式序列信息即为立体化学结构，包含原子的名字和三维坐标信息等。

每一个 PDB 的数据都有其唯一的身份 ID，包含 4 个字符，可由大写的字母 A～Z 和数字 1～9 组成。检索时，可以输入 PDB ID、作者、生物大分子、序列或配体进行搜索。每一个数据都有其详细的物种来源、蛋白表达系统、氨基酸序列、配体的结构等信息，并可以下载.pdb格式的数据，如果是已经发表的结果还会有 PubMed 相应文章的链接。用于显示蛋白质的三维立体结构的软件有 PyMol、RasMol、VMD 和 Swiss-PdbViewer 等。这些软件都可以对蛋白质的三维结构进行查看和编辑。

第三节　基于分子对接的虚拟筛选常用软件和天然产物数据库

虚拟筛选也称计算机筛选，即在进行生物活性筛选之前，在计算机上对化合物分子进行预筛选，以降低实际化合物筛选数目，同时提高先导化合物的发现效率。虚拟筛选包括基于靶点蛋白质结构的筛选和基于配体药效团的筛选。本节主要讨论基于靶点蛋白质结构的筛选，即基于分子对接的虚拟筛选。它一般包括 4 个步骤：受体（靶点蛋白）模型的建立，小分子库的选择和产生，高通量分子对接，命中化合物的后处理等。通过以上 4 步处理，高通量地对化合物数据库中的大量化合物和靶点蛋白质的相互作用进行评价，然后把大部分分子从化合物库中剔除，形成一个合理大小的化合物库，最后仅对这些更有可能有活性的化合物进行实际的生物学测试。除了能够进行高通量的虚拟筛选，对于中标化合物，分子对接还能对小分子和靶点蛋白质的结合模式进行更高精确度的研究，以指导药物的合理设计。

近 20 年来，进行分子对接的计算机软件有很大的发展，据统计已经有超过 60 种分子对接工具或程序，包括免费软件和收费的商业软件。常用的商业软件有 Schrodinger-Glide、ICM-Pro、Gold、MOE-Dock 等，免费软件有 AutoDock Vina、LeDock、AutoDock 等。下面就挑有代表性和综合评价最高的 Schrodinger-Glide、ICM-Pro 和 AutoDock Vina 等进行介绍。

一、AutoDock Vina

AutoDock (automated docking of flexible ligands to receptors)是一个分子建模仿真软件，尤其适用于蛋白质配体对接。AutoDock 程序是 Scripps 研究所 Olson 研究小组经过多年的编程设计出来的用于有机小分子和生物大分子之间分子对接的软件。AutoDock Vina 是可以免费使用的开源软件，它具有准确度高、速度快等优点，被认为是目前最好用的分子对接免费软件，可媲美一些商业软件。它是由 AutoDock 4 发展而来，与 AutoDock 4 相比，AutoDock Vina 显著提高了绑定模式预测的平均准确度。AutoDock Vina 评分函数主要针对以下参数进行加权：①空间相互作用；②疏水相互作用；③氢键能；④配体中可旋转键数目。分数越低，配体能与口袋结合的机会越高。AutoDock Vina 的设计理念是不要求用户了解其实现细节，调整模糊的搜索参数，集群结果或知道高级代数（四元数）。用户只需要知道被对接分子的结构和搜索空间的规范，包括结合点。此外，AutoDock Vina 可以利用系统中的多个 CPU 或 CPU 内核来大大缩短其运行时间，使运算速度大大提高。

二、ICM-Pro

ICM-Pro 软件可以使用户快速访问高品质互动式 3D 视图的结构数据库，用户可以在几秒钟之内对自己感兴趣的数据进行浏览并加载其结构，还可以分析序列的结构，识别出保守区和突变区，并构建三维结构，同时还可以将药物与蛋白或蛋白与蛋白进行虚拟对接，研究表面的静电或者是疏水性。

ICM-Pro 的 ICM-Docking 模块可实现快速精确的分子对接，能够支持蛋白与小分子、配体或蛋白的对接。它通过计算配基与配体之间的氢键作用、静电作用、立体结构以及构象自由能改变来分析对接结果。分子对接遵循的协议是配体连续有弹性地与以网格相互作用势能表示的受体进行对接，根据内在坐标力学(internal coordinate mechanics，ICM)对复合物的质量进行评分。内在坐标可以自然反映分子共价键的几何形状，其变量由共价键的键长、键角、扭转角和分子对象的 6 个位置坐标构成。与其他非商业软件和大部分其他商业软件相比，ICM-Pro 具有更加优化了的算法、准确和快速的势能以及经验性调节的评分函数，从而能够快速而准确地筛选大量的化合物。因此，ICM-Pro 是目前较佳的分子对接和虚拟筛选软件之一。ICM-Pro 筛选的总体偏好是设定选择松弛的共价键几何构型，化合物数据库的选择偏好可以根据 Lipinski 归纳的"类药 5 规则"：①相对分子质量不大于 500；②氢键给体(H-bond donors)数目小于 5；③氢键受体(H-bond acceptors)数目小于 10；④脂水分配系数(Log$P$)小于 5；⑤可旋转键(rotatable bonds)的数且不超过 10 个。评分的阈值一般为默认的－32 分，分子对接的完全度有 0.1～10 可选，分别侧重速度和准确度。

该软件也支持快速精确的对接优化，支持分子构象 2D 与 3D 之间的相互转换。人性化的交互图像显示画面和渐进式的使用说明使得软件的操作更加简单快捷。ICM-Docking 在进行柔性对接之前，可以对小分子配体分配 MMFF 原子类型，分配电荷，识别分子中的可旋转键并为配体加氢。在柔性对接位点的确认时采用可视化的格点电势，使对受体对接位点的确认更加方便快捷。

三、Schrodinger-Glide

Schrodinger(薛定谔)是美国 Schrodinger 公司设计的应用于药物发现的完整计算机软件包。它能够完成基于配体结构的药物设计、基于受体和配体结构的诱导契合和柔性对接，进行 ADME 性质预测等多种功能，是一个全能型的药物设计软件。

Glide 是 Schrodinger 软件包中的对接工具，能够完成精确的配体和受体分子对接。Glide 提供标准精度(SP)和额外精度(XP)2 种方式进行分子对接，分别侧重筛选化合物的速度和精度。一般来说，额外精度模式的对接可以进一步对标准精度模式的结果进行更精确的再评价，以获得更加准确的结果，降低假阳性率。Glide 的打分函数能够充分考虑疏水性、金属配位、氢键、空间位阻和不利的键旋转等，有效提高化合物的富集率并减少假阳性。和 Prime 模块的联用还可以使它实现诱导契合的对接。Glide 是目前综合评价最高的虚拟筛选软件，既适合高精度的分子对接，也适合高通量的虚拟筛选。在一个具有 35 个 CPU 的集群上，Glide 每天可以筛选超过 150 万个化合物。

四、天然产物数据库

天然产物是最大的药物来源，美国 FDA 批准的化学药物中属于天然产物的化合物达到 30%以上，还有更大比例的药物来源于经过结构修饰和改造产生的天然小分子化合物，而我国以青蒿素为代表的自主研发新药中，90%以上与天然产物有关。同时我们必须认识到，天然产物作为药物开发资源也有其关键性瓶颈：首先，天然产物结构类型繁多且化学结构相对复杂，仅 50%左右的基本骨架类型存在于有机合成化合物库中，故难以进行全合成和进一步结构修饰；其次，天然产物在自然界中的含量相对较低，不易大量获得，难以广泛进行传统的活性筛选。

我们知道，药物筛选能否成功的一个重要因素就是化合物库里面化合物的质量和数量，即这些化合物是否有代表性，能否代表尽可能多的具有活性的骨架类型。天然产物作为长期进化过程和自然选择中形成的次级代谢产物，天然地具有广泛性的活性和化学骨架代表性。当然，对于天然产物来说，"类药5规则"并不总是适用，如红霉素、紫杉醇、雷帕霉素等。一些常见的天然产物数据库如表2-2所示，它们中的数据库有的有部分重叠。下面介绍几个比较出名的数据库。

表 2-2 常用的天然产物数据库

数据库	天然产物数	备注	链接	使用权限
ZINC	约15万	收录的化合物都可买到，包含多种格式，适合于虚拟对接	http://zinc.docking.org/browse/catalogs/natural-products	开源
Super Natural Ⅱ	325 508	包括相应二维结构、理化性质、预测毒性类别和潜在供应商的信息	http://bioinf-applied.charite.de/supernatural_new/index.php	开源
Universal Natural Product Database (UNPD)	>22万	包含分子的识别信息和分子性质(氢键受体和给体)，所有分子的3D结构都在MMFF94力场中进行了优化	https://omictools.com/universal-natural-products-database-tool	开源
iSMART	37 170	目前世界上最大、收录最全的中药小分子数据库，化合物来源于352种中药	http://ismart.cmu.edu.tw	开源
AfroDb	1 000	非洲药用植物天然产物数据库，包含分子的3D结构，可用于虚拟筛选	https://omictools.com/afro-db-tool	开源
NuBBE	640	巴西天然产物及其衍生物的虚拟数据库	http://nubbe.iq.unesp.br/portal/nubbedb.html	开源
CHEMnetBASE (Dictionary of Natural Products, DNP)	29万	目前天然产物数据库中最全面和完整编辑的数据库*	http://dnp.chemnetbase.com/faces/chemical/ChemicalSearch.xhtml	收费

续表

数据库	天然产物数	备注	链接	使用权限
CHEMnetBASE (Dictionary of Marine Natural Products)	55 000	化合物主要来源于海洋生物*	http://dmnp. chemnetbase. com/faces/chemical/Chemical Search. xhtml	收费
TimTec NPL	800	化合物主要来自植物,有些则来自细菌、真菌和动物。大多数样品都有常见的天然来源和参考信息*	http://www. timtec. net/	开源

*:数据来源于相应的数据库网站。

(一) ZINC

ZINC 是一个可以免费使用的用于虚拟筛选的化合物数据库,由美国加州大学药物化学系的 Shoichet 研究小组建立并维护。主页地址:http://zinc. docking. org/。ZINC 数据库所收录的化合物来自各大化合物合成公司,因此都是可以商业购买的。数据库既存储了化合物的结构信息,也包含了这些化合物的供应商信息。由于 ZINC 在收录这些化合物的过程中进行了"类药性"过滤,可以 SMILES、mol2、3D SDF 等多种文件格式免费下载,很适用于以分子对接为主的虚拟筛选。ZINC 的天然化合物数据库,有约 15 万个化合物,包括 IBS screen、Princeton NP、中草药数据库和 AnalytiCon Discovery NP 等目前比较大的天然化合物数据库。

(二) Super Natural Ⅱ

天然产物数据库 Super Natural Ⅱ在 2006 年刚刚建立时只有 50 000 左右的化合物,随着数据库的不断更新,截至 2019 年,数据库已有 325 508 种天然化合物(NCs),每种化合物都有其相应的二维结构、理化性质、预测的毒性类别和潜在供应商的信息。新版本的 Super NaturalⅡ数据库支持化合物骨架相似性搜索,也支持化合物名称、供应商、特殊的理化性质和底物搜索,天然产物的合成和降解途径也可以查到。

(三) 中草药数据库(iSMART)

中草药数据库是目前最大的可以提供中药小分子结构信息下载的数据库。数据库中收藏的 37 170 种小分子化合物主要来自 352 种中草药、动物和矿物,每一种小分子都构建了 2D 和 3D 结构,并在 MM2 力场中进行了几何优化,可以 mol2 的格式提供下载。

第四节　化合物活性的实验性验证方法

虚拟筛选得到的中标化合物是一个比原来化合物数据库缩小了的子集,这时候需要进一步做实验性验证。分子对接预测的实际上是小分子化合物和靶点蛋白质的结合自由能,即结合能力;对于酶、激酶和受体,预测结合能力还不够,是否抑制(拮抗)或激动还得通过更加具体的实验来验证。如何进行各种酶和受体的抑制和激动实验超出了本文的篇幅，这里主要介绍几种能直接测定小分子和靶点蛋白质亲和力的技术。

一、微量热泳动技术(microscale thermophoresis，MST)

微量热泳动技术(microscale thermophoresis，MST)是一种分析生物分子相互作用的技术，这项技术基于生物分子的热泳动。微量热泳动仪使用红外激光进行局部加热产生一个温度梯度，溶液中的分子在温度梯度场中定向移动，通过检测荧光强度来分析温度梯度场中的分子分布比。MST 能够检测到由于结合而引起的生物分子的大小、电荷和水化层的变化，在分析对象的大小范围和检测动力学范围等参数上是目前最优的技术。此外，MST 对样品的需求量小，检测时间短，能够测量从纳摩尔级到微摩尔级的解离常数，仪器集合程度高，操作简单，不需要日常维护。MST 的适用范围广，适应性强，不同的环境要求、不同的溶液环境(如膜蛋白等需要某些特殊溶液环境的样品)、不同的生物分子、缓冲液和添加剂的类型可以自由选择(例如可以使用任何浓度的 DMSO 等有机溶剂)，可以在复杂的生物溶液甚至细胞溶解液中完成而无须样品纯化，不过实验样品必须进行荧光标记。这种技术极其灵敏，且耗材廉价易得，样品用量少，操作简单。目前该技术已用于研究蛋白-蛋白、小分子-蛋白、核酸-蛋白以及抗体-蛋白之间的相互作用。

二、等温滴定量热法(isothermal titration calorimetry，ITC)

等温滴定量热法(ITC)是用于量化研究各种生物分子相互作用的一种技术，是鉴定生物分子之间相互作用的首选方法。其基本原理是当样品与配体发生结合时，会发生放热或吸热反应，通过灵敏的温度计(可以测得几百万分之一摄氏度的温度变化)测量温度的变化，从而推测反应进行的速度与程度。通过计算机设置的程序化滴定，检测从开始反应到样品完全被饱和的过程中的热量的变化情况，就能够准确地推算出结合常数(K_a)、焓(ΔH)、熵(ΔS)和反应化学量(n)等完整的热力学参数值。ITC 广泛应用于药物的发现和开发领域，具有灵敏度和准确度高、样品不需要标记、实验使用过的样品还可以进行后续的研究、实验过程操作简单、自动化程度高等优点。

三、表面等离子共振(surface plasmon resonance，SPR)

SPR 是一种光学物理现象。在棱镜的表面涂上一层金属薄膜(Au 或 Ag)，当一束偏振光在一定的角度范围内入射到棱镜端面时，在棱镜与金属薄膜的界面将产生表面等离子波。当入射光波的传播常数与表面等离子波的传播常数相同时，将引起金属膜内自由电子产生共振，即表面等离子共振。此时入射光能量被吸收，反射光强度大幅减弱，对应的入射角为 SPR 角。SPR 角随金属表面折射率的变化而变化，而折射率的变化又与金属表面结合的分子的质量成正比。通过将小分子键合在玻璃表面的金属薄膜上，让含有蛋白质的流动相恒定流过芯片表面，若蛋白质与小分子有结合作用，则可以键合在金属表面并改变金属的相对分子质量，从而改变 SPR 角。通过记录 SPR 角度的变化就可以分析计算出反应的平衡常数和解离常数。SPR 作为一种新兴的光学生物化学检测技术，与传统的生化分析方法相比，具有无须标记、快速、灵敏准确、能够实现在线连续检测等优点。

第五节　天然产物活性成分的虚拟筛选和分子对接

一、分子对接的基本原理

所谓分子对接就是 2 个或多个分子之间通过几何匹配和能量匹配而相互识别的过程。分子对接在酶学研究以及药物设计中具有十分重要的意义。在酶激活剂、酶抑制剂与酶相互作用以及药物分子产生药理反应的过程中，小分子（通常意义上的配体）与靶酶（通常意义上的受体）相互结合，首先就需要 2 个分子充分接近，采取合适的取向，使两者在必要的部位相互契合，发生相互作用，继而通过适当的构象调整，寻找配体小分子与受体大分子靶酶相互作用的最佳构象。通过分子对接确定复合物中 2 个分子正确的相对位置和取向，研究 2 个分子的构象，特别是底物构象在形成复合物过程中的变化，是确定酶激活剂、抑制剂作用机制以及药物作用机制，设计新药的基础。通过研究复合物的相互作用，预测其亲和力，是基于蛋白质结构的药物设计的一个重要手段。

分子对接计算是把配体分子放在受体活性位点的位置，然后按照几何互补、能量互补、化学环境互补的原则来实时评价配体与受体相互作用的好坏，并找到 2 个分子之间最佳的结合模式。分子对接思想最初起源于 Fisher E. 的“锁和钥匙模型”，该思想认为“锁”和“钥匙”相互识别的首要条件是它们在空间形状上互相匹配。然而，配体和受体分子之间的识别要比“锁和钥匙模型”复杂得多。首先，配体和受体分子的构象是变化的，而不是刚性的，配体和受体在对接过程中互相适应对方，从而达到更完美的匹配。其次，分子对接不但要满足空间形状的匹配，还要满足能量的匹配。配体和受体之间通过底物分子与靶蛋白能否结合以及结合的强度最终是由形成此复合物过程的结合自由能变化 $\Delta Gbind$ 所决定的。

互补性（complementarity）和预组织（pre-organization）是决定分子对接过程的 2 个重要原则，前者决定识别过程的选择性，而后者决定识别过程的结合能力。互补性包括空间结构的互补性和电学性质的互补性。1958 年 Koshland 提出了分子识别过程中的诱导契合（induced fit）概念，指出配体与受体相互结合时，受体将采取一个能同底物达到最佳结合的构象（图 2-1）。而受体在与配体分子识别之前将受体中容纳配体的环境组织得越好，其溶剂化能力越低，则它们的识别效果越佳，形成的复合物也就越稳定。

分子对接方法根据不同的简化程度可以大致分为以下 3 类：①刚体对接；②半柔性对接；③柔性对接。刚体对接指在对接的过程中，研究体系的构象不发生变化；半柔性对接是指在对接过程中，研究体系尤其是配体的构象允许在一定的范围内变化；而柔性对接则是指在对接过程中，研究体系的构象基本上是可以自由变化的。当然，这只是一种简单的分类方法，而在很多分子对接程序中，实际上采取了多种处理方法。在这些分子对接方法中，刚体对接适合考察比较大的体系，比如蛋白质和蛋白质以及蛋白质和核酸之间的相互作用，其计算较为简单，原理也相对简单，主要是考虑构象之间的契合程度。半柔性对接适合于处理小分子和大分子之间的对接。在对接过程中，小分子的构象一般是可以变化的，但大分子则是刚性的。由于小分子相对较小，因此在一定程度考察柔性的基础上，还可以保持较高的计算效率，在药物设计尤其在基于分子数据库的虚拟筛选过程中，一般采用半柔性的分子对接方法。柔性对接方法一

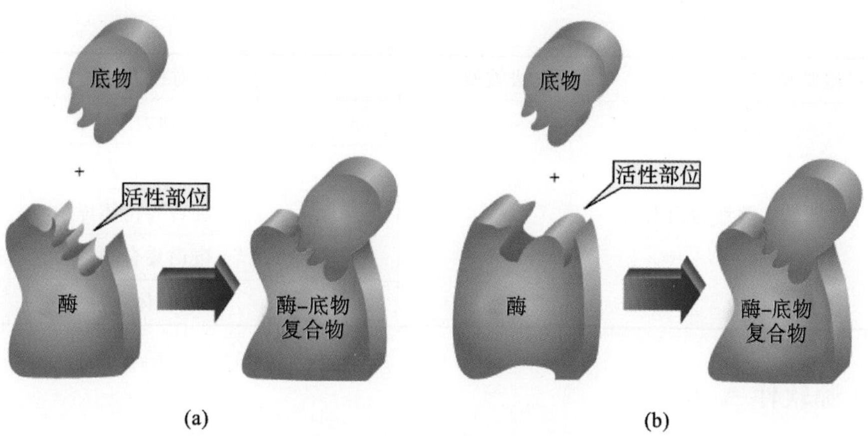

图 2-1 受体与配体结合模型

(a)“锁和钥匙模型”;(b)“诱导契合模型”

般用于精确考察分子之间的识别情况,由于在计算过程中体系的构象是可以变化的,因此,柔性对接在提高对接准确性的同时却需要耗费较长的计算时间。

上述各种几何优化方法可以获得分子对应于初始态的优势构象,但实际上这样的构象可以有很多,一般认为自由能最小的构象存在的概率高,全局极小可能是比较重要的构象。同时,配体和受体活性部位结合时的构象不一定是全局极小构象,而可能是某一低能构象(药效构象)。不管是寻找分子的全局极小构象还是药效构象,均要使用构象搜索方法。

分子对接的目的是找到底物分子和受体分子的最佳结合位置。因此,分子对接面临的最重要的问题就是如何找到最佳的结合位置以及如何评价对接分子之间的结合强度。当然,这2个问题也是相互关联的。如何找到最佳的结合位置就要牵涉到构象搜索方法。常用的构象搜索方法有系统搜索法和非系统搜索法。系统搜索法通过系统地改变每一个扭转角产生所有可能的构象,从中挑选出能量较低的构象,但计算量非常大。所以通常使用非系统搜索法来寻找能量较低的构象,常用方法有:①分子动力学方法(molecular dynamics,MD);②随机搜索(random search);③遗传算法(genetic algorithm,GA);④距离几何算法(distance geometry,DG)等。随机搜索又包含:①完全随机算法;②蒙特卡罗(Monte Carlo,MC)方法;③模拟退火(simulated annealing,SA)法。分子对接的方法很多,表 2-3 列出了针对不同对接体系的常用对接方法。

表 2-3 针对不同对接体系的常用分子对接方法

对接类型	对接方法类型	对接方法
柔性配体对接	系统方法	构象
		片段生长
		数据路
	随机方法	蒙特卡罗方法
		遗传算法
		禁忌搜索
	模拟方法	分子动力学方法
		能量最小化

续表

对接类型	对接方法类型	对接方法
柔性蛋白对接		分子动力学方法
		蒙特卡罗方法
		旋转异构体库
		蛋白集合栅格
		软受体建模

二、开源软件 AutoDock

(一) AutoDock 软件介绍

AutoDock 是 Scripps 研究所的 Olson 科研小组使用 C 语言开发的分子对接软件包，目前最新的版本为 4.2。AutoDock 其实是一个软件包，其中主要包含 AutoGrid 和 AutoDock 2 个程序。AutoGrid 主要负责格点中相关能量的计算，AutoDock 则负责构象搜索及评价。

AutoDock 在早期版本中使用模拟退火算法（simulated annealing algorithm）来寻找配体与受体最佳的结合位置状态，而从 3.0 版本开始使用一种改良的遗传算法，即拉马克遗传算法（Lamarckian genetic algorithm，LGA）。测试结果表明，LGA 比传统的遗传算法和模拟退火算法具有更高的效率。在 LGA 方法中，作者把遗传算法和局部搜索（local search）结合在一起，遗传算法用于全局搜索，而局部搜索用于能量优化。LGA 引入了拉马克的遗传理论，这个操作过程见图 2-2。

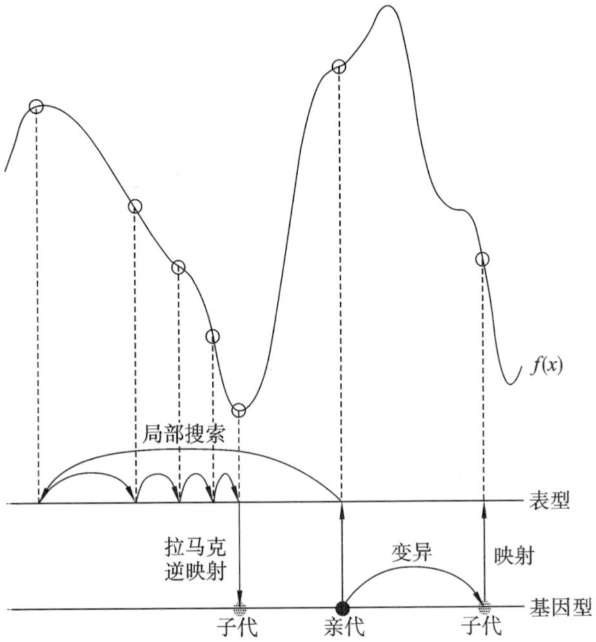

图 2-2 LGA 操作过程图

同时在 AutoDock 中，配体和受体之间的结合能力采用能量匹配来评价。在 1.0 和 2.0 版本中，能量匹配得分采用简单的基于 Amber 力场的非键相互作用能。非键相互作用来自 3

个部分的贡献：范德华相互作用、氢键相互作用以及静电相互作用。而在 3.0 之后的版本中 AutoDock 提供了半经验的自由能计算方法来评价受体和配体之间的能量匹配。

为了加快计算速度，AutoDock 采用格点对接的方法，但与 Dock 中格点对接的处理方法有明显的区别。Dock 中，格点上保存的不是能量，而是仅与受体有关的特征量。而在 AutoDock 中，格点上保存的是探针原子和受体之间的相互作用能。

对于范德华相互作用的计算，每个格点上保存的范德华能量的值的数目与要对接的配体上的原子类型的数目一样。如果一个配体中含有 C、O 和 H 3 种原子类型，那么在每个格点上就需要用 3 个探针原子来计算探针原子与受体之间的范德华相互作用值。当配体和受体进行分子对接时，配体中某个原子和受体之间的相互作用能通过周围 8 个格点上的这种原子类型为探针的格点值用内插法得到。

静电相互作用的计算采用了一个静电势格点，在格点上储存受体分子的静电势。当配体和受体分子对接时，某个原子和受体之间的静电相互作用能通过周围格点上静电势以及原子上的部分电荷计算得到。

计算氢键相互作用时，格点的处理和范德华相互作用有点类似，每个格点上需要保存配体分子中所有氢键给体与氢键受体之间的相互作用能量，而且这些能量都是氢键在最佳情况下的氢键能量值。

以上格点能量的计算都是由 AutoDock 中的 AutoGrid 程序计算得出的，AutoDock 格点对接示意图如图 2-3 所示。AutoDock 格点对接的基本流程如下：首先用围绕受体活性位点的氨基酸残基形成一个范围更大的盒子，然后用不同类型的原子作为探针（probe）进行扫描，计算格点能量，此部分任务由 AutoGrid 程序完成。然后 AutoDock 程序对配体在盒子范围内进行构象搜索（conformational search），根据配体的不同构象（conformation）、方向（orientation）、位置（position）及能量（energy）进行评分（scoring），最后对结果进行排序（ranking）。

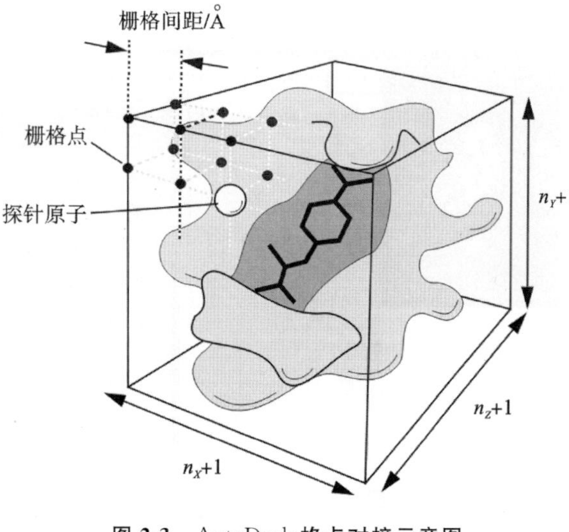

图 2-3 AutoDock 格点对接示意图

AutoDock 目前的版本只能实现单个配体和受体分子之间的对接，程序本身还没有提供虚拟筛选功能，但是可以使用 Linux/Unix 中的 Shell 以及 Python 语言实现此功能。同时

AutoDock 本身所包含的 AutoDock 以及 AutoGrid 程序是完全在命令符下操作的软件，没有图形界面，但是如果使用 AutoDock Tools 程序，就可以在几乎完全图形化的界面中完成分子对接以及结果分析等工作，下面我们就介绍一下 AutoDock Tools。

（二）AutoDock 的使用

（1）受体及配体文件的获取：从 PDB（http://www.rcsb.org/pdb/home/home.d）上下载受体的晶体结构文件（.pdb 格式）。运用 PyMol 将晶体结构文件中的蛋白质受体和小分子配体分离开来，保存成 2 个单独的文件，以备后面使用（图 2-4）。

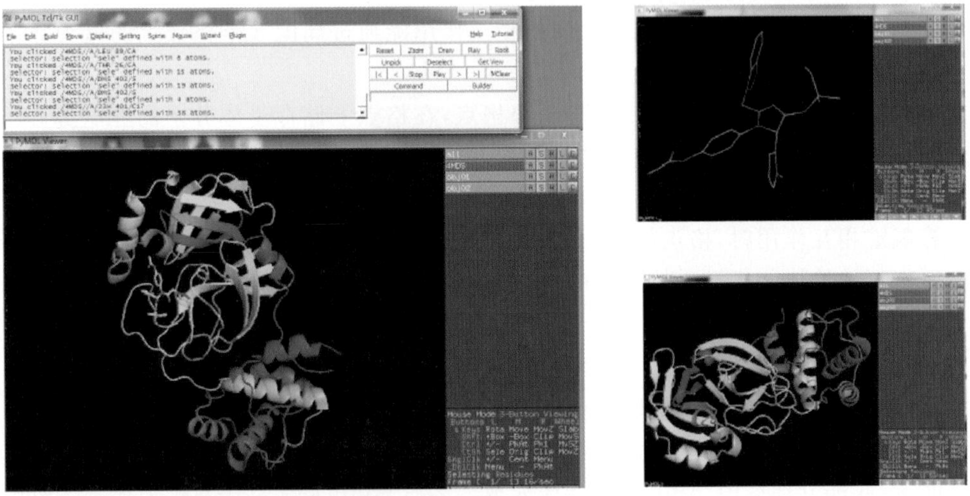

图 2-4　获取受体及配体文件

（2）受体准备：删除水分子（图 2-5）。

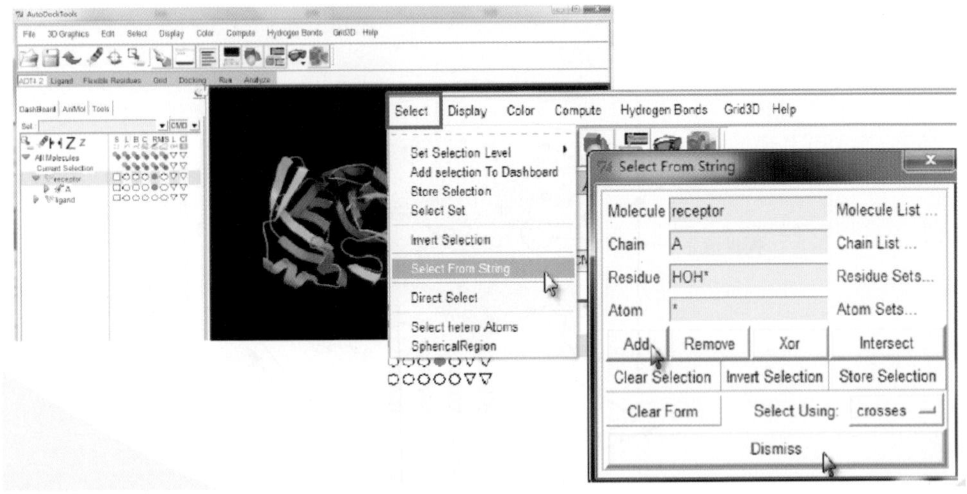

图 2-5　删除水分子

（3）加氢处理（图 2-6）。

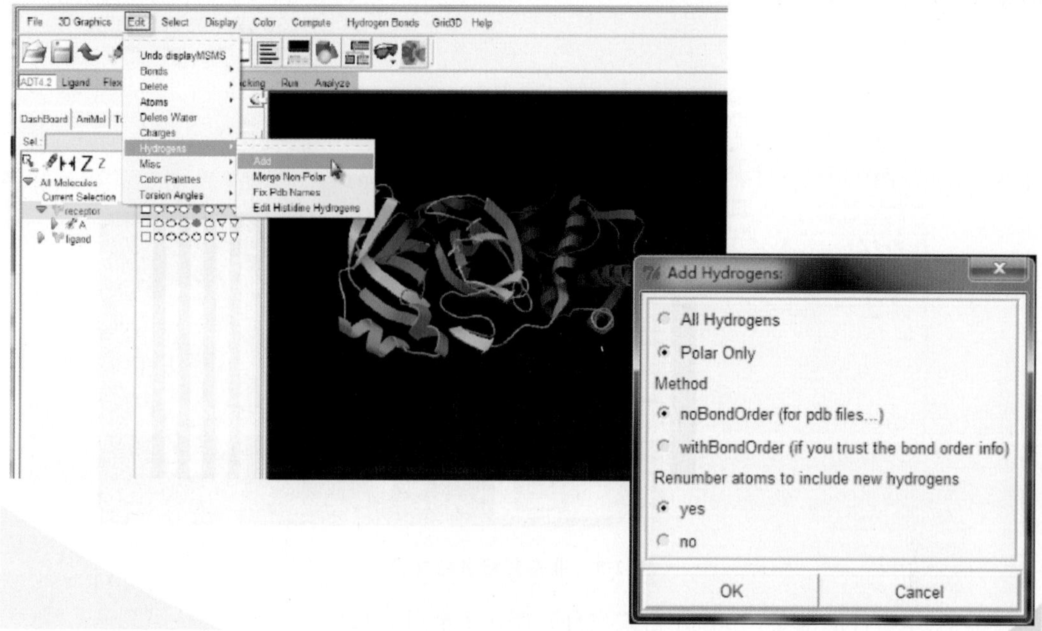

图 2-6 加氢处理

（4）将文件保存为. pdbqt 格式文件（图 2-7）。

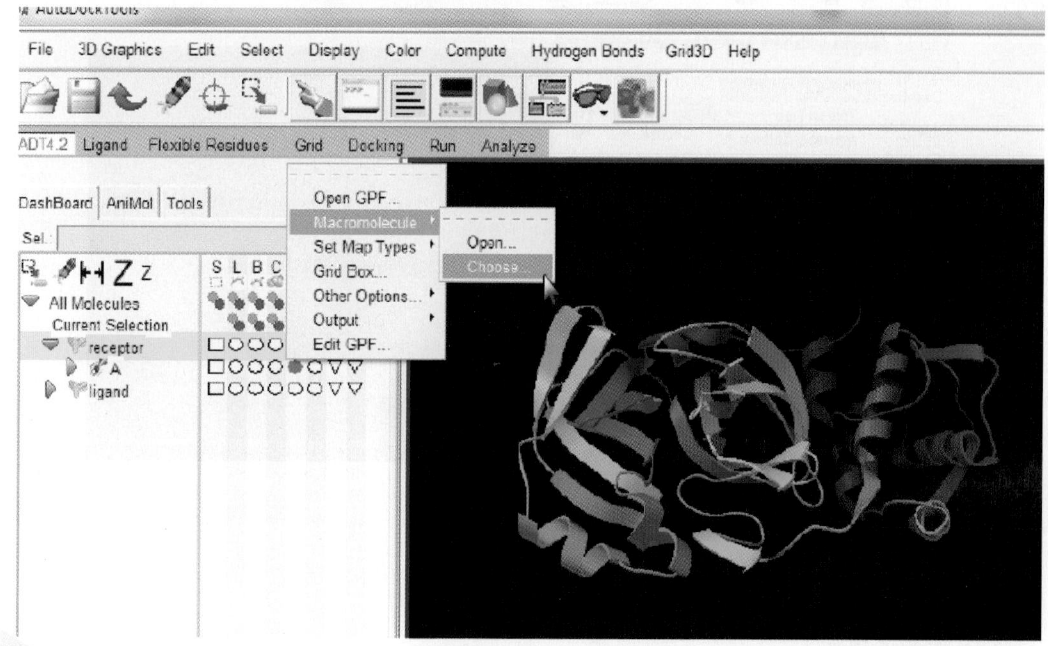

图 2-7 保存为. pdbqt 格式文件

(5) 对接参数文件的准备(图 2-8)。

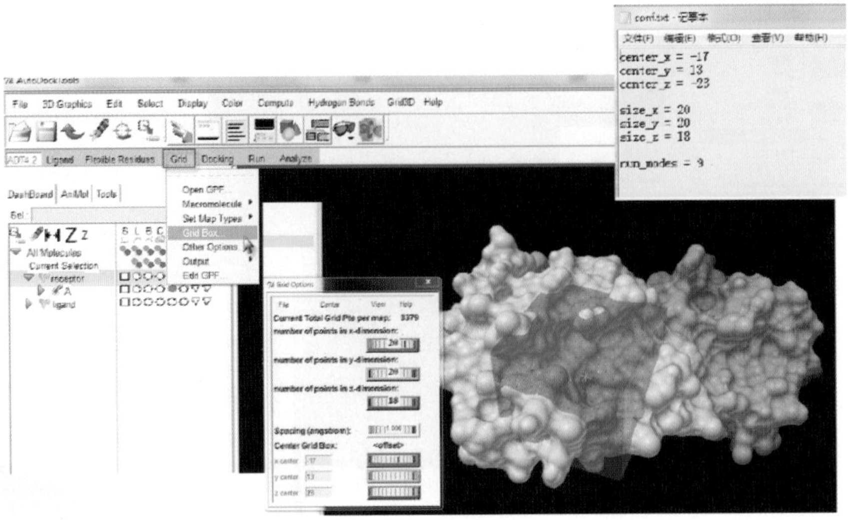

图 2-8　准备对接参数文件

(6) 配体文件的准备(.pdbqt 格式文件)(图 2-9 至图 2-11)。

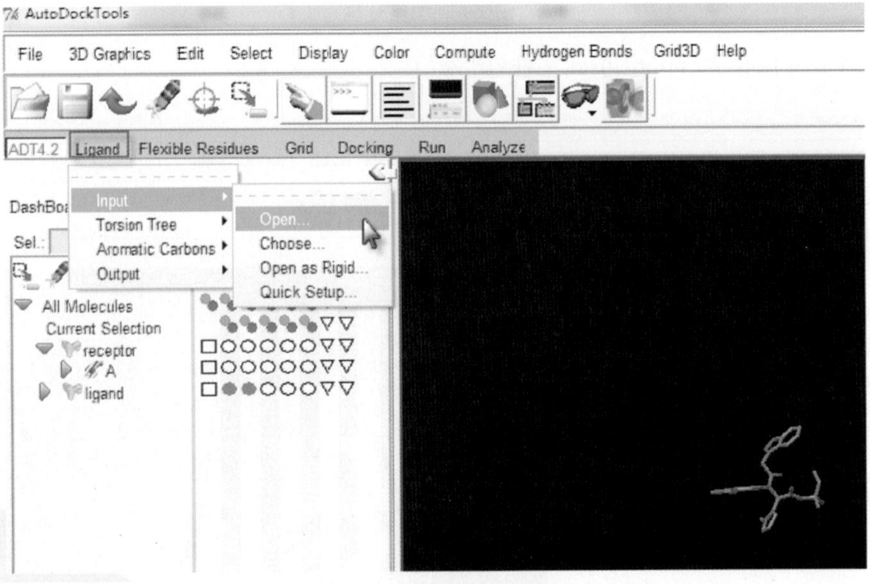

图 2-9　打开配体文件

(7) 准备 Dock 参数文件并运行 AutoDock 程序。

(8) 结果分析和处理。

(9) 注意事项如下。

①需对小分子进行加电荷和加氢处理,否则影响对接结果。

②每操作一步,注意保存数据,以免数据丢失。

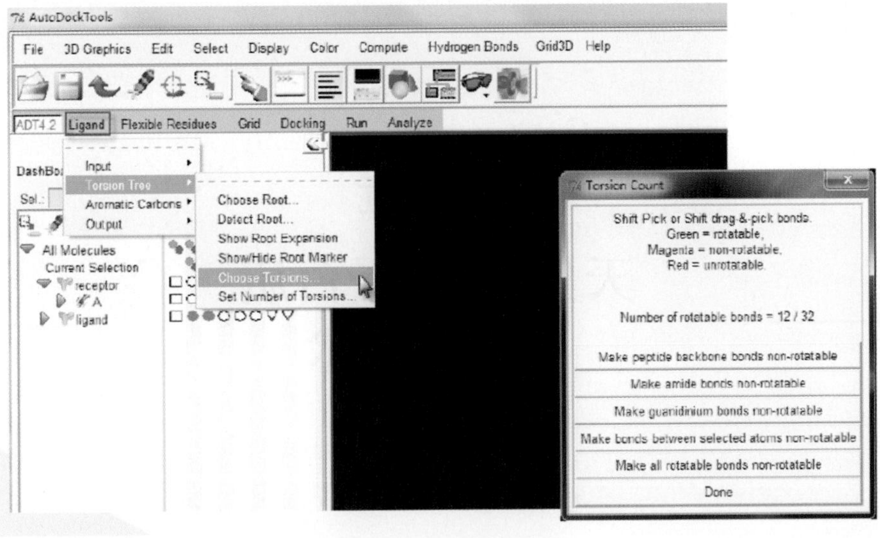

图 2-10 处理配体

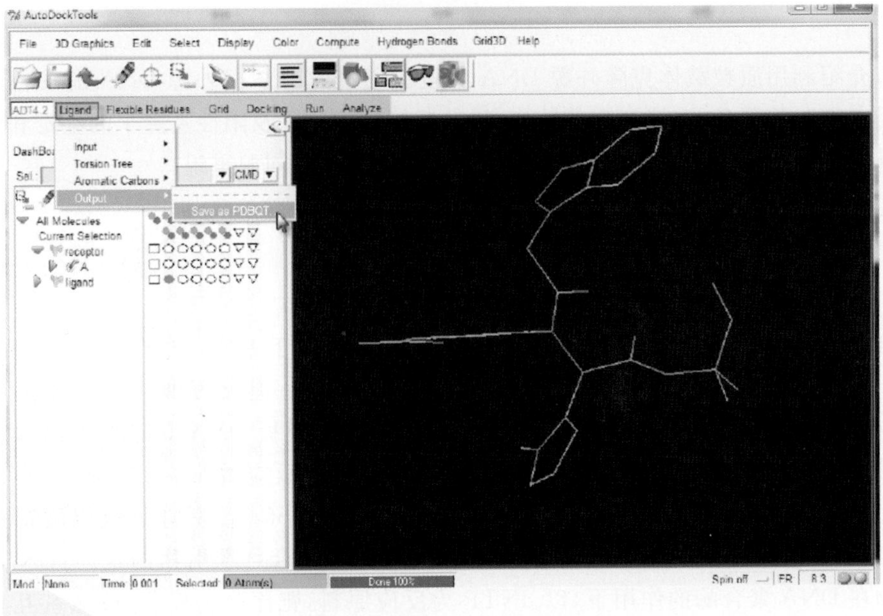

图 2-11 保存为.pdbqt 格式文件

第二章
天然产物-蛋白质共结晶技术

第一节　分子克隆技术和原理

本节介绍利用质粒载体克隆外源 DNA 片段。通过此节掌握外源 DNA 的准备、酶切、连接及感受态细胞的制备、连接产物的转化、质粒载体的抽提以及阳性克隆子的鉴定和验证等。另外简单介绍一些其他的非常规分子克隆技术原理，即同源重组。

一、分子克隆主要技术

（一）聚合酶链式反应

聚合酶链式反应，即 PCR。PCR 技术的基本原理类似于 DNA 的天然复制过程，其特异性依赖于与靶序列两端互补的寡核苷酸引物。PCR 由变性-退火-延伸 3 个基本反应步骤构成：①模板 DNA 的变性：经加热至 94 ℃左右一定时间后，模板 DNA 双链或经 PCR 扩增形成的双链 DNA 解离，成为单链，以便它与引物结合，为下一轮反应做准备。②模板 DNA 与引物的退火（复性）：模板 DNA 经加热变性成单链后，温度降至 55 ℃（具体退火温度根据引物的 T_m 值确定）左右，引物与模板 DNA 单链的互补序列配对结合。③引物的延伸：DNA 模板-引物结合物在 DNA 聚合酶的作用下，以 dNTP 为反应原料，靶序列为模板，按碱基互补配对与半保留复制原理，合成一条新的与模板 DNA 链互补的半保留复制链，重复循环变性-退火-延伸过程就可获得更多的半保留复制链，而且这种新链又可成为下次循环的模板。每完成一个循环需 2～4 min，2～3 h 就能将待扩目的基因扩增几百万倍。

（二）DNA 的琼脂糖凝胶电泳

带电荷的物质在电场中的趋向运动称为电泳。电泳的种类多，应用非常广泛，它已成为分子生物学技术中分离生物大分子的重要手段。琼脂糖凝胶电泳由于其操作简单、快速、灵敏等优点，已成为分离和鉴定核酸的常用方法。在 pH 值为 8.0～8.3 时，核酸分子中的碱基几乎不解离，磷酸全部解离，核酸分子带负电，在电泳时向正极移动。采用适当浓度的凝胶介质作为电泳支持物，相应浓度的凝胶介质作为分子筛，使分子大小和构象不同的核酸分子泳动率出现较大的差异，从而达到分离核酸片段检测其大小的目的。核酸分子中嵌入荧光染料(如 EB)后，在紫外灯下可观察到核酸片段所在的位置。

（三）限制性内切酶酶切与连接

基因克隆也叫 DNA 分子克隆，即在体外重组 DNA 分子，而实现该技术的关键是一种被称作限制性内切酶的工具酶。每一种限制性核酸内切酶可以识别 DNA 分子上特定的碱基序列，切断 DNA 分子。依据碱基互补原理，在 DNA 连接酶的作用下可以把切开的 DNA 片段连接起来，因此可以把目的片段连接到合适的载体上形成重组子。DNA 重组技术包括目的片段的获得及纯化、载体及外源 DNA 片段的酶切消化、目的片段与克隆载体的体外连接、重组子的筛选和鉴定等内容。DNA 片段的克隆技术是分子操作的核心部分。限制性内切酶可识别特定位点并切割 DNA 产生黏性末端或平端的外源片段，经 DNA 的纯化处理后用于连接反应；选择克隆载体上相应的限制性内切酶切割，并用碱性磷酸酶处理防止载体自连；在连接酶的作用下将外源片段连接到载体上，实现外源片段的克隆。

（四）转化与转染

表达载体必须具有复制起始序列、多克隆位点及选择标记，可以在宿主细胞中进行自我复制或整合到宿主基因组中进行复制。作为宿主的工程菌或细胞，在某些化学条件或物理刺激下会改变其细胞膜的通透性，从而易于将细胞表面附着的外源基因吸收到胞内，这一过程即转化(工程菌)或转染(细胞)。

利用选择标记可以很容易地鉴别成功导入目的基因的工程菌或细胞，比如抗生素抗性筛选，凡是成功导入重组载体的工程菌或细胞均获得某种抗生素抗性，而未导入的工程菌或细胞则不能在含该抗生素的培养基中生长。

常用载体为 pET-28a(＋)。pET-28a(＋)载体含有一个 N 端的 His/Thrombin/T7 蛋白标签，同时具备一个可以选择的 C 端 His 标签，其载体抗性为卡那霉素抗性。该载体的单一多克隆位点如图 2-12 所示，黑色箭头标记部分为 T7 RNA 聚合酶启动的克隆和表达区域。质粒的 F1 复制子是被定向的，因此在 T7 RNA 聚合酶的作用下，包含有蛋白编码序列的 mRNA 能够产生，并启动蛋白表达，同时蛋白表达将在 T7 终止子序列(Cat. No. 69337-3)的作用下终止蛋白翻译。

常用的菌株主要包括 2 种：DH5α 和 BL21(DE3)。DH5α 具有较高的转化效率，能稳定地提取质粒，因此在分子克隆实验构建重组质粒时，常选用该菌株进行转化，但其不能表达常用的带有 T7 启动子的载体。

BL21(DE3)在实验中常用于蛋白质的大量表达。该菌株不能表达 Lon 蛋白酶和 OmpT 外膜蛋白酶，可以有效防止目的蛋白在纯化过程中被酶降解。同时，T7 聚合酶(T7 polymerase)也可被整合到该菌株中，在乳糖操纵子的调控下，外源性加入异丙基硫代-β-D-半乳糖苷(isopropyl-β-D-thiogalactoside，IPTG)即可大量表达 T7 聚合酶，从而表达 T7 启动子驱动的载体。其他菌株比如 C41(DE3)和 C43(DE3)，由于 lac 启动子的突变使其对毒性膜蛋白的过表达不敏感，可以用于表达毒性膜蛋白；BL21-CodonPlus(DE3)-RIPL 和 Rosetta-gami (DE3)PlysS 菌株中补充了多种大肠杆菌稀有 tRNA 模板基因的拷贝，有助于外源蛋白的表达。

体外连接的 DNA 重组分子导入合适的受体细胞才能大量增殖。为了提高受体菌摄取外源 DNA 的能力，提高转化效率以获得更多的转化子，人们摸索出了不同的细菌处理方法，使

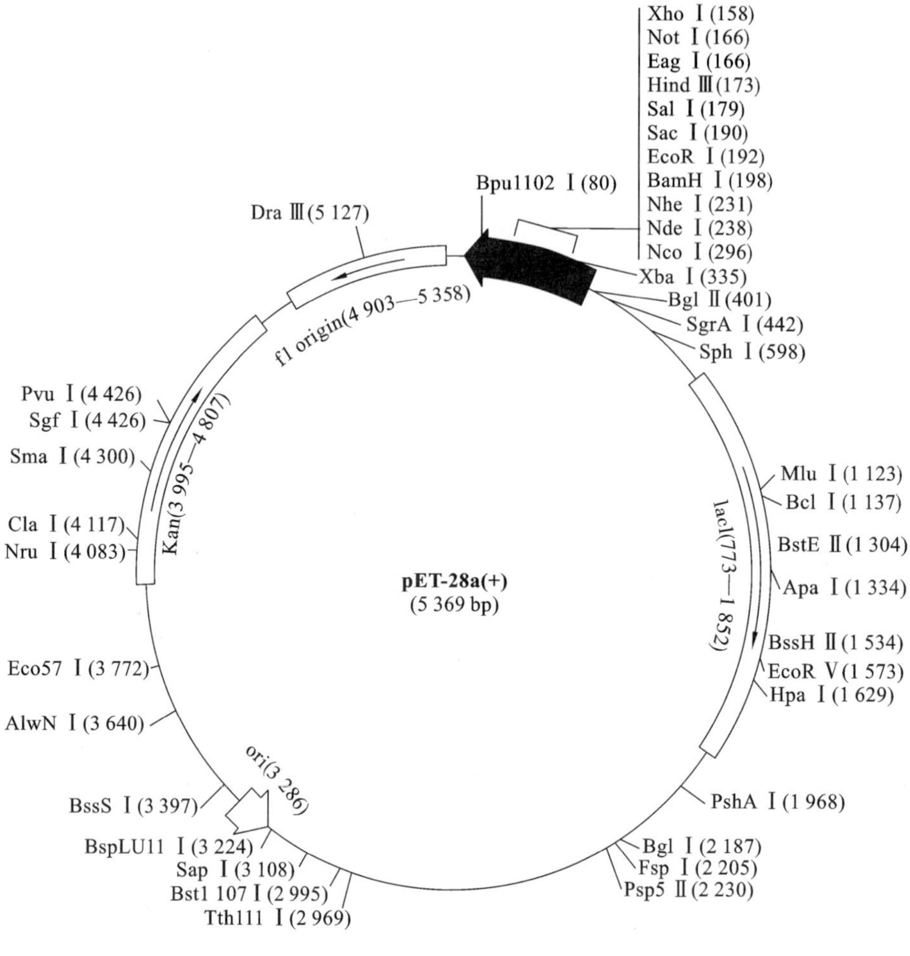

图 2-12 pET-28a(+)的单一多克隆位点

其处于感受态。目前主要采用 $CaCl_2$ 法将外源 DNA 导入受体细胞中，并需要相应制备 $CaCl_2$ 感受态细胞。

热激法是利用冰冷的 $CaCl_2$ 处理对数生长期的细胞，以诱导其产生短暂的感受态，易于摄取外源 DNA。转化效率为每 1 μg DNA 10^6～10^7 转化子。热激法即大肠杆菌在 0 ℃ $CaCl_2$ 低渗溶液中，菌细胞膨胀成球形，转化混合物中的 DNA 形成抗 DNA 酶的羟基-钙磷酸复合物黏附于细胞表面，经 37 ℃短时间热冲击处理，促进细胞吸收 DNA 复合物，在丰富培养基上生长数小时后，球状细胞复原并分裂增殖。在被转化的细胞中，重组子基因得到表达，在选择性培养基平板上可挑选所需的转化子。

（五）同源重组

基因克隆是分子生物学的一个重要里程碑。随着分子生物学、代谢工程和合成生物学的迅速发展，克隆基因的构建和修饰变得更加常规。与以前相比，对可靠、简单和成本有效的方法的需求也在增长。尽管传统的限制性内切酶结合连接酶的分子克隆方法仍在广泛使用，但其低效率、位置依赖性和非模块性不能满足日益增长的需求。近来，同源重组技术被越来越多地应用于分子克隆。

重组工程是一种体内方法，其克隆用线性载体引入或直接从宿主基因组捕获的所需 DNA

片段。该方法要求宿主具有很强的连接短同源末端的能力，例如酿酒酵母（*Saccharomyces cerevisiae*）或过表达噬菌体重组系统的大肠杆菌（*Escherichia coli*）。通常，这些方法可靠且易于执行。其限制是需要约 50 bp 或更长的相对长的同源末端。相比体内重组，体外组装由于使用 15 bp 或更长的较短同源末端，应用更为普遍。该组装可以使用细胞提取物、几种酶的混合物或单一酶。它的基本原理为：首先，限制性外切酶降解同源末端以产生 3′突出端，它们相互退火；然后，DNA 聚合酶填补末端空隙；最后，DNA 连接酶共价连接片段。目前已有各种简化方法，去除了限制性外切酶或者 DNA 连接酶、DNA 聚合酶，抑或是同时去除 2 种酶。这些简化方法在降低使用成本的同时，并不明显降低克隆形成率。同源重组技术由于不依赖特异性的切割位点，具有更普遍的适用性且更符合高通量重组构建，此外同源重组也可用于基因的定点突变。

第二节　重组蛋白的分离纯化技术及相关原理

蛋白质的纯化步骤包括亲和层析、离子交换、凝胶过滤层析等。亲和层析以蛋白质和结合在介质上的配体间的特异亲和力为工作基础。蛋白质中的 6 个组氨酸与镍亲和填料结合，将目的蛋白分离出来。离子交换层析在纯化蛋白质的层析手段中应用最为广泛。蛋白质的等电点是进行离子交换层析的重要依据。进行离子交换层析的溶液最佳 pH 值一般与蛋白质的等电点相差一个单位。凝胶过滤层析方法又称为大小排阻、凝胶排阻、分子筛等，这种方法利用分级分离，而不需要蛋白质的化学结合，这就明显降低了因不可逆结合所致的蛋白质损失和失活。其根据蛋白质分子大小不同而达到分离效果，凝胶过滤填料中含有大量微孔，可允许缓冲液及小分子蛋白质通过，而大分子蛋白质及一些蛋白质复合物则被阻挡在外。因此，高分子量的蛋白质在填料颗粒间隙中流动，比低分子量蛋白质更早地被洗脱下来。

一、亲和层析

亲和层析是利用生物分子对之间所具有的专一性和可逆性进行纯化分离的技术。成对互配的分子对，例如，酶与底物、酶与辅酶，研究中可将任何一方作为固定相的配体偶联于不溶性母体上，而对流动相中的对应分子进行分离。这种固相化的配体将只能与具有生物特异亲和作用的蛋白质分子相互作用，没有这种作用的其他生物分子不被吸附而流出层析柱。然后，改变流动相条件将吸附的蛋白质洗脱下来，于是达到分离纯化的目的。亲和层析选择性强，纯化效率高，常常可以一步获得满意的纯化效果。

二、离子交换层析

离子交换剂是在不溶性的高分子母体上引入可解离的基团制成的。按引入基团的交换电性不同分成阳离子交换剂和阴离子交换剂；按母体的不同可分为离子交换树脂、离子交换纤维素和离子交换凝胶。交换树脂主要用于分子量较小的物质的分离，只有某些大孔径的树脂才可用于酶的分离。离子交换的分离机制大致如下：由于不同的蛋白质在同一 pH 值下会带上不同性质（正或负）或不同电量的电荷，实验中可通过选择合适的 pH 值，使目标蛋白质和杂质带上不同性质的电荷而与离子交换剂进行相互作用，从而保留或流出柱体；对于与目标蛋白质带电性质相同但电量不同的物质可采用不同浓度的盐溶液进一步分离。

三、凝胶过滤层析

凝胶过滤层析又称分子筛层析或分子排阻层析，它是以具有网状结构的多孔高分子聚合物为固定相，利用组分中物质分子量的不同进行分离纯化的技术。大分子的物质难以进入微孔而只能在流动相的带动下通过间隙快速流出，而小分子的物质则在微孔内外进进出出慢速流出，这样蛋白液的各个组分便按分子量由大到小的顺序流出柱体。它是一种快速而简便的分离分析技术，由于设备简单、操作方便、不需要有机溶剂、对高分子物质有很高的分离效果，因此被生物化学、分子生物学、生物工程以及医药学等领域广泛应用。

可溶蛋白纯化的一般工艺流程为破碎细胞→高速离心后获得裂解物上清液→经过亲和层析→再经过离子交换层析→最后经过凝胶过滤层析。最后通过 SDS -聚丙烯酰胺凝胶电泳确定蛋白质的纯度以及分子量的正确性。

可溶蛋白的纯化通常在合适 pH 值以及盐浓度的缓冲溶液中进行，而膜蛋白穿插在细胞膜的脂质双分子层中，具有一定的疏水性，离开细胞膜后需要被包裹在去垢剂中才能保持其天然的状态，用于膜蛋白纯化与结晶的所有去垢剂都是由长度在 7 到 14 个碳之间的疏水的烷基链和不同类型的亲水基团组成。去垢剂根据亲水基团类型可以分为以下 3 类：离子型、非离子型或两性离子型。其中用于纯化和结晶的最有效的去垢剂都是具有非离子型或两性离子型的亲水基团。比较常用的非离子型去垢剂如 *n*-十二烷基-β-D-麦芽糖苷（DDM），在膜蛋白的提取、纯化与结晶实验中使用最为广泛；两性离子型去垢剂如十二烷基二甲基氧化胺（LDAO）也是在膜蛋白的纯化、结晶实验中常用的去垢剂。重组表达的膜蛋白通常镶嵌在细胞膜中，所以跟可溶蛋白相比，膜蛋白的纯化过程多出一步，进行纯化之前需要用高浓度的去垢剂将其从细胞膜中提取出来。根据经验，用于提取膜蛋白的去垢剂浓度通常为 10～20 倍的最小胶束浓度（CMC），对于 CMC 比较小的去垢剂，如 DDM，提取浓度可以更高。而在纯化过程中的所有体系中，去垢剂的浓度不得低于 1.5 倍最小胶束浓度。由于膜蛋白本身表达量低，去垢剂价格相对昂贵，通常不经过离子交换层析这一步工序。综上，膜蛋白纯化的流程为裂解细胞→直接加入去垢剂提取或者富集细胞膜后再提取→离心得到提取后的上清液→经过亲和层析→再经过凝胶过滤层析。最后通过 SDS-聚丙烯酰胺凝胶电泳确定蛋白质的纯度以及分子量的正确性。

第三节　蛋白质结晶技术与原理、蛋白质共结晶技术

蛋白质晶体学是一门十分活跃的边缘学科，蛋白质晶体学不仅与生物学、医学有着密切联系，它的发展也需要物理学、化学、数学等学科以及计算机科学作为它的基础。蛋白质晶体学也是一门发展很快的年轻学科。从 1934 年 Bernal 得到胃蛋白酶单晶衍射照片算起，也仅有 80 多年的历史。但无论是结构测定的方法还是结构测定所用的仪器都有了飞速的发展。多对同晶重原子置换法（MIR）的提出，使蛋白质晶体结构分析在方法上有了重大的突破；此后又有了分子置换法（MR）；由于可变波长的同步辐射加速器的应用，近年来又发展了多波长反常散射法（MAD）。随着科学技术的发展、高速大容量计算机的出现，衍射数据的收集方法经历

了一个否定之否定螺旋式上升的发展。从最初的有层线屏的底片法，到以后由计算机控制的逐点收集的衍射仪法，到目前有各种形式的面探测器，大大加快了衍射数据收集的速度。X射线光源的强度也有了极大的提高，第三代同步辐射加速器，结合 Laue 法的应用，使晶体学出现了一个崭新的领域，即研究时间分辨的动态晶体学。

（一）分批结晶(batch crystallization)

这是最老的最简单的结晶方法，其原理是同步地在蛋白质溶液中加入沉淀剂，立即使溶液达到一个高过饱和状态。幸运的话，不需进一步处理即可在过饱和溶液中逐渐长出晶体。一个用于微分批结晶的自动化系统已被 Chayen 等人设计出来，其微分批方法中，他们在 1～2 μL 包含蛋白质和沉淀剂的液滴中生长晶体。液滴被悬浮在油（如石蜡）中，油的作用是作为封层以防止蒸发，它并不干扰普通沉淀剂，但是干扰能溶解油的有机溶剂。

（二）液-液扩散(liquid-liquid diffusion)

这种方法中，蛋白质溶液和含有沉淀剂的溶液是彼此分层在一个有小孔的毛细管中，一个测熔点用的一般毛细管即可。下层是密度大的溶液，例如浓硫酸铵或 PEG 溶液。如果有机溶剂如 MPD 被用作沉淀剂，它会在上层。以 1∶1 混合，沉淀剂的浓度应该是最终浓度的 2 倍。两种溶液（各自约 5 μL）通过注射器针头导入毛细管，先导入下层的溶液。通过一个简易的摇摆式离心机去除气泡。再加入上层，进而两层之间形成一个明显的界面，它们会逐渐彼此扩散。液-液扩散技术已经发展至针刺法。蛋白质溶液通过毛细力被吸入狭窄的管中，管的一端是封闭的。接着，开放端被插入置于小容器的凝胶中，凝胶使得管竖直，蛋白质溶液与凝胶接触。含有沉淀剂的溶液被倒在凝胶上，整个装置被保存于封闭的盒子中以防蒸发。沉淀剂通过凝胶和毛细管的扩散时间可以由毛细管插入凝胶的深度控制，蛋白质溶液中即可形成过饱和区域，毛细管底部高而顶部低。这也可作为一个筛选最佳结晶条件的额外信息。

（三）透析(dialysis)

除了上述使蛋白质结晶的方法外，还有许多透析技术。透析的优点是沉淀溶液容易改变，对于适量的蛋白质溶液（多于 0.1 mL），可用透析管完成。透析膜通过橡皮圈连在管子上，但在使用前要用大量水漂洗或最好在水中煮约 10 min。对微升量的蛋白质溶液而言，可以使用覆有透析膜的厚壁微毛细管或者树脂玻璃纽扣。纽扣的缺点是纽扣中的蛋白质晶体不能通过极化显微镜观察到。

（四）蒸气扩散(vapor diffusion)

蛋白质晶体的培养，通常以气相扩散法(vapor diffusion method)为主。与其他技术相比，通过蒸气扩散使蛋白质结晶的条件往往较为温和，包括相对低浓度的沉淀剂、盐和缓冲液。简而言之，少量纯化好的小体积蛋白质溶液与样品池中的结晶溶液（沉淀溶液）以相同的体积比例混合成小液滴，这个液滴要么坐落在样品池的中间或者旁边（坐滴），要么倒置在样品池上方（悬滴），并且与样品池密封于一个空间。蒸气扩散是指挥发性物质在液滴中蒸发进入气室，然后通过气室扩散到样品池内。这个过程的最终结果是液滴和样品池之间形成化学平衡。由于样品池大得多，液滴组分的平衡浓度近似于样品池内的浓度。为简单起见，一般假定液滴和样品池之间只交换水。然而，任何挥发性物质都可以蒸发到容器中，在液滴和样品池之间进行交换。当它达到平衡或接近平衡时，悬滴或坐滴会表现出不同类型和程度的相行为。该相空间的维度至少包括蛋白质浓度、沉淀剂浓度和类型、缓冲液 pH 值和类型、盐浓度和类型以及添加剂浓度和类型，膜蛋白结晶还需要考虑去垢剂的浓度和类型。在这个多维相空间中，最佳结晶条件占有的空间非常小，并且这些因素的贡献是非线性的，一种成分对蛋白质溶解性的影响与另一种成分的影响相耦合。因此，通过理论分析与计算的方法难以预测其合适的结晶条件，寻找到合适的结晶条件需要对众多影响蛋白质结晶的因素进行广泛筛选。即使机器人筛选技术能够每天测试多达 40 000 个条件，获得结晶仍然不容易。蛋白质结晶条件筛选常用的有 2 种策略：①通过系统筛选被认为是重要变量的格点搜索（grid screen）；②使用严重偏向于其他蛋白质的已知结晶条件的粗矩阵筛选（coarse matrix screen）。现在，有许多专门为蛋白质结晶设计的粗矩阵筛选商用试剂盒已经在市场上销售，例如 Qiagen 公司 JCSG Core Suite 系列Ⅰ—Ⅳ，还有 Hampton Research 公司生产的专用于膜蛋白结晶的筛选试剂盒 MemGold 和 MembFac。在许多情况下，这些筛选试剂盒有助于找到初始结晶条件。结晶条件通常由沉淀剂、盐离子和缓冲液组成。以下简单介绍一下这几个因素的作用机制。

1. 沉淀剂　根据其作用机制，可将沉淀剂分为 3 类：①盐；②有机溶剂；③长链聚合物。正如将在下一节中讨论的，盐通过使蛋白质分子脱水或改变离子强度来充当沉淀剂。有机溶剂如乙醇或异丙醇，通常会降低结晶溶液的介电常数。这使得静电相互作用减弱，蛋白质的溶解度略有降低，但在高浓度下，这些有机溶剂会使蛋白质变性。然而，2-甲基-2，4-戊二醇（MPD）在蛋白质结晶方面取得了显著的成功。第三类是最成功的沉淀剂，即长链聚合物，包括聚乙二醇（PEG）。PEG 没有一致的构象，类似于连枷。相对分子质量在 200～20 000 之间的 PEG 对蛋白质结晶有较好的促进作用，相对分子质量较大的 PEG 对膜蛋白结晶有明显的促进作用。

2. 盐离子　包括阳离子和阴离子，都能改变蛋白质的溶解性，Hofmeister（1888）最先发现了这种效应。其作用机制还是不完全清楚，通常被认为是由在溶液中的离子在蛋白质的表面与蛋白质、水分子之间特定的相互作用引起。阴离子的作用强弱顺序通常为 $SO_4^{2-} > HPO_4^{2-} > CH_3CO_2^- > Cl^- > NO_3^- > Br^- > ClO_3^- > I^- > ClO_4^- > SCN^-$。阳离子作用的强弱顺序通常是 $NH_4^+ > K^+ > Na^+ > Li^+ > Mg^{2+} > Ca^{2+}$。排在前面的离子倾向于增加溶剂表面张力和降低非极性分子的溶解度。它们加强了疏水作用，这种作用常被称为盐析，因此，硫酸铵沉淀法是蛋白质纯化中常用的方法。相比之下，排在中间以及后面的离子倾向于增加非极性分子的溶解性。它们削弱了蛋白质分子间的疏水相互作用，这种作用被称为盐溶作用。通常，具有强烈盐溶作用的离子是强变性剂，因为它们与未折叠蛋白质的相互作用比与天然折叠形式的相互作用强得多。

3. 缓冲液　蛋白质的实际净电荷不仅取决于其复合氨基酸，还取决于溶剂的酸碱度。对于每一种氨基酸，其电荷由其 p*K*a 决定：在小于 p*K*a 的 pH 值下，氨基酸带正电荷；反之则带负电荷。因此，改变结晶溶液的酸碱度将改变蛋白质之间的静电相互作用的程度。当 pH 值等于蛋白质表面氨基酸残基 p*K*a 的平均值 p*I* 时，净电荷被中和，溶解度急剧下降。通常会在 p*I* 附近找到最佳的结晶 pH 值。pH 值以类似的方式决定两性离子洗涤剂的电荷。尽管预测的 p*I* 与已经报道的结晶条件的 pH 值之间似乎没有直接的相关性，但通常来讲，酸性蛋白质倾向于在其 p*I* 上方 0 至 2.5 个 pH 值单位之间结晶，而碱性蛋白质则在其 p*I* 下方 0.5 至 3 个 pH 值单位之间结晶。

通常情况下，蛋白质结晶条件主要是沉淀剂、盐离子、缓冲液的不同组合，膜蛋白结晶还需要考虑去垢剂的种类与浓度，前文有提到，这里不再赘述。

（五）脂立方相（lipid cubic phase）

脂立方相是指脂和水按照一定的比例混合后形成的在空间上规则排列的一种状态，其具有特定的空间群，含有 2 个连续的水通道和一个连续的脂质双分子层的结构，与天然的生物膜比较类似。膜蛋白在这种环境中相比在去垢剂中要更加稳定。通过一定方法嵌入这些双层膜之间的膜蛋白可以在其中长距离地自由弥散，从而可能发生堆积并参与结晶的生长。这种方法主要应用于膜蛋白的结晶，自 1996 年，Landau 和 Rosenbusch 通过脂立方相获得了细菌视紫红质蛋白这第一个膜蛋白的 3.7Å 的晶体结构以来，通过这种方法获得高分辨的膜蛋白晶体结构的成功例子不胜枚举，其中包括第一个高分辨的人源 G 蛋白偶联受体（β_2 肾上腺素受体）。脂立方相已经成为膜蛋白结晶的一个常用的方法。

第四节　研究实例：甘草次酸与 11β-HSD1 重组蛋白共结晶

一、简介

11β-HSD1 是糖皮质激素代谢的关键酶，在体内主要起还原酶的作用，可将无活性的可的松转化为有活性的氢化可的松，增强局部组织糖皮质激素的作用，因而又被称为糖皮质激素的局部放大器。因此，抑制 11β-HSD1 活性，降低组织内活性糖皮质激素的水平，成为当今治疗 2 型糖尿病、肥胖症、高血压和代谢综合征的新的治疗途径。

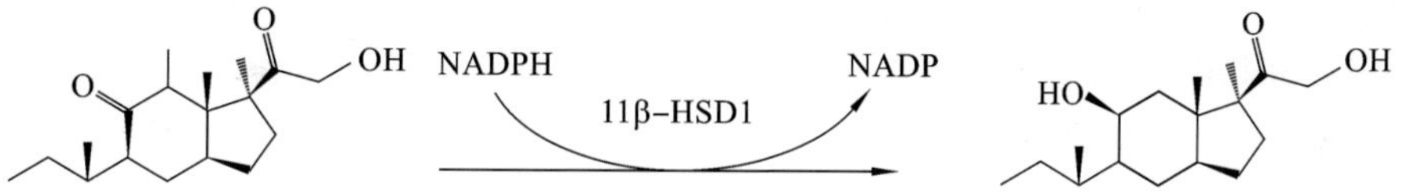

二、实验目的

（1）掌握分子克隆、重组蛋白表达、纯化技术及相关原理。

（2）掌握化合物与蛋白质共结晶技术。

三、实验原理

基于 His-Ni 亲和层析的蛋白质纯化方法是目前分离纯化重组蛋白的重要方法，其原理是用基因重组的方法使待纯化蛋白的 N 端或 C 端携带一段 His 序列（一般是 6 个 His），然后利用偶联了 Ni 离子的琼脂糖与 His 的亲和作用而将 His-标记蛋白与其他蛋白质分开，与 Ni-琼脂糖结合的蛋白质最后用咪唑溶液洗脱即可，最终得到高纯度重组蛋白。

分子筛层析又叫凝胶过滤，其原理是凝胶具有网状结构，小分子物质能进入其内部，而大分子物质却被排除在外部。当混合溶液通过凝胶过滤层析柱时，溶液中的物质就按不同分子量分别流出以达到分离目的。

甘草次酸为已知的 11β-HSD1 天然产物抑制剂，为探讨其具体的作用方式，采用蛋白质结晶技术获得两者共结晶，经结构解析以明确其作用机制。

本实验选择坐滴法（sitting drop）初筛蛋白质结晶条件。

四、实验仪器

高速离心机、超声破碎仪、AKTA 蛋白质纯化系统、天平、移液枪、20 ℃恒温箱。

五、实验内容与步骤

(一) 聚合酶链式反应(polymerase chain reaction,PCR)

PCR 是一种体外核酸扩增系统,是分子克隆技术中的常用技术之一。PCR 具有反应快速、灵敏、操作简便等优点,已广泛应用于分子生物学的各个领域。

实验目的:掌握 PCR 原理,学习 PCR 操作过程。

实验原理:PCR 是在模板 DNA、引物和 dNTP 的存在下依赖于 DNA 聚合酶的酶促反应。PCR 技术的特异性取决于引物和模板结合的特异性。反应分为变性、退火、延伸 3 步,经过一定的循环,介于 2 个引物之间的特异 DNA 片段得到大量扩增。

实验步骤如下。

1. PCR 引物工作液的制备　将 5 μg 冻干质粒,13 000 r/min、4 ℃离心 1 min,加入 50 μL 超纯水配制成工作液。另分别取 25 ng 质粒引物 H2、H1002,加入 25 μL 超纯水,配制成引物储备液,分装,−20 ℃保存。分别取 5 μL H2、H1002 储备液,加入 495 μL 超纯水(即储备液浓度稀释 100 倍)制成工作液。

2. dNTP 工作液的制备　取 dATP、dGTP、dTTP、dCTP 的储备液(100 mmol/L)各 10 μL,加入 60 μL 超纯水配制成 dNTP 的工作液(10 mmol/L)。

3. PCR 反应体系构建及反应条件　于 PCR 管中按如下顺序依次加入试剂。

超纯水:64.50 μL。

Thermopol Buffer(10×):10 μL。

dNTP(10 mmol/L):2 μL。

模板:3 μL 冻干质粒工作液。

引物 H2 工作液:10 μL。

引物 H1002 工作液:10 μL。

Vent DNA 聚合酶:0.50 μL。

DMSO(5%):5 μL。

硫酸镁($MgSO_4$):2 μL。

PCR 程序设置条件:94 ℃,1 min;52 ℃,1 min;72 ℃,3 min;36 个循环。

(二) DNA 的琼脂糖凝胶电泳

带电荷的物质在电场中的趋向运动称为电泳。电泳的种类很多,应用非常广泛,它已成为分子生物学技术中分离生物大分子的重要手段。琼脂糖凝胶电泳由于其操作简单、快速、灵敏等优点,已成为分离和鉴定核酸的常用方法。

实验目的:掌握琼脂糖凝胶电泳的原理,学习琼脂糖凝胶电泳的操作。

实验原理:在 pH 值为 8.0～8.3 时,核酸分子中的碱基几乎不解离,磷酸全部解离,核酸分子带负电荷,在电泳时向正极移动。采用适当浓度的凝胶介质作为电泳支持物,在分子筛的作用下,使分子大小和构象不同的核酸分子泳动率出现较大的差异,从而达到分离核酸片段检测其大小的目的。核酸分子中嵌入荧光染料(如溴化乙锭(EB))后,在紫外灯下可观察到核酸片段所在的位置。

实验步骤如下。

1. 琼脂糖凝胶的制备　称取 0.54 g 琼脂糖于 100 mL 锥形瓶中，加入 60 mL 1×TAE(电泳缓冲液)溶液，置于微波炉加热至沸腾，待琼脂糖完全溶解后，摇匀，冷却至 65 ℃，加入 8 μL 溴化乙锭，摇匀，迅速倒入预先放置好制孔梳的电泳槽内，室温静置 30 min，待琼脂糖完全凝固后，轻轻移走制孔梳，完成琼脂糖凝胶的制备。

2. 琼脂糖凝胶电泳检验目的基因　在琼脂糖凝胶电泳槽内加入适量 1×TAE 溶液，将琼脂糖凝胶置于电泳槽中，并保证凝胶完全淹没在 1×TAE 溶液中。凝胶样品孔靠近负极(黑色)。将 PCR 反应产物和 DNA 上样缓冲液按 9∶1 的比例混匀后，取 10 μL 上样至样品孔内。同时取 8 μL DNA 分子量参照物(DNA marker)上样。启动电泳仪，电压设置为 110 V，运行时间 30 min，电泳结束后将凝胶置于 254 nm 紫外分析仪中观察有无目的条带出现。

(三) 提取凝胶上的目的基因

(1) 在 254 nm 紫外分析仪中观察到目的基因条带(～2 700 bp)，在紫外灯下准确切取琼脂糖凝胶上的 DNA 条带，置于 EP 管中。

(2) 加入适量 Buffer QC 溶液(按每 0.3 g 凝胶加入 900 μL Buffer QC 为宜)，于 50 ℃干浴锅上加热至凝胶全部熔化。

(3) 将熔化后的胶溶液转移至分离柱内，13 000 r/min，室温离心 1 min，弃去下层液体。

(4) 再次于分离柱内加入 500 μL Buffer QC 溶液，13 000 r/min，室温离心 1 min，弃去下层液体。

(5) 于分离柱内加入 750 μL PE 溶液，13 000 r/min，室温离心 1 min，弃去下层液体；再次离心 1 min，弃去下层液体。

(6) 将分离柱转移至新的 EP 管内，加 50 μL EB 溶液至分离柱内，静置 2～3 min，13 000 r/min，室温离心 1 min，下层液体即为目的基因溶液。

(四) 外源基因片段与载体质粒的重组

DNA 重组技术包括载体及外源 DNA 片段的酶切消化、目的片段的获得及纯化、目的片段与克隆载体的体外连接、重组子的筛选和鉴定等内容。DNA 片段的克隆技术是分子操作的核心部分。

实验目的：学习 DNA 的酶切、纯化及外源片段与载体的连接，将外源 11β-HSD1 酶切片段亚克隆到 pET-28a 载体上。

实验原理：限制性内切酶可识别特定位点并切割 DNA 产生黏性末端或平端的外源片段，经 DNA 的纯化处理后用于连接反应；选择克隆载体 pET-28a 用相应的限制性内切酶切割，并用碱性磷酸酶处理防止载体自连；在连接酶的作用下将外源片段连接到载体上，实现外源片段的克隆。

实验步骤如下。

1. 限制性内切酶处理目的基因　取 50 μL 目的基因溶液于 EP 管中，依次加入 5 μL Cut Smarter Buffer(一种新的统一的缓冲液)、2.50 μL Nhe Ⅰ 限制性内切酶、2.50 μL Xho Ⅰ 限制性内切酶。混匀后，置于 37 ℃、250 r/min 摇床上，酶切过夜。将酶切处理后的目的基因用 PCR 产物纯化试剂盒纯化。

2. 载体质粒(pET-28a)的酶切及热敏磷酸酶处理

(1) 载体质粒与目的基因使用相同的限制性内切酶(Nhe Ⅰ、Xho Ⅰ)处理。即在含 50 μL 载体质粒(pET-28a)的 EP 管中，依次加入 5 μL Cut Smarter Buffer、2.50 μL Nhe Ⅰ、2.50 μL Xho Ⅰ，混匀后，置于 37 ℃、250 r/min 摇床上，酶切过夜。并用 PCR 产物纯化试剂盒纯化。

(2) 于 EP 管中依次加入 50 μL 酶切后的载体质粒、5 μL 10×Buffer 储备缓冲液、2 μL 热敏磷酸酶，混匀，37 ℃、250 r/min 摇床处理 3 h 后取出，用质粒提取试剂盒提取热敏磷酸酶处理的质粒载体。

(3) 去磷酸化载体质粒与目的基因的连接操作如下。

DNA 酶连接反应体系如下。

去磷酸化载体质粒：2 μL。

酶切后目的基因(cDNA)：8 μL。

T4 DNA 连接酶缓冲液(10×)：2 μL。

超纯水(ddH_2O)：8 μL。

T4 DNA 连接酶：2 μL。

将配制好的 DNA 酶连接反应体系置于 4 ℃冰箱中放置过夜。

(五) 感受态细胞的制备

体外连接的 DNA 重组分子导入合适的受体细胞才能大量增殖。为了提高受体菌摄取外源 DNA 的能力，提高转化效率以获得更多的转化子，人们摸索出了不同的方法处理细菌，使其处于感受态。目前主要采用 $CaCl_2$ 法将外源 DNA 导入受体细胞中，并需要相应地制备 $CaCl_2$ 感受态细胞。

实验目的：学习感受态细胞的制备过程。

实验原理：热激法是利用冰冷的 $CaCl_2$ 处理对数生长期的细胞，可以诱导其产生短暂的感受态，易于摄取外源 DNA。转化效率为每 1 μg DNA 10^6～10^7 转化子。

实验步骤如下。

(1) 取 1 mL 过夜培养的细菌培养液(DH5α 或者 BL21)于 250 mL 锥形瓶中，加入 100 mL灭菌处理的 LB 液体培养基，37 ℃，250 r/min，培养 2 h。

(2) 0.10 mol/L $CaCl_2$ 溶液的配制：称取 1.10 g $CaCl_2$ 溶于 100 mL 水中，0.22 μm 微孔滤膜过滤后提前置于冰上降温处理。

(3) 将细菌培养液均匀转移至预冷的 50 mL 离心管中，4 ℃，4 000 r/min 离心 10 min，充分弃去上清液，然后加入适量冰浴的 $CaCl_2$ 溶液，重悬沉淀，冰浴 30 min 后 4 ℃，4 000 r/min 再次离心 10 min，倾尽上清液。于离心管中加入 1.70 mL $CaCl_2$ 溶液和 0.30 mL 甘油，混匀，分装，−80 ℃冻存，即得到 DH5α、BL21 感受态细胞。

(六) 质粒的转化和转化子的鉴定

质粒的转化是指将质粒或以它为载体构建的重组子导入细菌的过程。将连接产物转化到感受态细胞中，实现重组克隆的增殖，便于后续分子操作。可以采用多种方法筛选和鉴定目的基因。

实验目的：掌握热激法或电转化法转化大肠杆菌感受态细胞及转化子的鉴定方法。

实验原理：热激法原理是大肠杆菌在 0 ℃ $CaCl_2$ 低渗溶液中，菌细胞膨胀成球形，转化混合物中的 DNA 形成抗 DNase 的羟基-钙磷酸复合物黏附于细胞表面，经 37 ℃短时间热冲击处理，促进细胞吸收DNA复合物，在丰富培养基上生长数小时后，球状细胞复原并分裂增殖。在被转化的细胞中，重组子基因得到表达，在选择性培养基平板上可挑选所需的转化子。

实验步骤如下。

1. 热激法转化　于EP管中加入100 μL DH5α感受态细胞、2.50 μL重组质粒，冰浴30 min。然后37 ℃水浴5 min，加入300 μL LB液体培养基，置于37 ℃，250 r/min摇床培养1 h后，将细菌培养液均匀涂抹在抗卡那霉素的固体培养基上过夜培养。

2. 单菌落的培养及其质粒DNA的提取　质粒DNA的提取采用QIAGEN质粒小量提取试剂盒进行。

(1) 各取4 mL LB液体培养基加入6支摇菌管中，并加入0.10%的卡那霉素溶液，混匀。

(2) 从固体培养基上挑取6个单菌落分别接种到4 mL上述培养基中，混匀，于摇床上37 ℃、250 r/min过夜培养。

(3) 取出过夜培养好的细菌培养液（约4 mL液体培养基），在4 000 r/min，室温下离心10 min，弃去上清液，留沉淀。

(4) 于沉淀中加入250 μL缓冲液P1，混匀后转移至EP管中。

(5) 于EP管中加入250 μL缓冲液P2，上下颠倒4～6次，溶液变得黏稠。

(6) 静置4～5 min后，再次向管中加入350 μL的缓冲液N3，上下倒置4～6次（可以观察到明显的白色絮状物）。

(7) 于13 000 r/min，室温离心10 min。

(8) 将离心后的上清液倒入分离柱内，13 000 r/min，室温离心1 min，弃去滤液。

(9) 于分离柱中加入500 μL缓冲液PB，13 000 r/min，室温离心1 min，弃去滤液。

(10) 于分离柱中加入750 μL缓冲液PE，13 000 r/min，室温离心1 min，弃去滤液。

(11) 再次13 000 r/min，室温离心1 min。

(12) 将分离柱置于一个新的EP管中，于分离柱内加入50 μL缓冲液EB，静置1 min后，13 000 r/min离心1 min，取滤液即制得质粒DNA溶液，−20 ℃冰箱保存。

(13) 确证重组质粒是否连接成功：取上述质粒DNA溶液10 μL于EP管中，依次加入1 μL Cut Smarter Buffer、0.50 μL NheⅠ、0.50 μL XhoⅠ，混匀后，置于37 ℃，250 r/min摇床上，酶切过夜后进行琼脂糖凝胶电泳实验，检测是否有目的基因条带。

（七）11β-HSD1蛋白的小量表达与检测

将重组成功的质粒导入BL21表达菌株中，在IPTG的诱导下即可表达外源蛋白质。

实验目的：掌握蛋白质小量表达和检测的方法。

实验原理：BL21(DE3)在实验中常用于蛋白质的大量表达。该菌株不能表达Lon蛋白酶和OmpT外膜蛋白，可以有效防止目的蛋白在纯化过程中被酶降解。同时，T7聚合酶（T7 polymerase）也可被整合到该菌株中，在乳糖操纵子的调控下，外源性加入异丙基硫代-β-D-半乳糖苷（isopropyl-β-D-thiogalactoside，IPTG）即可大量表达T7聚合酶，从而表达T7启动子驱动的载体。

实验步骤如下。

1. 重组质粒导入BL21感受态细胞　于EP管中加入100 μL BL21感受态细胞、2.50 μL重组质粒，冰浴30 min后，37 ℃水浴5 min，加入300 μL LB液体培养基，置于37 ℃，250 r/min摇床培养1 h，将细菌培养液均匀涂抹在含有卡那霉素的固体培养基上过夜培养。

2. BL21扩增

(1) 取4 mL LB液体培养基于摇菌管中，加入0.10%的卡那霉素工作液，混匀。

(2) 挑取固体培养基上的4～6个BL21单菌落分别接种至4 mL上述培养基中，混匀，于37 ℃，250 r/min摇床过夜培养。

(3) 扩增后的细菌，一部分进行冻存留样(30%的甘油菌冻存于－80 ℃)，另一部分细菌进行IPTG诱导转化。

3. IPTG诱导BL21表达目的蛋白　于BL21细菌液体培养基中加入相应体积的IPTG储备液溶液(1‰ IPTG)，混匀后，于220 r/min，20 ℃摇床，过夜培养。蛋白表达的诱导选择在细菌对数生长期，即吸光度OD_{600}为0.80～1.00。

4. SDS-PAGE检测目的蛋白的表达　将IPTG诱导表达的BL21细菌培养液于4 000 r/min，4 ℃离心10 min，弃去上清液，沉淀中加入1 mL预冷裂解液，混悬后转移至EP管中，编号，标记。随后置于超声破碎仪上破碎3次(参数设置：总共运行时间5 min，破碎时间0.40 s，间隔时间0.60 s，每一个循环破碎30次，仪器温度20 ℃，能量40%)。将细菌裂解液于4 ℃，13 000 r/min离心10 min，分离上清液，并加入30 μL偶联了Ni离子的琼脂糖(Ni-NTA agarose)，置于摇床振摇1 h后于4 ℃、13 000 r/min离心1 min，上清液和下层沉淀分别做如下处理。

上清液：取15 μL上清液，加入15 μL SDS还原缓冲液，混匀后置于冰上，等待进行电泳上样。

下层沉淀：于沉淀中加入30 μL咪唑(0.30 mol/L)后，4 ℃、13 000 r/min离心1 min，得上清液。取15 μL上清液样品加入15 μL SDS还原缓冲液，混匀，置于冰上，等待进行电泳上样。往沉淀中另加入1 mL裂解液，－20 ℃保存备用。

5. SDS-PAGE分析

(1) SDS-PAGE凝胶的配制详见表2-4。

表2-4　SDS-PAGE凝胶的配制

成分	浓缩胶(2 mL)	12%分离胶(5 mL)
H_2O	1.40 mL	1.60 mL
30% Acr-Bis (29∶1)	0.33 mL	2.00 mL
1.50 mol/L Tris-HCl	0.25 mL(pH=6.80)	1.30 mL (pH=8.80)
10% SDS	0.02 mL	0.05 mL
10% APS	0.02 mL	0.05 mL
TEMED	0.002 mL	0.002 mL

(2) 上样：将待检测样品置于干浴锅上95 ℃，5 min变性处理。取蛋白质分子量参照物5 μL，样品15 μL加入上样孔中。

(3) 电泳：将1×电泳缓冲液倒入电泳槽内，确保正负极正确后开始电泳。电压设置为200 V，电泳时间为45 min。

(4) 染色及脱色处理：电泳停止后，取下SDS-PAGE胶，用考马斯亮蓝染色15 min，然后用预先配制好的脱色液进行脱色，当无明显的背景颜色时停止脱色，并使用凝胶成像仪对电泳结果进行分析。

(八) 11β-HSD1蛋白的大量表达与纯化

蛋白质的纯化步骤包括亲和层析、离子交换层析、凝胶过滤层析等。

实验目的：掌握蛋白质纯化的原理，掌握蛋白质大量表达和纯化的技术。

实验原理：亲和层析以蛋白质和结合在介质上的配体间的特异亲和力为工作基础。蛋白质中的6个His与Ni亲和填料结合，将目的蛋白分离出来。离子交换层析在纯化蛋白质的层析手段中应用最为广泛。蛋白质的等电点是进行离子交换层析的重要依据。进行离子交换层析的溶液最佳pH值一般与蛋白质的等电点相差一个单位。凝胶过滤层析方法又称为大小排阻、凝胶排阻、分子筛等，这种方法利用分级分离，而不需要蛋白质的化学结合，这就明显降低了因不可逆结合所致的蛋白质损失和失活。其根据蛋白质分子量大小不同而达到分离效果，凝胶过滤填料中含有大量微孔，可允许缓冲液及小分子量蛋白质通过，而大分子量蛋白质及一些蛋白质复合物则被阻挡在外。因此，大分子量的蛋白质在填料颗粒间隙中流动，比小分子量蛋白质更早地被洗脱下来。

实验步骤如下。

1. 重组大肠杆菌BL21(DE3)/pET-28a-11β-HSD1的蛋白诱导表达　从−80 ℃冰箱中取出已检测到11β-HSD1高表达的重组菌株100 μL接种于100 mL含0.10 mg/mL卡那霉素的LB液体培养基中，置于37 ℃，250 r/min摇床过夜培养。然后将其按1∶10的比例接种至1 000 mL LB培养液(含0.10 mg/mL卡那霉素)中，置于37 ℃，250 r/min摇床培养约4 h后，用无菌移液枪吸取少量菌液，检测细菌是否处于对数生长期。随后加入0.10%的IPTG储备液，置于20 ℃，220 r/min摇床诱导表达20 h后，将菌液4 ℃、4000 r/min离心10 min，收集沉淀(即为菌体)。

2. pET-28a-11β-HSD1粗蛋白的提取　于收集到的菌体中按照25 mL/L菌液的比例加入裂解缓冲液，重悬菌体，进行超声波细胞破碎。破碎参数设置如下：超声功率40 W，超声1 s，间歇1 s，总超声时间为3 min，超声3轮。将细菌破碎液4 ℃、14 000 r/min离心40 min，弃去沉淀，留上清液。将上清液再次以4 ℃、14 000 r/min离心10 min，尽可能除去上清液中的细胞碎片。此时的上清液即为含11β-HSD1蛋白的粗品。

3. pET-28a-11β-HSD1蛋白的纯化　上样前向上清液中加入4 mol/L咪唑溶液至终浓度为0.10 mol/L，以降低一些非特异性结合。使用GE Healthcare公司的AKTA Pure蛋白纯化系统纯化目的蛋白。上样前先用10倍柱体积的结合缓冲液(200 mmol/L NaCl，10 mmol/L咪唑，20 mmol/L Tris-HCl(pH=8.80))以1 mL/min的流速平衡Ni-NTA亲和层析柱。然后将上清液以相同的流速通过亲和色谱柱，使含有6个His序列的11β-HSD1充分结合在Ni-琼脂糖亲和色谱柱上。上样结束后，用大约5倍柱体积的结合缓冲液冲柱，以除去非特异性结合的杂蛋白。最后用洗脱液(200 mmol/L NaCl，150 mmol/L咪唑，20 mmol/L Tris-HCl (pH=8.80))进行洗脱。目的蛋白洗脱完毕后，切换成结合缓冲液置换亲和色谱柱中高浓度的咪唑，方便下次使用。

将收集得到的目的蛋白溶液转移至55 000的蛋白浓缩管中，4 ℃，3 000 r/min浓缩至5 mL后，用分子排阻色谱洗脱体系(200 mmol/L NaCl，20 mmol/L Tris-HCl (pH=8.80))置换蛋白溶液中的咪唑。使用AKTA Pure蛋白纯化系统，选用分子排阻层析柱进一步纯化目的蛋白。层析柱为Superdex-200 10/30，洗脱液为200 mmol/L NaCl、20 mmol/L Tris-HCl (pH=8.80)，流速为0.50 mL/min，采用系统自带的样品自动收集器进行收样，每孔2 mL，检测波长设置为280 nm。程序运行结束后根据目的蛋白的出峰位置、峰形及出峰时间，收集目的蛋白并浓缩。在使用AKTA Pure蛋白纯化系统纯化蛋白时要保证环境温度稳定，不超过

20 ℃。

4. SDS-PAGE 检测目的蛋白的纯度　将待检测样品按照 SDS-PAGE 上样要求处理，当蛋白纯度满足实验要求时，测定蛋白浓度，分装，－80 ℃保存备用。

（九）甘草次酸与 11β-HSD1 重组蛋白共结晶

1. 蛋白样品处理　浓缩纯化后的蛋白至浓度为 12 mg/mL，加入适量甘草次酸溶液，使蛋白质与化合物的物质的量比为(1∶3)～(1∶5)，共孵育 15 min 后，将其于 4 ℃，14 000 r/min 离心5 min以去除可能存在的沉淀。

2. 条件初筛　加入相应的结晶试剂至 96 孔蛋白结晶微孔板盒中，将蛋白质溶液(0.8 μL)与结晶试剂(0.8 μL)先后加入坐滴孔中，最后使用防雾结晶专用胶带封闭完全，20 ℃恒温箱保存。第 1 周需隔天观察 1 次，首先确认是否有晶体长出；以后每周观察 1 次，评价晶体的生长状况。

注意事项：①细胞裂解时应防止局部过热，整个实验过程需尽量在冰上操作和避免手直接靠近样品，以防对蛋白质状态造成损伤；②点晶体时，蛋白质溶液与结晶试剂应充分混匀，结晶专用胶带必须封闭完全。

参考文献

[1] Newman D J, Cragg G M. Natural products as sources of new drugs over the 30 years from 1981 to 2010[J]. J Nat Prod, 2012, 75(3): 311-335.

[2] Nosengo N. Can you teach old drugs new tricks? [J]. Nature, 2016, 534(7607): 314-316.

[3] Harvey A L, Edrara-Ebel R, Quninn R J. The re-emergence of natural products for drug discovery in the genomics era[J]. Nat Rev Drug Discov, 2015, 14(2): 111-129.

[4] Cherezov V, Rosenbaum D M, Hanson M A, et al. High resolution crystal structure of an engineered human β2-adrenergic G proteincoupled receptor[J]. Science, 2007, 318(5854): 1258-1265.

[5] Wu Y, Yang Y, Ye S, et al. Structure of the gating ring from the human large-conductance Ca^{2+}-gated K^{+} channel[J]. Nature, 2010, 466(7304): 393-397.

[6] 李洪林，沈建华，罗小民，等. 虚拟筛选与新药发现[J]. 生命科学，2005，17(2)：125-131.

[7] Giege R. A historical perspective on protein crystallization from 1840 to the present day [J]. FEBS J, 2013, 280(24): 6456-6497.

[8] Kendrew J C, Dickerson R E, Strandberg B E, et al. Structure of myoglobin: a three-dimensional fourier synthesis at 2 Å resolution[J]. Nature, 1960, 185(4711): 422-427.

[9] Deisenhofer J, Epp O, Miki K, et al. Structure of the protein subunits in the photosynthetic reaction centre of *Rhodopseudomonas viridis* at 3 Å resolution[J]. Nature, 1985, 318(6047): 618-624.

[10] Doyle D A, Cabral J M, Pfuetzner R A, et al. The structure of the potassium channel: molecular basis of K^{+} conduction and selectivity[J]. Science, 1998, 280(5360): 69-77.

[11] Cramer P, Bushnell D A, Kornberg R D. Structural basis of transcription: RNA polymerase Ⅱ at 2.8 angstrom resolution[J]. Science, 2001, 292(5523): 1863-1876.

[12] Gnatt A L,Cramer P,Fu J,et al. Structural basis of transcription: an RNA polymerase Ⅱ elongation complex at 3.3 Å resolution[J]. Science,2001,292(5523):1876-1882.

[13] Harms J, Schluenzen F, Zarivach R, et al. High resolution structure of the large ribosomal subunit from a mesophilic eubacterium[J]. Cell,2001,107(5):679-688.

[14] Ban N,Nissen P,Hansen J,et al. The complete atomic structure of the large ribosomal subunit at 2.4 Å resolution[J]. Science,2000,289(5481):905-920.

[15] Wimberly B T,Brodersen D E,Clemons Jr W M,et al. Structure of the 30S ribosomal subunit[J]. Nature,2000,407(6802):327-339.

[16] Rasmussen S G,DeVree B T,Zou Y,et al. Crystal structure of the β2 adrenergic receptor-Gs protein complex[J]. Nature,2011,477(7366):549-555.

[17] Rasmussen S G,Choi H J,Fung J J,et al. Structure of a nanobodystabilized active state of the β2 adrenoceptor[J]. Nature,2011,469(7329):175-180.

[18] Clarkson J,Campbell I D. Studies of protein-ligand interactions by NMR[J]. Biochem Soc T,2003,31(5):1006-1009.

[19] Taylor K A, Glaeser R M. Electron microscopy of frozen hydrated biological specimens[J]. J Ultrastruct Res,1976,55(3):448-456.

[20] Merk A, Bartesaghi A, Subramaniam S. Breaking cryo-EM resolution barriers to facilitate drug discovery[J]. Cell,2016,165(7):1698-1707.

[21] Chang M W,Ayeni C,Breuer S,et al. Virtual screening for HIV protease inhibitors: a comparison of AutoDock 4 and Vina[J]. Plos One,2010,5(8):e11955.

[22] Abagyan R,Totrov M,Kuznetsov D. ICM-A new method for protein modeling and design: applications to docking and structure prediction from the distorted native conformation[J]. J Comput Chem,1994,15(15):488-506.

[23] Alogheli H,Olanders G,Schaal W,et al. Docking of macrocycles: comparing rigid and flexible docking in Glide[J]. J Chem Inf Model,2017,57(2):190-202.

[24] Irwin J J,Sterling T,Mysinger M M,et al. ZINC: a free tool to discovery chemistry for biology[J]. J Chem Inf Model,2012,52(7):1757-1768.

[25] Velázquez-Campoy A,Ohtaka H,Nezami A,et al. Isothermal titration calorimetry: [J]. Curr Protoc Cell Biol,2004,23:17.8.1-17.8.24.

[26] Freyer M W,Lewis E A. Isothermal titration calorimetry: experimental design, data analysis, and probing macromolecule/ligand binding and kinetic interactions[J]. Methods Cell Biol,2008,84:79-113.

[27] Morgan H,Taylor D M. A surface plasmon resonance immunosensor based on the streptavidin-biotin complex[J]. Biosens Bioelectron,1992,7(6):405-410.

思 考 题

(1) 本蛋白纯化过程中是否还可以采用其他纯化技术?整体过程如何进一步补充和优化?

(2) 如何选择及优化相关结晶条件?

(3) 查阅文献,了解蛋白质晶体的同步辐射及结构解析原理,了解其他蛋白质结构解析技术。

第三篇

活 性 筛 选

第一章
化合物活性在细胞水平的筛选及检测

第一节　原代及传代细胞培养

一、实验目的

初步掌握哺乳动物细胞的原代培养与传代培养的基本操作过程，为活性化合物的筛选打下基础。

二、实验原理

从生物体中取出某种组织或细胞，模拟体内生理条件，在人工培养条件下使其生存、生长、繁殖或传代，这一过程称为细胞培养。细胞培养技术的最大优点是使我们得以直接观察活细胞，并在能控制的环境条件下进行实验，避免了体内试验时的许多复杂因素，还可以与体内试验互为补充，可同时提供大量生物性状相同的细胞作为研究对象，耗费少，比较经济，因此成为生物学研究的重要手段。近年来，其在体细胞遗传、分化、胚胎发生、肿瘤发生、免疫学、细胞工程、放射生物学以及老年学等一系列的研究领域中得到广泛应用，并取得了丰硕的成果。

细胞培养可分为原代培养和传代(继代)培养。直接将从体内获取的组织细胞进行首次培养为原代培养；当原代培养的细胞增殖达到一定密度后，则需要做再培养，即将培养的细胞分散后，从一个容器以1∶2或其他比例转移到另一个或几个容器中扩大培养，为传代培养。传代培养的累积次数就是细胞的代数。

细胞培养是一种程序复杂、要求条件多而严格的实验性工作。所有离体细胞的生长都受温度、渗透压、pH值、无机盐影响，消毒、配液等均有严格的规范和要求，特别是无菌操作是细胞培养成败的关键。

三、实验用品

(一) 材料和标本

孕17天或新生SD大鼠海马细胞、HEK 293、N2a等贴壁细胞。

（二）器材和仪器

手术器械、平皿、培养瓶、吸管、离心管（灭菌后备用）、酒精灯、烧杯、超净工作台、二氧化碳培养箱、倒置显微镜。

（三）试剂

含有10%胎牛血清的DMEM培养液、0.01 mol/L PBS、0.25%胰蛋白酶-0.02%EDTA混合消化液、75%乙醇溶液。

四、实验方法

（一）原代细胞培养

1. 原理　细胞培养（cell culture）是模拟机体内生理条件，将细胞从机体中取出，在人工条件下使其生存、生长、繁殖和传代，进行细胞生命过程、细胞癌变、细胞工程等问题的研究。近年来，其广泛地应用于分子生物学、遗传学、免疫学、肿瘤学、细胞工程等领域，发展成一种重要生物技术，并取得显著成就。由体内直接取出组织或细胞进行培养叫原代培养。原代培养细胞离体时间短，性状与体内相似，适用于研究。一般来说，幼稚状态的组织和细胞，如动物的胚胎、幼仔的脏器等更容易进行原代培养。

2. 操作

1）溶液的配制

（1）磷酸盐缓冲液（PBS）（0.01 mol/L）：KH_2PO_4，0.1 g；$Na_2HPO_4 \cdot 12H_2O$，1.7 g；KCl，0.1 g；NaCl，4.0 g；双蒸水加至500 mL，pH值为7.2～7.4。用0.2 μm滤膜过滤，4 ℃保存。

（2）1%胰蛋白酶的配制：用磷酸盐缓冲液（pH值为7.2～7.4）配制成浓度为1%的胰蛋白酶母液冻存。使用时，用解剖液稀释至0.25%。

（3）培养皿涂被多聚赖氨酸：配制0.01%的多聚赖氨酸，分装冻存。将上述多聚赖氨酸放入培养皿中，以覆盖底部为宜，2 h后取出多聚赖氨酸，并用灭菌水洗2～3遍，自然晾干后备用。

（4）解剖液：葡萄糖，3.0 g；蔗糖，7.5 g；NaCl，8.0 g；KCl，0.4 g；$Na_2HPO_4 \cdot 7H_2O$，0.18 g；KH_2PO_4，0.03 g；HEPES，2.14 g；加双蒸水1 000 mL，调pH值为7.0～7.4，过滤，4 ℃保存。

（5）种植液：DMEM 89%，胎牛血清10%，谷氨酰胺培养液1%。

（6）培养液：neurobasal培养基，97%；谷氨酰胺培养液，1%；B-27，2%。

（7）阿糖胞苷：用双蒸水配制成浓度为1 mg/mL的母液储存。用0.2 μm滤膜过滤，−20 ℃储存。使用时，取6 μL母液加入2 mL培养液，终浓度为3 μg/mL（根据实验情况调整浓度）。

2）取材及细胞裂解培养

（1）取新生SD大鼠（<12 h）用75%乙醇溶液浸泡3～5 min，将清洗完的乳鼠放入预冷的解剖液中，用2把尖镊去除鼠的头部皮肤和颅骨，剥离出全脑并将其放入另一盛有预冷解剖液的培养皿中。

（2）在解剖液中解剖大脑，分离出海马，移入另一盛有解剖液的培养皿中。在分离出全部的海马后，去除血管等组织，然后用剪刀将海马分成数小块，放入盛有0.25%胰蛋白酶的培养皿中，将培养皿放入37 ℃细胞培养箱消化10～15 min。

(3) 将培养皿中的海马碎片移入离心管中，去除含胰蛋白酶的液体并用种植液将海马碎片冲洗2～3遍，终止酶的消化作用。

(4) 在离心管中加入2 mL的种植液，用口径递减的吹打管轻轻吹打海马碎片数次，将上清液吸出备用，再加入2 mL的种植液，用吸管吹打数次，将上清液吸出备用，如此反复数次，至海马碎片全部被吹打散开。每次吹打10下，吹打时注意不要吹入空气，吹打尽量轻柔。

(5) 吸出的上清液再加入种植液调整其浓度，用200目细胞筛过滤。

(6) 将上述滤过的液体混匀后分装入已涂有0.1 mg/mL多聚赖氨酸的96孔板上，使分散的细胞计数约为0.3×10^6/mL。然后将96孔板放入5%的CO_2，37 ℃细胞培养箱中培养。

(7) 12 h后观察细胞，镜下可见多数细胞贴壁生长。用生理盐水冲洗细胞2遍以上以去除细胞碎片，然后换上已平衡好的饲养液。

(8) 培养36 h后加入阿糖胞苷3 μg/mL以抑制胶质细胞的分裂生长。

(9) 加入阿糖胞苷后12 h换液。以后每3天半量换液，饲养7～14天可以进行实验。

(10) 或种板40 min后，更换饲养液。这种方法细胞纯度高，但对细胞损害较大，需要较高培养技术。

（二）传代细胞培养

1. 原理　体外培养的原代细胞或细胞株要在体外持续培养就必须传代，以便获得稳定的细胞株或得到大量的同种细胞，并维持细胞种的延续。培养的细胞形成单层汇合以后，由于密度过大生存空间不足而引起营养枯竭，将培养的细胞分散，从容器中取出，以1∶2或1∶3及以上的比例转移到另外的容器中进行培养，即为传代培养。

细胞一代指从细胞接种到分离再培养的期间，与细胞世代或倍增不同。在一代中，细胞倍增3～6次。细胞传代后，一般经过3个阶段：游离期、指数增生期和停止期。

常用细胞分裂指数表示细胞增殖的旺盛程度，即细胞群的分裂相数/100个细胞。一般细胞分裂指数介于0.2%～0.5%，肿瘤细胞可达3%～5%。细胞接种2～3天分裂增殖旺盛，是活力最好时期，称指数增生期(对数生长期)，适宜进行各种实验。

2. 操作

(1) 将长成单层的原代培养细胞或HEK 293细胞从二氧化碳培养箱中取出，在超净工作台中倒掉瓶内的培养液，加入少许消化液（以液面盖住细胞为宜)，静置5～10 min。

(2) 在倒置显微镜下观察被消化的细胞，如果细胞变圆，相互之间不再连接成片，这时应立即在超净工作台中将消化液倒掉，加入3～5 mL新鲜培养液，吹打，制成细胞悬液。

(3) 将细胞悬液吸出2 mL左右，加到另一个培养瓶中并向每个瓶中分别加3 mL左右培养液，盖好瓶塞，送回二氧化碳培养箱中，继续进行培养。

3. 结果　一般情况下，传代后的细胞在2 h左右就能附着在培养瓶壁上，2～4天就可在瓶内形成单层，需要再次进行传代。

（三）器材及液体的准备和无菌操作的注意事项

1. 器材和液体的准备　细胞培养用的玻璃器材，如培养瓶、吸管等在清洗干净以后，装在铝盒和铁筒中，120 ℃、2 h干烤灭菌后备用；手术器材、瓶塞、配制好的PBS用灭菌锅138 kPa、20 min蒸气灭菌；DMEM培养液、胎牛血清、消化液用G6滤器负压抽滤后备用。

2. 无菌操作中的注意事项　在无菌操作中，一定要保持工作区的无菌清洁。为此，在操作前要认真洗手并用75%乙醇溶液消毒。操作前20～30 min启动超净工作台吹风。操作时，严禁说话，严禁用手直接拿无菌的物品，如瓶塞等，而要用器械，如止血钳、镊子等去拿。培养瓶要在超净工作台内才能打开瓶塞，打开之前用乙醇将瓶口消毒，打开后和加塞前瓶口都要在酒精灯上烧一下，打开瓶口后的操作全部都要在超净工作台内完成。操作完毕后，盖上瓶塞，才能拿到超净工作台外。使用的吸管在从消毒的铁筒中取出后要手拿末端，将尖端在火上烧一下，戴上胶皮乳头，然后再去吸取液体。总之，整个无菌操作过程都应该在酒精灯的周围进行。

第二节　细胞给药处理

一、实验目的

掌握哺乳动物细胞的药物处理基本操作过程，为检测细胞活性、反映药物毒性作用以及后期检测细胞内分子水平变化打下基础。

二、实验原理

用化合物处理细胞时，首先要选择合适的溶剂将化合物溶解，这样药物才能被细胞吸收达到药效，根据化合物的化学性质是亲水的还是亲脂的来进行选择。常见的溶剂有水、醇、DMSO，一般 DMSO 溶解的药要稀释 1000 倍才能用，因为这个浓度下才能剔除溶剂本身的毒性作用。以最大溶解浓度稀释 1000 倍作为最高浓度，然后依次稀释。如果药物有抑制作用，根据抑制率，采用改良寇氏法，可以算出一个 IC_{50} 值，初步可以确定给药的临界点浓度。

细胞给药时，细胞密度和细胞状态对药物效果影响很大，因此只有严格保证细胞具有良好稳定的状态和一个均匀适中的细胞密度，才能得到可重复的稳定实验结果。通常进行血清饥饿能够抑制细胞分裂，得到更多处于 G1 期的细胞，以提高实验结果质量。

三、实验用品

（一）材料和标本

HEK 293、N2a 等贴壁细胞。

（二）器材和仪器

12 孔板、96 孔板、培养瓶、吸管、离心管、EP 管（灭菌后备用）、酒精灯、烧杯、超净工作台、二氧化碳培养箱、倒置显微镜。

（三）试剂

胎牛血清，DMEM 培养液，0.01 mol/L PBS，0.25％胰蛋白酶-0.02％ EDTA 混合消化液，75％乙醇溶液，DMSO。

四、实验方法

（一）传代细胞种植

1. 操作步骤

(1) 96 孔板用于细胞活性检测的细胞种植培养，6 孔板或 12 孔板用于蛋白等分子水平、活性和修饰水平检测的细胞种植培养。收集对数生长期细胞，96 孔板调整细胞悬液浓度为 50 000/mL，每孔加入 100 μL 细胞悬液（每孔 5 000 个细胞）；12 孔板调整细胞悬液浓度为 50 000/mL，每孔加入 1 mL 细胞悬液（每孔 50 000 个细胞）；6 孔板调整细胞悬液浓度为 100 000/mL，每孔加入 1.2 mL 细胞悬液（每孔 1.2×10^5个细胞）。

（2）96 孔板一般设 6 个复孔（B～G 行），对照孔非常重要，且变异大，故设 2 列（2、3 列为对照孔），4～10 列或 4～11 列为给药孔。

（3）96 孔板边缘孔用无菌 PBS 充填，2～11 列均可加入细胞。因为要设置调零孔（即不加细胞孔），所以可将第 11 列设为调零孔，也可将第 12 列的无菌 PBS 孔在第 2 天加药时改为调零孔。

（4）细胞放入培养箱培养。

2. 注意事项

（1）每次加入细胞都使枪头贴着孔底边缘（最好相同位置），缓慢加入细胞悬液。孔加入顺序：可从上到下，从左到右依次加入。

（2）为了保证细胞密度均匀，最好每加 3～5 孔细胞后混匀一下细胞悬液，避免因重力沉降导致细胞密度不均。

（3）每块孔板加完细胞后，应拿起板子前后左右水平摇晃几下（勿旋转摇晃），使细胞均匀分散。

3. 调整细胞密度　不同细胞，代数不同，状态不同，增殖速度也不同，因此调整细胞密度时可以根据细胞增殖速度进行相应调整。

（二）细胞给药

1. 操作步骤

（1）将药物配成大于 1 000× 的母液，分装并保存于 −20 ℃或 −80 ℃。加药前先将药物在 EP 管中用无血清的 DMEM 稀释成工作浓度，混合均匀。对照组通常需要含有相同浓度的溶剂。

（2）待细胞贴壁后第 2 天给药（通常前 1 天下午或晚上铺板，第 2 天上午给药）。拿出孔板，弃去原有培养液（可用 PBS 洗），加入已经配好的药物。

（3）细胞放入培养箱培养 24 h（或其他指定时间）。

2. 注意事项

（1）加药时都是先配药再弃去原有培养液，最后加入药物。切勿先弃去原有培养液再配药，因为配药一般要花较长时间，若先弃去原有培养液再配药会导致细胞无营养液体而死亡。

（2）药物是用母液溶于无血清培养基配成工作液，事先算好对照孔、药物孔、调零孔如何配制，如何设置加药顺序。96 孔板一般越靠中央的孔变异越小，故最重要的给药孔一般放在最中间，次要孔放边缘，调零孔可用第 11 或 12 列。

（3）如果某个给药孔需加入 2 种药物，一般需要用一种药物先预处理 1～2 h（预处理药物可用 EP 管配好后再分别加入各孔），再加入另一种药物（直接加入各孔）。

第三节　化合物的细胞毒性检测

一、实验目的

掌握检测化合物的细胞毒性的方法和操作步骤，确定化合物的细胞安全性和毒性及安全剂量。

二、实验原理

检测化合物的细胞毒性通常可以通过检测细胞活性来反映。检测细胞的代谢活性也可以反映细胞增殖的情况。在细胞增殖过程中乳酸脱氢酶的活性会增加，而有活性的脱氢酶可以使得外源性的四唑盐或者阿尔玛蓝(alamar blue)还原成为带有颜色的还原产物。通过分光光度计或者酶标仪来读取含染料培养基的吸光度，从而衡量细胞的代谢活性，检测细胞增殖的情况。

(1) 四甲基偶氮唑盐(MTT)法：MTT 商品名为噻唑蓝，是一种黄色的染料。1983 年 Mosmann 建立 MTT 比色法，用于检测细胞存活和增殖，其原理为活细胞线粒体中的琥珀酸脱氢酶能使外源性 MTT 还原为不溶于水的蓝紫色结晶——甲臜，并沉积在细胞中，而死亡的细胞无此功能。二甲基亚砜(DMSO)能溶解细胞中的甲臜，用酶联免疫分析仪测定其光吸收值，可间接反映活细胞的数量。在一定细胞数量范围内，MTT 结晶形成的量与细胞数成正比。MTT 可以用于所有细胞类型，但 MTT 在标准的细胞培养基中是不溶的，而且生成的甲臜晶体需要溶解在 DMSO 中。因此，MTT 主要作为终点检测的方法。另外，有研究发现过氧化物会降低 MTT 测定的准确度，抑制将近 95%的 MTT 与氧离子的反应，MTT 溶解产物甲臜会吸附在纳米纤维上，而致使检测的结果呈假阴性。

(2) 二甲氧唑黄色比色(XTT)法：XTT 是一种与 MTT 类似的四唑氮衍生物，可被活细胞还原形成水溶性的橘黄色的甲臜产物，不形成颗粒，可直接用酶联免疫分析仪检测吸光度，故较 MTT 法更加快速、简便、敏感。

但 XTT 水溶液不稳定，需要低温保存，现配现用。由于 XTT 的代谢产物呈橘黄色，故培养体系中有些黄色代谢物和试剂可能会影响其检测结果。与 MTT 一样，过氧化物可抑制近 95%的 XTT 与氧离子的反应，故对 XTT 测定的准确度有一定的影响。

(3) 内盐(MTS)法：MTS 是一种新型的 MTT 类似物。MTS 在偶联剂 PMS 存在的条件下，可被活细胞线粒体中的多种脱氢酶还原成水溶性的有色甲臜产物，其颜色深浅与活细胞数量在一定范围内高度相关，可用酶标仪检测。它的优点在于无放射性、快速、安全、方便、灵活及特异性强，同时又克服了 MTT、XTT 的缺点。

(4) 四唑单钠盐(WST-1)法：WST-1 是水溶性四唑盐试剂，是一种类似于 MTT 的化合物，在偶联剂存在的情况下，可以被线粒体内的一些脱氢酶还原生成橙黄色的甲臜。细胞增殖越多越快，则颜色越深；细胞毒性越大，则颜色越浅。WST-1 是 MTT 的一种升级替代产品，与 MTT 或其他的 MTT 类似的产品如 XTT、MTS 等相比有明显的优点。首先，MTT 被线粒体内的一些脱氢酶还原生成的甲臜不是水溶性的，需要特定的溶液来溶解；而 WST-1 和 XTT、MTS 产生的甲臜都是水溶性的。其次，WST-1 产生的甲臜比 XTT 和 MTS 产生的甲臜更易溶解。再次，WST-1 比 XTT 和 MTS 更加稳定，加入 WST-1 显色后，可以在不同时间反复用酶标仪读板，使检测时间更加灵活，实验结果更加稳定。另外，WST-1 与 MTT、XTT 等相比，线性范围更宽，灵敏度更高。

(5) 细胞计数试剂-8(cell counting kit-8，CCK-8)法，CCK-8 又称 WST-8，是一种类似于 MTT 的化合物，在偶联剂存在的情况下，可以被线粒体内的一些脱氢酶还原生成橙黄色的甲臜。细胞增殖越多、越快，则颜色越深；细胞毒性越大，则颜色越浅。对于同样的细胞，颜色的深浅和细胞数目呈线性关系。MTT 被线粒体内的一些脱氢酶还原生成的甲臜不是水溶性的，需要有特定的溶解液来溶解；而 CCK-8 和 XTT、MTS 产生的甲臜都是水溶性的，可以省去后续的溶解步骤。其次，CCK-8 产生的甲臜比 XTT 和 MTS 产生的甲臜更易溶解。再次，CCK-8 比 XTT 和 MTS 更加稳定，使实验结果更加稳定。另外，CCK-8 与 MTT、XTT 等相比线性范围更宽，灵敏度更高。CCK-8 与 WST-1 相比，检测灵敏度更高，更易溶解，并且更加稳定。

CCK-8 检测细胞增殖、细胞毒性的灵敏度较 MTT、XTT 及 MTS 高，尤其适合于悬浮细胞、高通量药物筛选。CCK-8 法细胞毒性低，细胞检测后还可重复利用，具有更好的实用性。

三、实验用品

（一）材料和标本

HEK 293、N2a 等贴壁细胞。

（二）器材和仪器

传有细胞的 96 孔板、吸管、离心管（灭菌后备用）、酒精灯、烧杯、超净工作台、二氧化碳培养箱、倒置显微镜、酶标仪(用前预热)。

（三）试剂

DMEM 培养液、0.01 mol/L PBS、75%乙醇溶液、CCK-8。

四、实验方法

（一）细胞增殖-毒性检测

(1) 在 96 孔板中加入适当的细胞悬液。将培养板在培养箱培养 24 h(在 37 ℃，5% CO_2 的条件下)。

(2) 用化合物或待测物处理细胞。

(3) 将培养板在培养箱中孵育一段时间(例如：6 h、12 h、24 h 或 48 h)。

(4) 向每孔加入 10 μL CCK-8 溶液(注意不要在孔中生成气泡，它们会影响吸光度(OD 值)的读数)。

(5) 将培养板在培养箱内孵育 1～4 h。

(6) 用酶标仪测定在 450 nm 处的 OD 值。

(7) 如果暂时不测定 OD 值，打算以后测定的话，可以向每孔中加入 10 μL 0.1 mol/L HCl 溶液或者 1% SDS 溶液，并遮盖培养板避光保存在室温条件下。在 24 h 内 OD 值不会发生变化。

注意：如果待测物质有氧化性或还原性，可在加 CCK-8 之前更换新鲜培养基，去掉药物的影响。当然药物影响比较小的情况可以不更换培养基，直接扣除培养基中加入药物后的空白吸收即可。

（二）制作标准曲线

(1) 先用细胞计数板计数所制备的细胞悬液中的细胞数量，然后接种细胞。

(2) 按比例(例如：1∶2 比例)依次用培养基等比稀释成一个细胞浓度梯度，一般要做 3～5 个细胞浓度梯度，每组 3～6 个复孔。

(3) 接种后培养 2～4 h 使细胞贴壁，然后加 CCK-8 试剂培养一定时间后测定 OD 值，制作出一条以细胞数量为横坐标（X 轴）、OD 值为纵坐标（Y 轴）的标准曲线。根据此标准曲线可以测定出未知样品的细胞数量，使用此标准曲线的前提条件是实验的条件要一致，便于确定细胞的接种数量以及加入 CCK-8 后的培养时间。

（三）活力计算

细胞活力（%）=［OD（加药）－OD（空白）］/［OD（0 加药）－OD（空白）］×100%

式中：OD（加药）为具有细胞、CCK-8 溶液和药物溶液的孔的吸光度；

OD（空白）为具有培养基和 CCK-8 溶液而没有细胞的孔的吸光度；

OD（0 加药）为具有细胞、CCK-8 溶液而没有药物溶液的孔的吸光度；

细胞活力为细胞增殖活力或细胞毒性活力。

第四节　细胞中相关酶活性检测

一、实验目的

掌握检测细胞中相关酶活性的方法和操作步骤，定性和定量分析化合物在细胞水平对相关酶活性的影响。

二、实验原理

酶是生物体维持各种生命活动的重要物质，它是生物体内各种代谢反应的催化剂，在所有生物体的生命活动中起着至关重要的作用。酶能够在十分温和的条件下，快速高效地催化各种生化反应，维持机体的正常生命活动。生物体中存在许多种酶，每一种酶都有它特异的作用对象，即具有专一性，这是由各种酶的反应条件及作用机制都不相同所决定的。要进行酶活力的测定，我们首先要明确的是该酶在生物体内保持最大催化活性的生化反应条件。在体外进行酶活力测定要针对酶的特异性进行。

我们对于不同酶的测定方法势必会有很大差异，那么该如何对某种酶活力的测定进行具体细节的设计与分析呢？除去反应条件的控制外，具体材料的选择及具体操作步骤的设计是否要遵循同一准则呢？在进行同一种酶在不同的材料中、不同发育时期的活力测定时测定方法是否可以生搬硬套呢？如果不是，又该如何把握具体细节的设计与修正呢？这些具体细节的把握又是以何为依据的呢？这些疑问都需要我们在实验中进行深入的探讨与研究。本次实验主要以蛋白磷酸酯酶 PP2A、磷酸激酶 GSK-3β 和 APP 剪切酶 BACE1 的活力为主要测定对象，希望能从中寻找到对于上述疑问的解答思路。

三、实验用品

（一）材料和标本

HEK 293、N2a 等贴壁细胞。

（二）器材和仪器

6 孔板、细胞刮子、吸管、EP 管、离心管（灭菌后备用）、烧杯、滤纸、超净工作台、二氧化碳培养箱、倒置显微镜、酶标仪(用前预热)、超声破碎仪、离心机、精密加样枪。

（三）试剂

0.01 mol/L PBS、PP2A 活性检测试剂盒、GSK-3β 活性检测试剂盒、BACE1 活性检测试剂盒。

四、实验方法

（一）PP2A 活性检测

1. 缓冲液的配制　Sephadex® G-25 Storage 缓冲液：1 nmol/L EDTA，10 mmol/L Tris-HCl(pH=7.5)，0.02% 叠氮化钠，4 ℃过夜。

标准磷酸盐：1 mmol/L KH_2PO_4。

PPase-2A 5×反应缓冲液：1 mmol/L EGTA，250 mmol/L 咪唑(pH=7.2)，0.5 g/L BSA，0.1% β-硫基乙醇。

2. 预处理吸附柱

(1) 加入 10 mL 去离子水到 Sephadex® G-25 树脂中重悬。

(2) 将重悬液倒入柱子中，静置待滤液出来，去除滤液，用 10 mL 去离子水过柱子，可用推杆施加压力或适当离心，以排干水分，重复 3 次。

(3) 加入 10 mL 预冷的 Sephadex® G-25 Storage 缓冲液到 Sephadex® G-25 树脂的柱子中。

(4) 静置 10 min，600*g*，4 ℃离心 5 min。

(5) 去除废液，重新以 1 000*g*，4 ℃离心 10 min，充分去除液体。

3. 加样　更换新的 50 mL 收集管(一定要用试剂盒配套管子，否则无法承受离心力而破裂)，加 250 μL 蛋白样品到柱子上。

4. 收集蛋白质　600*g*，4 ℃离心 5 min，收集滤液。

5. 测浓度　BCA 法测蛋白浓度。

6. 终止反应液的制备　10 μL 钼酸盐染料/添加剂混合物+1 mL 钼酸盐染料溶液(临用前配制)。

7. 活性测定

(1) 配制标准溶液：磷酸酯酶标准品用去磷酸基团水稀释成 50 mmol/L，再用 PPase-2A 1×反应缓冲液稀释，分别稀释至 0 μmol/L、100 μmol/L、200 μmol/L、500 μmol/L、1 000 μmol/L、2 000 μmol/L，用于制作标准曲线。

(2) 在 96 孔板待测孔和标准样品孔内每孔加入 10 μL 1×PPase-2A 反应缓冲液和 5 μL 1 mmol/L 的底物肽。

(3) 室温孵育 3 min。将待测样品的总蛋白浓度调成一致。

(4) 加入 50 μL 稀释好的标准品和待测样品到反应孔内，37 ℃孵育 30 min。

(5) 加入 50 μL 终止反应液。室温孵育 20 min。

(6) 用多功能酶标仪在 630 nm 波长检测吸光度。样品内含 PP2A，催化底物反应，在一定浓度范围内可使吸光度成线性增加。通过标准曲线计算样品中 PP2A 酶活性。

（二）GSK-3β 活性检测

1. 实验原理　GSK-3β 激酶活性光度法定量检测试剂是一种旨在通过多肽底物，在

GSK-3α抑制剂的存在下受到 GSK-3β 磷酸化后，进而由丙酮酸激酶和乳酸脱氢酶连续循环法反应系统，测定产生 ADP 过程中，伴随的还原型烟酰胺腺嘌呤二核苷酸（NADH）的氧化反应，即采用光度法测定其氧化后峰值的变化，以分析组织裂解样品中 GSK-3β 活性的经典的技术方法。

2. 实验步骤

(1) 用清理液（试剂 A）清洗细胞 1～3 次，每孔加 1 mL，再加入裂解液（试剂 B），6 孔板每孔加 100 μL，12 孔板每孔加 60 μL 左右。冰上裂解 10 min，将样品取出装入 1.5 mL EP 管中，可用超声破碎仪超声 10 次，每次 3 s。

(2) 10 000g，4 ℃离心 10 min。小心移取上清液到新的无菌 1.5 mL EP 管中。

(3) BCA 法测蛋白浓度，根据蛋白浓度将所有样品蛋白浓度调成一致（10 g/L）。

(4) 放入－70 ℃冰箱保存或置于冰上备用。

(5) 算好背景对照孔和样品孔并在 96 孔板上设置标记，原则上设 4～6 个复孔。

(6) 每孔分别依次移取 65 μL 缓冲液（试剂 C）、10 μL 酶促液（试剂 D）、10 μL 反应液（试剂 E）、10 μL（试剂 F），轻轻摇动 96 孔板。30 ℃孵育 3 min。

(7) 分别加入 5 μL 阴性液（试剂 G）或待测样品（50 μg 蛋白样品）到相应的孔内。

(8) 轻轻摇动 96 孔板。即刻放入酶标仪中检测（设置波长为 340 nm），0 min 读数和 5 min 读数。

(9) 活性计算：

[（样品读数－背景读数）×0.1（mL）]/[0.005（mL）×6.22（mmol/L 吸光系数）×0.6（光径距离：cm）×5（反应时间：min）]＝GSK-3β 活性[单位：μmol NADH/（min · mg）]

3. 注意事项

(1) 样品处理忌用磷酸缓冲溶液。

(2) 样品须澄清，至关重要。

(3) 加入样品启动反应后 3 s 内即可进行吸光度测定。

(4) 测定值随时间由高到低变化，表明酶具有活性，测定可以持续 30 min。

(5) 单位定义：在 30 ℃温度下，pH＝7.5 条件下，每分钟内能够氧化 1 μmol 还原型烟酰胺腺嘌呤二核苷酸（NADH）所需的酶量作为一个活性单位。

（三）BACE1 活性检测

1. 实验原理 β-分泌酶是阿尔茨海默病中抗淀粉蛋白治疗的优良靶点。本方法采用荧光法来检测纯化蛋白的生物学活性。这个实验利用一种与 EDANS 和 DABCYL 相缀合的分泌酶特异性肽段。当肽段未剪切时，来自 EDANS 的荧光会被物理上位置接近的 DABCYL 淬灭。当这个肽段被分泌酶剪切后，EDANS 和 DABCYL 分离，可以持续性地激发荧光，即可以通过检测荧光强度来反映分泌酶的活性水平。

2. 实验试剂（表 3-1）

表 3-1 BACE1 活性检测实验试剂及用量

成分	总量
β-分泌酶提取缓冲液	25 mL
β-分泌酶反应液（2×）	10 mL

续表

成分	总量
β-分泌酶底物(溶于 DMSO)	200 μL
活性 β-分泌酶	20 μL
β-分泌酶抑制剂(溶于 DMSO)	10 μL

3. 实验步骤

(1) 700g 离心 5 min 收集细胞,加入 0.1 mL 的预冷提取缓冲液。对于组织样品,加入 2～3 倍体积的预冷提取缓冲液,并在冰上匀浆。

(2) 加入细胞裂解液在冰上孵育 10 min,10 000g 离心 5 min。把上清液转移到新的试管中并且一直在冰上操作。裂解物的蛋白浓度为 2～4 g/L。

(3) 96 孔板每孔加入 50 μL 细胞裂解液。

对于阳性对照,将 4 μL 的活性 β-分泌酶加入 50 μL 的提取缓冲液中。

对于阴性对照,将 2 μL 的 β-分泌酶抑制剂加到 50 μL 样品或阳性对照孔中。

(4) 加入 50 μL 的 2×反应液,轻柔混匀,然后加入 37 ℃预先孵育 20 min 的底物。

(5) 加入 2 μL 的 β-分泌酶底物,吹打混匀,于 37 ℃孵育 10 min。

(6) 封板,轻叩混匀,避光 37 ℃孵育 1 h。

(7) 在激发波长为 345 nm 和发射波长为 500 nm 处读取数据。

第五节 细胞中相关蛋白水平检测

一、实验目的

掌握检测细胞中相关蛋白水平的方法和操作步骤,定性和定量分析化合物在细胞中对相关蛋白水平的影响。

二、实验原理

蛋白质是由许多氨基酸通过肽键相连而成的生物大分子化合物,为生命的最基本物质之一。蛋白质广泛存在于各种生物组织细胞,是生物细胞最重要的组成物质。生命体蛋白质种类繁多,任一蛋白水平的微量改变即有可能改变机体的生理功能甚至导致疾病的发生,因此,在研究化合物的生物活性时必不可少地需要对一些相关的蛋白水平进行检测。常用方法有蛋白质免疫印迹法(Western blotting)、点杂交(dot blotting)、酶联免疫吸附测定(ELISA)、质谱等。

点杂交(dot blotting):将 RNA 或 DNA 变性后直接点样于硝酸纤维素膜或尼龙膜上,再采用特定的探针进行杂交,这种杂交方法称为点杂交。若采用狭缝点样器加样后杂交,则称为狭缝杂交(slot blotting),二者的区别主要是点样的形状不同。该方法常用于基因表达的定性及定量分析,是实验室中常用的技术。

RNA 点杂交能从许多种 mRNA 中快速检测基因的转录产物,对于同时对多个克隆做最初鉴定特别有用。当需要对样品进行定量分析时,或需要同时处理多个样品时,可采用多接头过滤系统，即用真空负压将核酸转移到滤膜上。每个点的 RNA 量取决于 RNA 群体中转录本的丰度。对于分级筛选或从高丰度的 mRNA 库中识别目的基因，每个点上有 5 μg 总 RNA 就足够了；而对于中、低丰度的转录本，必须加更多的总 RNA。有时为了有效地检测基因的转录本，应采用纯化的 mRNA。

点杂交的优点是简单、迅速，可在一张膜上同时进行多个样品的检测，对于核酸粗体样品检测效果较好；缺点是不能鉴定所测基因的相对分子质量，而且特异性不高，有一定比例的假阳性。

酶联免疫吸附测定(enzyme linked immunosorbent assay，ELISA)指将可溶性的抗原或抗体结合到聚苯乙烯等固相载体上，利用抗原抗体结合专一性进行免疫反应的定性和定量检测方法。这一方法的基本原理：①使抗原或抗体结合到某种固相载体表面，并保持其免疫活性。②使抗原或抗体与某种酶连接成酶标抗原或抗体，这种酶标抗原或抗体既保留其免疫活性，又保留酶的活性。在测定时，把受检标本(测定其中的抗体或抗原)和酶标抗原或抗体按不同的步骤与固相载体表面的抗原或抗体起反应。用洗涤的方法使固相载体上形成的抗原-抗体复合物与其他物质分开，最后结合在固相载体上的酶量与标本中受检物质的量成一定的比例。加入酶反应的底物后，底物被酶催化变为有色产物，产物的量与标本中受检物质的量直接相关，故可根据颜色反应的深浅进行定性或定量分析。酶的催化效率很高，故可极大地放大反应效果，从而使测定方法达到很高的敏感度。

蛋白质免疫印迹法是一种将高分辨凝胶电泳和免疫化学分析技术相结合的杂交技术。蛋白质免疫印迹法采用的是聚丙烯酰胺凝胶电泳，用抗体作为“探针”并用对应的二抗显色。它利用不同分子量的蛋白电泳时穿过凝胶的速度不一致，将经过 PAGE 分离后的蛋白转移到固相载体(比如硝酸纤维素薄膜等)上，固相载体以非共价键的形式吸附蛋白，并且可以保持 PAGE 分离的蛋白活性不变。固相载体上的蛋白作为抗原与相应的抗体起免疫反应，再与酶或同位素标记的第二抗体起反应，经过底物显色或放射自显影的方法，检测电泳分离的特异性目的基因表达的蛋白成分。此法由于无电渗作用，样品用量少(1～100 μg)，分辨率高，灵敏度高，凝胶机械强度大，重复性好以及可以通过调节单体浓度或单体与交联剂的比例而得到孔径不同的凝胶等优点而受到广泛的应用。

三、实验用品

(一) 材料和标本

HEK 293、N2a 等贴壁细胞。

(二) 器材和仪器

6 孔板、吸管、EP 管、离心管(灭菌后备用)、滤纸、水浴锅、烧杯、二氧化碳培养箱、倒置显微镜、酶标仪(用前预热)、超声破碎仪、离心机、精密加样枪、微量进样针、电泳仪、转膜槽、NC 膜或 PVDF 膜、摇床。

(三) 试剂

0.01 mol/L PBS、RIPA 裂解液、蛋白酶抑制剂(磷酸酯酶抑制剂 PMSF，磷酸激酶抑制剂混合物)、溴酚蓝、β-巯基乙醇、Tris、HCl、SDS、丙烯酰胺(Arc)、N，N′-亚甲基双丙烯酰胺(Bis)、甲醇、5%脱脂奶粉、10×TBS、吐温-20、抗体、BSA。

四、实验方法

（一）试剂配制

（1）20% Arc/Bis：Arc 97.4 g，Bis 2.6 g，加 ddH_2O 至 500 mL。

（2）上部胶：Tris 9.43 g，SDS 0.625 g，12 mol/L HCl 约 3 mL，pH＝6.8，加 ddH_2O 至 500 mL。

（3）下部胶：Tris 90.8 g，SDS 2.0 g，12 mol/L HCl 10～15 mL，pH＝8.8，加 ddH_2O 至1 000 mL。

（4）5×电泳缓冲液：Tris 15.2 g，甘氨酸 94 g，SDS 5 g，加 ddH_2O 至 1 000 mL。

（5）10×转膜液：Tris 91.2 g，甘氨酸 432.0 g，加 ddH_2O 至 1 000 mL。

（二）实验步骤

1. 蛋白样品的制备

（1）细胞样品：冰上操作，将细胞培养基吸出，用 1×PBS 洗涤 1～2 遍，对于 6 孔板而言，加入 80～150 μL RIPA 裂解液，刮下细胞，加入 1/3 体积 4×缓冲液煮沸 10 min。

（2）冰上超声（300 W，30%）2 s，10 次，12 000 r/min 4 ℃离心 10 min。

（3）取上清液，BCA 法测蛋白浓度。

（4）溴酚蓝和β-巯基乙醇按 1∶3 配好，再加入 1/10 体积蛋白样品的混合物（溴酚蓝为蛋白染色指示剂，β-巯基乙醇可充分打开蛋白分子中的二硫键，使蛋白呈线性），使用涡旋振荡器将其混匀。

（5）煮沸 10 min，离心使管壁上液体沉入底部，4 ℃待用或－20 ℃保存。

2. 免疫印迹

（1）电泳胶制作：按照表 3-2 对 SDS-PAGE 凝胶进行配制，其中分离胶浓度为 10%，配制后加水（或无水乙醇）压平，等凝约 40 min；浓缩胶浓度为 4%，配制后混匀加入玻璃板后插入所需孔径齿梳，等凝约 30 min。

表 3-2 SDS-PAGE 凝胶配方（按 2 块胶量）

成分	下部胶（分离胶）	上部胶（浓缩胶）
20% Arc/Bis	4 mL	1 mL
Tris	4 mL（pH＝8.8）	4 mL（pH＝6.8）
TEMED	8 μL	4 μL
AP	40 μL	30 μL

（2）上样：按照配方配好电泳液，用双蒸水稀释到 1×。把电泳槽装好，倒入电泳液，使内部电泳液完全浸没电泳胶。用微量上样针加入蛋白分子量参照物以及相应的样品（要求：各孔加入蛋白样品的总蛋白量要相同）。

（3）电泳：上完样后，接通电源。使用先恒流再恒压（100～130 V）的模式进行电泳，溴酚蓝可以表示蛋白电泳跑到的位置，当看到溴酚蓝跑到分离胶后，即调整电泳仪使其变为恒压模式。根据蛋白分子量参照物分散程度按需求停止电泳。

（4）转膜：按 7∶2∶1 分别加入 ddH_2O、甲醇、10×转膜液，混合均匀。根据使用的 NC 膜大小以及所需分子量的位置裁剪凝胶，用 3 层滤纸构成滤纸-膜-胶-滤纸结构，转膜方向为负极-凝胶-NC 膜-正极，使用 275 mA 恒流 1 h 转膜，电压保持在 100～140 V，以达到将蛋白质从凝胶转移到 NC 膜的目的。甲醇含量、电流以及转膜时间可根据所需分子量进行调整。

(5) 封闭：转膜完毕后，使用 1×PBS 配制 5%脱脂牛奶，将 NC 膜放入其中，置于摇床上缓慢摇动 40 min。

(6) 孵育一抗：使用含 1%叠氮化钠的 3% BSA 来稀释抗体，比例参照抗体说明书，使用稀释后的一抗浸没 NC 膜，4 ℃过夜。

(7) 孵育二抗：第 2 天将一抗回收，按配方配制洗膜液 TBST(50 mmol/L 的 Tris-HCl，100 mmol/L的 NaCl，20%的吐温，将 pH 值调节至 7.4)，使用 TBST 摇洗 NC 膜，每次 10 min，共 3 次。配制二抗稀释液，按照 1∶10 000 比例稀释荧光二抗，使用时二抗完全浸没 NC 膜，在室温条件下反应 1 h。反应完成后，用 TBST 清洗膜，每次 10 min，共 3 次。

(8) 显色：使用 Odyssey 双色红外激光成像系统对免疫印迹结果进行显示，继而定量分析。

3. 注意事项

(1) 准备组织和细胞样品时，除了需加入蛋白酶抑制剂外，若要检测磷酸化蛋白则需加入相应的磷酸酯酶抑制剂，防止蛋白去磷酸化。

(2) BCA 法测样品浓度时，加入样品和反应试剂时尽量不要有气泡，气泡会干扰测定的准确性。

(3) 电泳和转膜时，注意检查电极正负，防止插反。

(4) 转膜时滤纸、胶以及膜之间不能有气泡，否则将影响结果。

(5) 抗体孵育时一定要保证抗体与膜均匀并充分接触。

第六节 细胞中相关蛋白转录水平检测

一、实验目的

掌握检测细胞中相关蛋白转录水平的方法和操作步骤，定量分析化合物在细胞中对相关蛋白转录水平的影响。

二、实验原理

检测化合物对细胞内蛋白转录水平的调控，通常可通过检测其 mRNA 水平来实现，mRNA 水平检测最常用的方法有诺瑟印迹杂交(Northern blotting)、逆转录-聚合酶链式反应(RT-PCR)以及原位杂交。其中 RT-PCR 在研究基因表达的调控、基因功能以及基因变异等方面的应用十分广泛，也是目前神经科学研究领域常用的分子生物学手段。

(1) 诺瑟印迹杂交是一种通过检测 RNA 的表达水平来检测基因表达的方法，通过诺瑟印迹杂交的方法可以检测到细胞在生长发育特定阶段或病理环境下特定基因表达情况。

首先需要从组织或细胞中提取总 RNA，或者再经过寡聚(dT)纯化柱进行分离纯化得到 mRNA。然后 RNA 样本经过电泳，依据分子量的大小被分离，随后凝胶上的 RNA 分子被转移到膜上。膜一般都带有正电荷，核酸分子由于带负电荷可以与膜很好地结合。转膜的缓冲液含有甲酰胺，它可以降低 RNA 样本与探针的退火温度，因而可以减少高温环境对 RNA 的降解。RNA 分子被转移到膜上后须经过烘烤或者紫外交联的方法加以固定。被标记的探针与 RNA 杂交，经过信号显示需检测的基因的表达。诺瑟印迹杂交实验中阴性对照可以采用经过 RT-PCR 或基因芯片检测过的无表达的基因。

(2) 原位杂交(*in situ* hybridization)：将标记的核酸探针与细胞或组织中的核酸进行杂交，称为原位杂交。RNA 原位核酸杂交又称 RNA 原位杂交组织化学或 RNA 原位杂交。该技术是指运用 cRNA 或寡核苷酸等探针检测细胞和组织内 RNA 表达的一种原位杂交技术。其基本原理：在细胞或组织结构保持不变的条件下，用标记的已知的 RNA 核苷酸片段，按核酸杂交中碱基配对原则，与待测细胞或组织中相应的基因片段相结合(杂交)，所形成的杂交体(hybrids)经显色反应后，在光学显微镜或电子显微镜下观察其细胞内相应的 mRNA、rRNA 和 tRNA 分子。RNA 原位杂交技术经不断改进，其应用的领域已远超出 DNA 原位杂交技术。尤其在基因分析和诊断方面能做定性、定位和定量分析，已成为最有效的分子病理学技术，同时在分析低丰度和罕见的 mRNA 表达方面已展示了分子生物学的一个重要方向。

(3) RT-PCR：聚合酶链式反应(PCR)过程利用模板变性、引物退火和引物延伸的多个循环来扩增 DNA 序列。因为上一轮的扩增产物又作为下一轮扩增的模板，这一指数增长的过程使其成为检测核酸和克隆基因的一种非常灵敏的技术。一般经 25～35 个循环就可使模板 DNA 扩增达 10 亿倍。RT-PCR 是以 RNA 为模板合成 cDNA(complement DNA)，即 RNA 的逆转录(reverse transcription，RT)，将 cDNA 和 PCR 结合在一起的技术，提供了一种基因表达检测、定量和 cDNA 克隆的快速灵敏的方法。由于 cDNA 包括了编码蛋白的完整序列而且不含内含子，只要略经改造便可直接用于基因工程表达和功能研究，因此 RT-PCR 成为目前获得目的基因的一种重要手段。

RT-PCR 技术灵敏而且用途广泛，可用于检测细胞中基因表达水平、表达差异，细胞中 RNA 病毒的含量和直接克隆特定基因的 cDNA 序列。RT-PCR 比其他包括诺瑟印迹杂交、RNase 保护分析、原位杂交及 S1 核酸酶分析在内的 RNA 分析技术更灵敏，更易于操作。

RT-PCR 的基本原理：首先是在逆转录酶的作用下由 RNA 合成 cDNA，即总 RNA 中的 mRNA 在体外被逆转录合成 DNA 拷贝，因拷贝 DNA 的核苷酸序列完全互补于模板 mRNA，称之为互补 DNA(cDNA)；然后再利用 DNA 聚合酶，以 cDNA 第一链为模板，以四种脱氧核苷三磷酸(dNTP)为原料，在引物的引导下复制出大量的 cDNA 或目的片段。

RT-PCR 可用一步法或两步法的形式进行。两步法 RT-PCR 比较常见，在使用一个样品检测或克隆多个基因的 mRNA 时比较有用。在两步法 RT-PCR 中，每一步都在最佳条件下进行。cDNA 的合成首先在逆转录缓冲液中进行，然后取出 1/10 的反应产物进行 qPCR 并定量分析。

三、实验用品

(一) 材料和标本

经过处理待收集的 HEK 293、N2a 等贴壁细胞。

(二) 器材和仪器

吸管、EP 管、PCR 管(无 RNA 酶，灭菌后备用)、水浴锅、烧杯、酶标仪(用前预热)、qPCR 仪、离心机、精密加样枪、电泳仪。

（三）试剂

1×PBS、总 RNA 提取试剂(Trizol)、氯仿、异丙醇、乙醇、DEPC 水、逆转录试剂盒、PCR 试剂盒。

四、实验方法

（一）细胞中 mRNA 提取(在超净工作台操作)

(1) 6 孔板细胞每孔加入 800～1 000 μL Trizol；12 孔板细胞每孔加入 300～600 μL Trizol，冰上裂解 10 min 后移入 1.5 mL EP 管中。可 20 ℃保存。

(2) 加 0.2 mL 氯仿，剧烈振荡 15 s，冰上静置 5 min，4 ℃、12 000g 离心 15 min。

(3) 仔细吸取上层无色透明液体 400 μL，放入新 EP 管中，加入等体积异丙醇，轻柔混匀，室温静置沉淀 10 min，4 ℃、12 000g 离心 15 min，弃上清液。

(4) 室温干燥(不用太干，否则不好溶解，5～10 min 即可)，溶于 20～30 μL DEPC 水。55～60 ℃水浴 4～10 min。

(5) 测 RNA(单链 RNA)浓度，调节浓度为 100 mg/L。

（二）逆转录

(1) 配制逆转录体系：5×逆转录混合试剂，2 μL；总 RNA，5 μL；加入无 RNA 酶的水至 10 μL。

(2) 反应条件：37 ℃，15 min；85 ℃，5 s；保温，4 ℃；保存于－20 ℃。

（三）设计引物

(1) 在 NCBI 上的 Nucleotide 输入目的基因名称，得到基因序列。

(2) 在线使用 primer 3，输入基因序列，设置一般引物选择控制条件，原则如下。

①避免出现 4 个连续相同的碱基(尤其是 G)，避免二级结构(发卡)。

②长度为 18～25 bp。

③3′端尽量不出现连续的 A。

④T_m值：56～60 ℃。

⑤GC 含量：45%～55%，保证引物特异性，降低错配率。尽量不产生二聚物。

(3) 得到一些引物序列，根据以上原则进行选择。

(4) 在 PubMed 上用 BLASTER 选择 Primer-Blaster 输入 2 条引物验证。

(5) 构建引物，摸索退火温度。

（四）定量 PCR

(1) RT-PCR 体系配制：SYBR Green，5 μL；上、下游引物，各 1 μL；cDNA，1 μL；DEPC 水，2 μL。

(2) 反应条件设置：①95 ℃，10 min；②95 ℃，15 s；③退火温度，1 min；④72 ℃延伸1 min，②到④，40 个循环；⑤95 ℃，15 s；⑥退火温度，1 min；⑦95 ℃，15 s。

(3) 结果计算：mRNA 水平＝$\log_2(\Delta\Delta CT)$。

（五）注意事项与提示

(1) 逆转录反应过程，需建立无 RNA 酶环境，以避免 RNA 的降解。

(2) 成功的逆转录反应取决于高质量的模板 RNA。高质量的 RNA 至少应保证全长并且不含逆转录酶的抑制剂，如 EDTA 或 SDS。此外，RT-PCR 所遇到的一个潜在的困难是 RNA 中沾染的基因组 DNA。使用较好的 RNA 分离方法，如 Trizol 试剂，会减少 RNA 制备物中沾染的基因组 DNA。因此在进行 PCR 反应时应该对每个 RNA 模板进行一个无逆转录的对照反应，以确定扩增出来的片段是来自基因组 DNA 还是 cDNA。在无逆转录时所得到的 PCR 产物来源于基因组。

(3) RT-PCR 的起始模板可以是总 RNA 或 mRNA，都可以检测到扩增结果。另外，分离 mRNA 会导致样品间 mRNA 丰度的波动变化，从而使信息的检出和定量产生偏差。然而，当分析稀有基因时，使用 mRNA 会增加检测的灵敏度。

(4) 在逆转录反应中经常加入 RNA 酶抑制蛋白以增加 cDNA 合成的长度和产量。RNA 酶抑制蛋白要在第一链合成反应中、在缓冲液和还原剂（如 DTT）存在的条件下加入，因为 cDNA 合成前的过程会使抑制剂变性，从而释放结合的可以降解 RNA 的 RNA 酶。RNA 酶抑制蛋白仅防止 RNA 酶 A、B、C 对 RNA 的降解，并不能防止皮肤上的 RNA 酶，因此尽管使用了这些抑制剂，也要小心实验者的手上 RNA 酶对样品的污染。

(5) 较高的保温温度有助于 RNA 二级结构的打开，增加反应的产量。对于多数 RNA 模板，在没有缓冲液或盐的条件下，将 RNA 和引物在 65 ℃保温，然后迅速置于冰上冷却，可以消除大多数二级结构，从而使引物可以结合。然而某些模板仍然会存在二级结构，即使热变性后也是如此。对这些困难模板的扩增可以使用经过改良的耐高温逆转录酶，如 Invitrogen 公司的 ThermoScript 逆转录酶，使逆转录反应置于较高温度下进行以改善扩增，而且适当提高逆转录保温温度，可增加 RT-PCR 的特异性。

(6) 建立反应体系时，加完其他反应物后，才加模板 DNA 和 DNA 聚合酶；然后将全部反应物涡旋混匀；上 PCR 仪前加矿物油封盖或设热盖。

(7) PCR 反应一般循环 25～30 次就足够了，过多的循环数会造成非特异性扩增和时间的浪费。复性温度的计算，一般是在引物的 T_m 值上下浮动，$T_m=2(A+T)+4(G+C)$。适当提高复性温度可提高 PCR 扩增的特异性。

(8) 不管是逆转录反应还是 PCR 反应，都应先调制试剂的反应混合物（master mix）（包括无 RNA 酶的蒸馏水、缓冲液、dNTP 混合液等），然后分装到每个反应管中。这样可使所取的试剂的体积更准确，减少试剂的损失，避免重复分取同一试剂，同时也可以减少实验操作造成的误差。而且分装试剂时务必用新枪头，以防止样品间的污染。

(9) AMV、RNA 酶抑制剂、DNA 聚合酶等酶类要轻轻地混匀，避免起泡。分取之前要轻轻地离心收集到反应管底部，因其黏度高，所以要慢慢地分取。酶类务必在实验前从 －20 ℃取出，使用后立即放回 －20 ℃保存。

(10) 最佳的 PCR 条件因 PCR 扩增仪的不同而不同，所以在使用样品之前最好先做对照实验，以确定最佳的 PCR 条件。为延长 PCR 仪的使用寿命，应尽可能缩短 PCR 仪 4 ℃保存的时间，尽量避免 4 ℃过夜的情况。

第七节　细胞中蛋白间相互作用水平检测

一、实验目的

掌握检测细胞中相关蛋白间相互作用水平的方法和操作步骤，着重通过免疫共沉淀实验定量分析化合物在细胞中对相关蛋白相互作用水平的影响。

二、实验原理

蛋白质是生命活动的基本功能单元，一切生理反应变化都离不开蛋白质以及蛋白质间的相互作用，人们不仅需要了解单个蛋白质的结构及功能，更需要了解蛋白质组内部作用的过程，因此，了解蛋白质-蛋白质甚至蛋白质-核酸相互作用的检测方法对于我们开展相关研究甚为重要。蛋白质相互作用分为 3 个方面：一是多亚基蛋白质的形成；二是多成分的蛋白复合体，如核孔复合体等；三是瞬时蛋白质相互作用。

（一）蛋白质亲和层析

将所研究蛋白的配体蛋白预先连接在基质如琼脂糖珠上，连有配体蛋白的琼脂糖置于过滤柱上，当含有所研究蛋白的混合悬液经过过滤柱时，目标蛋白就会黏附在柱子上。然后用低盐缓冲液冲去杂质，再用高盐缓冲液或者十二烷基硫酸钠(SDS)将黏附在柱子上的目标蛋白洗脱下来进行检测。在亲和柱上，可利用纯化的融合蛋白以 2 种方式检测相互作用。一是将融合蛋白共价连接在树脂上，让抽提物过柱；二是把融合蛋白非共价结合于琼脂糖珠上，使抽提物和珠子混在一起。该方法具有较高的灵敏度 ，但可能存在假阳性，如 2 个蛋白通过中间蛋白相互连接也会被抽提出来。

（二）亲和印迹

蛋白质用聚丙烯酰胺凝胶电泳(PAGE)分离后，转移至硝酸纤维素膜上，然后利用特异性蛋白质、肽段或配体作为探针检测膜上的蛋白质。该技术与免疫印迹方法不同的是，免疫印迹使用抗体作为检测的探针。该方法可以直接分析全细胞裂解液等蛋白质复合物，而不需要纯化蛋白。所以，它特别适合于分析膜蛋白，如细胞受体等。但是，需要特别注意的是，通常混合物在有 SDS 存在的情况下分离，而在印迹时需要去除变形剂，使变性的蛋白质全部或部分复性。如果蛋白质在变性后无法复性，则需要一个非变性的胶分离系统。

（三）免疫共沉淀

免疫共沉淀是一种非常经典的蛋白质-蛋白质作用分析方法。用带基质（如琼脂糖珠）的抗体将细胞裂解混合物中的蛋白复合物沉淀下来，再用另一种抗体检测蛋白复合物中是否有所需要的目标蛋白。用此方法可检测到自然生理条件下的蛋白质-蛋白质作用，可信度高，但是最好使用单克隆抗体，以防制备多克隆抗体时污染的其他抗体存在或者多克隆抗体自身的干扰，检测到的阳性结果可能是间接通过第三方蛋白质结合，而且检测灵敏度比亲和层析的方法低。

（四）谷胱甘肽转移酶沉淀实验(GST-pull down)

该方法的原理为将研究的目的蛋白 X 与谷胱甘肽转移酶(GST)融合，在原核或真核细胞中表达，将 GST-X 应用蛋白纯化技术分离出来，结合到 GSH 琼脂糖珠上。然后将另一种蛋白质 Y（可通过体外翻译的方法得到，纯度较高，标记有放射性同位素）加入其中，如果 2 种蛋白质存在相互作用，则形成 GST-X-Y 复合物琼脂糖珠，被沉淀下来。如果内源性蛋白质含量低或者结合力弱，GST 沉淀实验往往难以成功，可采取放射性标记法标记细胞蛋白，通过放射自显影检测相互作用蛋白。该实验须选择合适的细胞及细胞状态。有些蛋白质的相互作用会受到细胞类型、细胞状态、外界刺激因素等条件的影响。

（五）化学交联法

使用一种化学交联试剂，并在交联试剂的光激活部分带有标记，将该试剂偶联到蛋白质上，偶联体与蛋白质混合物反应，如果目标蛋白可与带有交联试剂的偶联蛋白质相互结合，则结合后用光激活交联试剂，使交联试剂一部分结合至目标蛋白上。再加入还原剂，切割交联试剂，使目标蛋白携带交联试剂上有标记的部分，然后跑胶，分析该蛋白质。交联剂是一类小分子化合物，相对分子质量一般在 200～600 之间，具有 2 个或者更多的针对特殊基团（氨基、巯基等）的反应性末端，可以同 2 个或者更多的分子分别偶联从而使这些分子结合在一起。IAC、Denny-Jaffee 试剂等为较常用的交联试剂。这种方法灵敏度较高，而且能通过可穿膜的交联试剂，检测体内的蛋白质相互作用，可发现瞬时蛋白质相互作用，但该方法有一定的假阳性率。

（六）荧光共振能量转移法（fluorescence resonance energy transfer，FRET）

FRET 是一种无辐射、量子级能量转移现象，即指当一个荧光分子（供体）受到激发时，能量向邻近的另一荧光基团（受体）转移的过程。但仅当受体与供体的距离小于 10 nm 且受体的吸收光谱和激发光谱有重叠时，FRET 才能发生。并且随着光谱重叠的增加，FRET 的效率将增高，同时 FRET 发生的距离也可能相应增大。该方法可用于研究活细胞内蛋白质-蛋白质之间的相互作用以及蛋白质分子内的构象变化。将 2 个蛋白质分别使用 CFP/YFP（或 BFP/GFP）标记，当二者在同一细胞中表达时，只要检测到 FRET 发生，则证明 2 个蛋白质间距小于 10 nm，存在相互作用。该方法可观察活体内生物大分子的相互作用。但此方法也同时受到活体内信号弱、细胞自发荧光等不利因素的影响。

以上 6 种方法均为实验室较为常用的检测蛋白质间结合的方法，本实验主要介绍免疫共沉淀方法的具体操作步骤和实验方法。

三、实验用品

（一）材料和标本

经过处理待收集的 HEK 293、N2a 等贴壁细胞。

（二）器材和仪器

吸管、EP 管、垂直混合仪、烧杯、酶标仪（用前预热）、离心机、精密加样枪、电泳仪、微量进样针、转膜槽、NC 膜或 PVDF 膜、摇床。

（三）试剂

1×PBS、IP 裂解液、抗体、IgG、蛋白质 A＋G、4×缓冲液、5×电泳液、10×转膜液、甲醇、TBS、溴酚蓝、β-巯基乙醇、Tris、HCl、SDS、丙烯酰胺（Arc）、N，N′-亚甲基双丙烯酰胺（Bis）、甲醇、5％脱脂奶粉、吐温-20、BSA。

四、实验步骤

(一) 蛋白样品的制备

(1) 细胞样品:冰上操作,将细胞培养基吸出,用 1×PBS 冲洗 1～2 遍,对于 6 孔板而言,加入 80～150 μL 蛋白裂解液,刮下细胞。

(2) 冰上超声(300 W,30%)2 s,10 次(为避免破坏蛋白间的结合,可不超声),12 000 r/min 4 ℃离心 10 min。

(3) 取上清液,BCA 法测蛋白浓度。

(4) 用 1×PBS 将各组蛋白浓度调整至 1～2 g/L,按照抗体使用说明书的配比和实验需要取蛋白质体积和抗体(以及相应的 IgG 作为抗体的空白对照)量,封口膜封 EP 管口,混合,4 ℃垂直摇床上过夜。将蛋白浓度调整至 5～10 g/L,用作 In put,－20 ℃或－80 ℃保存待用。因此,这里每组样品应该有 3 管:加抗体管,加 IgG 管,以及 In put 管。

(5) 将样品从垂直摇床上取下,去封口膜,用剪口的枪头取蛋白质 A＋G 和珠子(与蛋白量的比例通常为 1∶10)分别加入各管中。4 ℃,垂直摇床上混匀 2 h。

(6) 洗珠子,去除非特异性结合:取 1 mL 预冷的 1×PBS,3 000*g*,4 ℃离心 5 min,去上清液,重复 3 次。每次去上清液不能取到珠子,否则影响结果准确性。最后一次洗完,保证所有管中液体连同珠子体积相同。

(7) 洗脱:加入与珠子等体积的 1×缓冲液,混匀。沸水浴加热,10 min。3 000*g*,4 ℃离心 5 min。

(8) 取上清液,加溴酚蓝和 β-巯基乙醇,沸水浴加热,10 min。通过蛋白免疫印迹检测或质谱分析,反应蛋白间的结合水平。

(二) 注意事项

(1) 细胞裂解采用温和的裂解条件,不能破坏细胞内存在的所有蛋白质-蛋白质相互作用,多采用非离子变性剂(NP40 或 Triton X-100)。每种细胞的裂解条件是不一样的,通过经验确定。不能用高浓度的变性剂(0.2% SDS),细胞裂解液中要加各种酶抑制剂,如商品化的 cocktailer。

(2) 使用明确的抗体,可以将几种抗体共同使用。

(3) 使用对照抗体:①单克隆抗体:正常小鼠的 IgG 或另一类单抗。②兔多克隆抗体:正常兔 IgG。

(4) 确保共沉淀的蛋白质是由所加入的抗体沉淀得到的,而并非外源非特异性蛋白质,单克隆抗体的使用有助于避免污染的发生。

(5) 要确保抗体的特异性,即在不表达抗原的细胞溶解物中添加抗体后不会引起共沉淀。

(6) 确定蛋白质间的相互作用是发生在细胞中,而不是由于细胞的溶解才发生的,这需要进行蛋白质的定位来确定。

第八节　细胞中相关蛋白质亚细胞定位分布检测

一、实验目的

掌握检测细胞中相关蛋白质亚细胞定位的方法和操作步骤，着重通过免疫荧光染色技术和共聚焦显影分析化合物在细胞中对相关蛋白质亚细胞定位的影响。

二、实验原理

免疫荧光技术(immunofluorescence technique)又称荧光抗体技术，是标记免疫技术中发展最早的一种。其基本反应是抗原抗体反应，由于抗原抗体反应具有高度的特异性，所以当抗原、抗体发生反应时，只要知道其中的一个因素，就可以查出另一个因素。免疫荧光技术就是将不影响抗原、抗体活性的荧光色素标记在抗体(或抗原)上，与其相应的抗原(或抗体)结合后，在荧光显微镜下呈现一种特异性荧光反应。

近年来，国内外学者较多地采用激光共聚焦显微镜进行亚细胞定位的研究，该技术是利用激光经照明针孔形成点光源对标本内焦平面上每一点扫描，标本上的被照射点在探测针孔处成像，由探测针孔后的光电倍增管或冷电耦器件逐点接收。照明针孔与探测针孔相对于物镜焦平面是相互对称的。焦平面上的点同时聚焦于照明针孔和发射针孔，焦平面以外的点不会在探测针孔处成像。这样得到的共聚焦图像是标本的光学横断面。这一特点非常有利于观察靶细胞单一层面的亚细胞结构，避免了应用普通光学荧光显微镜观察时多层切面混叠引起的球面误差，极大地提高了测量结果的可靠性和精准性。同时可以使用放大 100 倍的油镜，极大地提高了横向分辨率，更有利于观察细胞内亚微结构。

直接法：将标记的特异性荧光抗体直接加在抗原标本上，经一定的温度和时间染色，用水洗去未参加反应的多余荧光抗体，室温下干燥后封片、镜检。

基本原理：将荧光素标记在相应的抗体上，直接与相应抗原反应。其优点是方法简便、特异性高、非特异性荧光染色少。缺点是敏感性偏低，而且每检查 1 种抗原就需要制备 1 种荧光抗体。此法常用于细菌、病毒等微生物的快速检查和肾炎活检、皮肤活检的免疫病理检查。

间接法：如检查未知抗原，先用已知未标记的特异抗体(第一抗体)与抗原标本进行反应，用水洗去未反应的抗体，再用标记的抗抗体(第二抗体)与抗原标本反应，使之形成抗原-抗体-抗体复合物，再用水洗去未反应的抗抗体，干燥、封片后镜检。如果检查未知抗体，则表明抗原标本是已知的，待检血清为第一抗体，其他步骤与抗原检查相同。

标记的抗抗体是抗球蛋白抗体，同血清球蛋白，有种的特异性，如免疫抗鸡血清球蛋白只对鸡的球蛋白发生反应，因此，制备标记抗体适用于任何抗原的诊断。

基本原理：染色程序分为 2 步，第一步，将未知未标记的抗体(待检标本)加到已知抗原标本上，在湿盒中 37 ℃保温 30 min，使抗原、抗体充分结合，然后洗涤，除去未结合的抗体；第二步，加上荧光标记的抗球蛋白抗体或抗 IgG、IgM 抗体。如果第一步发生了抗原抗体反应，标记的抗球蛋白抗体就会和已结合抗原的抗体进一步结合，从而可鉴定未知抗体。

三、实验用品

(一) 材料和标本

HEK 293、N2a 等贴壁细胞。

(二) 器材和仪器

吸管、EP 管、24 孔板或 12 孔板、圆形盖玻片、载玻片、镊子、加样枪、摇床、超净工作台、激光共聚焦显微镜。

(三) 试剂

多聚赖氨酸(PDL)、DNEM、FBS、多聚甲醛、10 × PBS(NaCl 320 g, KCl 8.0 g, $Na_2HPO_4 \cdot 12H_2O$ 145.2 g, KH_2PO_4 9.6 g, 加 ddH_2O 至 4 000 mL, 使用时稀释成 1×)、一抗、二抗、DAPI 染液(或其他染核抗体)、荧光二抗、甘油、BSA、Triton-100。

四、实验步骤

(一) 细胞爬片

(1) 圆形盖玻片经乙醇消毒,双蒸水洗涤,一片一片放入铺有纱布的铝盒里,封口,高温高压灭菌后,烘干。

(2) 在超净工作台中,将盖玻片用镊子夹入孔板中。将 0.01%的多聚赖氨酸加入孔板中,以覆盖底部为宜,2 h 后取出多聚赖氨酸,并用灭菌的水洗 2~3 遍,自然晾干后备用。

(3) 细胞裂解吹散成单个细胞后,传入孔板中,控制细胞密度,以保证经过细胞培养并处理后,依然可以看到单个细胞的完整形态。

(二) 免疫荧光

(1) 轻柔取出孔板中的培养基,并用 1×PBS 洗细胞 2 遍左右,每孔加入 1 mL 4%的多聚甲醛浸泡固定 15 min,1×PBS 洗 3 遍。

(2) 每孔加入 1 mL 含 0.5% Triton-100 的 PBS,室温破膜 20~40 min(不摇动),1×PBS 洗 3 遍。

(3) 加入含有 3% BSA 的 PBS,室温封闭 30 min,以达到封闭玻片上杂蛋白与抗体结合位点的目的,1×PBS(可含 0.1% Triton-100)洗 3 遍。

(4) 一抗用 PBS 按照抗体说明书推荐稀释比例稀释,每孔加 200 μL 左右,以覆盖细胞玻片为准。4 ℃孵育过夜。

(5) 一抗回收,1×PBS(可含 0.1% Triton-100)洗 3 遍。

(6) 二抗用 PBS 按照抗体说明书推荐稀释比例稀释,每孔加 200 μL 左右,室温避光孵育 1 h。二抗回收,1×PBS(可含 0.1% Triton-100)洗 3 遍。

(7) 如果需要染核信号,用 Hoechst 或 DAPI 等荧光染料染色,室温避光孵育 15 min。1×PBS(可含 0.1% Triton-100)洗 3 遍。

(8) 挑片,贴片到滴有 50%甘油 PBS 的载玻片上,并在载玻片上做好组别标记。避光晾干。或可用防荧光淬灭剂封片保存。为防止荧光信号减弱,需在封片后尽快完成图片采集。

(三) 注意事项

(1) 细胞状态和形态对于结果的美观影响很大,因此需要保证细胞状态和形态最佳,密度适宜。

(2) 盖玻片灭菌,包被 PDL 环节对于细胞状态和细胞贴壁数量影响也比较大,需要严格控制无菌。

(3) 抗体一定要是能够用于做免疫荧光的才能做出阳性着色,并且抗体特异性对于结果也很重要。

(4) 如果需要染细胞膜蛋白信号,可在破膜之前进行封闭和抗体染色,前提也需要抗体不具有透过细胞膜的特性。

(5) 可用一些细胞器或亚细胞结构特异性荧光染色参照物作为指示来判断蛋白与细胞器的共定位情况。

第九节 FRET 技术

一、实验原理

荧光共振能量转移(fluorescence resonance energy transfer,FRET)作为一种高效的光学"分子尺",在生物大分子相互作用、免疫分析、核酸检测等方面有广泛的应用。在分子生物学领域,该技术可用于研究活细胞在生理条件下蛋白质与蛋白质间的相互作用。蛋白质-蛋白质间相互作用在整个细胞生命过程中占有重要地位,由于细胞内各种组分极其复杂,因此一些传统研究蛋白质-蛋白质间相互作用的方法如酵母双杂交、免疫沉淀等可能会丢失某些重要的信息,无法正确地反映在当时活细胞生理条件下蛋白质-蛋白质间相互作用的动态变化过程。FRET 技术是近来发展的一项新技术,为在活细胞生理条件下对蛋白质-蛋白质间相互作用进行实时的动态研究提供了便利。FRET 技术克服了传统方法的缺陷,实现了单个活细胞蛋白质相互作用的在体实时动态的连续观测。

FRET 是指 2 个荧光发色基团在足够靠近时(1～10 nm),当供体分子吸收一定频率的光子后被激发到更高的电子能态,在该电子回到基态前,通过偶极子相互作用,实现了能量向邻近的受体分子转移(即发生能量共振转移)。FRET 是一种非辐射能量跃迁,通过分子间的电偶极相互作用,将供体激发态能量转移到受体激发态的过程,使供体荧光强度降低,而受体可以发射更强于本身的特征荧光(敏化荧光),也可以不发荧光(荧光淬灭),同时也伴随着荧光寿命的相应缩短或延长。能量转移的效率和供体的发射光谱与受体的吸收光谱的重叠程度,供体与受体的跃迁偶极的相对取向,供体与受体之间的距离等因素有关。

以绿色荧光蛋白(green fluorescent protein,GFP)的 2 个突变体青色荧光蛋白(cyan fluorescent protein,CFP)、黄色荧光蛋白(yellow fluorescent protein,YFP)为例简要说明其原理:CFP 的发射光谱与 YFP 的吸收光谱有相当的重叠,当它们足够接近时,用 CFP 的吸收波长激发,CFP 的发色基团将会把能量高效率地共振转移至 YFP 的发色基团上,所以 CFP 的发射荧光将减弱或消失,主要发射的是 YFP 的荧光。2 个发色基团之间的能量转换效率与它们之间的空间距离的 6 次方成反比,对空间位置的改变非常灵敏。

FRET 常见的供体-受体荧光分子对如下。荧光蛋白类:CFP-YFP,BFP-GFP,BFP-YFP,CFP-DsRFP,GFP-DsRFP,CFP-YFP · mCherry。染料类:FITC-罗丹明,Alexa488-Cy3,

Cy3-Cy5。

二、FRET 技术的应用

（一）研究活细胞内 2 种不同蛋白质分子之间的相互作用

FRET 技术与基因突变技术和细胞转染技术相结合，可以分析蛋白质之间这种相互作用所依赖的空间结构。

（二）研究膜受体的组装

某些受体如细胞凋亡受体 Fas 的活性形式是三聚体。将 Fas 分别与青色荧光蛋白（cyan fluorescent protein，CFP）与黄色荧光蛋白（yellow fluorescent protein，YFP）融合，用 FRET 技术可以实时观测 Fas 单体是否发生聚合。

（三）实时分析酶活性

天冬氨酸特异的半胱氨酸蛋白酶（cysteinyl aspartate-specific protease，caspase）在细胞凋亡过程中具有重要作用，利用 FRET 技术可研究其激活的时空特点。例如，活化后可切割全长的 Bid 蛋白，羧基端 Bid 蛋白转位到线粒体引发细胞色素 C 的释放，诱导细胞凋亡。如果将 Bid 蛋白的两端分别与 CFP 和 YFP 融合，没有被切割前，CFP 与 YFP 可发生 FRET，当 Bid 蛋白被切割后 FRET 效应消失。这不仅是一种很好的检测 caspase-8 活性的方法，而且同时很清楚地观察切割后的 Bid 蛋白在细胞内的去向。

（四）其他

FRET 技术还可以应用于解决如下问题：蛋白分子的共定位；蛋白分子聚合体；转录机制；转化途径；分子运动；蛋白折叠等生物学问题。

三、FRET 技术实验流程

（一）质粒设计和构建

利用重组 DNA 技术构建可在细胞内表达的各种荧光蛋白是 FRET 技术实现的前提。目前可以从生物技术公司购买各种荧光蛋白载体。

作为用于 FRET 的载体表达产物所提供的光学特性需要满足以下条件：供、受体的激发光要足够分得开；供体的发射光谱与受体的激发光谱要重叠。供、受体的发射光谱不能重叠。

当目标蛋白为膜蛋白时，由于普通的载体不适合膜蛋白的表达，建议对质粒进行适当改造。比如可以在 CFP 和 YFP 编码序列的起始密码子的后面插入目标蛋白的信号肽序列等。由于 FRET 的效率与发光蛋白之间的距离及其相对方向有关，因此还需要特别注意蛋白质的结构和蛋白质多肽之间的空间距离。

（二）细胞培养和质粒转染

常规培养待转染的细胞，转染前换新鲜的培养液，使细胞处于对数生长期状态。将构建好的表达载体转染准备好的细胞，确定转染载体的表达，并摸索细胞培养、有效转染的实验条件并优化实验条件。

（三）荧光检测

需要配有合适供体/受体荧光激发的激光光源共聚焦激光扫描成像系统，如配有可发射

458 nm、488 nm 和 514 nm 激光，并分别激发 CFP、GFP 和 YFP 的氩离子激光光源的激光扫描共聚焦显微镜。检测时，用适宜波长激光激发细胞，在不同滤光器下记录细胞的发射荧光图像。再用图像处理软件进行荧光发射密度定量。

四、FRET 技术实验的注意事项

（一）摸索供体/受体的抗体浓度

在制备 FRET 成像的样品时，可以使用抗体。如果要标记抗体，可用合适的缓冲液洗去细胞上的残渣和血清成分。选择合适标记的供体/受体的抗体浓度。对于 FRET 实验，可选用一个较低的供体/受体浓度（50 mg/L），确保选择的抗体浓度不会影响转移效率。

（二）光学过滤装置和图像采集

供体成像通道应该配有适用于供体荧光特异性带宽的激发过滤装置，而使受体激发光很少甚至完全不能通过。受体成像通道则配有分色镜激发滤光片，只允许受体激发荧光通过。用共聚焦激光扫描显微镜时，FRET 样品的成像通道应设有多种滤光片，以消除供体激发光和受体激发光的影响。共聚焦激光扫描显微镜中设置了 3 个成像通道。如果只有受体的信号，用 514 nm 波长激光激发和 PMT1 采集。如果只有供体的信号，用 458 nm 波长激光激发和 PMT2 采集。FRET 荧光信号用 458 nm 波长激光激发和 PMT1 采集。不同的信号应该用多通道按顺序采集，以减少信号交叉干扰。

（三）荧光淬灭的问题

在 FRET 实验时，常存在很多因素导致荧光淬灭或衰减，应考虑使用抗荧光淬灭剂。激发光的强度和扫描次数也会影响荧光淬灭速度，因此在保证实验顺利进行的条件下，应尽量减少扫描次数和减弱激发光的强度。在做细胞固定的 FRET 实验时，不能用含有丙酮等变性剂的物质封片，以免使得荧光蛋白变性破坏其产生荧光的能力。

（四）假阴性和假阳性的问题

FRET 实验中，如配对的供体和受体之间的距离和方向不合适，将导致假阴性结果。FRET 发生的理想状态是所有供体和受体都配对，但在实际操作中，很难控制每个细胞中有等量的受体和供体，因此，未配对的蛋白质会增加对信号的干扰。原本不存在相互作用的供体和受体之间的距离足够近时，也会发生 FRET，从而造成假阳性。因此，必须设置严格的实验对照。在受体荧光漂白的 FRET 实验中，受体的不完全漂白（＜95％）可能会导致实验结果的重大偏差。

第二章
活性化合物在小鼠体内作用效果及机制

第一节　小鼠饲养及动物模型选择

小鼠(*Mouse. Mus. musculus*)属哺乳纲(Mammalia)、啮齿目(Rodentia)、鼠科(*Muridae*)、小鼠属(*Mus*)。小鼠来源于野生鼷鼠,从17世纪开始用于解剖学研究及动物实验,经长期人工饲养选择培育,已育成多达千余个独立的远交群和近交系,分布遍及世界各地。小鼠繁殖快,饲养管理费用低,所以成为生物医学研究中广泛使用的实验动物,也是当今世界研究最详尽的哺乳类实验动物。

一、小鼠特点

(一) 行为和习性

(1) 小鼠胆小,易受惊,对外界环境的改变反应敏感。受惊时,尾巴挺直并猛力甩动,如强光或噪声刺激可导致哺乳母鼠神经紊乱,发生食仔现象。

(2) 小鼠在人工驯养条件下性情温顺,易于捕捉,一旦逃出笼外过夜则恢复野性,行动敏捷难以捕捉。

(3) 小鼠喜欢阴暗的固定一处睡眠、营巢。傍晚活动加强,夜间更加活跃,其进食、交配、分娩多发生在夜间。

(4) 小鼠是典型的啮齿类动物,门齿终生生长。因此小鼠有啃咬习惯,以此来磨损门齿并保持其长短的恒定。

(5) 小鼠为群居动物,当群饲时,其饲料消耗量比单个饲养时多,生长发育也快。

(6) 小鼠群体中性成熟的雄鼠放在一起易发生互斗。源于一窝的雄鼠或断奶后同笼饲养的雄鼠间则较少攻击。外来雄鼠常招致几只雄鼠的集体攻击。群居优势在雄性中很明显,表现为群体中处于优势者保留胡须,被称为"理发师",而处于劣势者胡须被拔光。这一现象应与因寄生虫性或真菌性皮炎所致的掉毛相区别。

雄鼠具有分泌乙酸铵臭气的特性,是小鼠饲养室内特异臭气的主要原因。

(7) 小鼠对外界温度的变化特别是低温非常敏感,由于运输、环境改变而致低温可很快引起小鼠死亡。

（二）解剖学特点

1. 外观　小鼠体形小，90 日龄的昆明种小鼠体长为 90～110 mm，体重为 35～55 g。近交系如 615 小鼠体长为 85～94 mm，体重为 24～35 g。一般雄鼠体长、体重大于雌鼠。

嘴尖，头呈锥体形，嘴脸前部两侧有触须，耳耸立呈半圆形。

尾长约与体长相等，成年鼠尾长约 150 mm。尾有四条明显的血管，背面、腹面各有 1 条静脉，两侧各有 1 条动脉。尾有平衡、散热和自卫等功能。

被毛颜色有白色、野生色、黑色、肉桂色、褐色、白斑等。健康小鼠被毛光滑紧贴体表，四肢匀称，眼睛亮而有神。

2. 骨骼系统　小鼠上、下颌各有 2 个门齿和 6 个臼齿，齿式为 2(1003/1003)＝16。门齿终生不断生长。下颌骨喙状突较小，髁状突发达，其形态有品系特征，可采用下颌骨形态分析技术进行近交系小鼠遗传质量的监测。

小鼠的脊椎由 55～61 个脊椎骨组成，包括颈椎 7 个、胸椎 12～14 个、腰椎 5～6 个、荐椎 4 个、尾椎 27～30 个。肋骨有 12～14 对，其中 7 对与胸骨接连，其他 5～7 对呈游离状态。胸骨 6 块。前肢由肩胛骨、锁骨、肱骨(上腕骨)、桡骨、尺骨、腕骨和指骨组成。后肢由髋骨、大腿骨、胫骨、腓骨、跗骨、趾骨组成。

小鼠骨髓为红髓，终生造血。

3. 内部脏器　胸腔内有气管、肺、心脏和胸腺，心尖位于第 4 肋间。肺由 4 叶组成。腹腔内有肝脏、胆囊、胃、肠、肾、膀胱、脾等器官。

小鼠为杂食动物。食道细长，约 2 cm，胃分前胃和腺胃，有嵴分隔，前胃为食管的延伸膨大部分。胃容量小(1.0～1.5 mL)，功能较差，不耐饥饿。与豚鼠、家兔等草食性动物相比，肠道较短，盲肠不发达，肠内能合成维生素 C。有胆囊。胰腺分散在十二指肠、胃底及脾门处，色淡红，不规则，似脂肪组织。肝脏是腹腔内最大的脏器，由左、右、中、尾 4 叶组成，具有分泌胆汁、调节血糖、储存肝糖原和血液、形成尿素、中和有毒物质等功能。

4. 淋巴系统　淋巴系统很发达，包括淋巴管、淋巴结、胸腺、脾脏、外周淋巴结以及肠道派伊尔氏淋巴集结。性成熟时胸腺最大。脾脏可储存血液并含有造血细胞，包括巨核细胞、原始造血细胞等，这些造血细胞组成造血灶，有造血功能。雄鼠脾脏明显大于雌鼠。小鼠没有腭或咽扁桃体。外来刺激可使淋巴系统增生。

5. 生殖系统　雌鼠的生殖器官有卵巢、输卵管、子宫、阴道、阴蒂腺、乳腺等。小鼠子宫呈"Y"形，分为子宫角、子宫体、子宫颈。卵巢为系膜包绕，不与腹腔相通，故无宫外孕。阴蒂腺在阴蒂处开口，左右各一。阴道在出生时关闭，从断奶后至性成熟才慢慢张开。乳腺发达，共有 5 对，3 对位于胸部，可延伸至颈部和背部；腹部有 2 对，延续到鼠蹊部、会阴部和腹部两侧，并与胸部乳腺相连。

雄鼠的生殖器官有睾丸、附睾、储精囊、副性腺(凝固腺、前列腺、尿道球腺、包皮腺)、输精管及阴茎等。雄性为双睾丸，幼年时藏存于腹腔内，性成熟后则下降到阴囊，其表面为纤维结缔组织，内部由许多曲细精管和间质组织组成。精子在通过附睾期间成熟，并与副性腺分泌物一同在交配时射入雌鼠阴道内。前列腺分背、腹 2 叶。凝固腺附着于精液腺内侧，是呈半透明的半月形器官。副性腺分泌物有营养精子、形成阴道栓等作用。

（三）生理学特性

1. 生长发育　小鼠生长发育的快慢与品系、营养状况、健康状况、环境条件、母鼠哺乳只数和哺乳能力以及生产胎次均有密切关系。

小鼠卵在输卵管壶腹部受精后开始分裂发育，至桑椹胚（约 3 天）进入子宫，形成囊胚（约第 5 天）开始着床，妊娠期为 19～21 天。

胎儿产出后母鼠撕破羊膜，咬断脐带，吃掉胎盘。新生小鼠赤裸无毛，皮肤呈肉红色，不开眼，双耳与皮肤粘连。初生小鼠即可发声，嗅觉和味觉敏感。3 日龄仔鼠脐带脱落，皮肤由红转为白色，开始长毛并出现胡须，有色品系仔鼠可看出毛色。4～6 日龄双耳张开耸立。7～8 日龄四肢发育开始爬动游走，被毛逐渐浓密，下门齿长出。9～10 日龄有听觉，被毛长齐。12～14 日龄睁眼，长出上门齿，开始采食及饮水。3 周龄可离乳独立生活。4 周龄，雌鼠阴腔张开。5 周龄，雄鼠睾丸降落至阴囊，开始生成精子。60 日龄体成熟。健康小鼠寿命可达18～24 个月，最长可达 3 年。近交系小鼠与普通小鼠相比一般生活能力弱，寿命较短。

2. 体温与水的调节　小鼠的体温调节因日龄的增长而不同。新生小鼠在 40 日龄前其体温是被动调节的，特别是新生乳鼠，在被毛长齐以前，主要依靠母鼠维持体温。40 日龄后，体温自动调节，正常情况下保持恒定。

小鼠体表面积相对较大，环境温度的波动常可引起小鼠发生明显的生理学反应。小鼠对寒冷的应答反应为不发抖产热作用。寒冷静态下小鼠产生的热量相当于基础代谢率的 3 倍，比其他任何动物的变化都大。小鼠汗腺不发达，不能加大喘气，唾液腺分泌能力有限。在运输途中或实验室内如环境温度升高则以体温升高、代谢率下降以及耳血管扩张来加快散热。

外界温度变化太大，可很快使小鼠丧失体温的恒定性。低温能造成小鼠繁殖力下降，抗病能力下降，短时间内可导致小鼠死亡。持续高温（32 ℃以上）也常常引起小鼠死亡。研究发现小鼠在 21～25 ℃环境温度区内生长较快，产仔多，活力强。

小鼠可通过呼出的气体在鼻腔内冷却以及尿液的高度浓缩来保持水分。与大多数哺乳动物相比小鼠对饮水量不足更为敏感，因为小鼠水分代谢的半衰期仅为 1.1 天，比大的哺乳动物要快得多，因此，对于小鼠，需要供给充足的饮水。小鼠饮水量为 4～7 mL/d。环境温度、湿度变化太大时，都会影响小鼠健康，而发生疾病。

（四）生殖生理

1. 性成熟　小鼠性成熟早，5 周龄雄鼠睾丸出现精子，45～60 日龄性发育成熟。雌鼠 20 日龄后阴道皮肤逐渐变薄，阴道开口，其阴道开口与卵巢机能活动相一致。一般雌鼠 36～50 日龄具有生殖能力。小鼠的性成熟因品系和饲养条件不同而有所差异。

2. 发情　雌鼠性成熟后，像其他哺乳动物一样，卵巢间断而周期性地产生卵细胞并分泌雌性激素，包括卵细胞上皮细胞分泌的雌激素和黄体细胞分泌的孕激素。在激素的作用下雌鼠出现明显的动情周期，称为性周期。雌鼠全年多次发情，性周期 4～5 天。

性周期可分为动情前期、发情期、动情后期、动情间期（休情期）4 个阶段。每个阶段的阴道黏膜可发生典型变化。根据阴道涂片所观察到的阴道上皮细胞变化，可进一步推测卵巢、子宫功能的周期性变化及激素变化和所处的发情阶段。如在发情期可观察到大量的角化上皮细胞集聚在一起；而在发情间期可观察到散在的白细胞、有核上皮细胞、少量角化上皮细胞及少量黏液。

3. 交配　小鼠体成熟一般为 60～90 天，是适宜的配种日龄。一般发情后 2～3 h 即可排卵，排卵期为 3～4 天，但在排卵期仅数小时内才允许雄鼠交配。

雌鼠交配后，在阴道口形成一个白色的阴道栓，是雄鼠的精液、雌鼠的阴道分泌物和阴道上皮混合遇空气后变硬的结果，可防止精子倒流，提高受孕率。阴道栓常视为交配成功的标志。阴道栓在交配后 12～24 h 自动脱落。

雌鼠产后 12～24 h 可发情，此时交配可造成产后妊娠（边哺乳边怀孕）。有时，由于延迟着床，此妊娠期要比一般妊娠期长，可达 31～35 天。此外雌鼠与不育雄鼠交配或用机械方法刺激宫颈可产生假性妊娠（pseudopregnancy），一般可维持 10～12 天，有时长达 3 周。

4. 妊娠　妊娠期为 19～21 天，妊娠期的长短与小鼠品系及个体、环境因素、排卵数量、受精卵种植率、胎次等有关。

5. 分娩　小鼠的分娩多在夜间进行。产前不安，不停地整理产窝，约 4 min 产仔 1 只，1 min后胎盘产出，母鼠将胎盘嚼食。整个过程约需 1 h。有时可出现因受精卵种植延迟导致的产后 3～5 天又产仔的现象。

小鼠每胎产仔 6～15 只，产仔数取决于品系、胎次、饲养条件、营养条件等。第 2～6 胎产仔数较多，一般 7 胎后产仔数逐渐下降。

6. 哺乳　哺乳期为 18～23 天，小鼠带仔数一般为 8～10 只，因母鼠营养状况、体质状况、生产能力等因素的不同而变化。母鼠哺乳仔数太多可导致仔鼠发育不均。如带仔数不足时可将其他多余的同龄仔鼠放入寄奶代乳，但放入前应使其感染新窝的气味，以免被代乳母鼠咬死。留种仔鼠可适当延长哺乳期到 23 天。

7. 繁殖时限　小鼠性活动可维持 1 年左右，作为种鼠使用时间一般为 6～8 个月，之后其繁殖能力下降，仔鼠质量越来越差，因此应予淘汰。近交系小鼠一般连续生产 5～6 胎，即可淘汰。

（五）遗传学特性

小鼠共有 20 对染色体（$2n=40$），已培育成许多近交系。

小鼠是遗传学研究中常用的哺乳类实验动物之一，也是目前遗传学背景知识研究得非常详尽的动物之一，研究最为充分的是组织相容性复合体、毛色基因等。毛色基因是识别品系的最简易的标志。小鼠毛色由 5 个主要的基因位点决定，即 Aa、Bb、Cc、Dd、Ss。小鼠的组织相容性复合体（H）调控着细胞表面分子的表达，调节主要免疫功能，其中 H2 位点位于第 17 号染色体上，是决定异体排斥的位点。它可以作为小鼠遗传检测的指标，也是排斥异体组织抗原的主要成分。

二、小鼠的主要用途

小鼠在科学研究中的使用数量是首屈一指的。小鼠在生物学、医学、农业学、化工、畜牧学、兽医学等学科的科学研究中都有非常重要的作用。尤其在生命科学研究中其应用范围遍及各个领域，如生殖生理、肿瘤、毒理、药理、免疫和微生物的研究工作以及药品、生物制品的制备和检定工作。其主要用途有以下几方面。

（一）遗传学和遗传性疾病的研究

由于小鼠生长繁殖周期短，已培育成许多近交系及突变系，为遗传学研究提供了十分便利的条件。

小鼠的毛色基因已研究得比较清楚，因此毛色常作为小鼠遗传学分析中的遗传标志和品系鉴定的依据之一。具有遗传性疾病的突变系为研究人类遗传性疾病的病因、发病机制和治疗提供了自然的模型动物。如家族性肥胖、白化病、全身性红斑狼疮、侏儒症等都有相应的突变系小鼠可供研究使用。

转基因小鼠可用于研究基因的功能、表达和调节，探索疾病的分子遗传学基础和基因治疗的可能性和方法。

小鼠品系多，并存在遗传上相关的许多同源近交系、重组近交系等。重组近交系小鼠是将双亲品系的基因自由组合和重组产生一系列的子系，这些子系是小鼠遗传学分析的重要工具，主要用于研究基因定位及其连锁关系。同源近交系小鼠常用来研究多态性基因位点的多效性，基因的效应和功能以及发现新的等位基因。

（二）肿瘤学研究

由于小鼠有许多近交系，部分近交系有其特定的自发性肿瘤，可利用其自发性肿瘤与人体肿瘤的相似之处，将其作为动物模型进行肿瘤发生、发展和治疗的研究。同时，胸腺严重缺陷的裸小鼠可接受人类各种肿瘤细胞的植入，成为活的癌瘤细胞“试管”，其是研究人类肿瘤生长发育、转移和治疗的绝佳动物。目前，小鼠已成为肿瘤研究中的主要动物，用于原病毒基因组学说和癌基因假说的研究。AKR 小鼠白血病被证明是遗传因素影响下，由病毒诱发的传染病。

（三）传染性疾病的研究

小鼠对多种微生物易感，如沙门氏菌、日本血吸虫、脊髓灰质炎病毒和钩端螺旋体等，常用小鼠感染诱发出类似于人类的传染性疾病，而构建相应的动物模型，从而对病原体的致病力，宿主抵抗的机制、病理和治疗进行研究。如麻风是由麻风杆菌引起的传染病，皮肤、鼻和上呼吸道以及外周神经均有病变，神经受累常可造成手足残废和面部毁形。将麻风杆菌接种于免疫功能低下(去胸腺加全身 X 射线照射)小鼠的足垫或耳部，可构建此病的动物模型，用以研究麻风杆菌的生物学性状和评价抗麻风药物的药效等。

（四）药物研究

小鼠常用于药物安全性评价、治疗效果评价、效价测定及生物制品检定。小鼠特别适合于药物急性毒性实验，测定药物或化学制剂的半数致死量(LD_{50})和药物致癌性实验。小鼠广泛用于血清、疫苗等生物制品的检定。还可用小鼠热板技术引起的后爪运动或机械压尾评价止痛药药效。

（五）免疫学研究

利用免疫功能缺陷的小鼠进行免疫机制的研究。20 世纪 80 年代培育出的 SCID 小鼠是一种先天性 T 淋巴细胞和 B 淋巴细胞联合免疫缺陷的突变系动物，可用于研究 LAK 细胞、巨噬细胞等自然防御细胞和免疫辅助细胞的分化和功能。

使用 BALB/c、AKR、C57BL 等小鼠免疫后的脾细胞与骨髓瘤细胞融合，进行单克隆抗体的制备和研究。单克隆抗体广泛用于疾病诊断、治疗和分子生物学研究。

（六）内分泌疾病的研究

小鼠自发或诱发的内分泌腺结构的缺陷常引起类似人类的内分泌疾病，是内分泌研究领域的很好的动物模型。如胰岛发育不全造成的肥胖症、垂体性侏儒症以及生长激素缺乏造成的侏儒症。

（七）老年学研究

由于小鼠寿命短，常用于研究衰老的起因和机制。如用老年 C57BL 雄性小鼠研究表明，鼠脑纹状体多巴胺含量降低，酪氨酸转化率下降，一些物质在下丘脑和纹状体中分解代谢减慢等。垂体功能低下、生长激素缺乏的侏儒小鼠，其寿命只有 4.5 个月，且表现为灰发、皮肤萎缩、双眼白内障、H3-胸腺嘧啶吸收率低，说明生长激素与老化有关。

（八）其他

小鼠还用于其他许多方面的研究，如计划生育、物理损伤性疾病、营养学、悉生学等。

另外，烧伤、冻伤、放射病、肝硬化、胰腺炎等疾病均可用小鼠复制。

三、常用品种及品系

（一）远交群

1. 昆明小鼠(KM)　白色。1926 年，美国 Rockfeller 研究所从瑞士引入白化小鼠培育成瑞士种小鼠(Swiss)。1946 年，我国从印度 Haffkine 研究所将瑞士种小鼠引入云南昆明，1952 年，由昆明引入北京生物制品研究所，1954 年推广到全国各地。该小鼠特点是高产、抗病能力强、适应性强，常见的自发肿瘤为乳腺癌，发病率约为 25%。国内各地昆明小鼠遗传背景不完全一致。目前由 KM 小鼠已培育出 C-1(中国 1 号)、615、TA2、AMMS/1 等近交系。KM 小鼠广泛应用于教学，生殖生理、肿瘤、毒理、药理、免疫和微生物的科研工作以及药品、生物制品的制备和检定工作。

2. NIH　白色。由美国国立卫生研究院培育而成，曾有一段时间的近交历史。繁殖力强，产仔成活率高，雄性好斗易致伤。广泛用于药品的药理和毒理研究，以及生物制品检定。

3. LACA　白色。1935 年，英国 Carworth 公司从美国 Rockfeller 研究所引进，经 20 代近交培育后，采用随机交配繁殖，命名为 CFW。后又引入英国实验动物中心(LAC)，改名为 LACA。我国 1973 年从英国实验动物中心引进。

（二）近交系

1. A　白化，毛色基因为 abcD。特性：乳腺癌发病率中等，老年动物有肾病，可的松诱发先天性腭裂的发病率高，自发性肺肿瘤发病率高，对 X 射线非常敏感。

2. AKR　白化，毛色基因为 aBcD。特性：淋巴细胞性白血病发病率为 68%～91%。AKR/J 和 AKR/Cum 对对方的自发性淋巴瘤排斥。血液内过氧化氢酶活性高，肾上腺脂类浓度低，补体 5 缺损，干扰素产量高。

3. BALB/c　白化，毛色基因为 AbcD。特性：乳腺癌发病率低，与其他品系相比血压较高，对慢性肺炎敏感，对放射线特别敏感，繁殖期长。

4. C3H　野生色、赤褐色，毛色基因为 ABCD。特性：繁殖小鼠和幼年小鼠乳腺癌发病率高。对肝致癌物质感受性强，对炭疽杆菌有抵抗力。母性不强，繁殖困难。

5. C57BL　黑色，毛色基因为 aBCD。特性：乳腺癌发病率低，对化学致癌剂不敏感。全身照射后淋巴瘤发病率为 90%～100%。干扰素产量高。常被认作“标准”的近交系，为许多突变基因提供遗传背景。

6. DBA　灰色，毛色基因为 abCd。DBA/1 特性：对许多 DBA/2 的肿瘤有抗性，75%的 1 年以上的繁殖母鼠或有些 18 月龄以上的处女鼠产生乳腺癌；红细胞压积高；对结核分枝杆菌敏感，全部老年雌鼠都有钙质沉着，对鼠伤寒 C5 敏感。DBA/2 特性：肿瘤发病率在不同鼠群有差异。血压相对低；听源性癫痫发病率 35 日龄为 100%，55 日龄为 5%；大约一半动物产生肝颗粒细胞瘤；红细胞压积高；对鼠伤寒 C5 有抵抗力，乳腺癌发病率繁殖雌鼠为 66%，育成雌鼠为 30%；白血病发病率雌鼠为 6%，雄鼠为 8%。

7. TA1　白化，毛色基因为 abc。1955 年，天津医学院用市售杂种白化小鼠和昆明小鼠近交培育而成。特性：繁殖母鼠乳腺癌发病率为 1%，处女鼠和公鼠为 0。卵巢癌发病率为 9.5%；肺癌发病率为 2.4%；淋巴性白血病发病率为 1%。对慢性肺炎敏感。平均寿命：雄性 555 天，雌性 673 天。平均体重(43 天时)：雄性 21 g，雌性 20 g。

8. TA2　白化，毛色基因为 aBcd。1963 年，由天津医学院用市售杂种白化小鼠和昆明小鼠近交培育而成。特性：乳腺癌发病率在繁殖鼠为 81.4%，在处女鼠为 41.4%，雄鼠为3.2%。肺癌发病率为 2.7%；卵巢癌发病率为 4.4%；淋巴性白血病为 1.3%。寿命：雌性 416 天，雄性 479 天。平均体重(56 天时)：雄性 22 g，雌性 21 g。

9. 615　灰色，毛色基因为 abC。1961 年中国医学科学院输血及血液病学研究所将普通白化小鼠与 C57BL 小鼠杂交，而后采用近亲交配种繁育而成。特性：平均产仔数 6～7 只，平均断奶数 6.3 只。繁殖鼠乳腺癌发病率为 14.3%，18 月龄肺腺瘤和白血病发病率分别是 36.7%和 5.8%。

（三）突变系

小鼠的几种常见的突变系如下。

1. 裸体突变系　20 世纪 60 年代后期发现，是 8 号染色体上的隐性基因突变所致。

当 nu 基因纯合时，小鼠表皮无毛，胸腺先天性缺陷，发育不全，T 淋巴细胞缺损，缺乏免疫应答性，致使免疫机能低下，易受外界细菌和病毒的侵染而发生疾病，因此需在无菌或无特定病原体的条件下饲养。纯合的新生仔鼠无鼻毛或有少量卷曲鼻毛，其寿命与环境控制密切相关，普通环境下存活 14～30 天，SPF 及无菌条件下寿命达 1 年以上，最长 2 年。

许多不同类型的组织可在裸鼠身上成功移植，而不发生免疫排斥反应，适合于免疫生物学、免疫病理学、移植免疫、肿瘤免疫、病毒和细菌免疫学、胸腺功能研究，为实验免疫学和实验肿瘤学提供了新的有效工具，可用于建立人癌移植瘤模型，进行抗肿瘤药物的化学治疗研究。同时裸鼠也是寄生虫感染机制研究、疫苗、菌苗安全性和免疫源性生物制品检定的最好实验材料和动物模型。裸鼠还能感染麻风杆菌并在体内繁殖麻风杆菌，这为研究麻风的发病机制和制造麻风疫苗提供了原料。

2. Dw 突变系　Dw 是侏儒(dwarf)的缩写。这种小鼠由于缺乏脑下垂体前叶的生长激素和促甲状腺激素，生长发育障碍，小鼠出生 7 天后，可看到小鼠体形相对较小。两性均不育。这种动物可以作为研究内分泌的动物模型。

3. 无毛突变系　出生后 14 天左右上眼睑、下腭部、四脚趾背部开始脱毛，随后是尾背部及全身，只留下一些散在的毛，但触须还保留，几乎成裸体，雌性母性差或不育。

4. 肥胖症突变系(ob/ob)　6 号染色体上的隐性基因纯合所致。ob/ob 小鼠出生后 4～6 周即显示肥胖症，9～10 周出现高血糖、不育，可作为人类肥胖症(肥胖或糖尿病)的疾病模型。

四、饲养管理

来源清楚的种子动物、良好的环境控制、标准化的饲料和科学化的管理是培育生产出高品质、标准化实验小鼠以及获得准确实验结果的重要条件，因此必须进行严格的科学化管理。

（一）饲养环境

小鼠对环境的适应性的自体调节能力和疾病抗御能力较其他实验动物差，而小鼠的品种和品系繁多，各个品种和品系都有自己的特殊要求，因此必须根据实际情况给予一个清洁舒适的生活环境。不同等级的小鼠应生活在相应的设施中。

小鼠临界温度为低温 10 ℃、高温 37 ℃，温度中性范围为 30～33 ℃。饲养环境控制应达到如下要求：温度 18～29 ℃，相对湿度 40%～70%；最好控制在 18～22 ℃，相对湿度 50%～60%。一般小鼠饲养盒内温度比环境高 1～2 ℃，相对湿度高 5%～10%。

要保持温度、湿度相对稳定，日温差不超过 3 ℃，否则会直接影响小鼠的生长发育、生产繁殖，甚至导致小鼠发生疾病，从而影响实验结果。温、湿度的相对稳定对于建筑条件较差的地方可用空气调节器、加湿器，在北方用暖气进行调节。为了保持室内空气新鲜，氨浓度不超过 20×10^{-6}，换气次数应达到 10～20 次/时。

现在我国普遍采用无毒塑料鼠盒，不锈钢丝笼盖，金属笼架。笼架一般可移动，并可经受多种方法消毒灭菌。用清洁层流架小环境控制饲养二、三级小鼠不失为一种较好的方法。笼盒既要保证小鼠有活动的空间，又要阻止其啃咬磨牙咬破鼠盒逃逸，便于清洗消毒。带滤帽的笼具可减少微生物污染，但笼内氨气和其他有害气体浓度较高，有时影响实验结果的准确性。饮水器可使用玻璃瓶、塑料瓶，瓶塞上装有金属或玻璃饮水管，容量一般为 250 mL 或 500 mL。

垫料是小鼠生活环境中直接接触的铺垫物，起吸湿（尿）、保暖、做窝的作用。因此垫料应有强吸湿性、无毒、无刺激性气味、无粉尘、不可食，并使动物感到舒适。垫料必须经消毒灭菌处理，除去潜在的病原体和有害物质。一般垫料以阔叶林木的刨花或锯末为宜，也可用玉米芯加工粉碎除尘后使用。

在实验中切忌用针叶木（松、桧、杉）刨花做垫料，这类刨花发出具有芳香气味的挥发性物质，可对肝细胞产生损害，使药理和毒理方面的实验受到极大干扰。

国外有专门的垫料生产企业进行垫料的生产，而我国的垫料产业尚需开发。目前我国实验动物部门大部分采用木材加工副产品如锯末、刨花等，其来源、树木种类很难控制，给实验动物质量控制带来很多不利影响。

（二）饲料和饮水

1. 饲料（feed） 小鼠应饲喂全价营养颗粒饲料，饲料中应含一定比例的粗纤维，使成型饲料具有一定的硬度，以便小鼠磨牙。同时应维持营养成分相对稳定，任何饲料配方或剂型的改变都要作为重大问题记入档案。

不同种类的小鼠有不同的营养标准，如纯系小鼠和种鼠的饲料所含蛋白质成分高于一般小鼠，DBA 小鼠需要高蛋白质低脂肪的饲料。

2. 饮水（drinking water） 小鼠的水代谢相当快，应保证足够的饮水。一级动物饮水标准应不低于城市生活饮水的卫生标准。二级动物的饮水须经灭菌处理。也可用盐酸将水酸化（pH 值为 2.5～3.0），使小鼠饮用酸化水，酸化水在一定程度上可抑制细菌的生长并杀死它们，其灭菌效果可达到要求。三、四级动物饮水用高温高压方法灭菌。

（三）一般饲养管理

小鼠的饲养管理非常烦琐，要求饲养人员具有高度的责任心，随时检查小鼠状况，出现问题立即加以纠正。为了使饲养工作有条不紊，必须将各项操作统筹安排，建立固定的操作程序，使饲养人员不会遗漏某项操作，同时也便于管理人员随时检查。

1. 饲喂　小鼠胃容量小，随时采食，是多餐习性的动物。成年鼠采食量一般为 3～7 g/d，幼鼠一般为 1～3 g/d。应每周添料 3～4 次，在鼠笼的料斗内应经常有足够量的新鲜干燥饲料，在小鼠大群饲养中，每周应固定 2 天添加饲料，其他时间可根据情况随时注意添加。

根据小鼠不同阶段的生长发育特点，应有不同的给饲标准。由于种鼠群和生产鼠群交配繁殖频繁，尤其生产种母鼠的负担重，能量消耗大，因此除供给足够的块料外，还要定时饲喂少量葵花籽、麦芽和拌有鸡蛋的软料。葵花籽供应量为 0.5～1 克/(天 · 只)成年鼠。而麦芽和软料由于微生物条件较难控制，目前趋于淘汰，而致力于颗粒料的全价营养，即用维生素合剂代替。

2. 给水　用饮水瓶给水，每周换水 2～3 次，成年鼠饮水量一般为 4～7 mL/d，要保证饮水的连续不断，应常检查瓶塞，防止瓶塞漏水造成动物溺死或饮水管堵塞使小鼠脱水死亡。小鼠在吸水过程中，口内食物颗粒和唾液可倒流入水瓶。为避免微生物污染水瓶，换水时应清洗水瓶和吸水管。严禁继续使用未经消毒的水瓶。

3. 清洁卫生和消毒　每周应至少更换 2 次垫料。换垫料时将饲养盒一起移去，在专门的房间倒垫料，可以防止室内的灰尘和污染。一级以上动物的垫料在使用前应经高压消毒灭菌。

要保持饲养室内、外整洁，门窗、墙壁、地面等无尘土。

坚持每月小消毒和每季度大消毒 1 次的制度。即每月用 0.1%新洁尔灭喷雾空气消毒 1 次，室外用 3%来苏儿消毒，每季度用过氧乙酸(0.2%)喷雾消毒鼠舍 1 次。笼具、食具至少每月彻底消毒 1 次，鼠舍内其他用具也应随用随消毒。可高压消毒或用 0.2%过氧乙酸浸泡。

应有周转用房，在饲养室使用 1 年时，将小鼠全部移入，原饲养室彻底整修消毒。

4. 动物健康的外观检查　这是检查动物健康状况的一项常规工作。通过外观判断小鼠健康的标准如下：①食欲旺盛；②眼睛有神，反应敏捷；③体毛光滑，肌肉丰满，活动有力；④身无伤痕，尾不弯曲，天然孔腔无分泌物，无畸形；⑤粪便黑色呈麦粒状。

5. 性别鉴别　成年鼠性别很易区分，雄鼠的阴囊明显；雌鼠可见阴道开口和五对乳头。

幼鼠或仔鼠则主要根据外生殖器与肛门的距离判定，近者为雌，远者为雄。另外，雌鼠肛门和生殖器之间有一无毛小沟，而雄鼠则在肛门和生殖器之间长毛。再者，雌鼠有比雄鼠明显很多的乳头。

6. 疾病预防　实验动物在实验前应健康无病，所以应积极进行疾病预防工作，而一旦发病则失去了作为实验动物的意义。饲养繁殖过程中应注意以下几点。

(1) 有疑似传染病的小鼠应将整盒全部淘汰，然后检测是否确有疾病，再采取相应措施。

(2) 为了保持动物的健康，必须建立封闭防疫制度以减少鼠群被感染的机会。即应注意以下几点。

①新引进的动物必须在隔离室进行检疫，观察无病时才能与原鼠群一起饲养。

②饲养人员出入饲养区必须遵守饲养管理守则，按不同的饲养区要求进行淋浴、更衣、洗手以及必要的局部消毒。

③严禁非饲养人员进入饲养区。

④严防野生动物(野鼠、蟑螂)进入饲养区。

五、繁殖生产

不同品系、不同种群有不同的繁殖方法，适宜的繁殖方法是保证小鼠质量的前提。

（一）种鼠

种鼠可由外单位引入，也可由本单位自己保种。引种小鼠必须遗传背景明确，来源清楚，有完整的资料，包括种群名称、来源、遗传基因特点及主要生物学特性等。

进入生产的种鼠要经过挑选，即选种。在小鼠离乳时进行初选，种鼠应符合该品系的遗传学特征，无变异。双亲体质健康无疾病，活力强。初选时按健康标准一般选留2～5胎的仔鼠，适当延长哺乳期到23天，然后雌雄分开。同时做好记录。在育成期中出现异常者应立即淘汰，同时应适当控制营养，以防种鼠过度肥胖，影响配种。配种前按健康标准和生殖器情况进行定选。小鼠初配的适龄期为60～90天。应选择体质强壮、活泼、被毛紧披而有光泽、尾肥嫩粉红血管明显、眼鼻无异物、无外伤肿胀溃烂、外生殖器发育良好、生长发育正常的小鼠作为种鼠。

（二）繁殖方法

将种鼠按事先定的配种方案置于繁殖盒中，建立繁殖卡。配种方案因小鼠的种类、品系不同而不同。

广义的繁殖如大群生产，有2种方法。

1. 长期同居法　又称频密繁殖法，此法在管理上较简单，可减少疾病传染机会。将1只雄鼠与1只雌鼠同居。在雌鼠分娩后几小时内可再行交配受孕。一般情况下每只雌鼠每月可产1胎。这样可充分利用小鼠的繁殖能力(特别是利用雌鼠产后发情)。由于雌鼠边怀孕边哺乳负担过重，应注意加强营养。

2. 定期同居法　又称非频密繁殖法。将1只雄鼠与6只雌鼠编为一个繁殖单元。每周向雄鼠笼放入1只雌鼠，即依周次使雄鼠与1只雌鼠同居，同时将受孕雌鼠提出，置单笼分娩、哺乳、离乳，以此类推。每只雌鼠生产周期为42天，比长期同居法要长，但便于有计划供应和生产，而哺乳仔鼠又得到充分的营养，仔鼠发育好，离乳时平均体重较长期同居法重1～2 g。这时，要经常检查种鼠的生殖能力，及时淘汰受孕能力低的种鼠并增补新种。

（三）不同类型鼠群的繁殖

1. 近交系的维持和生产　繁殖用原种小鼠必须遗传背景明确，来源清楚，有完整的谱系资料，包括品系名称、近交代数、遗传基因特点及主要生物学特征等。引种小鼠应来自近交系的基础群，以2～5对同窝个体为宜。

小鼠近交系一旦育成，应按保种的有关规定，维持其特定的生物学特征的稳定，保持其基因性统一和基因纯合性。近交系小鼠的维持和生产包括4个群。生产过程一般是从基础群移出种子，经血缘扩大群扩增后，建立生产群，由生产群繁殖仔鼠进入供应群。

(1) 基础群：严格采用全同胞兄妹交配，用基础平行线系统保持品系的种源，为血缘扩大群提供种鼠。在繁殖过程中一般保持2～4个平行谱系分支，在4～7代时进行一次修饰。每个谱系分支上，保留7～12个繁殖对，留种的同胞兄妹保持相应的数量及与原品系相同的特性。应保证小鼠不超过5～7代能追溯到一对共同祖先。

(2) 血缘扩大群：种鼠来源于基础群，采用全同胞兄妹交配繁殖。用来扩大群体个体数量，为生产群提供种鼠。血缘扩大群应设个体繁殖记录卡，本群小鼠不应超过 5～7 代而能追溯到其在基础群的一对共同祖先。

（3）生产群：随机交配，用于生产供实验用的小鼠，经 4 个世代繁殖后即可淘汰。生产群种鼠来自基础群或血缘扩大群。为了便于控制随机交配不超过 4 个世代，可采用挂指示牌的方法：从血缘扩大群来的种鼠 F0 代挂白牌，F1 代挂蓝牌，F2 代挂黄牌，F3 代挂红牌。红牌表示已繁殖到第三世代，需更换种鼠，从扩大群取来种鼠，继续生产。

（4）供应群：来源于上述生产群中每个世代繁殖的仔鼠，育成后供实验用。

为保证上述 4 个种群连续性，应做好配种计划。

注意在生产中从基础群到生产群必须控制在 15 代以内，即生产群的小鼠上溯 15 代可在基础群找到共同祖先。各群之间不能有小鼠逆向流动。当小鼠出现断代时，可从血缘扩大群中选谱系记录清楚的小鼠重新建立基础群。

同时应注意某一品系小鼠混入其他小鼠时应立即淘汰，逃出鼠盒的小鼠应立即淘汰。经过某些技术处理如人工代乳、卵巢移植等的小鼠可能形成亚系或亚群，而不应与原种群混杂。

2. 封闭群小鼠的维持和生产

（1）维持：根据封闭群遗传学要求，封闭群中不应产生小群体，也不应改变封闭群特有的杂合性，应保持其遗传基因的稳定及其异质性和多态性，小鼠保种时应尽可能多地保留繁殖个体。因此其维持和生产可采用以下几种避免近交的交配制度进行，以使近交系数的上升率不超过 1%。

①随机配对交配：配种前将雌雄个体或组分别编号，同一父母的留种鼠或同一生产单元的留种鼠编为同一号，随机与不同号的留种鼠配对。此法适用于中等或大群体维持生产。

②分组交叉交配：将同一批种鼠雌雄分别分组编号，配种时按组别交叉配种，可避免同窝雌雄近亲交配。如按饲养室或笼架，可将生产群分为 1 到 n 的 n 个组，每组留种鼠按组别编为相应的号，配种时用 1 号雄鼠配 2 号雌鼠，2 号雄鼠配 1 号雌鼠，依此类推。此法用于大群体生产。

③循环交配：将留种同窝雌雄个体分别编号，如雌、雄鼠都编为 1 号，在配种时雄性编号不变，与相邻编号的雌鼠如 2 号交配，2 号雄鼠与 3 号雌鼠交配，依此类推，n 号雄鼠与 1 号雌鼠交配，如此形成一个环状循环。此法用于小群体生产。

（2）生产：常用的方法有一雄多雌同居交配法和雌雄 1∶1 同居交配法。前法优点是孕鼠另居分娩，泌乳好，仔鼠健康。缺点是生产周期长，也可因打架而咬伤。后法优点是繁殖周期短，每月 1 胎。缺点是母鼠体质消耗很大，如营养跟不上，会影响动物质量。

在封闭群小鼠的生产中，不应与外来个体交配繁殖而导致遗传污染，也不应使群体内的小鼠长期与大群隔离而出现遗传分化。应尽力避免有意识的留种或选择小鼠进行繁殖（包括对小鼠繁殖能力的选择），否则可导致小鼠固有遗传特征的改变。

（四）不同鼠群的管理

1. 生产鼠群的管理　繁殖种鼠负担重、消耗大，要保证充足的营养，应提高饲料中蛋白质含量，在饲料中加入鸡蛋或奶粉，定时补充葵花籽。

要及时进行怀孕检查，通过观察阴道栓可知其准确怀孕日期。同时小鼠怀孕 10 天左右时，腹部隆起。当倒提小鼠时这种隆起可非常容易地观察到。

对于封闭群小鼠，种鼠置同一笼中配种后 20 天或仔鼠离乳后 20 天仍未受孕，可调换公鼠，20天后仍未受孕可将其淘汰。

及时淘汰体质差，与原品系特征不同的种鼠，繁殖种鼠超过9～11月龄也要及时淘汰。

雌鼠分娩时其周围环境尽量不要变动，否则可使雌鼠受惊，导致食仔。

2. 核心种群的管理　核心种群是为生产鼠群提供种鼠的种群，对于近交系则核心鼠群就是基础鼠群，其饲养管理比生产鼠群更细致。要根据育种计划进行配种留种，选2～5胎的仔鼠留种，新生仔鼠按1∶1的比例选留，哺乳期可延长至23天。

3. 育种鼠群的管理　由核心种群来的育种幼鼠要雌雄分开饲养，同窝雄鼠可置于同一笼中，注意不同窝离乳的雄鼠不应同笼饲养，否则可引起打斗而致伤。注意营养适中防止过肥而影响配种。其他饲养管理同生产种鼠一样，要保证充足的饲料、饮水，及时更换垫料。如有可疑病鼠立即全盒小鼠淘汰。

对于生长发育异常、有卷尾、脑水肿、眼睛异常、腹泻、发育不良、鼻端脱毛、被毛脱落、断尾、被毛变质、咬伤和其他不正常的小鼠应及时淘汰。

4. 待发鼠群的管理　繁殖鼠群中离乳的幼鼠可转入待发鼠群饲养，雌雄严格分开，放入群养盒，并根据小鼠的体重及时将过分拥挤的小鼠再次分开。此时不同鼠笼的待发鼠不可混养，以防咬伤。及时做好转入、供应记录，使账目相符。其他方面的管理与生产种鼠相同。

（五）计划生产和记录

1. 计划生产

(1) 计划配种日期＝使用日期－需要天数。

(2) 需要天数＝性周期＋妊娠期＋达到要求体重所需日龄。

2. 记录　科学管理必须有各种完好的记录。小鼠生产繁殖中的记录工作非常重要，应随时记录生产情况，并及时总结，以发现和解决生产中出现的任何问题。

工作记录包括如下几类。

(1) 种群记录和生产记录：包括谱系记录、品系记录、个体记录、繁殖记录和工作记录。

对于近交系小鼠应包括：①繁殖盒上的繁殖卡，包括品系名称、近交代数、双亲号码、个体编号、出生日期、断奶日期、兄妹分窝日期、配种日期、产仔数、仔鼠雌雄数、体重、淘汰日期等。繁殖卡应永久性保存。②谱系记录本，主要用于小鼠个体的编号，可依出生日期顺序填写，包括鼠号、代数、胎次、父号、母号、生日、交配繁殖号等。谱系记录本应与繁殖卡相对应，并永久保存。③谱系图，根据繁殖卡和谱系记录本可画出小鼠繁殖的直观亲缘关系图，便于生产的总体安排。④生产记录，用于汇总某饲养区的生产情况，记录小鼠的离乳、淘汰、留种、意外死亡、供应等情况。⑤工作日志，记录工作人员的每日操作情况。⑥供应记录，用于记录小鼠的日龄、品系、体重等情况，以便迅速及时地供给实验者。

对于封闭群小鼠应包括：①繁殖卡，包括品种、编号、父母鼠号、出生日期、同窝个数，配种比例及繁殖情况等。繁殖卡应永久保存。②留种卡，包括品种、编号、父母鼠号、出生日期、同窝个数等。③生产记录和工作日志同近交系小鼠。

(2) 环境记录：温、湿度记录，天气情况记录，消毒灭菌记录。

(3) 动物健康记录。

(4) 实验处理及观察记录。

第二节　小鼠给药方法

动物实验研究中有多种给药方式，选择给药方式时，我们需要从药理学、药代学等多个角度综合考虑，选择最佳的给药方式，以得到合理的药物研究成果。

一、实验动物常用给药方式

实验动物常用的给药方式有口服、静脉注射、腹腔注射、皮下注射、肌内注射、椎管内注射、脑室内注射、皮内注射、淋巴腔注射、鼻腔和舌下给药等多种。

（一）口服(po)

1. 药物循环途径　食管→胃→小肠→小肠毛细血管(吸收入血)→空、回肠静脉→肠系膜上静脉→肝门静脉→肝→肝静脉→下腔静脉→右心房→右心室，然后血液循环。

2. 特点　安全方便；经胃肠道吸收，并存在胃肠道首过代谢和肝脏首过代谢，有的化合物生物利用率会很低。

3. 给药难度　主要指灌胃，操作比较简单。

4. 给药体积　小鼠：0.1～0.8 mL。大鼠：1～3 mL。

（二）腹腔注射(ip)

1. 药物循环途径　肠系膜上静脉→肝门静脉→肝→肝静脉→下腔静脉→右心房→右心室，然后进入血液循环。

2. 特点　不存在胃肠道首过代谢，但依然存在肝脏首过代谢，生物利用率较高。

3. 给药难度　较简单。

4. 给药体积　小鼠：0.2～0.8 mL。大鼠：1～2 mL。

（三）静脉注射(iv)

1. 药物循环途径　药物直接进入血液。

2. 特点　不存在吸收屏障和首过代谢效应，生物利用度最高。

3. 给药难度　较难。

4. 给药体积　小鼠：0.05～0.2 mL。

（四）皮下注射(sc)和肌内注射(im)

1. 药物循环途径　药物主要是经皮下和肌肉中的毛细血管吸收，吸收没有静脉注射完全，但皮下注射和肌内注射也成功地避开了胃肠道和肝脏首过代谢。

2. 给药体积　小鼠：0.05～0.1 mL。大鼠：0.1～0.2 mL。

（五）皮内注射(id)

1. 特点　皮内注射是把药液打入表皮和真皮之间，像一些抗生素的过敏皮试就是皮内注射，皮内注射吸收较慢。

2. 给药体积　小鼠：＜0.05 mL。大鼠：＜0.1 mL。

（六）脑内注射

1. 方法　根据脑立体定位图谱确定坐标，精确注射药物进入大脑脑室或者大脑特定组织,如海马体、黑质等。

2. 特点　直接将药物注射进脑,跳过了药物吸收和血脑屏障,保证了药物入脑量;脑内注射给药体积很小,为小于 0.03 mL。

二、结合药物性质选择给药方式

主要考虑药物的溶解性、稳定性及毒性等。根据实验目的选择的给药方式,可能因为药物性质不支持,如选择静脉注射时发现药物难以溶解或者口服有较强的胃肠道损伤。

(一) 溶解性

药物主要包括小分子化合物、天然提取物及中草药等,药物理化性质的差异常会导致其在介质中的溶解性不同。水是最好的试剂,然而很多合成的小分子化合物却不溶于水,我们就需要找到合适的介质,最后参照各种给药方式可用的剂型。

1. 口服　可选的剂型比较多,只要保证药物是均匀且稳定的就可以。

2. 静脉注射　对剂型要求比较高,需完全溶解的溶液或者药物颗粒比红细胞小得多的体系,如水包油的乳剂等,因此不溶的剂型是不能考虑静脉注射的。

3. 脑内注射和皮下注射　脑内和皮下给药量很小,需结合给药剂量。如同样的给药剂量下,脑内注射和皮下注射配制的药物浓度就要高一些,这时候就要考虑到药物溶解性是否满足要求。

(二) 稳定性

如动物体内胃肠道是有一定 pH 值的,有的区段酸性会很强,如果该化合物具有体内酸不稳定性就应该选择口服以外的给药方式。

(三) 毒性

如果发现某药物口服具有肠毒性,可以考虑选择静脉注射等其他给药方式来避免药物经肠道进行吸收;中药成分具有肠毒性的可能性比较大,所以开发中药活性化合物时需提高警惕。

三、给药方法

(一) 灌胃

小鼠专用灌胃针由注射器和喂管组成,喂管长为 5～10 cm,喂管尖端焊有一金属小圆球,金属球中空,用途是防止喂管插入时造成损伤。喂管弯成 20°角,以适应口腔与食管之间的弯曲。

将胃管插头紧紧连接在注射器的接口上,吸入定量的药液;左手捏住小鼠,右手拿起准备好的注射器。将喂管针头尖端放进小鼠口咽部,顺咽后壁轻轻往下推,胃管会顺着食管滑入小鼠的胃,插入深度约 3 cm。用中指与拇指捏住针筒,食指按着针竿的头慢慢往下压,即可将注射器内的药液灌入小鼠的胃中。在插入过程中如遇到阻力或可看见 1/3 的针管,则将胃管取出重新插入,因为这时喂管并没有插入胃中。

(二) 静脉注射

将小鼠放在金属笼或鼠夹中,通过金属笼或鼠夹的孔拉出尾巴,用左手抓住小鼠尾巴中部。小鼠的尾部有 2 条动脉和 3 条静脉,2 条动脉分别在尾部的背侧面和腹侧面,3 条静脉呈品字型分布，一般采用左右两侧的静脉。拔去沿尾部静脉走向的毛，置尾巴于 45～50 ℃温水中浸泡几分钟或用乙醇棉球反复擦拭尾部，以达到消毒和使尾部血管扩张及软化表皮角质的目的。行尾部静脉注射时，以左手拇指和食指捏住鼠尾两侧，使静脉更为充盈，用中指从下面托起尾巴，以无名指夹住尾巴的末梢，右手持 4 号针头注射器，使针头与静脉平行（小于 30°角），从尾巴的下 1/4 处进针，开始注入药物时应缓慢，仔细观察，如果无阻力，无白色皮丘出现，说明已刺入血管，可正式注入药物。有的实验需连日反复尾静脉注射给药，注射部位应尽可能从尾端开始，按次序向尾根部移动，更换血管位置注射给药。注射量为 0.005～0.01 mL/g。拔出针头后，用拇指按住注射部位轻压 1～2 min，防止出血。

（三）腹腔注射

左手提起并固定小鼠，使鼠腹部朝上，鼠头略低于尾部，右手持注射器将针头在下腹部靠近腹白线的两侧进行穿刺，针头刺入皮肤后进针 3 mm 左右，接着使注射针头与皮肤成 45°角刺入腹肌，穿过腹肌进入腹膜腔，当针尖穿过腹肌进入腹膜腔后抵抗感消失。固定针头，保持针尖不动，回抽针栓，如无回血、肠液和尿液后即可注射药液。注射量为 0.01～0.02 mL/g。

（四）脑立体定位注射

在脑科学基础研究领域中，脑内给药已经成为大多数动物实验的重要环节，比如注射病毒、细胞、蛋白分子、药物、标记染料探针等，根据实验设计，常见有 2 种给药方式，即单次注射给药和多次反复给药（慢性给药），前者通常采用微量注射器，后者采用套管来实现。无论哪一种方式，均具有操作简单、动物微创（或无创）、注射精准等优点。

(1) 禁食后水合氯醛麻醉。如果不禁食，术后很容易引起小鼠腹胀气。

(2) 将小鼠固定于脑立体定位仪上。

(3) 碘伏消毒后，剪开头皮，找到小鼠脑部前囟位置，它是脑内相对固定的位置。

(4) 通过查询脑立体定位图谱确定需要定位的核团位置，并使用微孔牙科钻打孔，随后缓慢进行注射。通常给药为侧脑室注射给药，给药剂量小鼠为 5 μL，注射速度控制在 0.2 μL/min较好。注射完停针 10 min，有利于药物的扩散，防止药物泄漏。

(5) 定位注射后缝合头皮，即可完成脑立体定位注射。

（五）套管微量给药系统（图 3-1 和图 3-2）

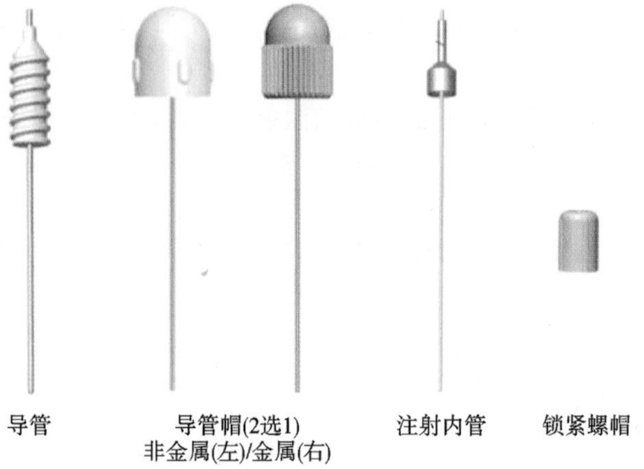

图 3-1 套管系统（单管）

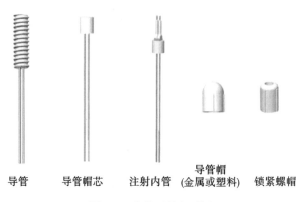

图 3-2 套管系统(双管)

1. 仪器设备与配件

(1) 异氟烷气体麻醉系统(包括定位仪专用麻醉面罩和气体回收系统)、脑立体定位仪、显微镜、冷光源、保温装置(电子或水浴保温)、颅骨水平校准器、颅钻(包括钻头)、颅钻夹持器、套管、套管夹持器、PE 管、小螺钉、微量注射泵、微量注射器、手术器械包、大小鼠剃毛器、凝血器、手术垫、快速灭菌器。

(2) 试剂:碘伏、乙醇、乙醇棉球、干棉球、生理盐水、牙科水泥(牙托水和牙托粉)、抗生素、异氟烷、注射用药物。

2. 实验操作步骤

(1) 根据脑立体定位图谱或文献确定目标脑区的三维坐标:AP 值(Y 轴)、ML 值(X 轴)和 DV 值(Z 轴)。

(2) 将动物麻醉,头部固定到脑立体定位仪上,定位好目标脑区的 X/Y 水平坐标,用颅钻或牙科钻钻孔(同时在孔位附近钻 2～3 个小孔,用于固定螺丝),然后用针轻微刺破硬脑膜。

(3) 将螺丝固定到孔内,然后将准备好的导管缓慢植入颅内,再用牙科水泥将螺丝和导管固定起来(加牙科水泥前可先涂布一点 502 胶水,以保证粘牢固)。

(4) 等待牙科水泥凝固(约 15 min)后,缓慢插入导管帽,锁紧;根据实际情况判断是否需要缝合皮肤。

(5) 动物恢复期,2～3 天即可恢复。在此期间,注意动物感染问题,及时预防。

(6) 将注射内管、PE 管、锁紧螺帽、注射器提前组装好,接着取出导管帽,将注射内管缓慢插入导管,锁紧。

(7) 设置好注射量、注射速度,开始注射。注射完毕后,停针约 10 min,待药物被充分吸收,然后缓慢拔出注射内管,继续插入导管帽,锁紧。

3. 注意事项

(1) 除金属导管帽外,非金属导管帽、导管、注射内管、导管帽芯、锁紧螺帽和 PE 管均可以采用高压蒸气、紫外、环氧乙烷等方式进行消毒灭菌。

(2) 使用 PE 管前,可以用大头针将 PE 管的一端接头撑大一点或者用乙醇泡一小会儿,便于插入注射内管。插入注射内管时,务必注意的是,PE 管必须套在白色层外层(非金属管外层),否则易脱落、松动,导致漏液。

(3) 因 PE 管、注射内管内部存在死体积,因此在将注射内管、PE 管、锁紧螺帽、注射器组装好以后,插入导管前,应使注射液(比如药物)将 PE 管和注射内管充满,保证注射体积的准确。操作方法:向前推注射器,直至注射内管前端有液体冒出。

第三节 小鼠行为学检测

一、旷场实验

(一) 实验原理

旷场实验(open field test,OFT)又称敞箱实验,是评价实验动物在新奇环境中自主行为、探究行为与紧张度的一种方法。以实验动物在新奇环境中某些行为的发生频率和持续时间等,反映实验动物在陌生环境中的自主行为与探究行为。旷场实验广泛地用于评价实验动物的探索行为和验证、测试焦虑相关行为。

动物因对新开阔环境的恐惧而主要在周边区域活动,在中央区域活动较少,但动物的探究特性又促使其产生在中央区域活动的动机。通过视频分析系统,观察研究实验动物神经精神变化、进入开阔环境后的各种行为。以在旷场中的总运动距离来衡量实验鼠的活动能力。中央格停留时间指鼠被放入中央格至其三爪跨离该格的时间;穿格次数指三爪以上跨入邻格的次数;理毛修饰次数指前肢向上抬举、抓痒、洗脸、舔足的次数;粪便次数指小鼠排便次数。中央格停留时间反映动物的认知能力,穿格次数反映动物的兴奋性和探究性,理毛修饰次数反映了动物对环境警觉性的高低,粪便次数反映动物的紧张程度。

(二) 实验步骤

(1) 准备材料:视频监控软件,以小鼠为例,可使用一个规格为 42 cm×42 cm×34 cm 的白色塑料或木质敞箱,75%乙醇溶液。

(2) 将小鼠放在旷场实验室内适应环境至少 1 h。

(3) 旷场实验在灰暗的灯光条件下进行。在实验开始时将小鼠放入白色塑料敞箱内使其在敞箱内自由活动。操作者握住小鼠尾巴根部的 1/3 处,轻轻将小鼠放入开阔箱的中央格,并开始计时,记录小鼠在 5 min 内的行为举动,同时视频监控系统全程记录。实验者需要快速离开房间(或者站在 1 m 外),通过电脑屏幕观察小鼠。

(4) 每只小鼠实验结束后用 75%的乙醇溶液擦拭箱体。更换动物,继续实验。

(三) 实验注意事项

(1) 动物在 24 h 内有其活动周期,故每次实验应选择在同一时间段内完成。

(2) 实验应在隔音,光强度和温、湿度适宜且保持一致的行为实验室内进行。

(3) 每次实验结束后都用 75%的乙醇溶液擦拭箱内壁及底面,以免上次动物余留的信息(如动物的大便、小便、气味)影响下次测试结果。

二、八臂迷宫实验

(一) 实验原理

八臂迷宫(radial arm maze,8-arm maze)实验是最为常用的评价动物学习记忆能力的模型之一,由 Olton 等人于 20 世纪 70 年代中期建立。其用来检测药物或大脑受损状态下动物学习和记忆方面的表现，它由 8 个完全相同的臂组成，这些臂从一个中央平台放射出来，所以又被称为放射迷宫。每个臂尽头有食物提供装置，动物取食的策略即进入每臂的次数、时间、正确次数、错误次数、路线等参数可以反映出实验动物的空间记忆能力。控制进食的动物受食物的驱使对迷宫各臂进行探究，经过一定时间的训练，动物可记住食物在迷宫中的空间位置。

相对而言，八臂迷宫实验操作简便、可行，而且能区分短期的工作记忆和长期的参考记忆，现已被广泛用于学习记忆功能评价。

（二）实验步骤

（1）准备材料：视频监控软件，八臂迷宫系统，每个臂长 30 cm、宽 6 cm、高 10 cm。75%乙醇溶液。

（2）小鼠禁食 24 h。当天将实验小鼠放在实验室内适应环境至少 1 h。此后每天训练结束后限制性地给予正常饲料（据体重不同，给予小鼠 2～3 g），以使体重保持在正常进食时的 80%～85%。

（3）以小鼠为例，第 2 天，迷宫各臂及中央区分散着食物颗粒（每只臂 4～5 粒食物，食物直径 3～4 mm）。然后，同时将 4 只小鼠置于迷宫中央（通往各臂的门打开）。让其自由摄食，探究 10 min。

（4）第 3 天，重复第 2 天的训练。这一过程让小鼠在没有很强的应激条件下熟悉迷宫环境。

（5）第 4 天起，小鼠单个进行训练：在每个臂靠近外端食盒处各放 1 颗食粒，让小鼠自由摄食。食粒吃完或 10 min 后将小鼠取出。

（6）第 5 天，将食物放在食盒内，重复前 1 天的训练，1 天 2 次。

（7）第 6 天以后，随机选 4 个臂，每个臂放 1 颗食粒；各臂门关闭，将小鼠放在迷宫中央；30 s 后，臂门打开，让小鼠在迷宫中自由活动并摄取食粒，直到小鼠吃完所有 4 个臂的食粒。如经 10 min 食粒仍未吃完，则实验终止。每天训练 2 次，其间间隔 1 h 以上。

（三）实验注意事项

每次实验结束后都用 75%的乙醇溶液擦拭箱内壁及底面，以免上次动物余留的信息（如动物的大便、小便、气味）影响下次测试结果。

三、Morris 水迷宫实验

（一）实验原理

Morris 水迷宫（Morris water maze，MWM）实验是一种强迫实验动物（大鼠、小鼠）游泳，学习寻找隐藏在水面下平台的一种实验，水迷宫主要用于测试实验动物对空间位置感和方向感（空间定位）的学习记忆能力。这是由英国心理学家 Morris 于 20 世纪 80 年代初设计并应用于脑学习记忆机制研究的一种实验手段，其在阿尔茨海默病的研究中的应用非常普遍。较为经典的 Morris 水迷宫测试程序主要包括定位航行实验和空间探索实验 2 个部分。其中定位航行（place navigation）实验历时数天，每天将实验动物面向池壁分别从 4 个入水点放入水中若干次，记录其寻找到隐藏在水面下平台的时间（逃避潜伏期，escape latency）。空间探索（spatial probe）实验是在定位航行实验后去除平台，然后任选 1 个入水点将实验动物放入水池中，记录其在一定时间内的游泳轨迹，考察实验动物对原平台的记忆。

虽然老鼠是天生的游泳健将，但是它们却厌恶处于水中的状态，同时游泳对于老鼠来说是十分消耗体力的活动，它们会本能地寻找水中的休息场所。寻找休息场所的行为涉及一个复杂的记忆过程，包括收集与空间定位有关的视觉信息，再对这些信息进行处理、整理、记忆、加固，然后再取出，目的是能成功地航行并且找到隐藏在水中的平台，最终从水中逃脱。

（二）实验步骤

1）准备材料：视频监控软件，水迷宫系统，小鼠水池（内径 120 cm、壁高 50 cm，在某一象限有平台，平台直径 6 cm，平台粗糙，高度可调），黑色或蓝色泛光窗帘（降低实验干扰），以及实验染料，相应的入水装置、排水装置等。

2）将实验用小鼠放在实验室内适应环境至少 1 h。

3）分为获得性训练、探查训练和对位训练 3 个过程。

（1）获得性训练（acquisition phase）：理论上将水池分为 4 个象限，平台置于其中 1 个象限的中央。

①将小鼠头朝池壁放入水中，放入位置随机取东、西、南、北 4 个起始位置之一。记录小鼠找到水下平台的时间（s）。在前几次训练中，如果这个时间超过 60 s，则引导小鼠到平台。让小鼠在平台上停留 10 s。将实验小鼠放入水中后实验者需要快速离开房间（或者站在 1 m 外），通过电脑屏幕观察小鼠。

②将小鼠移开、擦干。必要时将小鼠放在 150 W 的白炽灯下烤 5 min，放回笼内。每只小鼠每天训练 4 次，2 次训练之间间隔 15～20 min，连续训练 5 天。

（2）探查训练（probe trial 1）：最后 1 次获得性训练结束后的第 2 天，将平台撤除，开始 60 s 的探查训练。将小鼠由原先平台象限的对侧放入水中。记录小鼠在目标象限（原先放置平台的象限）所花的时间和进入该象限的次数，以此作为空间记忆的检测指标。

（3）对位训练（reversal phase）：测定小鼠的工作记忆（working memory）。探查训练结束后的第 2 天，开始维持 4 天的对位训练。将平台放在原先平台所在象限的对侧象限，方法与获得性训练相同。每天训练 4 次。每次记录找到平台的时间和游泳距离以及游泳速度。

对位探查训练（probe trial 2）：最后 1 次对位训练的第 2 天进行。方法与上述探查训练类似。记录 60 s 内动物在目标象限（平台第 2 次所在区）所花时间和进入该区的次数。

（三）实验注意事项

（1）水迷宫对比食物驱动的模型（如八臂迷宫），最大优点在于动物具有更大的、逃离水环境的动机。而且不必禁食，特别适合老年动物的测试。加上它对衰老引起的记忆减弱尤其敏感，因此，水迷宫最常用于老年动物记忆的研究。

（2）每天在固定时间测试。操作轻柔，避免不必要的应激刺激。

（3）当与其他同类实验相比较时，要注意动物的性别、品系、泳池的尺寸和水温等多种因素对实验结果的影响。此外，当以游泳速度作为观察指标时，要考虑到动物的体重、年龄以及骨骼肌发育状况等对游泳速度可能造成的影响。

（4）用老年动物进行实验时，应确认动物的游泳能力和视力不因年龄增大而受到影响。其方法如下：将平台露出水面以使动物能够看见平台。动物放入泳池后如毫无困难地直接游向平台，说明动物的游泳能力和视力均正常，可以开始实验。

（5）游泳对动物是一个较大的应激刺激，可引起神经内分泌的变化。这些变化可能对实验结果造成干扰。对老年动物，严重时可诱发心血管疾病而导致卒中甚至死亡。因此，必要时可将动物多次放入泳池或适当延长其游泳时间以增加动物对游泳的适应能力。

(6) 当用实验染料搅浑泳池的水时,要定期换水以免水腐败变质。

四、条件恐惧实验

(一) 实验原理

条件恐惧实验(fear conditioning test,FCT)主要用于大、小鼠环境相关条件性恐惧实验研究。啮齿类动物在恐惧时会表现出冻结状态(freezing),是动物在这种情况下表现出的倾向于保持静止不动的防御姿势。通过视频追踪分析,系统可智能识别这一状态。抗抑郁药和抗中枢兴奋药可以明显缩短冻结状态持续的时间,所以常用于焦虑、抑郁领域研究,也可以用于恐惧消退等的研究。

实验过程中,实验对象被给予一个声音信号(条件刺激),随后给予电击(非条件)刺激。该训练称为条件性训练,训练结束后对实验动物进行声音信号或环境联系性实验。一般情况下啮齿类动物对相应的环境和不同环境下同样的声音信号都会做出明显的条件性恐惧反应,如静止不动。这种测试可以在训练结束后立刻或几天后进行,可以提供在条件信号影响下短期和长期记忆的信息。

(二) 实验步骤

1) 准备材料:视频监控软件,条件性恐惧检测装置,包括实验箱和隔音箱。实验箱尺寸为25 cm×30 cm×15 cm,地板由直径1.5 mm的铜杆平行排列组成,并与1个提供足底电击的电刺激器(可产生0.1~1.0 mA的各种强度的电击)相连,电刺激强度、频率由相连的计算机程序控制。实验箱外面套有一个隔音箱。实验箱和隔音箱均由白色的密度板组成,隔音箱内面四壁包有隔音的厚海绵。隔音箱装有1盏灯、1个小风扇(用于通风和提供背景噪声)以及1个与声音发生器相连的扩音器。50%乙醇溶液,10%乙酸溶液,颜色鲜艳的贴纸。

2) 将实验小鼠放在条件恐惧实验室内适应环境至少1 h。

3) 开始实验。

(1) 训练阶段(第1天)。

①实验箱用50%乙醇溶液清洗,提供背景气味。每只小鼠训练结束后同样用50%乙醇溶液清洗其留下的尿液和粪便以备进行下一只小鼠的训练。

②将小鼠放入实验箱地板中央,熟悉箱内环境3 min,同时记录小鼠的冻结(freezing)时间百分比作为基线。冻结行为的判断:除呼吸相关运动以外,小鼠无其他任何运动状态。

③接受声音刺激(80 dB,2 kHz,20 s),声音刺激结束前2 s给予小鼠足部电击(0.8 mA,2 s),声音刺激和电击刺激同时结束。休息60 s后开始新的一轮声音-电击配对刺激,一共3次循环。最后1次循环结束后将小鼠放回鼠笼,转移至其他房间避免小鼠之间相互交流。

(2) 场景(context)关联测试(第2天):场景关联测试没有电击及声音刺激。将小鼠放入实验箱内5 min,计算机自动记录小鼠的冻结时间百分比作为衡量场景恐惧记忆的指标。

(3) 变更场景(altered context)测试和声音(tone)关联测试(第3天):变更场景测试和声音关联测试均没有电击刺激,变更场景测试中没有声音刺激,测试条件同训练阶段一致。测试前将实验箱进行如下改造:用平滑塑料板取代铜栅地板,在四壁贴上颜色鲜艳的不同形状的贴纸,清洁实验箱的50%的乙醇溶液换成10%乙酸溶液,关掉风扇以去掉背景噪声。

①将小鼠放入改造后的实验箱内5 min,记录冻结时间百分比作为衡量变更场景恐惧记

忆的指标。

②加入声音条件刺激 20 s，间隔 60 s，重复 3 个循环，记录冻结时间百分比作为衡量声音恐惧记忆的指标。

③结束后用 10%乙酸溶液彻底清洁实验箱，进行下一只小鼠的测试。

（三）实验注意事项

每次实验结束后都彻底清洁实验箱，以免上次动物余留的信息（如动物的大便、小便、气味）影响下次测试结果。

五、新物体识别实验

（一）实验原理

新物体识别实验（object recognition test，ORT）是利用动物先天对新物体有探索倾向的原理而建立的学习记忆测试方法。该方法具有让动物在自由活动状态下进行学习记忆测试的特点，能更近似地模拟人类的学习记忆行为。同时，通过新物体（形状、大小等）的灵活变换，该实验还允许测试动物长期或短期记忆机制的形成以及急性药物在特定阶段的记忆形成的影响评判。新物体识别实验过程不会对实验动物产生刺激，在国外的实验室得到大力推广。

新物体识别实验是一种常用的研究学习记忆的行为学方法。与水迷宫实验不同之处在于新物体识别实验利用的是啮齿类动物探索新鲜事物的天性。

（二）实验步骤

(1) 准备材料：视频监控软件，1 个规格为 42 cm×42 cm×34 cm 的白色塑料敞箱，有 A、B、C 3 个物体，其中 A、B 物体完全一样，C 物体与 A、B 物体完全不同。小鼠实验中该物体直径在 3 cm 左右，材质可以是刷过油漆的木棒，可以是有洞的石块，有纹理的陶瓷，或是 PVC 管等，要没有气味，不光滑，不会被实验鼠随意移动。75%乙醇溶液。

(2) 将实验鼠放在旷场实验室内适应环境至少 1 h。开始训练，将 A、B 2 个物体放在一侧壁的左右两端，实验鼠背朝两物体放入场地内，并且鼠鼻尖距离 2 个物体的长度要一致。实验鼠放入 5～10 min，放入后立即开启录像设备，实验者立即离开测试房间，记录实验鼠与这 2 个物体接触的情况，包括鼻子或嘴巴触及物体的次数和距离物体 2～3 cm 范围内探究的时间（前爪搭在物体上、鼻子嗅物体、舔物体等均属探究物体，摆个架势或爬到物体上不动不能算是对新物体的探究）。

(3) 10 min 后，立即将实验鼠放回原来饲养的鼠笼内，待实验鼠休息 1 h 后再进行测试（此期间小鼠仍待在测试房间内），也可在 24 h 后再进行测试，可根据实验需要自行调整。

(4) 待实验鼠休息 1 h 后开始测试，这时将场地内的 B 物体换作 C 物体，仍将实验鼠背向 2 个物体，鼻尖距 2 个物体距离相等，观察 2～5 min 时间，同样用录像设备录像，观察者离开测试房间。探索其中任何 1 个物体的时间或者新物体的时间与总的探索时间的比值都可以作为实验鼠识别记忆的指标。

（三）实验注意事项

每次实验结束后都用 75%的乙醇溶液擦拭箱内壁及底面，以免上次动物余留的信息（如动物的大便、小便、气味）影响下次测试结果。

第四节　小鼠血样及组织取材

一、采血

在进行化合物或药物在小鼠体内药效以及作用机制研究时，常常需要收集血样进行血液中蛋白质以及化合物成分分析，因此根据不同的实验需要，我们要选择相应的采血方法。血液收集后在体外会迅速凝固，为了更好地将血细胞和血浆分离并保证血液不凝固，通常会根据需要选择抗凝剂。

（一）抗凝剂的选择

1. 乙二胺四乙酸(EDTA)　其盐常用的有钠盐和钾盐，能与血液中 Ca^{2+} 结合成螯合物，使 Ca^{2+} 失去凝血作用，阻止血液凝固。根据国际血液学标准化委员会(ICSH)的建议，CBC 抗凝剂用 $EDTA\text{-}K_2 \cdot 2H_2O$，量为 1.5～2.2 mg/mL 血液。不适用于凝血检查、血小板功能试验。

2. 草酸盐　常用的有草酸钠、草酸钾、草酸铵，溶解后解离的草酸根离子能与样本中 Ca^{2+} 形成草酸钙沉淀，使 Ca^{2+} 失去凝血作用，阻止血液凝固。2 mg 草酸盐可抗凝 1 mL 血液。但不适用于凝血检查。而且，草酸盐浓度过高还会导致溶血，改变血液 pH 值，干扰血浆钾、钠、氯和某些酶活性的测定。双草酸盐抗凝剂：适用于血细胞比容、CBC、网织红细胞计数等检查，不适用于血小板计数、白细胞分类计数。

3. 肝素　加强抗凝血酶Ⅲ(AT-Ⅲ)灭活丝氨酸蛋白酶的作用，阻止凝血酶的形成，并阻止血小板聚集等，从而阻止血液凝固。肝素是红细胞渗透脆性试验的理想抗凝剂。但不适用于 CBC、细胞形态学检查。每毫升血液肝素用量为(15±2.5)U，多为肝素钠盐或钾盐。

4. 枸橼酸盐　常用的有枸橼酸钠，能与血液中 Ca^{2+} 结合形成螯合物，阻止血液凝固。枸橼酸盐的抗凝力不如上述抗凝剂。枸橼酸钠与血液的抗凝比例为 1∶9 或 1∶4，适用于红细胞沉降率、凝血检查，是输血保养液的成分。

（二）采血方法

1. 剪尾采血　左手拇指和食指从背部抓住小鼠颈部皮肤，将小鼠头朝下，小鼠固定后将其尾巴置于50 ℃热水中浸泡数分钟，使尾部血管充盈。擦干尾部，再用剪刀或刀片剪去尾尖 1～2 mm，用试管接流出的血液，同时自尾根部向尾尖按摩。取血后用棉球压迫止血并用 6% 液体火棉胶涂在伤口处止血。每次采血量为 0.1 mL。

2. 摘除眼球采血　左手抓住小鼠颈部皮肤，轻压在实验台上，小鼠取侧卧位，左手食指尽量将小鼠眼周皮肤往颈后压，使眼球凸出。用眼科弯镊迅速夹去眼球，将鼠倒立，用器皿接住流出的血液。采血完毕立即用纱布压迫止血。每次采血量为 0.6～1 mL。

3. 心脏采血　实验鼠仰卧固定于鼠板上，用剪刀将心前区的毛剪去，用乙醇消毒此处皮肤，左侧第 3～4 肋间，用一只手食指摸到心搏，另一只手持连有 4～5 号针头的注射器，选择心搏最强处刺穿，当针头正确刺到心脏时，由于心脏跳动的力量，血自然进入注射器，即可取血。每次采血量为 0.5～0.6 mL。鼠类心脏较小，且心率较快，心脏采血比较困难，故少用。

优点：抽血快，血液不易凝集，心区面积大，进针准确性较高，易一针见血，且采血量能满足大量实验需要。

缺点:心脏损伤较大,难以迅速愈合,不利于短期连续采血。

4. 断头采血　右手用剪刀剪断小鼠颈部1/2～4/5,让血液流入试管。此法可采血0.8～1.2 mL。

5. 眼眶后静脉丛取血　采血时用一只手抓住鼠尾并提起,放在表面较粗糙的台面或笼具盖上,用另一只手食指和拇指抓住小鼠尾巴移交给无名指和小指夹住,再用拇指和食指捏住双耳及头颈部皮肤固定,提起小鼠。当取血时左手拇指及食指轻轻压迫动物的颈部两侧,使眼眶后静脉丛充血。一只手持硬质毛细玻璃管,将毛细玻璃管与鼠眼球成约45°角从眼内角刺入,毛细玻璃管先向眼球,刺入后再转180°使毛细玻璃管对着眼眶后界。刺入深度为2～3 mm,当感到阻力时即停止推进,同时将毛细玻璃管向后略退,若穿刺适当,血液即自动顺着玻璃管流入离心管中。得到所需的血量后即可拔出玻璃管。

优点:眼眶后静脉丛采血方法简单,便于掌握。血流较快,采血量多,能在较短时间内采到3.0～5.0 mL血。伤口较小,愈合较快。成功率高,死亡率低。缺点:不能避免组织液的混入,对于血样要求较高的研究应谨慎使用。另外,多次使用易引起小鼠的感染,对后续实验结果存在一定影响。

二、组织取材

在取小鼠组织器官时,需要先通过灌流生理盐水,将组织血管中血液充分冲洗干净,再取材,但有的蛋白抗原表面容易被破坏或丢失,就需要减少灌流时间或不灌流,直接取材。如果需要对组织进行形态学检测,还需要用多聚甲醛固定并使蛋白质变性。神经系统疾病研究以及药物药效学研究中最常研究的就是脑组织,因此,本部分就对脑组织的取材进行详细介绍。

(一) 固定取材实验步骤

(1) 4%多聚甲醛(PFA)溶液的配制(按顺序依次添加):ddH_2O,1 L(37 ℃);NaOH,10 g;多聚甲醛,80 g;$NaH_2PO_4 \cdot 2H_2O$,38.4 g;加ddH_2O定容至2 L。过滤,4 ℃保存。

(2) 用生理盐水冲洗导管,并排除管内气体。

(3) 在密闭容器内加适量乙醚,麻醉小鼠。(需要注意的是,小鼠清醒一点比死掉要好,防止血液凝固给灌流带来阻力。)

(4) 待小鼠麻醉后立即将其用针头固定在泡沫板上(用针头插住4个脚掌)。

(5) 一只手用镊子扯起胸部皮肤,另一只手用剪刀剪开胸腔的皮肤和肋骨,暴露出心脏和肝脏。

(6) 将注射针头插入小鼠左心室(如针头不稳可用镊子将其固定在泡沫板上),同时将小鼠右心耳剪开,以使血液流出。灌流速度为5.8 r/min。(灌流生理盐水的时间维持在10 min左右,血液排出后四肢、肝脏和舌头会变白。)

(7) 对小鼠进行剪尾取样,以备测定其基因型。同时,在小鼠信息卡片上记录灌流信息,并将灌流小鼠的信息记录在自己的实验记录本上,以方便后面重新进行基因型鉴定操作。

(8) 待小鼠四肢、肝脏和舌头变白之后,将导管始端从生理盐水中拿出,将其放入冰浴的4% PFA溶液(4 ℃)中,用4% PFA溶液灌流固定时,当PFA溶液流至大脑处可能会使小鼠尾巴略有反射现象(有时可能没有),此时可将灌流速度由5.8 r/min调至4.8 r/min,以使固定更加充分。整个PFA溶液灌流时间约为20 min。(固定原理:多聚甲醛可以使蛋白质交联。)

(9) 将导管始端从 PFA 溶液中拿出,待管中液体流尽后,将心脏上的针头拔下,如果固定得较好,可发现小鼠眼球显现白色。将托盘中的血液倒至废液桶内,并准备下一步的取脑操作。

(10) 拿出一条纸巾,将小鼠尸体放在上面,沿颈部剪下头颅。

(11) 剪开头部皮肤,露出白色头盖骨。将延髓上包被的软骨剪开,除去多余的结缔组织。需要注意的是,眼睛要用剪刀剪下,不能直接扯下来,因为眼睛后部连着视神经,如果扯的话有可能损坏视交叉上核等其他脑部组织。

(12) 将头盖骨小心剥开,露出白色的脑部,在剥嗅球部位时要格外小心,必要的话可以先将嗅球前部的碎骨留着待进一步固定后再去除。

(13) 将头盖骨剥开后,将脑下部连接的神经逐条剪断(可看到视神经交叉),待全部剪断后将脑整个剥离出来。

(14) 将剥离出来的脑浸泡在 4% PFA 溶液中,过夜固定。

(15) 将 PFA 溶液换为 30%蔗糖溶液进行脱水(防止冷冻切片时形成冰晶和孔洞),每 24 h 更换液体,初始脱水时脑会浮在蔗糖溶液上面,待完全脱水后脑会沉底。此时可将脑取出进行冷冻切片。

(二) 非固定取材

若实验不需要组织固定,则灌流后即在冰上取出脑组织,可根据需要对脑组织进行海马体、皮质等分区后分别装进做好标记的 EP 管或冻存管中,−80 ℃或液氮中速冻保存,以备后用。

第五节　小鼠脑内神经元电生理检测

一、实验原理

在神经生物学及其相关疾病治疗药物研究中,常通过电生理检测来反映神经元的兴奋性、突触可塑性等神经元活动情况。海马体可能是学习记忆的分子基础。给突触前纤维一个短暂的高频刺激后,突触传递效率和强度增加几倍且能持续数小时至数天,保持这种增强的现象称为长时程增强效应(long-term potentiation,LTP)。

长时程增强效应,又称长期增益效应,是发生在 2 个神经元信号传输中的一种持久的增强现象,能够同步刺激 2 个神经元。这是与突触可塑性、突触改变强度的能力相关的几种现象之一。由于记忆被认为是由突触强度的改变来编码的,LTP 被普遍视为构成学习与记忆基础的主要分子机制之一。

不同的大脑区域表现出不同形式的 LTP。神经元之间的特殊 LTP 类型取决于多个因素。其中一个因素是观察 LTP 时被观察者的年龄。例如,未成熟海马体中 LTP 的分子机制不同于那些成熟海马体 LTP 的机制。一个特定的细胞所使用的信号转导通路与 LTP 的特定类型有关。例如,一些海马体的 LTP 类型取决于 NMDA 受体,其他一些类型则可能取决于代谢型谷氨酸受体(mGluR),还有一些则取决于其他分子。大脑中信号通路的这些与 LTP 关联的不同类型，以及各种通路在脑中的广泛分布，决定了不同的神经元间的 LTP 部分取决于观察到它的解剖部位。例如，海马体谢弗侧支通路中的 LTP 是 NMDA 受体依赖型，而苔藓纤维通路中的 LTP 则不依赖 NMDA 受体。

由于其组织可见，LTP 诱导容易操作，海马体 CA1 区已成为研究哺乳动物 LTP 的典型位点。特别是成熟海马体 CA1 区 NMDA 受体依赖型 LTP 是 LTP 中研究得最多的类型。

神经元电生理检测可通过 64 位电极系统来检测，也可以通过膜片钳技术检测。膜片钳技术是用玻璃微电极吸管把只含 1～3 个离子通道、面积为几个平方微米的细胞膜通过负压吸引封接起来，由于电极尖端与细胞膜的高阻封接，在电极尖端笼罩下的那片膜，事实上与膜的其他部分从电学上隔离，因此，此片膜内开放所产生的电流流进玻璃吸管，用一个极为敏感的电流监视器(膜片钳放大器)测量此电流，就代表单一离子通道电流。膜片钳技术与离体脑片技术结合，可以定位研究神经元离子通道，还可以进行神经元突触联系的研究，与使用培养的或急性分散的神经元相比具有不可替代的优势。

膜片钳又称单通道电流记录技术，用特制的玻璃微吸管吸附于细胞表面，使之形成 10～100 的密封(giga-seal)，又称巨阻封接，被孤立的小膜片面积为微米量级，其中仅有少数离子通道。然后对该膜片实行电压钳位，可测量单个离子通道开放产生的皮安量级的电流，这种通道开放是一种随机过程。通过观测单个通道开放和关闭的电流变化，可直接得到各种离子通道开放的电流幅值分布、开放概率、开放寿命分布等功能参量，并分析它们与膜电位、离子浓度等之间的关系。还可把吸管吸附的膜片从细胞膜上分离出来，以膜的外侧向外或膜的内侧向外等方式进行实验研究。这种技术对小细胞的电压钳位、改变膜内外溶液成分以及施加药物都很方便。

二、实验步骤

(一) 膜片钳微电极制作

1. 玻璃毛细管的选择　有 2 种玻璃类型，一种是软质的苏打玻璃，另一种是硬质的硼硅酸盐玻璃。软质玻璃在拉制和抛光成弹头形尖端时锥度陡直，可降低电极的串联电阻，对膜片钳的全细胞记录模式很有利；硬质玻璃的噪声低，在单通道记录时多选用。玻璃毛细管的直径应符合电极支架的规格，一般外部直径为 1.1～1.2 mm，内径为 1 mm。

2. 电极的拉制　分 2 步拉制。第 1 步是使玻璃管中间拉长成窄细状，第 2 步拉制窄细部位断成一根，其尖端直径一般在 1～5 μm，充入电极内液后电极电阻在 1～5 MΩ 为宜。调节第 1 步和第 2 步拉制时加热线圈的电流，即可得到所需要的电极尖端直径。电极必须保持干净，应现用现拉制。

3. 涂硅酮树脂　记录单通道电流时，为了克服热噪声、封接阻抗噪声及电极浸入溶液产生的浮游电容性噪声，需要在电极尖颈部(距离微电极尖端 50 mm)的表面薄薄地涂一层硅酮树脂(sylgard)，它具有疏水、与玻璃交融密切、不导电的特性。涂完硅酮树脂的玻璃微电极需通过加热的镍铬电阻线圈烘干变固，以防硅酮树脂顺着电极流向尖端而影响千兆封接。烘干后才能进行热磨光。

4. 热磨光(heat polish)　一般在玻璃研磨器下对电极尖端进行热磨光，磨光后可使电极尖平滑并烧去过多的硅酮树脂薄膜，有利于千兆封接的形成。目前大多数实验室在做全细胞模式记录时，不涂硅酮树脂，不进行热磨光，也可形成很好的千兆封接。

5. 电极液的充灌　目前最常应用的是用注射器反向充灌。用细长的注射器针头或拉细的聚乙烯胶管从电极尾端插入电极尖端，再进行灌注。灌注后电极尖端有少许气泡，排除气泡的方法是用左手拿住电极，尖端向下，用右手轻轻弹击电极，可见气泡徐徐上升直至排出。电极液不要充灌太满，能与探头的银丝接触即可，溶液过多会浸入探头支持架致使探头支持架潮湿而影响实验记录。

（二）溶液的组成

1. 电极液　根据记录的电流不同，电极液的成分也不同。基本要求是等张的 KCl 溶液，Ca^{2+} 浓度为 10～100 nmol/L(pCa 值 7～8)，pH 值为 7～7.4。这里介绍一个在全细胞记录模式时，通过改变保持电位，能分别记录到 Na^+、K^+、Ca^{2+} 电流的电极液成分(mmol/L)：K-aspartate 49.89，KCl 30.37，KH_2PO_4 25，HEPES 20.12，EGTA 0.999，KOH 29.95，$MgCl_2$ 1，$CaCl_2$ 0.2，$ATPNa_2$ 6.8。用 KOH 调 pH 值至 7.4。如果要记录纯的 Na^+、K^+、Ca^{2+} 电流，则需要使用相应的工具药——HEPES(N-(2-羟乙基)哌嗪-N′-2-乙烷磺酸)。

2. 细胞外液(浴槽液)　分离细胞和记录电流时应用。分离神经细胞主要用人工脑脊液(artificial cerebrospinal fluid，ACSF)，成分(mmol/L)如下：NaCl 124，KCl 2.5，NaH_2PO_4 1.25，$MgSO_4$ 2.0，$CaCl_2$ 2，$NaHCO_3$ 26，葡萄糖 10。该液体需要通以 95%O_2+5%CO_2混合气体。如果用 HEPES 作缓冲体系，则 ACSF 的成分(mmol/L)如下：NaCl 140，KCl 2.5，$MgCl_2$ 1，$CaCl_2$ 1，葡萄糖 25，HEPES 10。上述溶液的配制均使用去离子水。

（三）神经细胞的分离

运用膜片钳技术进行电生理学研究需要制备合适的单个细胞作为标本，细胞制备的好坏直接影响实验的成功率。膜片钳实验要求细胞标本具有呼吸活性、耐钙，细胞膜完整、平滑、清洁度高的条件，以利于微电极与细胞膜进行高阻封接。活性好的细胞在形成全细胞模式后可以保持活性很长时间，足以保证实验的顺利进行。因此制备好的细胞标本是膜片钳实验的关键一步。20 世纪 70 年代以来，出现了许多分离各类细胞的技术，但是进行电生理学研究尤其是膜片钳实验多应用酶解分离细胞的方法。

这里重点介绍大鼠脑皮层神经细胞的分离技术。

(1) 用 30 mg/kg 戊巴比妥钠 ip 麻醉后，断头开颅取出大脑半球放入冷的人工脑脊液中，轻轻剥离脑膜和血管等纤维组织，然后取脑皮层在人工脑脊液中剪成 300 μm 厚的脑片，静置并通氧气 1 h。

(2) 将脑组织块放入含有 16 U/mL 的蛋白酶(Ⅹ型，西格玛公司)和 2 U/mL 的蛋白酶(ⅩⅣ型，西格玛公司)的人工脑脊液中，在 36 ℃恒温振荡(60 次/分)水浴中孵育 60 min 左右。

(3) 将组织块取出，反复用人工脑脊液冲洗 5 次，以彻底清除消化酶，于室温下静置 60 min 并继续通氧，实验前将组织块轻柔吹打后即可分离出单一的神经细胞供实验使用。

（四）千兆欧姆封接

取一滴细胞液，滴入浴槽中，用人工脑脊液进行灌流，将浮游的死细胞冲走，待细胞贴壁后即可进行封接吸引。通过 PCLAMP 软件或电子刺激器，给予一个 20 mV、10～50 ms 的矩形波刺激，当电极进入浴槽溶液时，记录电流的直线变成曲线的高度变低，给电极以负压吸引，由于电极尖与细胞膜逐渐密接，细胞膜与电极间的电阻逐渐增加，电流曲线曲率逐渐减小直至变成一条直线，则形成了千兆欧姆封接。

（五）记录模式

根据研究目的选择记录模式，主要有下面叙述的前4种，后2种是依据前4种变更而来的。

1. 细胞贴附式(cell-attached 或 on-cell mode)　千兆欧姆封接后的状态即为细胞贴附式模式，是在细胞内成分保持不变的情况下研究离子通道的活动，进行单通道电流记录。即使改变细胞外液，电极膜片也不会受到影响。

2. 膜内面向外式(inside-out mode)　在细胞贴附式状态下将电极向上提，电极尖端的膜片被撕下与细胞分离，形成细胞膜内面向外式模式。此时膜片内面直接接触浴槽液，灌流液成分的改变则相当于细胞内液的改变。可进行单通道电流记录。此模式下细胞质容易渗漏(washout)，影响通道电流的变化，如 Ca^{2+} 通道的 run-down 现象。

3. 全细胞式(whole-cell mode)　在细胞贴附式状态下增加负压吸引或者给予电压脉冲刺激(zapping)，使电极尖端膜片在管口内破裂，即形成全细胞式记录模式。此时电极内液与细胞内液相通，成为和细胞内电极记录同样的状态，不仅能记录一个整体细胞产生的电活动，并且能通过电极进行膜电位固定，也可记录全细胞膜离子电流。这种方式可研究直径小于20 μm的小细胞的电活动；也可在电流钳制(current clamp)下测定细胞内电位。目前将这种方法形成的全细胞式记录称作常规全细胞模式(conventional whole cell mode 或 whole cell mode)。

4. 膜外面向外式(outside-out mode)　在全细胞式状态下将电极向上提，使电极尖端的膜片与细胞分离后又黏合在一起，此时膜内面对电极内液，膜外接触的是灌流液。可在改变细胞外液的情况下记录单通道电流。

5. 开放细胞贴附膜内面向外式(open cell-attached inside-out mode)　在细胞贴附式状态下，用机械方法将电极膜片以外的细胞膜破坏，从这个破坏孔调控细胞内液并在细胞贴附式状态下进行单通道电流记录。用这种方法时，细胞越大，破坏孔越小，距电极膜片越远，细胞因子的流出越慢。

6. 穿孔膜片式(perforated patch mode)或缓慢全细胞式(slow whole-cell mode)　在全细胞式记录时由于电极液与细胞内液相通，胞内可动小分子能从细胞内渗漏到电极液中。为克服此缺点，可在膜片电极内注入制霉菌素(nystatin)或两性霉素 B(amphotericin B)，使电极膜片形成多数导电性小孔，进行全细胞膜电流记录，故被称为穿孔膜片式或制霉菌素膜片式(nystatin-patch mode)。又因胞质渗漏极慢，局部串联阻抗较常规全细胞记录模式高，钳制速度慢，也称为缓慢全细胞式。

（六）细胞内灌流方法

细胞内灌流是在全细胞模式状态下利用电极内灌流法形成的。电极内灌流法的装置是由电极固定部、灌流液槽、注入管、流出管、电极记录用琼脂桥所组成。注入管是用直径2.5 mm的塑料管经加热拉细制成，其尖端能插到接近电极的尖顶部。灌流液槽注满实验用溶液，插入注入管，当千兆封接形成后，由于负压吸引作用，电极内液从流出管流入排液槽的同时，实验用溶液由流入管注入电极内，电极充满实验用溶液后关闭注入管，完成了液体的交换。这种方法应用在膜内面向外式时，可同时改变细胞内液和细胞外液的组成；应用在全细胞式时就形成了细胞内灌流方法，直接改变了细胞内液。

（七）全细胞式记录模式离子通道电流记录

1. 钠通道电流（I_{Na}） 灌流液即细胞外液同人工脑脊液，也可加入 3 mmol/L 的 $CoCl_2$ 或 10 μmol/L 的硝苯地平以阻断钙电流。电极液成分（mmol/L）如下：CsCl 150，EGTA 11，$CaCl_2$ 1，$MgCl_2$ 1，HEPES 10，用 CsOH 调 pH 值至 7.4。电压钳制方案，通常设保持电位（holding potential）为－80 mV，去极化电压为－10～40 mV，步阶电压 10 mV，去极化的保持时间（刺激脉冲宽度或钳制时间）为 10～40 ms，当全细胞或记录方式形成后，利用上述电压钳制方案，即可记录出 I_{Na}。根据实验数据制作电流-电压（current-voltage，*I-V*）关系曲线，从中找到钠电流的激活电位、反转电位和最大电流的电压区域。

2. 钙通道电流（I_{Ca}） 灌流液有 2 种方案，一种是人工脑脊液中加入 10 μmol/L 的 TTX，另一种是将人工脑脊液中的 NaCl 换成 N-甲基-D-葡萄糖胺 130 μmol/L，pH 值用 CsOH 调至 7.4。电极液的组成（mmol/L）如下：天冬氨酸 60，CsOH 60，$MgCl_2$ 4，HEPES 10，EGTA 10，$ATPNa_2$ 3。用 CsOH 调 pH 值至 7.4。通常使用的电压钳制方案是设保持电位为－40 mV，去极化电压为 10～110 mV，步阶电压为 10 mV，钳制时间为 300 ms，此方案记录的是 L 型 Ca^{2+} 通道电流；但在此保持电位下记录到的 Ca^{2+} 电流尚含有 Na^+ 通道电流或尚有 T 型 Ca^{2+} 通道电流。记录由于没有特异的 T 型 Ca^{2+} 通道阻滞剂，若想获得较纯净的 L 型 Ca^{2+} 通道电流，将保持电位抬高到－30 mV 即可。记录 T 型 Ca^{2+} 通道电流的电压钳制方案是设置保持电位为－80 mV，仍以 10 mV 的步阶电压去极，去极化电压为 10～170 mV，应用 L 型 Ca^{2+} 通道阻滞剂如尼群地平、尼索地平、硝苯地平等，即可得到较纯正的 T 型 Ca^{2+} 通道电流。2 种方案得出的膜电流峰值均可绘制 *I-V* 关系曲线。

3. 钾通道电流 神经细胞上亦存在多种 K^+ 通道，其研究也很复杂，通常最直观、最容易观察和记录得到的 K^+ 通道电流不外乎几种。这里就延迟整流通道、内向整流通道及瞬间外向电流通道的电流记录加以介绍。基本液体灌流液的组成（mmol/L）如下：N-甲基-D-葡萄糖胺 135，KCl 15.4，$CaCl_2$ 1.8，$MgCl_2$ 0.5，HEPES 10，葡萄糖 5.5，用 HCl 调 pH 值至 7.4。也可在灌流液中加入 TTX（10^{-6} μmol/L）和 Cd^+（0.2～0.5 mmol/L），以阻断 Na^+ 和 Ca^{2+} 通道。电极液为通常的细胞内液。

（1）延迟外向整流电流（delayed rectifier outward current，I_{kr}）：设保持电位为－80 mV，去极化电压为－20～170 mV，步阶电压为 10 mV，钳制时间可达 100～400 ms，时间间隔为 3 ms 以上。有时可将保持电位设在－30 mV 或－40 mV，这样不仅可以使 T 型 Ca^{2+} 通道失活，记录出 I_{kr}，而且也可以同时记录到尾电流（I_{tail}），尾电流也是延迟外向整流电流的一种表现形式，当钳制方波从 70 mV 或 90 mV 复极到保持电位时，这个电流并不紧随，而是延迟于复极的钳制方波，以指数衰减方式，逐渐回至电流基线。现认为 I_{tail} 和 I_{kr} 使用同一通道。I_{kr} 值的表示，通常是测定钳制方波就要结束时的外向电流幅值；I_{tail} 的测定是在钳制初期上升的幅值。

（2）内向整流电流（inward rectifier current，I_{kir}）：在膜超极化时内向整流通道开放，K^+ 流入细胞内，当膜电位近于静息电位或更正时，该通道趋于关闭。一般情况下保持电位的设置与细胞的静息电位相当，设在－80 mV，在这个电位下，膜电位为“零”，保持电位是“零”电流电位。然后令钳制电位从正于保持电位的方向，向超极化方向复极，超极化可达－140 到－160 mV，过度超极化可能会损伤细胞，步阶电压仍为 10 mV。在神经细胞内，I_{kir} 于钳制初期可表现出一个瞬时内向电流，很快衰减，之后趋于平衡，形成时间不依赖性或称为持续性电流。测量电流幅度是测瞬时电流峰值和持续性电流峰值。分别绘制其 *I-V* 曲线，再做分析。

(3) 瞬间外向电流(transient outward current，I_A或 I_{to})：用于记录 I_{to}的电压钳制方案与延迟整流电流的方案基本一样，通常将保持电位设在－80 mV，但这种电压钳制方案在记录到的 I_{to}中，一定混有 I_{kir}。目前可用 2 种方法将其分开。方案一，设置 2 个电压钳制方案，即第一个方案中的保持电位为－80 mV，钳制电位为 50 mV 或更高，钳制时间为 80～100 ms，目的在于最大限度地记录到 I_{to}。方案二，如用改变保持电位的方法仍不能分开 I_{to}和 I_{kir}，则可用某些阻断剂(如 E-4031、TEA 等)阻断 I_{kir}，然后利用方案一记录 I_{to}。然而，实际上要得到较纯净的 I_{to}是相当不容易的，这其中包括在某些细胞 I_{to}和 I_{kir}对膜电位的依赖性太接近，以及到目前为止尚未有十分特异的 I_{kir}阻断剂。由于 TEA 这类阻断剂的特异性差，所以应用时要格外小心，应使用特异性较好的阻断剂。在 K^+通道的研究中，也可应用斜坡(ramp)钳制方案。其基本要点是膜电位斜坡除极的速度不要太快。通常将膜电位从－110 mV 斜坡除极到 70 mV 或更高，旨在使这一钳制方案覆盖整个生理电位活动范围。在神经细胞，斜坡钳制所得到的 K^+电流包含几种类型 K^+通道电流，其中有 I_{kr}、I_{to}、I_{kir}等，也就是记录到的应是一条多类型的 K^+电流组成的电流轨迹。不同类型的 K^+通道阻滞剂可以分别阻断这一电流轨迹的不同部分。实验者可在上述原理基础上设计适用于不同 K^+通道研究的斜坡钳制方案。

(八) 单通道电流记录

1. 钠通道电流(I_{Na})　用细胞贴附式膜片时，细胞外液为人工脑脊液，电极液为无钙的人工脑脊液，保持电位与去极化电压的设置同全细胞式记录方式，施加 50 ms 的去极化脉冲，可记录到单通道 I_{Na}。为便于观察，使通道开闭的速度变慢，实验需在较低的温度(22～24 ℃)下进行，I_{Na}表现为内向(向下)的矩形波状的变化。将保持电位从静息电位钳制到－130 mV，处于超极化状态下，给予 10 mV 步阶电压的去极化脉冲，钠通道开放数逐渐增多，可得到一个近似于用全细胞模式记录出现的 I_{Na}波形。

2. 钙通道电流(I_{Ca})　为准确控制膜电位，在记录 Ca^{2+}电流时，应将灌流液换成高钾(K^+浓度 130 mmol/L)溶液，此时细胞静息电位约为 0 mV，通过保持电位的设置可以较准确地控制细胞膜电位；也可用人工脑脊液灌流，但此时细胞的静息电位约为－80 mV，设置保持电位时应考虑到这一点。电极液与全细胞模式记录时应用的细胞外液类似。电压条件与全细胞式记录相同。用细胞贴附式或膜内面向外式记录单通道 I_{Ca}时，常用的高钾灌流液的组成(mmol/L)如下：K-aspartate 90，KCl 30，KH_2PO_4 10，EGTA 1，$MgCl_2$ 0.5，$CaCl_2$ 0.5，用 KOH 调 pH 值至 7.4。电极液组成(mmol/L)如下：$BaCl_2$ 50，氯化胆碱或氯化四乙胺 70，HEPES 10，EGTA 0.5，用 CsOH 调 pH 值至 7.4。应注意的是，并不是每次去极化都能使钙通道开放，常常见到钙通道全部不开的情况(blank trace)，肾上腺素能神经激动剂、钙通道激动剂如 Bay K 8644 能延长 Ca^{2+}通道开放时间。

3. 钾通道电流(I_K)　细胞 K^+在正常生理浓度时，钾通道的电导很小，K^+电流也非常小，测定很困难，因此在记录钾通道电流时，应将电极内(膜片外)液的 K^+浓度增加到 140～150 mmol/L。电压条件与全细胞模式记录时相同。单通道电流记录的主要观察指标包括单通道电导(conductance)、开放概率(open probability)、平均开放时间(mean open time)、平均关闭时间 (mean close time)。一般来说，单通道记录和分析均较全细胞电流的记录和分析的难度大且更复杂。

第六节 小鼠组织中相关酶活性、蛋白质水平检测

一、实验原理

小鼠组织样品中相关酶活性和蛋白质水平的检测方法与细胞中的检测大致相同，只是组织样品中蛋白质的提取与细胞的有所不同，首先需要用匀浆机将组织进行物理破碎，其次所用缓冲液需要裂解强度更大，才能充分将组织中的蛋白质提取出来，很多时候还涉及可溶性蛋白质与不可溶性蛋白质的提取，所用裂解液和裂解方法都会有所不同。

二、实验操作

（一）酶活性检测

（1）大多数酶活性检测试剂盒中都会提供组织裂解液，用于裂解组织，提取蛋白质，没有提供裂解液的可根据实验自行设计；若要提取 PBS 可溶性蛋白质，则用 PBS 裂解，若要提取 RIPA 可溶性蛋白质，则用 RIPA 裂解。通常按照组织的质量（mg）：裂解液体积（μL）为 1：10 加入裂解液，匀浆机上裂解充分，并可用超声仪超声，然后 12 000*g*、4 ℃离心 10 min。

（2）取上清蛋白质样品，后续步骤与细胞的操作相同。

（二）蛋白质水平检测

（1）用于蛋白质水平检测的组织裂解液通常是 RIPA（主要成分为 50 mmol/L Tris，pH 值为 7.4，150 mmol/L NaCl，1% Triton X-100，1%脱氧胆酸钠，0.1% SDS，以及正钒酸钠、氟化钠、EDTA、亮抑蛋白酶肽等多种抑制剂），与组织质量（mg）按 10：1 的比例加入裂解液（μL），匀浆机上充分裂解，加入 1/3 体积 4×缓冲液煮沸 10 min，超声破碎，然后 12 000*g*、4 ℃离心 10 min。

（2）取上清蛋白质样品，后续步骤与细胞的蛋白质免疫印迹步骤相同。

三、注意事项

（1）所有步骤都要在冰上或 4 ℃操作，以避免蛋白质降解。

（2）根据实验需要选择加入所需酶抑制剂，若检测磷酸激酶活性相关蛋白质，则不能加激酶抑制剂；检测酯酶活性相关蛋白质，则不能加酯酶抑制剂。

第七节 组织形态学检测

神经生物学领域常用的组织形态学检测方法包括免疫组织化学、高尔基染色、尼氏体染色等方法。

一、免疫组织化学

（一）实验原理

免疫组织化学（immunohistochemistry，IHC）的染色技术很多，根据标记物的不同，可分

为免疫荧光技术、免疫酶技术和免疫金技术等。不同的免疫组织化学技术具有自己独特的方法，但是其基本的技术方法是相似的。按染色步骤可概括为直接法和间接法。直接法是具有标记物的抗体（或抗原）直接与组织内的相应抗原（或抗体）结合；间接法则是先用非标记的抗体（或抗原）与组织内的抗原（或抗体）结合后，再用标记上标记物的相应抗体（或抗原）与上述非标记的抗原（或抗体）相应地结合。这种间接手段有助于增强抗原（或抗体）定位的强度和灵敏度。

免疫组织化学的基本原理是基于抗原抗体特异性反应。以组织化学原理和现在的技术使免疫反应形成的抗原-抗体复合物能在显微镜下被观察到，从而可以实现对组织和细胞内相应化学成分的定性、定位或定量分析。主要原理包括 3 个方面：抗原抗体反应；免疫标记反应；呈色反应。

1. 抗原抗体反应　抗原（antigen）是一种能刺激机体产生免疫应答，并能与免疫应答产生的效应物质在体内或体外发生特异性结合反应的物质。抗体（antibody）是机体在抗原刺激下，通过体液免疫产生的一类能与抗原发生特异性结合反应的免疫球蛋白（Ig）。抗原能与抗体结合形成抗原-抗体复合物，这种复合物具有高度的特异性，即一种抗原只可以与这种抗原产生的相应抗体相结合。

2. 免疫标记反应　一般来说，抗原抗体反应后生成的复合物是不可见的，即在组织或细胞内形成的这种复合物不可以在显微镜下被观察到。为了使结果具有可视性，所以必须用标记物或示踪剂将抗体标记，使抗原、抗体形成的复合物能利用标记物与其他物质进行反应、放大、转化为可见物质或荧光物质进行观察。

3. 呈色反应　呈色反应是指在组织或细胞内形成的抗原-抗体复合物被标记物标记后又与其他物质反应，形成可见有色沉淀，或通过标记物发出荧光，最后用普通显微镜、电子显微镜或荧光显微镜观察反应产物或荧光，从而对抗原进行定量、定位以及定性分析。

对于按标记物的类别来分类的各种方法，其核心都是基于基本原理，但细节方面略有不同。免疫荧光技术是将荧光素与已知抗体（或抗原）进行共价结合，再用这种荧光标记抗体（或抗原）作为一种分子探针与组织或细胞内相应的抗原（或抗体）形成含有荧光素的复合物，再在激光的照射下产生各种波长的荧光，利用荧光显微镜或激光共聚焦显微镜进行观察。免疫酶技术则是在免疫荧光的基础上，引入了非标记抗体过氧化物酶法，用酶来代替荧光素来标记抗体。相较于荧光染色，酶组织化学有观察条件方便、标本能长期保存、定位准确、对比度好等优点。免疫金技术是利用金属或金属蛋白在电子束穿过时能产生电子散射，在电镜下可以显示为高密度的原理，用其标记特定的抗体或抗原后就可以对细胞或组织进行定量或定性分析。

（二）实验步骤

（1）组织固定：固定的目的在于迅速终止细胞内溶酶体酶的活性，避免组织细胞结构的解体、组织细胞内外肽类和蛋白质的扩散移位，增强组织细胞对标本制作过程中各种有害物质影响的对抗能力。目前最常用的固定剂为多聚甲醛和戊二醛。

（2）组织包埋和切片：常用的切片方法为冰冻切片和石蜡切片，冰冻切片常用 OTC 作为包埋剂，切片厚度一般为 20～100 μm。

（3）破膜：选取合适的组织切片，1×PBS 清洗 5 min，重复 3 次，用含 0.5% Triton X-100 的 PBS，室温破膜 20～40 min（不摇动），1×PBS 清洗 5 min，重复 3 次。

（4）封闭：用含有 3% BSA 的 PBS（不含叠氮化钠）室温封闭 30 min，以达到封闭脑片上杂蛋白与抗体结合位点的目的，用含 0.1% Triton X-100 的 PBS 清洗 5 min，重复 3 次。

(5) 一抗：将脑片与相对应一抗稀释液共同孵育，稀释比例见抗体说明书，在 4 ℃孵育 24 h，用含 0.1% Triton X-100 的 PBS 清洗 5 min，重复 3 次（若需标记不止一个抗体，则在洗涤后加入第二种抗体重复此步骤）。

(6) 二抗：免疫荧光后续步骤同细胞免疫荧光，贴片时注意避光，将组织切片在载玻片上展平。免疫组化二抗用 1×PBS 稀释（1∶200，不含叠氮化钠），室温摇床孵育 1 h，用含 0.1% Triton X-100 的 PBS 清洗 5 min，重复 3 次。

(7) 三抗：方法同二抗。

(8) DAB 显色：参照 DAB 显色试剂盒说明书配制显色液，进行显色。严格控制显色时间，观察至有明显染色，用 PBS 终止显色。用 1×PBS 洗涤 3 次，每次 5 min。

(9) 过明胶的玻片贴片，常温过夜，后用 70%、80%、95%梯度乙醇溶液脱水，二甲苯透明 20 min，最后使用中性树脂封片，室温保存。

(10) 在正置照相显微镜下观察并拍照记录。

（三）注意事项

(1) 若脑片固定时间过长，可能会使抗原封闭，出现阴性结果，则可以用抗原修复液或高温处理来修复抗原。

(2) 因为有过氧化物酶存在，所以在配制抗体稀释液时，不宜加入叠氮化钠，因其会和辣根过氧化物酶发生反应，使染色终止。

二、高尔基染色

（一）实验原理

高尔基染色法是研究神经元和胶质细胞正常形态或非正常形态较有效的方法之一，这种方法是由意大利神经科学家 Camillo Golgi 首次发现的，他在 1873 年，发表了首次运用银盐浸染技术的图片，在猫头鹰的神经细胞中观察到了清晰的结构，并由此发现了高尔基体。最初此方法被 Golgi 称为黑色反应(black reaction)，但往后我们则习惯称其为高尔基染色。

神经组织中细胞密集堆积，如果所有细胞均被染色，则很难获得它们之间的结构或者相互连接的信息。此外，神经细胞的轴突和树突细长透明，没有办法用正常的染色技术看到。高尔基染色可以随机染色有限数量的细胞，树突以及细胞体被明显染成棕色或者黑色，并且能观察到整个形态，从而可以跟踪观察神经元之间的连接，并且使大脑和脊髓的部分复杂网络可见。通过重铬酸钾与硝酸银浸渍固定神经组织，反应产生黑棕色铬酸银，并且由于神经元具有较强的嗜银性，当组织处于含有银离子的溶液中时，神经元可选择性地浸染银离子，2 种染液发生反应，生成黑色的铬酸银沉淀。本实验关注神经元的高尔基染色，由于组织的嗜银性而沉积于神经元中，通过高倍显微镜可观察到神经元的形态。

（二）准备材料

水合氯醛、重铬酸钾、氯化汞、铬酸钾、生理盐水、30%蔗糖溶液、双蒸水、氯仿、二甲苯、无水乙醇、镊子、滤纸、黏性载玻片、盖玻片、染色缸、保鲜膜。

（三）实验步骤

1. 配制溶液　至少提前一周按下列配方配制所需溶液。

A 液：5%重铬酸钾用 200 mL 双蒸水＋10 g 重铬酸钾配制。（玻璃烧杯中配制并不断搅拌，最好在通风橱中进行。）

B 液：5%氯化汞用 200 mL 双蒸水＋10 g 氯化汞配制。（同 A 液，但必须在通风橱中配制，有剧毒，配制时用电炉加热。）

C 液：5%铬酸钾用 160 mL 双蒸水＋8 g 铬酸钾配制。（配制方法同 A 液。）

将 A 液、B 液混合，C 液加入 400 mL 双蒸水，慢慢将 A、B 混合液加入混合好的 C 液中，将最终配制好的溶液暗处放置 5 天。

2. 样品准备

（1）深度麻醉小鼠，打开胸腔，用生理盐水对小鼠进行灌注，断头，取脑。

（2）将小鼠脑放进准备好的装有高尔基混合液的小瓶中，在暗处放置 14 天，每隔 2 天换 1 次液（溶液要完全浸没全脑）。

（3）将全脑转至 30%的蔗糖溶液中，脱水至脑沉底。

（4）切片：切片时配制 6%蔗糖溶液倒入振荡切片机池，用胶水将脑固定在平台上，将平台装入切片机，按理想厚度进行切片（一般在 100 μm 左右，以显示树突完整形态，且不会影响视野下景深和亮度为佳）。

（5）用毛笔将切片转移至已过明胶的玻片（也可以使用商品化黏性载玻片），用保鲜膜覆盖组织，将玻片放置于有吸水纸的桌面，并在保鲜膜上覆盖一层吸水纸，用手掌轻轻按压切片，使其贴附牢固。

（6）除去吸水纸，将玻片置于湿盒中，确保片子不变干，不要将玻片储存超过 4 天。

3. 染色

（1）按下列配方在通风橱中配制溶液。

①CXA 液：1 000 mL 氯仿＋1 000 mL 二甲苯＋1 000 mL 无水乙醇（1∶1∶1 混合）。

②科达液（现配现用，避光）：600 mL 双蒸水，搅拌中加入 250 mL A 液、28 mL B 液，最后加入 222 mL 双蒸水搅拌均匀。

（2）开始染色，将保鲜膜揭开，晾 10 min，以手拿载玻片对着光不透光为准，再多晾半分钟。

（3）双蒸水处理 1 min。

（4）氨水处理 50 min（避光）（此时避光混合科达液）。

（5）双蒸水处理 1 min（避光）。

（6）科达液处理 30 min（避光）。

（7）双蒸水处理 1 min（避光）。

（8）梯度乙醇溶液进行洗脱，50%乙醇溶液 1 min，70%乙醇溶液 1 min，95%乙醇溶液 1 min，无水乙醇5 min，无水乙醇 5 min。

（9）CXA 液处理 15 min（通风橱中）。

4. 封片　使用中性树脂封片，片子置于空气中最好不要超过 20 s，将用盖玻片封好的片子放于通风橱 24 h。

5. 成像　在正置照相显微镜下拍照，后对照片进行详细分析。

（四）图像分析

1. 图片分析　需要调整焦距并使用类似 Neuron Studio 或者 NeuronJ（ImageJ 的一个插

件)(http://www.imagescience.org/meijering/software/neuronj/)的分析软件。在目标区域选取神经元,结构清晰可见,与其他神经元交集少,便于分析。为了尽量使用2D图片还原立体的神经元,故应不断地调整焦距拍照,尽量将神经元全貌的各个细节拍下,便于分析,使用Neuron Studio软件将2D图片清晰化,然后使用NeuronJ测量。

2. 可分析的参数

(1) 树突的长度:用ImageJ打开之前处理好的图片,设置标尺,打开NeuronJ插件,选中目标神经元,开始追踪神经元,沿着树突方向到达树突末端,最后测量树突的长度。

(2) 树突的分支数目:可使用ImageJ中的一个Sholl Analysis插件(https://imagej.net/Sholl_Analysis)。Sholl Analysis用同心圆环去考察树突的长度,即环绕细胞体绘制出等距的同心圆,然后计数树突与同心圆交叉点的个数,这样可以间接反映树突的长度和分支数。

(3) 树突棘的数目:100倍镜下,10 μm树突长度下的树突棘数目或者标化的树突棘密度。如果有100×物镜,可将树突棘进行分类:丝状伪足样树突棘(可在共聚焦显微镜下清楚识别,并不确定在高尔基浸泡溶液中可否识别)、蘑菇样树突棘、短粗树突棘和细长树突棘。可以先使用PS将图片调整成黑白图片,之后用ImageJ的细胞计数器进行分析,记录单位树突长度下的树突棘数目。

(五) 实验注意事项

(1) 高尔基染液剧毒,配制溶液时一定要在通风橱中进行,在使用CXA液和二甲苯时勤换手套。

(2) 使用的染液不要有残渣,提前1周配制。

(3) 脑灌注时需灌注完全,灌注不完全可能会使染色背景不好。

(4) 封装脑片时,注意脑片不能全干,否则会裂片。

三、尼氏染色

(一) 实验原理

神经元是神经系统的结构和功能单位,尼氏体(Nissl body)是神经元的特征性结构之一,尼氏体又称虎斑,是神经细胞质内散在的嗜碱性颗粒,由德国病理学家尼氏(Nissl,1892)发现而命名,广泛存在于神经元胞体和树突内,电镜下显示尼氏体由密集的粗面内质网和核糖体构成,碱性染料染色可显示神经元胞体中的尼氏体。

尼氏体的功能是合成更新细胞器所需的结构蛋白、合成神经递质所需的酶类以及肽类的神经调质,作为神经活动时所需,如细胞中的某些成分的更新以及产生神经递质有关的蛋白质和酶类,轴突端的蛋白质大多来自胞体的尼氏体。神经元在兴奋传导过程中,不断消耗某些蛋白质物质,尼氏体可合成新的蛋白质以补充这种消耗。在生理情况下,尼氏体大而数量多,说明神经细胞合成蛋白质的功能较强,即在代谢功能旺盛的神经元中尼氏体特别丰富;相反在神经细胞受到损伤时,尼氏体的数量会减少甚至消失。在损伤或疲劳恢复过程中,尼氏体又重新出现、增多,并可至正常水平。故尼氏体可作为神经元功能状态的标志。

当细胞受损时,胞质内成分水解,分2种类型。①周围性尼氏体溶解。几乎所有急性疾病如感染、中毒等都可以引起。此时,神经元胞体肿胀,胞质周边的尼氏体溶解消失。②中央性尼氏体溶解。表现为神经元肿胀,胞体中心的尼氏体最早溶解消失,核偏位。运动神经元的轴索损伤(如被切断)时,首先出现中央性尼氏体溶解,所以这又称为轴索反应。某些疾病(如脊髓灰质炎)时前角运动细胞也表现为中央性尼氏体溶解。

尼氏体可以被很多染料染色,如中性红、亚甲蓝、甲苯胺蓝和甲基紫等,能被碱性染料如硫堇、亚甲蓝、甲苯胺蓝和焦油紫等染料染成紫蓝色。传统的尼氏染色多采用苏木精-伊红染色,此法虽然也能观察到细胞中嗜碱性颗粒,但结构不清晰,胞核、核仁、尼氏体模糊,分界不清晰,轴突、树突难以辨认。改良的尼氏染色尼氏体清晰可辨,胞核、核仁也非常清晰,而且很容易区分轴突和树突。尼氏染色中尼氏体受染后呈块状(形如虎斑)或颗粒状,胞核周围尼氏体颗粒较大,近边缘处较小而细长。

(二) 实验步骤

(1) 选择厚度为 25 μm、形状完整的脑片。将切好的脑片浸于 0.5%的明胶中,用毛刷将脑片贴到预先用明胶处理的载玻片上,然后自然风干。

(2) 切片染色:将脑片置于 0.5%甲苯胺蓝(母液:甲苯胺蓝 1 g,无水乙醇 100 mL。使用时按 1∶1 比例与新鲜的 0.1% NaCl 溶液混合成工作液)或焦油紫(焦油紫 0.1 g,蒸馏水 99 mL,1%冰乙酸 1 mL)中室温下染色 30 min。

(3) 用蒸馏水冲洗 3 次。

(4) 依次浸入 75%、80%、95%的乙醇溶液中,每次约 1 min。

(5) 浸入特殊分色液中分色,约 15 s。

(6) 浸入 100%乙醇 1 min,再浸入新的 100%乙醇 1 min。

(7) 浸入二甲苯中透明 5 min,再浸入新的二甲苯中透明 5 min。

(8) 中性树胶封片。

(9) 显微镜下观察照相并对尼氏染色阳性神经元进行计数。

(三) 注意事项

尼氏染色液的染色能力很强,并且染色后很难去除,请注意勿使染色液污染皮肤和衣物。

参考文献

[1] Nakayama A Y, Harms M B, Luo L. Small GTPases Rac and Rho in the maintenance of dendritic spines and branches in hippocampal pyramidal neurons[J]. J Neurosci, 2000, 20(14): 5329-5338.

[2] Akum B F, Chen M, Gunderson S I, et al. Cypin regulates dendrite patterning in hippocampal neurons by promoting microtubule assembly[J]. Nat Neurosci, 2004, 7(2): 145-152.

[3] Pooresmaeili A, Poort J, Thiele A, et al. Separable codes for attention and luminance contrast in the primary visual cortex[J]. J Neurosci, 2010, 30(38): 12701-12711.

[4] 司书毅,张月琴. 药物筛选:方法与实践[M]. 北京:化学工业出版社,2007.

[5] 袁伯俊,廖明阳,李波. 药物毒理学实验方法与技术[M]. 北京:化学工业出版社,2007.

[6] 孙志伟. 毒理学实验方法与技术[M]. 4 版. 北京:人民卫生出版社,2019.

[7] 刘萍,王金环,刘宏胜,等. 不同给药方法对胶质瘤细胞抑制作用的体外实验[J]. 神经疾病与精神卫生,2002,2(4):197-198.

[8] 鄂征. 组织培养和分子细胞学技术[M]. 北京:北京出版社,2001.

[9] 辛华. 现代细胞生物学技术[M]. 北京:科学出版社,2009.

[10] 魏于全. 医学实验技术原理与选择[M]. 2版. 北京：人民卫生出版社，2014.

[11] Salic A, Mitchison T J. A chemical method for fast and sensitive detection of DNA synthesis in vivo[J]. Proc Natl Acad Sci USA, 2008, 105(7): 2415-2420.

[12] Berridge M V, Herst P M, Tan A S. Tetrazolium dyes as tools in cell biology: new insights into their cellular reduction[J]. Biotechnol Annu Rev, 2005, 11: 127-152.

[13] Hans Bisswanger. 酶学实验手册[M]. 刘晓晴，译. 北京：化学工业出版社，2018.

[14] 陈清西. 酶学及其研究技术[M]. 厦门：厦门大学出版社，2015.

[15] 袁勤生. 现代酶学[M]. 上海：华东理工大学出版社，2007.

[16] Feng Y, Xia Y, Yu G, et al. Cleavage of GSK—3β by calpain counteracts the inhibitory effect of Ser9 phosphorylation on GSK—3β activity induced by H_2O_2 [J]. J Neurochem, 2013, 126(2): 234-242.

[17] Yu G, Yan T, Feng Y, et al. Ser9 phosphorylation causes cytoplasmic detention of I2PP2A/SET in Alzheimer disease[J]. Neurobiol Aging, 2013, 34(7): 1748-1758.

[18] Qi C, Bao J, Wang J, et al. Asperterpenes A and B, two unprecedented meroterpenoids from *Aspergillus terreus* with BACE1 inhibitory activities[J]. Chem Sci, 2016, 7(10): 6563-6572.

[19] 刘朝奇，王艳林，刘森. 分子印迹技术[M]. 北京：化学工业出版社，2012.

[20] 汪家政，范明. 蛋白质技术手册[M]. 北京：科学出版社，2000.

[21] 唐秋燕，王云龙，陈兴业. 免疫诊断试剂实用技术[M]. 北京：海洋出版社，2009.

[22] 张龙翔，张庭芳，李令媛. 生化实验方法和技术[M]. 北京：高等教育出版社，1996.

[23] 焦奎，张书圣. 酶联免疫分析技术及应用[M]. 北京：化学工业出版社，2004.

[24] Palozola K C, Donahue G, Liu H, et al. Mitotic transcription and waves of gene reactivation during mitotic exit[J]. Science, 2017, 358(6359): 119-122.

[25] Huang W, Sherman B T, Lempicki R A. Systematic and integrative analysis of large gene lists using DAVID bioinformatics resources[J]. Nat Protoc, 2009, 4(1): 44-57.

[26] Kouno T, Moody J, Kwon A T, et al. C1 CAGE detects transcription start sites and enhancer activity at single-cell resolution[J]. Nat Commun, 2019, 10(1): 360.

[27] Sato S, Omori Y, Katoh K, et al. Pikachurin, a dystroglycan ligand, is essential for photoreceptor ribbon synapse formation[J]. Nat Neurosci, 2008, 11(8): 923-931.

[28] Weng Z, Taylor J A, Turner C E, et al. Detection of Src homology 3-binding proteins, including paxillin, in normal and v-Src-transformed Balb/c 3T3 cells[J]. J Biol Chem, 1993, 268(20): 14956-14963.

[29] Hu P, Margolis B, Skolnik E Y, et al. Interaction of phosphati-dylinositol 3-kinase associated p85 with epidermal growth factor and platelet-derived growth factor receptors[J]. Mol Cell Biol, 1992, 12(3): 981-990.

[30] Formosa T, Barry J, Alberts B M, et al. Using protein affinity chromatography to probe structure of protein machines[J]. Methods Enzymol, 1991, 208(1): 24-25.

[31] Machida K, Mayer B J. Detection of protein-protein interactions by far-Western blotting[J]. Methods Mol Biol, 2009, 536: 313-329.

[32] Kishimoto A, Ogura T, Esumi H. A pull-down assay for 5′ AMP-activated protein kinase activity using the GST-fused protein[J]. Mol Biotechnol, 2006, 32(1): 17-21.

[33] Li H Y, Ng E, Lee S M Y, et al. Protein-protein interaction of FHL3 with FHL2 and visualization of their interaction by greenfluorescent protein (GFP) two-fusion fluorescence resonance energy transfer (FRET)[J]. J Cell Biochem, 2001, 80(3): 1293-1303.

[34] Liu H, Yao Y M, Ding L H, et al. High mobility group box-1 protein acts as a coactivator of nuclear factor of activated T cells-2 in promoting interleukin-2 transcription[J]. Int J Biochem Cell Biol, 2009, 41(3): 641-648.

[35] Sequeira I, Neves J F, Carrero D, et al. Immunomodulatory role of Keratin 76 in oral and gastric cancer[J]. Nat Commun, 2018, 9(1): 3437.

[36] Lasaqna-Reeves C A, de Haro M, Hao S, et al. Reduction of Nuak1 decreases tau and reverses phenotypes in a tauopathy mouse[J]. Neuron, 2016, 92(2): 407-418.

[37] Zhang J, Carver C M, Choveau F S, et al. Clustering and functional coupling of diverse ion channels and signaling proteins revealed by super-resolution STORM microscopy in neurons[J]. Neuron, 2016, 92(2): 461-478.

[38] Gomez L L, Alam S, Smith K E, et al. Regulation of A-kinase anchoring protein 79/150-cAMP-dependent protein kinase postsynaptic targeting by NMDA receptor activation of calcineurin and remodeling of dendritic actin[J]. J Neurosci, 2002, 22 (16): 7027-7044.

[39] Herrmann H, Aebi U. Intermediate filaments: structure and assembly[J]. Cold Spring Harb Perspect Biol, 2016, 8(11): a018242.

[40] 药立波. 医学分子生物学实验技术[M]. 3 版. 北京：人民卫生出版社，2014.

[41] 张幼怡. 蛋白质-蛋白质相互作用方法与应用[M]. 北京：北京大学医学出版社，2008.

[42] 刘爱平. 细胞生物学荧光技术原理和应用[M]. 2 版. 合肥：中国科学技术大学出版社，2007.

[43] Golemis E. A molecular cloning mannual: protein-protein interaction[M]. New York: Cold Spring Harbor Laboratary Press, 2002.

[44] Hicks B W. Green fluorescent protein[M]. Totowa: Humana Press, 2002.

[45] 熊仁平，周元国，龙小林. 21 世纪的实验动物及其应用[J]. 动物学与动物医学，2002，19(2)：M1-M4.

[46] Parasuraman S. Toxiclolgical screening[J]. J Pharmacol Pharmacother, 2011, 2(2): 74-79.

[47] 施新猷. 现代医学实验动物学[M]. 北京：人民军医出版社，2000.

[48] 万继英，韩庶勇. 肿瘤实验动物模型的建立及应用研究进展[J]. 医学综述，2009，15(19)：2959-2961.

[49] 徐叔云，卞如濂，陈修. 药理实验方法学[M]. 北京：人民卫生出版社，2002.

[50] George P, Keith B. Franklin J. The mouse brain in stereotaxic coordinates[M]. 2nd ed. NewYork: Academic Press, 2001.

[51] Brenda C S, Elizabeth K, Charles K, et al. Deconstructing behavioral neuropharmacology with cellular specificity[J]. Science, 2017, 356(6333): eaaj2161.

[52] Gould T D, Dao D T, Kovacsics C E. The open field test[J]. Neuro methods, 2009, 83(2): 1-20.

[53] Miklós J, Bagosi Z, Balázs T, et al. Endocrine and behavioral effects of neuromedin S[J]. Hormones and Behavior, 2007, 52(5): 639.

[54] Deacon R M. Housing, husbandry and handling of rodents for behavioral experiments[J]. Nature Protocols, 2006, 1(2): 936-946.

[55] Anchan D, Clark S, Pollard K, et al. GPR30 activation decreases anxiety in the open field test but not in the elevated plus maze test in female mice[J]. Brain and Behavior, 2014, 4(1): 51-59.

[56] Seibenhener M L, Wooten M C. Use of the open field maze to measure locomotor and anxiety-like behavior in mice[J]. J Vis Exp, 2015(96): e52434.

[57] André R, Pereira E, Martins G C, et al. Integrating the open field, elevated plus maze and light/dark box to assess different types of emotional behaviors in one single trial[J]. Behavioural Brain Research, 2008, 193(2): 288.

[58] Gresack J E, Frick K M. Male mice exhibit better spatial working and reference memory than females in a water-escape radial arm maze task[J]. Brain Research, 2003, 982(1): 98-107.

[59] Valladolidacebes I, Stucchi P, Cano V, et al. High-fat diets impair spatial learning in the radial—arm maze in mice[J]. Neurobiology of Learning & Memory, 2011, 95(1): 80-85.

[60] Hussein A M, Aher Y D, Kalaba P, et al. A novel heterocyclic compound improves working memory in the radial arm maze and modulates the dopamine receptor D1R in frontal cortex of the Sprague-Dawley rat[J]. Behavioural Brain Research, 2017, 332: 308-315.

[61] Abuhamdah R M, Hussain M D, Chazot P L, et al. Pre-training in a radial arm maze abolished anxiety and impaired habituation in C57BL6/J mice treated with dizocilpine[J]. Physiology & Behavior, 2016, 164(Pt A): 353-360.

[62] Harvey R E, Thompson S M, Sanchez L M, et al. Post-training inactivation of the anterior thalamic nuclei impairs spatial performance on the radial arm maze[J]. Frontiers in Neuroscience, 2017, 11: 94.

[63] Mutlu O, EsenGumuslu, Ulak G, et al. PM431. Effects of iloperidon and nemonaprid on depression, anxiety-like behaviour and locomotion: altered gen expression levels of FGF2, synapsin and NGF in the hippocampus of mice[J]. International Journal of Neuropsychopharmacology, 2016, 19: 57.

[64] Morris R. Morris water maze[J]. Scholarpedia, 2008, 3(8): 6315.

[65] Rudi D H, Deyn P P D. Applications of the Morris water maze in the study of learning and memory[J]. Brain Res Brain Res Rev, 2001, 36(1): 60-90.

[66] Vorhees C V, Williams M T. Morris water maze: procedures for assessing spatial and related forms of learning and memory[J]. Nature Protocols, 2006, 1(2): 848-858.

[67] Ahmadi M, Rajaei Z, Hadjzadeh M A, et al. Crocin improves spatial learning and memory deficits in the Morris water maze via attenuating cortical oxidative damage in diabetic rats[J]. Neuroscience Letters, 2017, 642: 1-6.

[68] Shoji H, Takao K, Hattori S, et al. Contextual and cued fear conditioning test using a video analyzing system in mice[J]. Journal of Visualized Experiments Jove, 2014, 85 (85): 50871.

[69] Skelly M J, Ariwodola O J, Weiner J L. Fear conditioning selectively disrupts noradrenergic facilitation of GABAergic inhibition in the basolateral amygdala[J]. Neuropharmacology, 2017, 113(Pt A): 231-240.

[70] Takahashi L K, Chan M M, Pilar M L. Predator odor fear conditioning: current perspectives and new directions[J]. Neuroscience Biobehavioral Reviews, 2008, 32(7): 1218-1227.

[71] Cembrowski M, Spruston N. Illuminating the neuronal architecture underlying context in fear memory[J]. Cell, 2016, 167(4): 888-889.

[72] Heroux N A, Robinsondrummer P A, Sanders H R, et al. Differential involvement of the medial prefrontal cortex across variants of contextual fear conditioning[J]. Learning & Memory, 2017, 24(8): 322.

[73] Dejean C, Courtin J, Karalis N, et al. Prefrontal neuronal assemblies temporally control fear behaviour[J]. Nature, 2016, 535(7612): 420-424.

[74] Jovanovic T, Keyes M, Fiallos A, et al. Fear potentiation and fear inhibition in a human fear-potentiated startle paradigm[J]. Biological Psychiatry, 2005, 57(12): 1559-1564.

[75] Leger M, Quiedeville A, Bouet V, et al. Object recognition test in mice[J]. Nature Protocol, 2013, 8(12): 2531-2537.

[76] Li S J, Huang Z Y, Ye Y L, et al. Influence of object material and inter-trial interval on novel object recognition test in mice[J]. Journal of Zhejiang University. Medical Sciences, 2014, 43(3): 346-352.

[77] Freret T, Paizanis E, Beaudet G, et al. Modulation of 5-HT7 receptor: effect on object recognition performances in mice[J]. Psychopharmacology(Berl), 2014, 231(2): 393-400.

[78] Sutcliffe J S, Marshall K M, Neill J C. Influence of gender on working and spatial memory in the novel object recognition task in the rat[J]. Behavioural Brain Research, 2007, 177(1): 117-125.

[79] Moore S J, Deshpande K, Stinnett G S, et al. Conversion of short-term to long-term memory in the novel object recognition paradigm[J]. Neurobiology of Learning and Memory, 2013, 105: 174-185.

[80] Zhao Y, Wu X, Li X, et al. TREM2 is a receptor for beta-amyloid that mediates microglial function[J]. Neuron, 2018, 97: 1023-1031.

[81] Wang Q, Chiu S L, Koropouli E, et al. Kolodkin, neuropilin-2/plexinA3 receptors

associate with GluA1 and mediate Sema3F-dependent homeostatic scaling in cortical neurons[J]. Neuron, 2017, 96: 1084-1098.

[82] Zapata J, Moretto E, Hannan S, et al. Epilepsy and intellectual disability linked protein Shrm4 interaction with GABABRs shapes inhibitory neurotransmission [J]. Nat Commun, 2017, 8: 14536.

[83] Gu Y, Liu S, Fetsch C R, et al. Perceptual learning reduces interneuronal correlations in macaque visual cortex[J]. Neuron, 2011, 71: 750-761.

[84] Sanayei M, Chen X, Chicharro D, et al. Perceptual learning of fine contrast discrimination changes neuronal tuning and population coding in macaque V4 [J]. Nat Commun, 2018, 9: 4238.

[85] 蔡文琴. 组织化学与细胞化学[M]. 北京:人民卫生出版社, 2010.

[86] 李继承. 组织学与胚胎学实验技术[M]. 北京:人民卫生出版社, 2010.

[87] Buchwalow I B, Bocker W. Immunohistochemistry basics and methods [M]. Heidelberg: Springer, 2010.

[88] Vivien S, Johannes S K. Basics of immunohistochemistry[J]. Journal of Investigative Dermatology, 2015, 135(3): e30.

[89] Ian D O, Deborah C. Immunofluorescence techniques [J]. Journal of Investigative Dermatology, 2013, 133(1): e4.

[90] Katlijn V, Dorien V, Pieter B, et al. Modernization of Golgi staining techniques for high-resolution, 3-dimensional imaging of individual neurons[J]. Scientific Reports, 2019, 9: 130.

[91] Levine N D, Rademacher D J, Collier T J, et al. Advances in thin tissue Golgi-Cox impregnation: fast, reliable methords for multi-as-say analyses in rodent and non-human primate brain[J]. J Neurosci Methods, 2013, 213(2): 214-227.

[92] Lindroos O F. Short Nissl staining for incubated cryostat sections of the brain[J]. Biotech Histochem, 1991, 66(4): 208-209.

[93] Kiernan J A, Macpherson C M, Price A, et al. A histochemical examination of the staining of kainate-induced neuronal degeneration by anionic dyes [J]. Biotech Histochem, 1998, 73(5): 244-298.

[94] Simon F, Scheuerle A, Calzia E, et al. Erythropoietin during porcine aortic balloon occlusion-induced ischemia/reperfusion injury[J]. Crit Care Med, 2008, 36(7): 2143-2193.

[95] Pinzona A, Marcilloa A, Quintanaa A, et al. A reassessment of minocycline as a neuroprotective agent in a rat spinal cord contusion model[J]. Brain Res, 2008, 1243: 146 -151.

[96] Carriel V, Campos A, Alaminos M. Staining methods for normal and regenerative myelin in the nervous system[J]. Methods Mol Biol, 2017, 1560: 207-218.

[97] 胡利, 朱少平, 鲍波. 两种脑组织取材方法的比较[J]. 临床与实验病理学杂志, 2013, 29(11): 1261-1262.

第四篇

天然产物活性成分的全合成、仿生合成和结构修饰

自人类首次从自然界中提取出天然产物后，科学家就一直在尝试人工合成天然产物。由于条件有限，再加上理论知识的局限性，早期的天然产物合成均以失败告终，从失败中总结的宝贵经验一直推动着天然产物全合成的发展。1828 年，德国化学家弗里德里希·维勒用人工方法从无机物成功合成出有机物尿素，在人类的历史上首次合成了天然产物，推翻了当时主流的“生命力论”，彻底解放了科学家的思想，打开了天然产物合成的序幕，从此，科学家们不断积累理论知识，不断挑战结构复杂的天然产物。1890 年，德国化学家埃米·费歇尔完成了葡萄糖的合成；1929 年，德国生化学家汉斯·费歇尔完成了血红素的合成。美国化学家罗伯特·B·伍德沃德在 1954 年、1973 年相继完成了马钱子碱和维生素 B_{12} 的合成；1994 年，日本化学家岸义人合成了海葵毒素。2013 年，Danishefsky 合成了促红细胞生成素(erythropoietin)，该化合物的相对分子质量达到了惊人的 17 868(图 4-1)。到今天合成化学家已经证明：只要有足够的时间和资源，他们几乎可以合成所有的天然产物，无论其结构多么复杂。

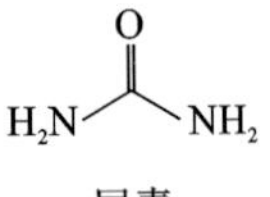
尿素

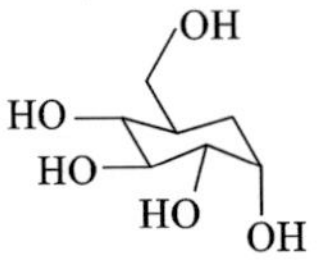
葡萄糖

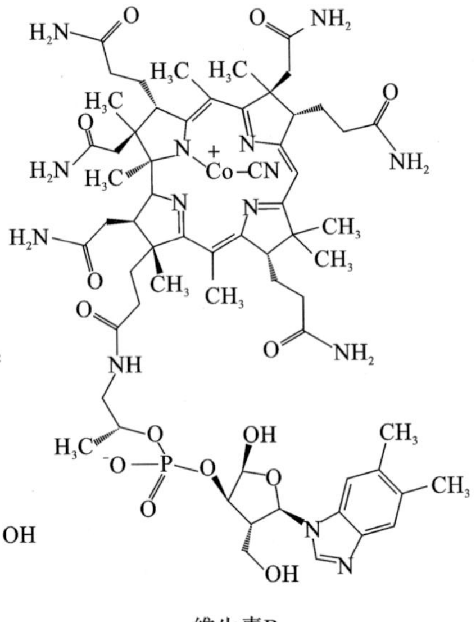
维生素B_{12}

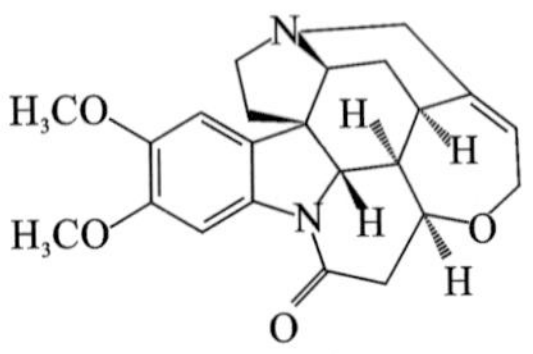
马钱子碱

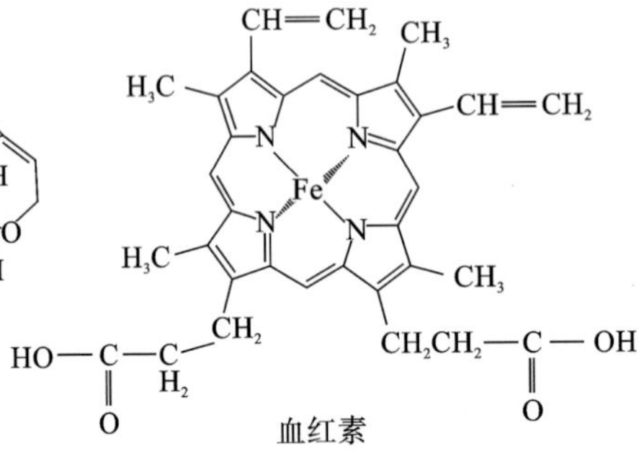
血红素

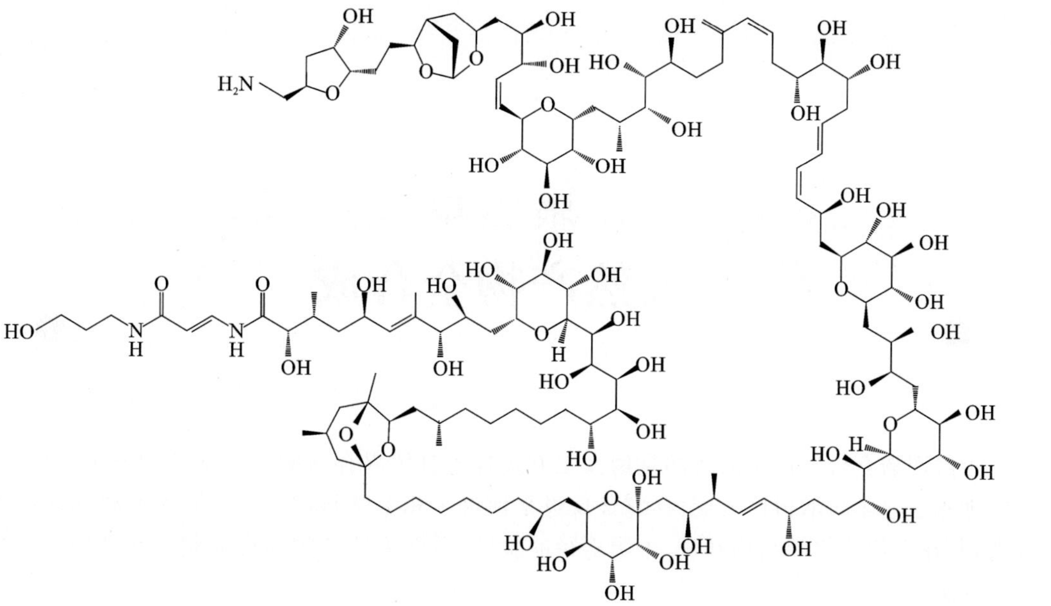

海葵毒素

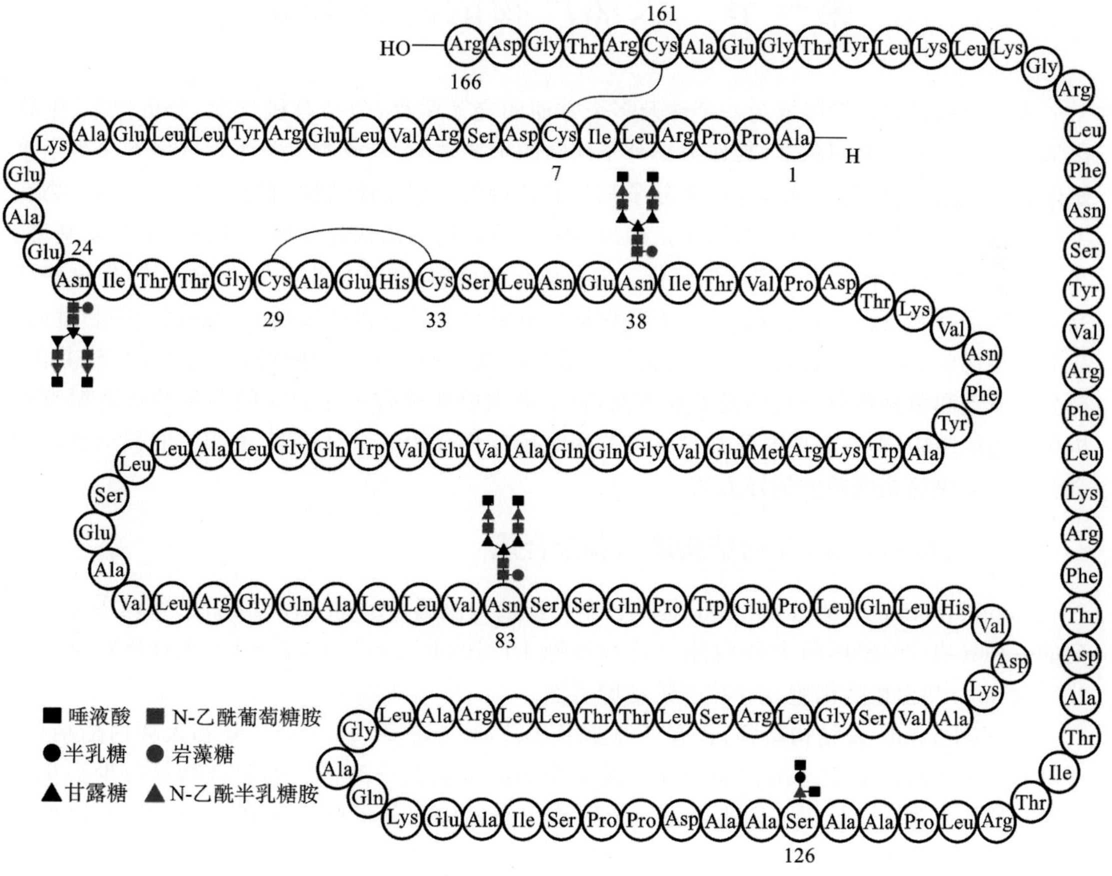

图 4-1 促红细胞生成素结构

第一章
天然产物全合成

天然产物全合成最初的目的是用人工方式合成自然界存在的具有活性的分子，模拟自然界。随着这一学科取得巨大成就，它又反过来促进了相关学科的发展。它是有机化学的集大成者，其在天然产物的结构确认、生源途径的验证、活性天然产物的样品制备和结构修饰中起着极为重要的作用。

第一节　天然产物的结构确认

天然产物研究已发展成为一个涉及多个方面的交叉学科，包括有机化学、分析化学、生物化学、生物学、生态学和药学，其作为小分子药物的重要来源，在改善人类生存环境方面起了重要作用。天然产物结构多样，每一个分子都具有独特的三维立体结构，它们决定了天然产物在生物体内参与的动态生理过程，因此正确地解析天然产物的结构是开展其他研究的重要基础。20 世纪 60 年代以前天然产物结构解析主要依赖化学降解、化学衍生和半合成方法，但这些研究方法通常需要克级的化合物，并且需要保证所有的化学反应都能按照设计的路线顺利进展，在那个年代鉴定一个化合物的结构通常需要数年时间。随着波谱学的发展，尤其是核磁共振、高分辨质谱和单晶衍射方法的发展和普及，科学家主要通过收集化合物的各种波谱数据来解析化合物的结构，但在有些时候波谱学方法很难确定化合物的绝对构型，而很多时候天然产物全合成是解决这些问题的最好方法。

一、amphidinolide A 的结构确认和全合成

amphidinolide A 是 Kobayashi 等从日本冲绳前沟藻属(*Amphidinium* sp.)甲藻中分离得到的一种具有 20 元环的大环内酯。其对细胞 L1210($IC_{50}=2.4\ \mu g/mL$)、L5178Y($IC_{50}=3.9\ \mu g/mL$)和白血病细胞具有较强的细胞毒性。

amphidinolide A 结构新颖，含有环外亚甲基、1,3-二烯、环氧、4 个羟基和大环内酯结构，并具有 9 个手性碳原子。amphidinolide A 复杂的结构加上分离得到的化合物量很少给化合物的结构解析带来了巨大的困难，Kobayashi 小组经过仔细分析核磁共振和 CD 谱图，仍然无法确定其绝对构型。确定 amphidinolide A 的绝对构型是后续生物活性评价的基础，天然产物全合成是确定该化合物绝对构型的唯一可行的方法。为了确定 amphidinolide A 的绝对构型，多个小组展开了全合成工作，Maleczka 和 Pattenden 2 个小组分别合成了化合物 **1** 和 **2**，但这 2

个化合物的谱图和天然产物的谱图并不完全一致。Trost 小组通过汇聚式合成，合成了 8 个 amphidinolide A 的异构体，通过仔细比对核磁共振谱图，他们发现化合物 **10** 和 amphidinolide A 的核磁共振谱图完全一样，从而确定了 amphidinolide A 的绝对构型。

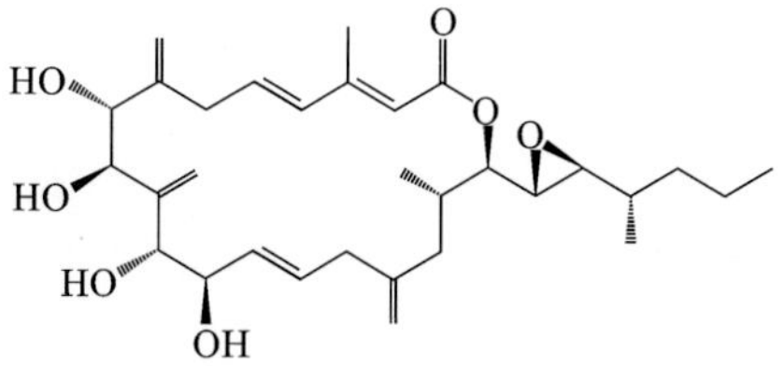

1

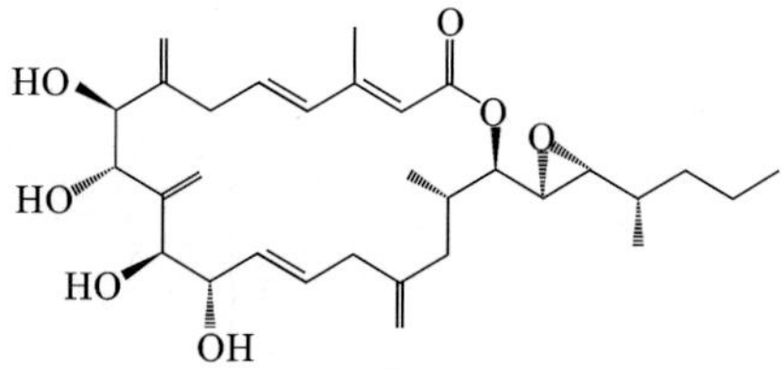

2

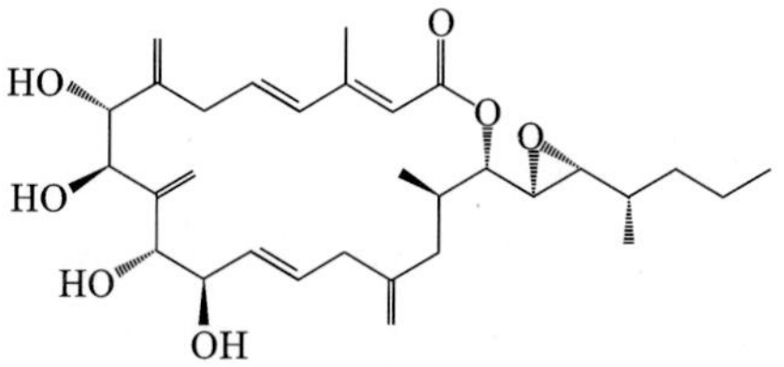

3

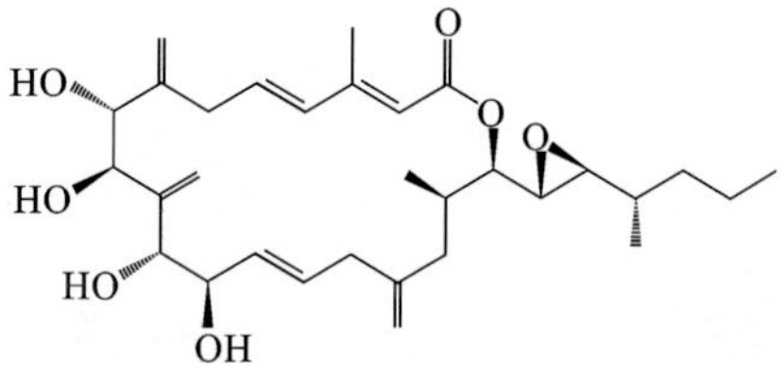

4

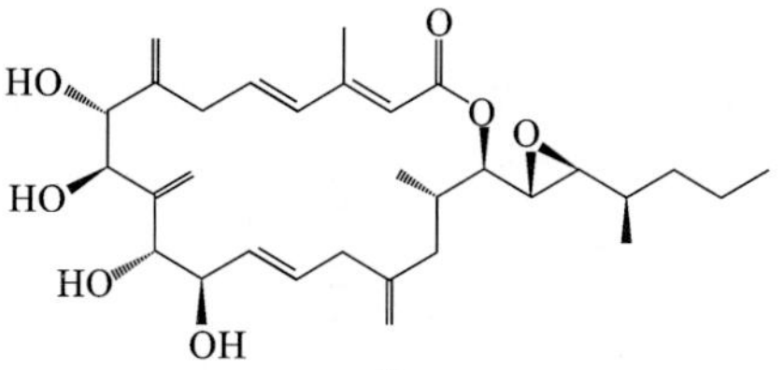

5

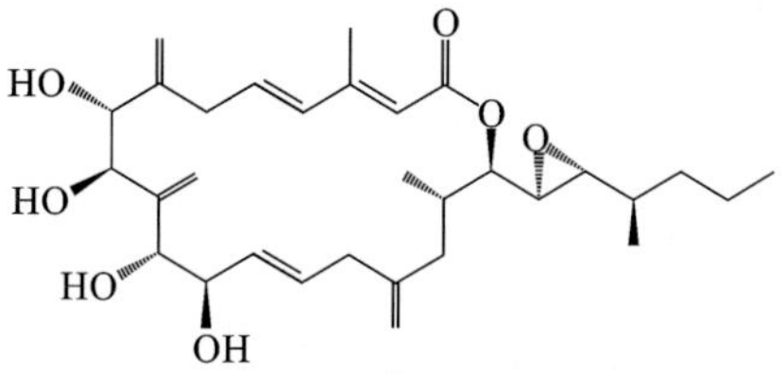

6

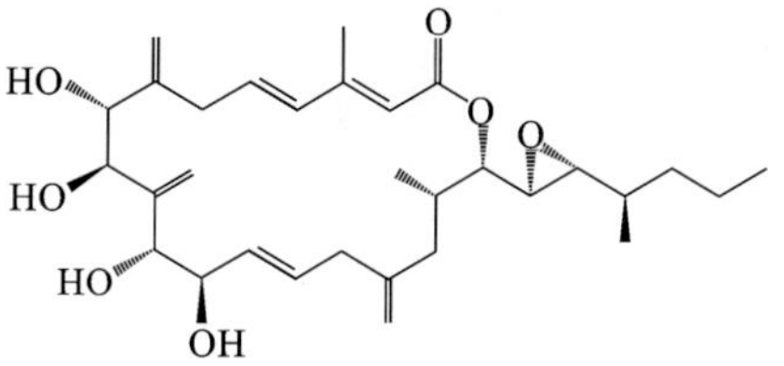

7

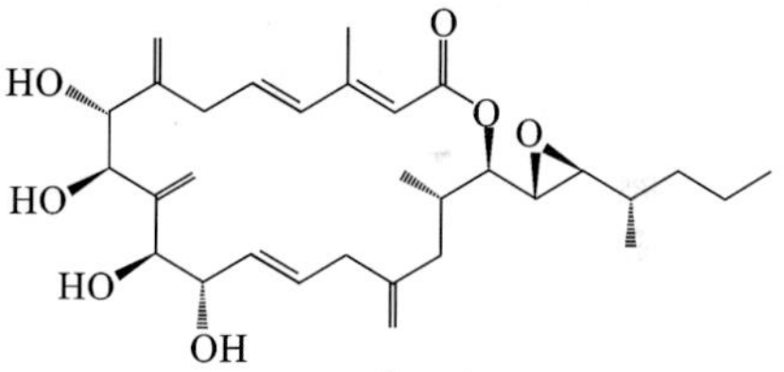

8

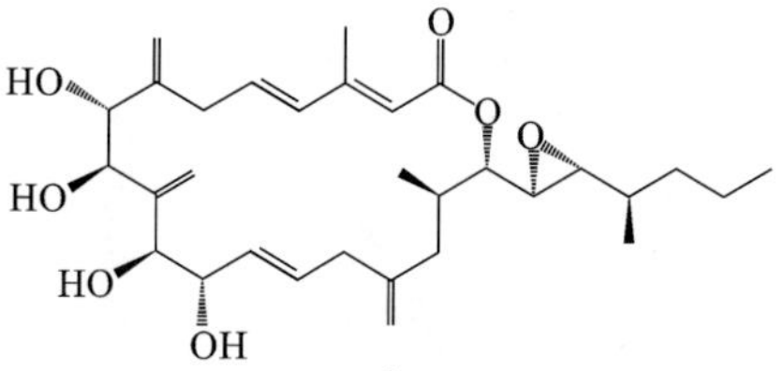

9

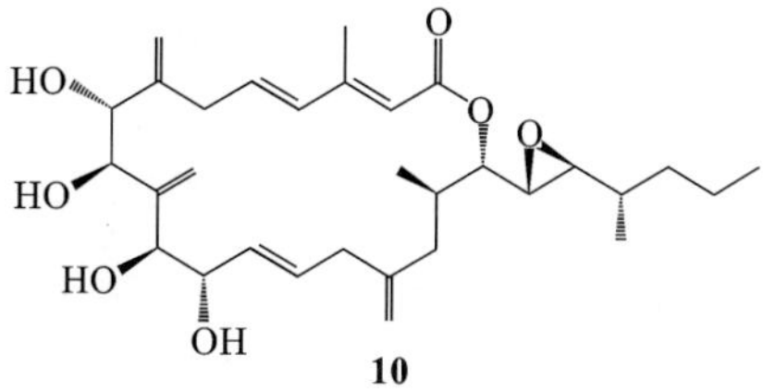

10

amphidinolide A

amphidinolide A 的合成路线（图 4-2）：从已知原料 **11** 出发，经过 Swern 氧化后得到醛，和炔基锂发生 Aldol 反应，Red-Al 还原得到化合物 **12**；化合物 **12** 依次经过 Dess-Martin 氧化，Sharpless 不对称双羟化，脱水形成缩酮后得到化合物 **13**；化合物 **13** 和 Ph_3PMeBr 在 NaHMDS 作用下发生 Wittig 反应，然后 TBAF 选择性地脱去 TBS 保护基，Swern 氧化，Wittig 反应得到化合物 **14**；DDQ 氧化脱除对甲氧基苄基，然后经过 Swern 氧化和 HWE 反应得到化合物 **15**，化合物 **15** 和化合物 **16** 在钌催化剂作用下发生炔烃烯烃复分解反应得到化合

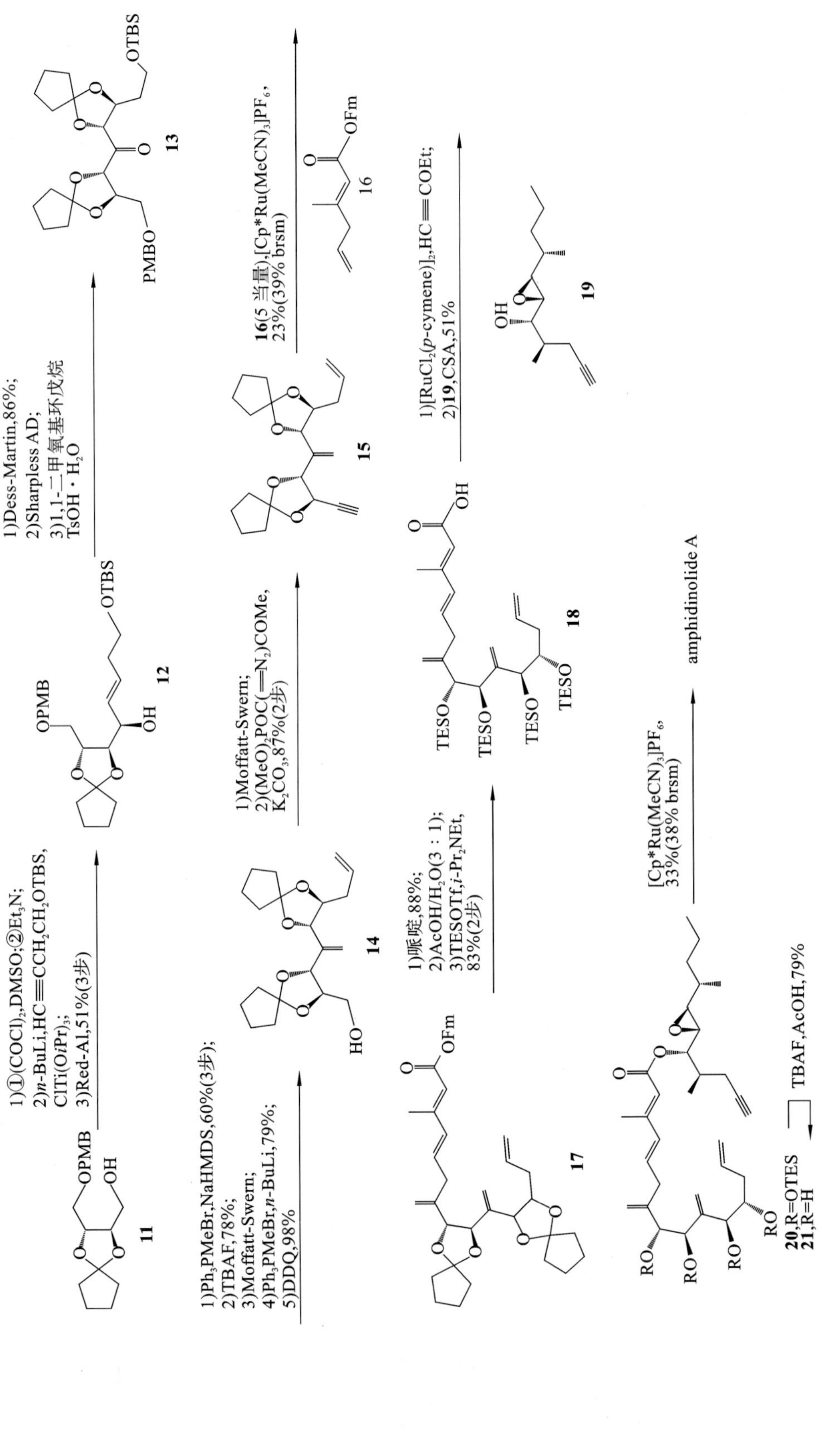

图 4-2 amphidinolide A 的合成路线

物 **17**，然后水解缩酮并用 TES 保护得到化合物 **18**，化合物 **18** 和化合物 **19** 发生酯化反应，TBAF 脱除 TES 后进行炔烃烯烃复分解反应得到 amphidinolide A。这条合成路线采用汇聚式合成策略，每一个片段的手性都可以通过不对称催化控制，为合成具有不同构型的化合物提供了可能。在合成了 8 个异构体后，Trost 小组最终确定了 amphidinolide A 的绝对结构。

二、脂霉素(β-lipomycin)的结构确认和全合成

脂霉素是由 Zeeck 小组从金霉素链霉菌中分离得到的一类卵磷脂衍生物，其对革兰阳性菌的抑制作用非常好(MIC 范围为 0.3～3 μg/mL)，并且有较好的选择性，其对真菌和酵母没有抑制作用。尽管脂霉素具有较大的开发前景，但该化合物 12 位和 13 位碳原子的绝对构型一直确定不了，直到 2006 年 Bechthold 报道了脂霉素的生源合成途径并推测 13 位碳原子的构型为 L，但他们依然无法确定 12 位碳原子的绝对构型。结合 Bechthold 的假设，Kalesse 通过计算机模拟，运用隐马尔可夫模型(hidden Markov model)模拟 12 位碳原子的相对构型，结果显示其构型为 L 的可能性更大，为了无可辩驳地确定脂霉素的绝对构型，其采用全合成的方式进行了验证(图 4-3)。

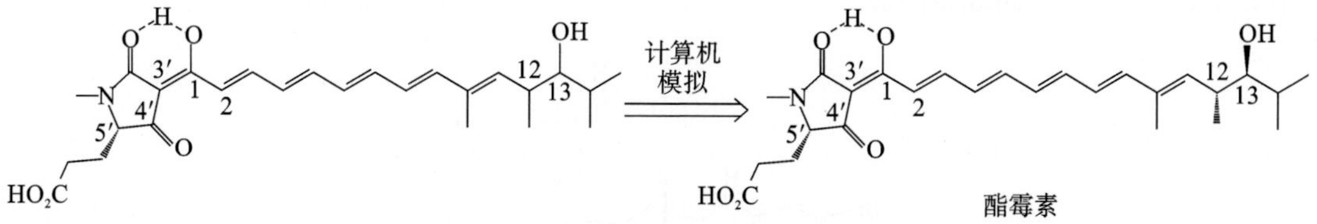

图 4-3　脂霉素绝对构型的全合成确认

脂霉素的合成路线(图 4-4)：从已知原料 **1** 和 **2** 出发，通过多步反应后得到化合物 **3**，DIBAL-H 还原，MnO_2 氧化后得到化合物 **4**，化合物 **4** 和中间体 **5** 发生 Wittig 反应得到化合物

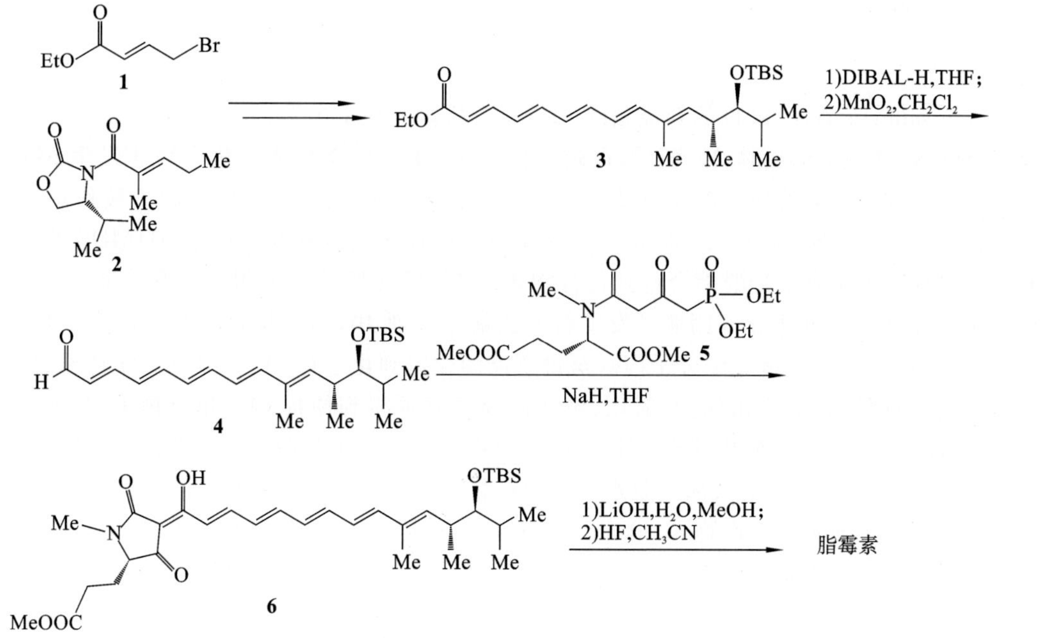

图 4-4　脂霉素的合成路线

6,然后再用 LiOH 水解、HF 脱除 TBS 后得到天然产物脂霉素。

三、araiosamines 的结构确认和全合成

2011 年,Ireland 课题组报道了 araiosamines A—D 的分离。这类化合物的结构非常独特,分子极性很大,含有 2 个胍基、3 个溴代吲哚结构,并且具有 6 个手性中心。araiosamines A、C 和 D 的绝对构型一直都没有确定,为了解决这一历史遗留问题,Phil Baran 团队通过 11 步完成了海洋生物碱 araiosamines 的全合成。

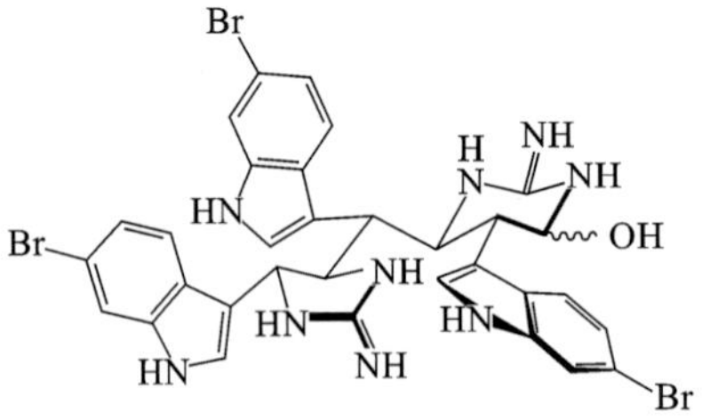

araiosamine A

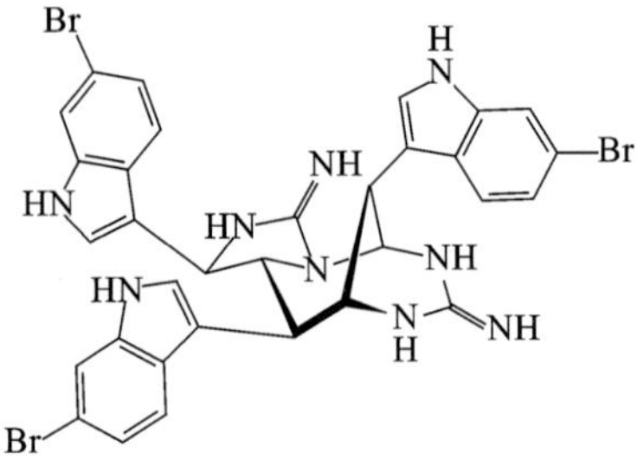

araiosamine C

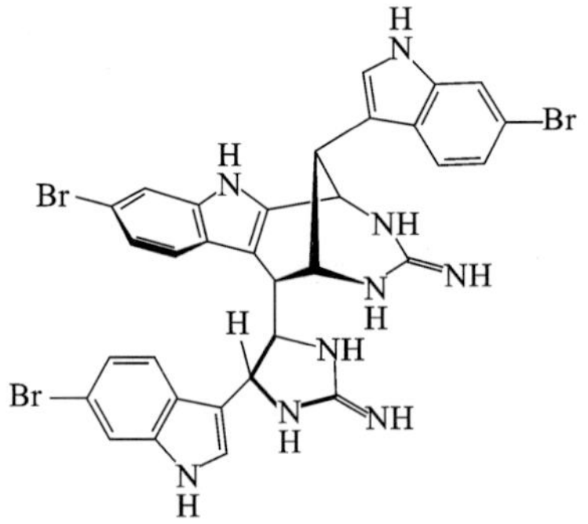

araiosamine D

araiosamines A、C 和 D 的合成路线(图 4-5):从化合物 **1** 出发,经 IBX 氧化后与 $BocNH_2$ 及 $PhSO_2Na$ 生成亚胺前体 **2**。随后,在碱的作用下,化合物 **2** 与腈类化合物 **3** 发生 Mannich 反应得到顺式的非对映异构体 **4** 以及反式加成产物 **5**,其中化合物 **4** 可在叔丁胺作用下差向异构化为 **5**。使用 Schwartz 试剂(即 $Cp_2Zr(H)Cl$)还原 **5** 后得到 **6**。再用 LiHMDS 处理后,**6** 和 **7** 以最佳的产率发生羟醛缩合得到化合物 **8**,然后 TFA 脱除 Boc 得到化合物 **9**。为了实现接下来的胍基化反应,Baran 团队开发了新型胍基化试剂 **10**,其与化合物 **9** 可以高效地反应,然后在 DDQ 作用下直接发生分子内碳氢键官能团化得到化合物 **11**。DIBAL-H 还原、醛胺化反应得到半胺醛 **12**,其经由保护、氧化、缩合和 SmI_2 还原得到仲胺 **14**。化合物 **14** 与胍基化试剂 **15** 反应生成化合物 **16**,PPTS 条件下脱去—OCH_3,90 ℃加热脱去 Boc 基团,随后异构化可以得到 araiosamine A。继续加热脱水可得到产物 araiosamines C 和 D。

以前的报道显示天然产物 araiosamines 对斑马鱼胚胎、金黄色葡萄球菌和 HIV 感染均没有生物活性。对人工合成的 araiosamines A(一对异构体)、C 和 D 进行生物活性评价发现这类化合物对革兰阳性和阴性菌都具有不错的抗性,这与过去的报道恰恰相反。这一例子说明合成化学不仅可以帮助我们确定天然产物的绝对构型,而且还可以更加深入和准确地研究天然产物的生理活性。

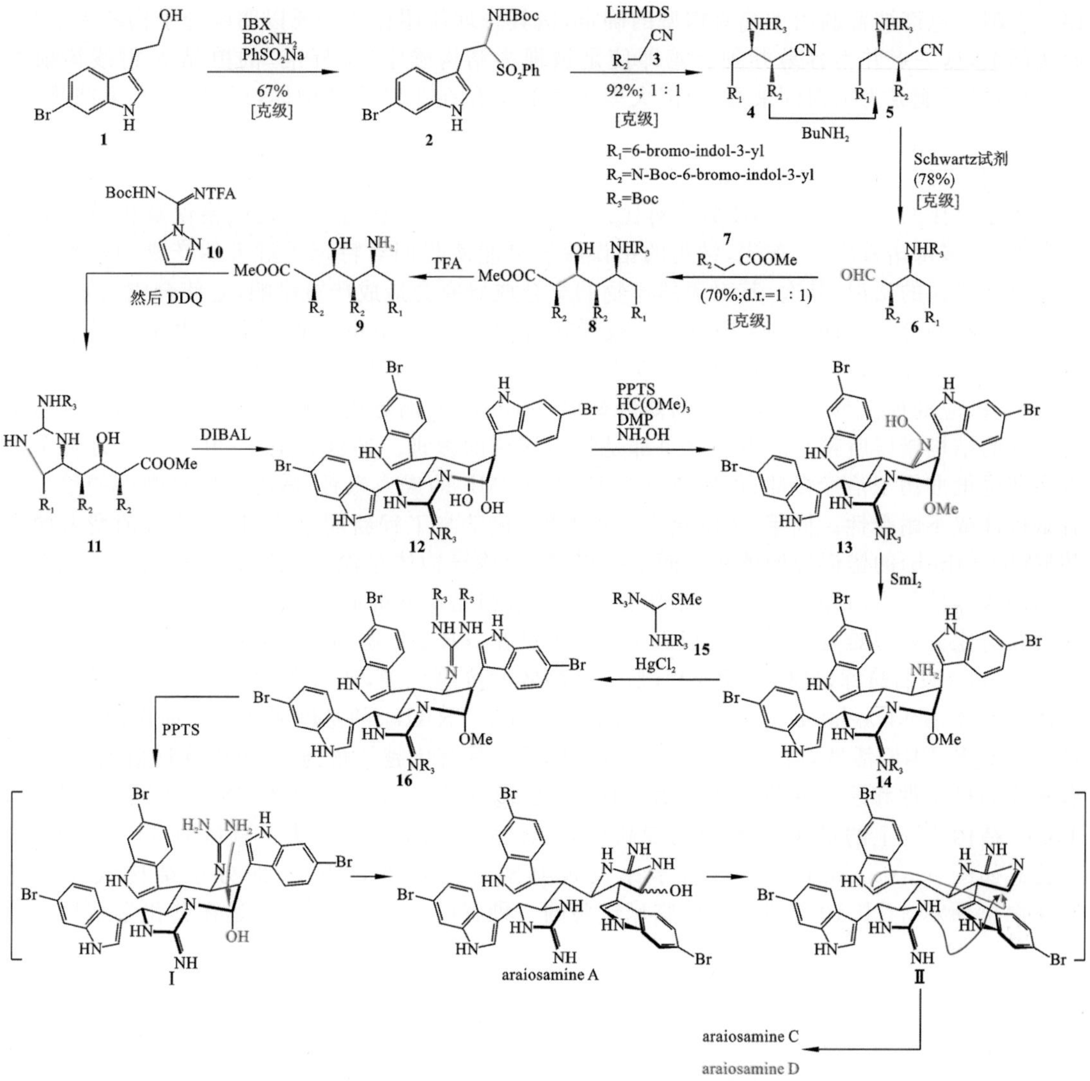

图 4-5　araiosamines A、C 和 D 的合成路线

第二节　天然产物结构修正

随着波谱学的发展，尤其是核磁共振、高分辨质谱和单晶衍射方法的发展和普及，科学家主要通过收集化合物的各种波谱数据来解析化合物的结构，很少用到化学降解或衍生，主要原因是分离得到的天然产物的量往往只有毫克级别。虽然波谱学解析方法要求的化合物量较少，但是发现的天然产物的结构越来越复杂，这些方法或多或少都存在一定的局限性：①NOE（最重要的"错误来源"）：理论上，距离在 5 Å 以内的氢原子之间都可能产生 NOE 相关，这些相关是我们确定相对构型的重要依据。但实际上，分子的内在柔性(flexibility)使其在溶剂中往往存在多种构象异构体，在进行 NOE 分析时应该使用尽可能多的分子模型，但对于复杂分子来说增加分子模型有时未必能解决问题。②HMBC 谱：研究人员有时会错误地将二键、三键相关信号解释为四键相关，或者忽略了关键相关信号缺失，这些都有可能导致结构解析错

误。③圆二色谱被普遍用于绝对构型的确定，但其合理使用往往需要以明确分子构象为前提，而实际上，这一点并不容易办到。④即使是被视为结构确定“金标准”的单晶 X 射线衍射方法，也一样可能成为错误的来源，原因大多为溶剂中存在非对映异构体(微量)且产生结晶，从而导致结构鉴定错误。

天然产物结构的错误解析无疑会给后续研究带来极其不利的影响，天然产物化学研究是基于数据对比的方法(如 NMR 数据对比)来进行结构解析，化合物结构的错误解析很可能造成错误的“多米诺效应”。首先，结构的错误解析可能使我们对特定类群天然产物的生物合成途径产生错误的认识；其次，其对天然产物的全合成研究会造成严重影响，会使合成化学家“追逐并不存在的分子”，如 Alois Fürstner 教授在合成 mandelalide A 的过程中由于其错误的结构解析而遇到挫折；再次，结构解析错误对于药物开发而言，其产生的影响可能更加深远。例如，由于供应商提供具有错误结构的博舒替尼(bosutinib)而导致大量相关研究无效，以及由于 TIC10 的结构错误所带来的专利之争都是颇为深刻的教训。博舒替尼于 2012 年 9 月在美国首次获得批准用于治疗慢性、加速或急变期 Ph+CML 的成人患者，适用人群对既往的治疗具有抵抗性或不耐受性。同年，美国化学会主办的《化学与工程新闻》(C&EN)警告消费者博舒替尼(bosutinib)的错误异构体在市面上被出售，而该异构体是没有活性的。虽然两个化合物氢谱的芳环信号有所差异，但这两个化合物的质谱和元素分析是完全一样的，如果不将这两个化合物对比分析很难发现问题。TIC10 实际上就是 TRAIL 诱导化合物 10(TRAIL-inducing compound 10)的简称，又称 ONC201，是一种高效的抗癌分子，通过激发肿瘤坏死因子相关凋亡诱导配体(TNF related apoptosis inducing ligand，TRAIL)的基因表达而发挥作用。TIC10 抑制 Akt 和 ERK 活性，通过 FoxO3a 诱导 TRAIL，具有优越的耐药性，可以穿透血脑屏障，具有超强的稳定性和改善的药代动力学。但是，据 2014 年 5 月 21 日 C&EN 杂志的最新报道，TIC10 结构研究上的错误，使现有的专利和临床试验受到威胁。过去一直认为 TIC10 的分子结构式如图 4-6(a)所示，但是，科学家发现其实并非如此，TIC10 的分子结构式应该是图 4-6(b)所示。TIC10 是进入人体临床试验的一种有前途的抗癌药，但是在其化学结构上遇

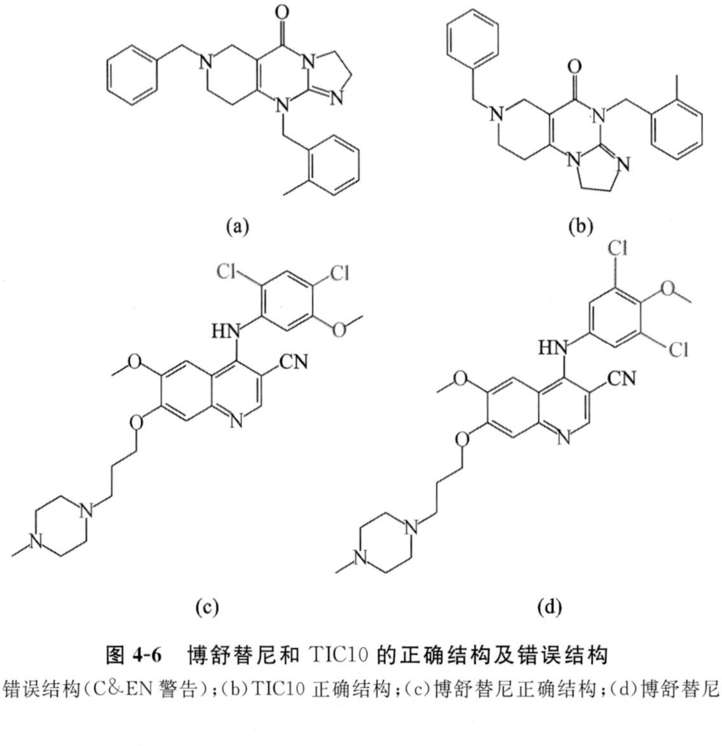

图 4-6　博舒替尼和 TIC10 的正确结构及错误结构

(a)TIC10 错误结构(C&EN 警告)；(b)TIC10 正确结构；(c)博舒替尼正确结构；(d)博舒替尼错误结构

到了麻烦。Oncoceutics 生物技术公司申请了 TIC10 的专利产品,但其化学结构并非以前认为的那样。加州斯克里普斯研究所(The Scripps Research Institute,California)的科学家发现了结构上的错误并申请了新专利,而且更正了已有专利中的结构式错误,并将其独家授权给另一家索伦托疗法(Sorrento Therapeutics)公司。重新分析和重新申请可能导致前所未有的法律案例,这也是首例因为化学分子结构式的重新认定而使已有的专利和临床试验受到严重威胁的案例。

虽然,博舒替尼与 TIC10 并非天然产物,但这些严重后果却均和其错误的结构解析相关。据统计 2006—2016 年,300 多个天然产物的结构被全合成纠正(部分化合物的结构修正见表 4-1)。毫无疑问,天然产物全合成是纠正天然产物结构解析错误的最为有利的方法。

表 4-1 部分化合物结构修正

化合物名称	提出的疑似结构	修正结构
porritoxin	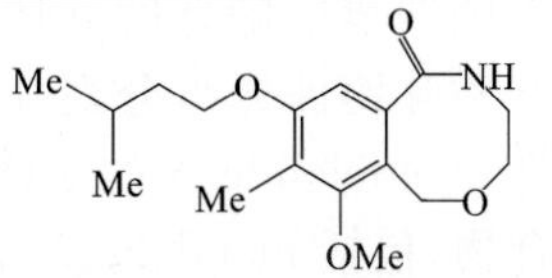	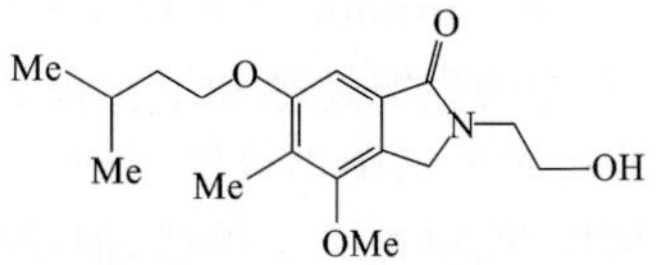
lasonolide A	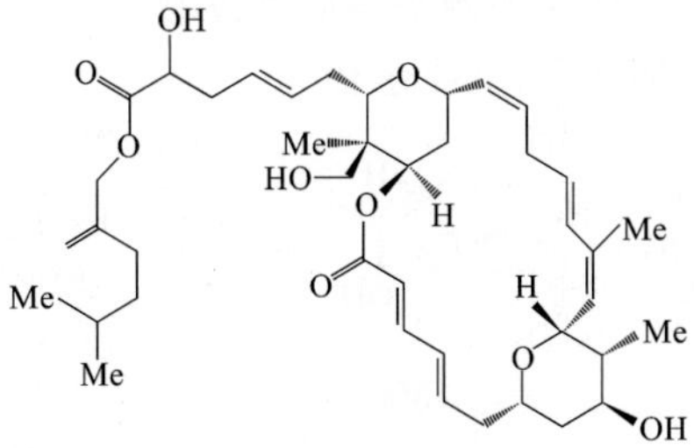	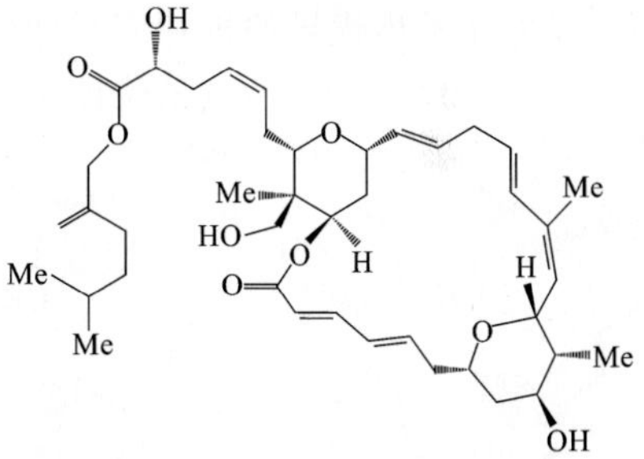
batzelladine F	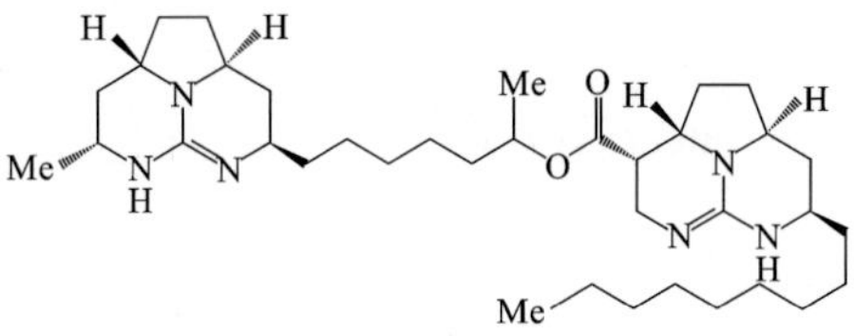	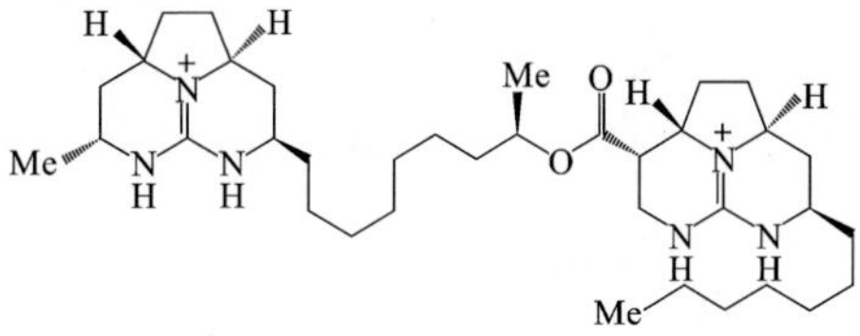
yatakemycin	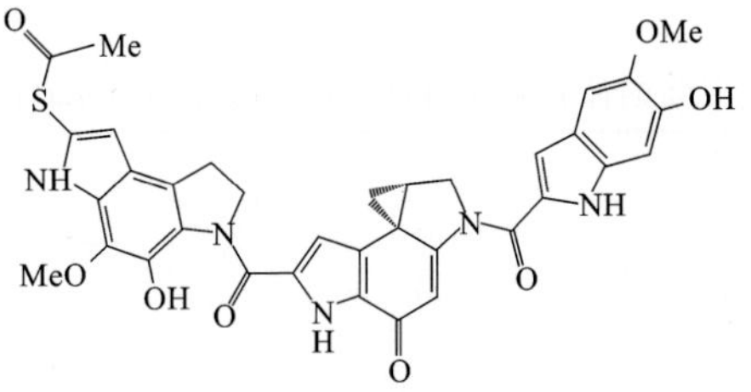	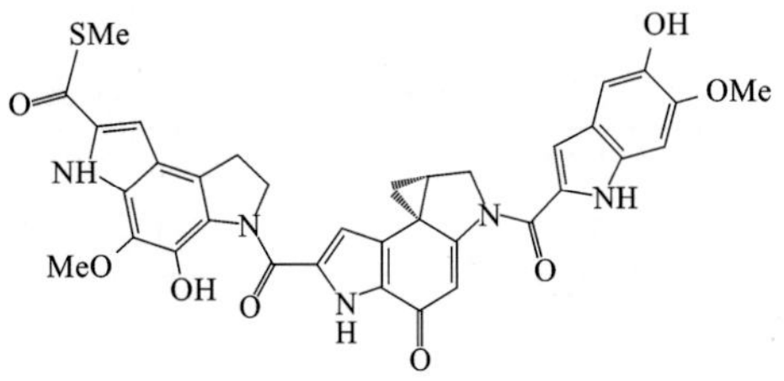
antillatoxin	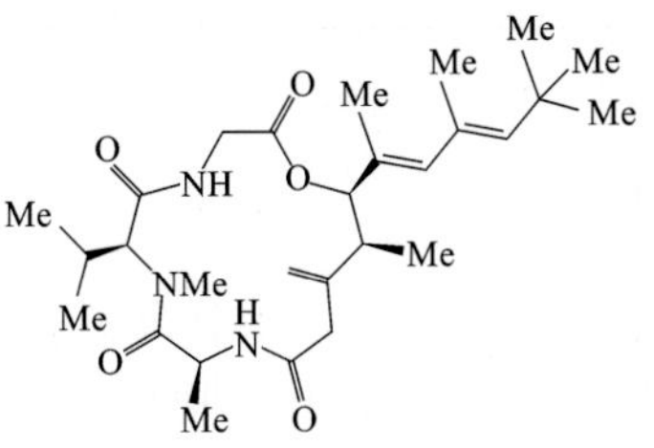	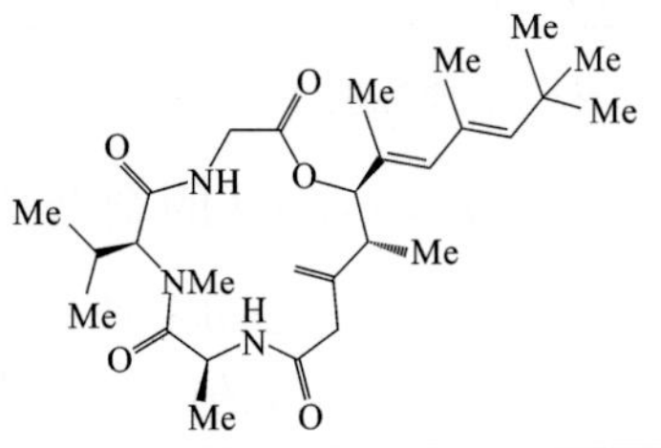

一、mandelalide A 的全合成和结构纠正

mandelalides A—D 是从非洲纳尔逊·曼德拉湾水下 18 m 深处收集的海鞘(*Lissoclinum*

genus）中分离得到的一种大环内酯结构化合物，其分离产量只有 0.8 mg。Sikorska 小组通过化学降解和波谱学研究确定了 mandelalide A 的化学结构，并提出了一种疑似结构。Sikorska 小组报道了 mandelalide A 对人的肺癌细胞和鼠成神经细胞瘤具有非常强的抑制作用，IC_{50} 在 12～84 nmol/L 之间，但由于分离得到的 mandelalide A 非常少，不足以对其开展更多生物学评价，mandelalide A 强烈的抑癌活性使其成了非常好的全合成目标。Fürstner 首先报道了 mandelalide A 疑似结构的全合成，核磁共振谱图对比结果显示合成化合物的谱图和天然分离得到的化合物的谱图是不一致的，毫无疑问，天然产物的结构鉴定出现了错误。Fürstner 等采用 DFT 和 DP4 方法模拟该化合物异构体的核磁共振也没能解决这个问题，唯一的解决方法就是采用全合成策略合成多个异构体。

化合物 mandelalide A 是个大环结构，柔性极强，11 位碳原子的绝对构型是最难预测的；另外对比 madeirolide A 的结构显示两个化合物上的四氢呋喃环的立体构型完成相反。考虑两个化合物的生源途径和结构极为相似，Fürstner 和叶涛课题组分别独立合成了以下四个异构体，核磁共振谱图不可辩驳地显示化合物 **2** 才是 mandelalide A 的正确结构。这四个化合物的抗肿瘤活性也被一一评估，但结果显示这些化合物，包括 mandelalide A，对肿瘤细胞的活性一般，并未显示出优异的抗肿瘤活性（表 4-2）。从这个例子我们可以看到全合成仍然是确定绝对构型最为可靠的方法，也是验证化合物生物活性的重要途径。

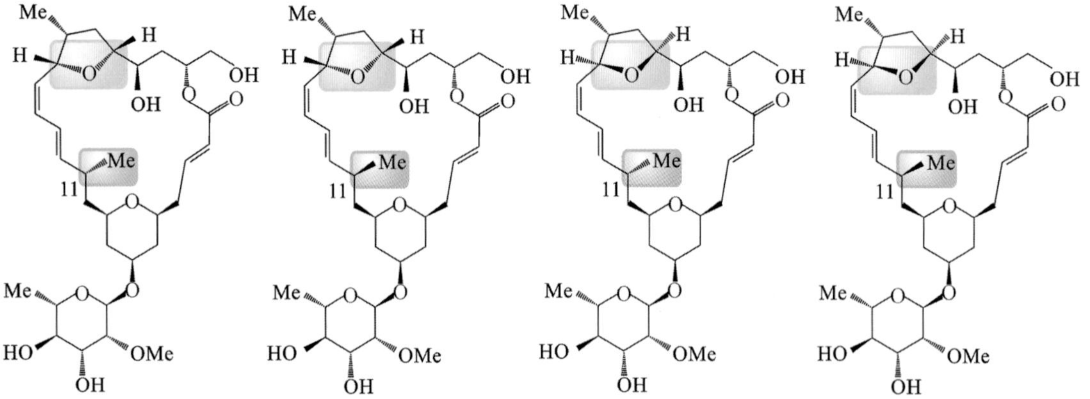

1　　11-*epi*-**1**　　**2**　　11-*epi*-**2**

表 4-2　mandelalide A 及其类似物的体外细胞毒性评价（GI_{50}，nmol/L）

化合物	MDA-MB-361-DYT2[a]	N81[b]	HT29[c]
1	41	206	>1 000
11-*epi*-**1**	391	423	>1 000
2	>1 000	598	>1 000
11-*epi*-**2**	>1 000	962	>1 000

注：[a]人乳腺瘤细胞；[b]人肺癌细胞；[c]人结肠癌细胞。

二、(−)-brevenal 的全合成和结构纠正

(−)-brevenal 是 Baden 课题组从实验室培养的腰鞭毛藻中分离得到的一种新型多环醚类化合物。皮摩尔浓度的(−)-brevenal 可以增强气管肌肉的运动能力，其效果和毫摩尔浓度的阿米洛利相当。阿米洛利是常用治疗囊肿性纤维化的钠离子通道抑制剂。该化合物优异的体外活性以及复杂的化学结构很快就吸引了合成化学家的注意，Sasaki 首次报道了 brevenal 的全合成并修订了该化合物 26 位碳原子的绝对构型。其大致的逆合成路线如图 4-7 所示，采用汇聚式合成，最终产物可由两个重要中间体 **1** 和 **2** 合成而来。

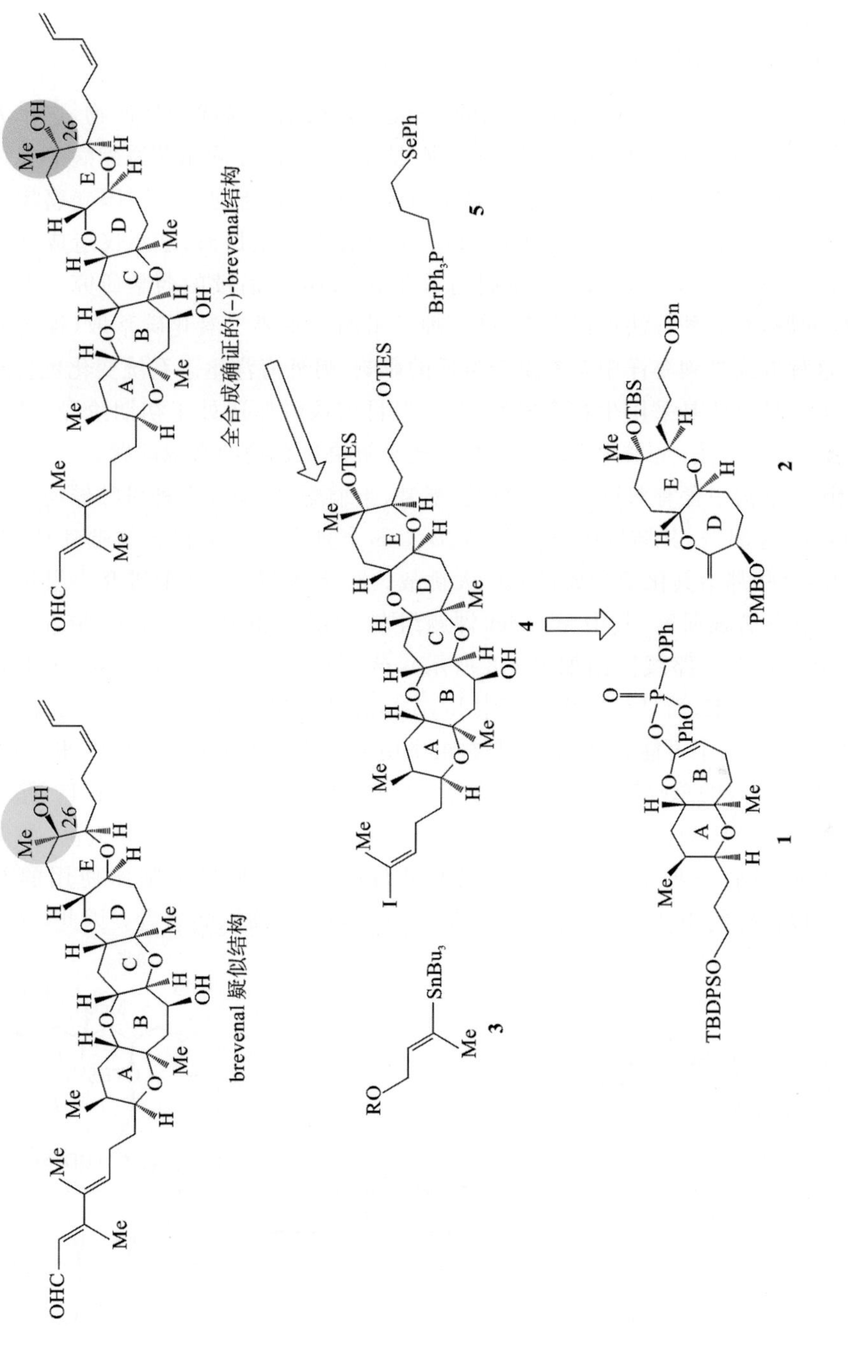

图 4-7 brevenal 的合成路线

第三节 天然产物样品制备

一、bryostatin 1 的制备

草苔虫素(bryostatins)是一类结构复杂的 26 元大环内酯类海洋天然产物，迄今为止其家族成员共 21 个。bryostatin 1 具有非常强的抗癌、抗 HIV 和治疗阿尔茨海默病等多种生物活性，其抗癌活性已被用于 40 多项临床试验，是极有希望的抗癌药物。美国国立癌症研究中心从 14 t 海洋草苔虫中分离出 18 g 草苔虫素，其产率只有 0.000 14%，这不仅造成其价格昂贵(每 10 μg 售价 166～250 美元)，而且严重制约了 bryostatin 1 后续的药学研究。为了解决草苔虫素的供应问题，有 3 种方法可以考虑：第一种是采用超临界二氧化碳萃取，提高萃取分离的效率，但是这种方式受到海洋中草苔虫产量低的影响，另外海洋生态系统变化也会影响草苔虫素的含量；第二种方法是采用生物合成的方法，但目前该方法还处于初期阶段；第三种方法也是目前最有希望的方法，是采用天然产物全合成来解决化合物的来源问题。

bryostatin 1 结构中含有双键、羟基、醚基、酯基、半缩酮、内酯等多种对酸碱均较为敏感的官能团，含氧量高达 31%，其结构中镶嵌着 A、B、C 3 个具有不同氧化态的吡喃环，加上多达 17 个立体中心，这些都给其化学合成带来巨大挑战。30 年来超过 20 个研究小组长期致力于 bryostatin 1 的化学合成研究，其中 Wender 课题组在 2017 年报道了通过 19 步直线步骤合成了 2 g bryostatin 1(合成路线简图如图 4-8 所示)，该方案不仅解决了 bryostatin 1 的供应问题，满足了临床研究需求，而且可以作为探索 bryostatin 1 构效关系的基础，为发现活性更好、成药性更优的分子提供了可能。Wender 课题组采用汇聚式合成策略，总共 29 步，最长线性合成步骤 19 步，以 4.8% 的总收率(每步平均产率>80%)合成了 2 g bryostatin 1。除了最后一步，其他步骤都是以克级规模进行的，主要原因是 bryostatin 1 的细胞活性太高，如果实验室的安全达到标准，最后一步也能够以克级规模进行反应。根据目前临床使用的剂量，1 g bryostatin 1 可以治疗约 1000 个癌症患者或约 2000 个阿尔茨海默病患者。因此，这种合成规

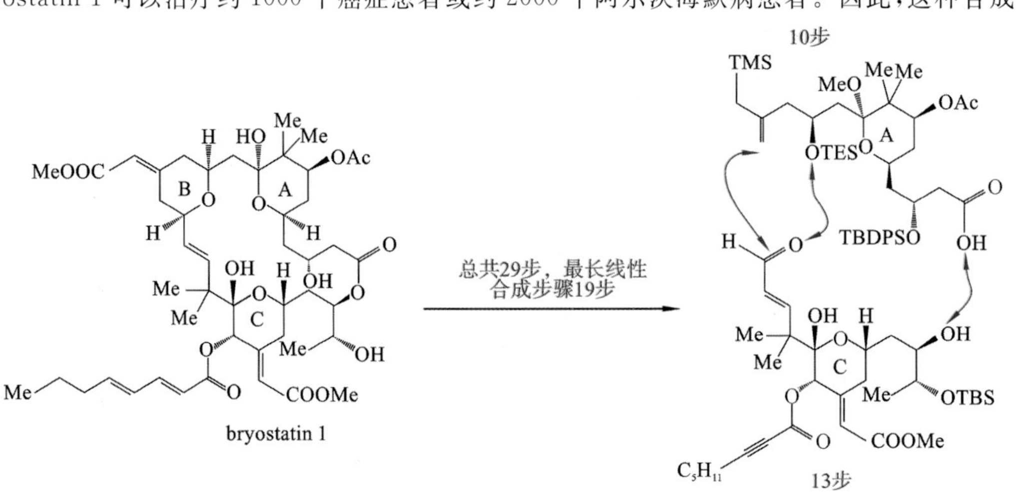

图 4-8 bryostatin 1 的合成路线简图

模能够提供足够的化合物满足后续的临床研究。

（一） bryostatin 1 中 C 环片段 **13** 的合成（图 4-9）

从廉价二氢吡喃 **1** 出发，水解和原位异戊烯化开始，形成已知的二醇 **2**（规模高于 20 g）。将粗制的二醇 **2** 进行双重氧化，得到 1，5-酮醛 **3**（规模高于 25 g，产率为 81%），其和巴豆基转移试剂 **4** 经 Nokami 丁烯基化可以高对映选择性得到醇Ⅰ（>98%(ee)），在不进行后处理的情况下，其经过脱水环化反应得到环烯醇醚Ⅱ，再向反应体系中加入 MMPP 氧化得到吡喃 **5**，吡喃 **5** 不稳定，可以在不处理的情况下直接氧化为酮 **6**，这一步是该合成路线第一个需要硅胶色谱纯化的合成步骤。通过一步羟醛缩合反应在化合物 **6** 上引入烯酸酯，以 84%的产率选择性地得到 *E*-异构体 **7**，选择性地将羰基还原成醇，然后进行酯化反应得到辛炔酸酯 **8**。Sharpless 金鸡纳碱体系以区域选择性地氧化 25 位碳和 26 位碳上的烯烃得到二醇 **9**。将二醇直接保护后，臭氧化 16 位碳和 17 位碳上的烯烃，以 93%的产率得到醛 **10**。经过大量条件优化，乙烯基锌酸酯 **11** 可以高选择性地和化合物 **10** 上的醛基反应，经水解后得到醛 **12**。随后，脱去缩丙酮并选择性地保护 26 位碳上的羟基得到化合物 **13**。总体而言，这条路线以 13 步，总产率 16%合成了 bryostatin 1 的 C 环片段 **13**。

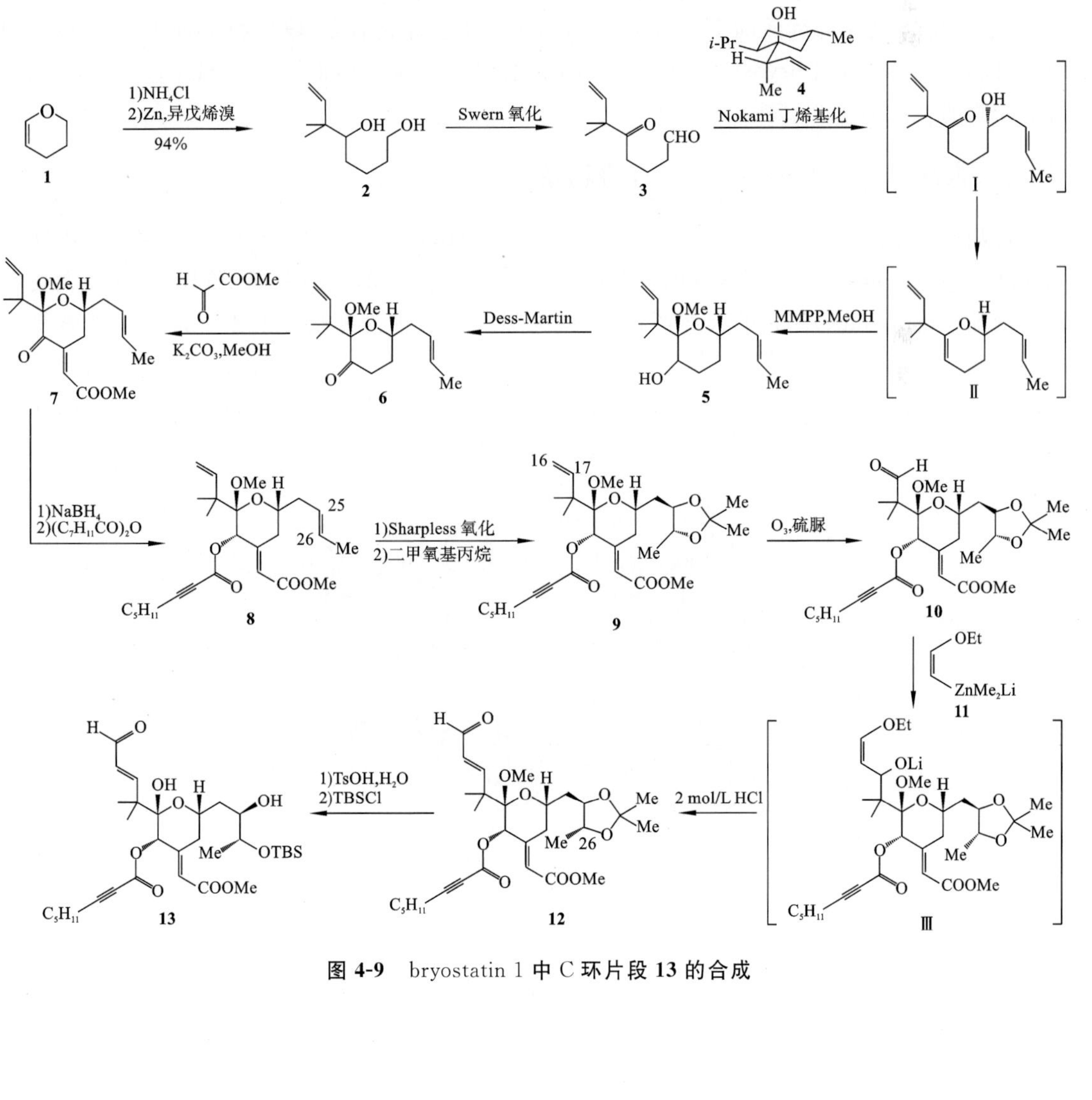

图 4-9 bryostatin 1 中 C 环片段 **13** 的合成

（二）bryostatin 1 中 A 环片段 **24** 的合成（图 4-10）

起始原料 **14** 和乙酸叔丁酯缩合得到化合物 **15**，在这个反应中空间位阻较大的叔丁基组可以抑制副反应的发生。化合物 **15** 经 Noyori 不对成催化后原位水解缩酮得到醛 **16**，其和 *β*-二酮**17** 进行羟醛缩合高对映选择性地得到羟基酮 **18**。化合物 **18** 可以通过改进的 Evans-Saksena 反应进行非对映选择性还原，在这个反应中加入丙酮可以提高非对映选择性（>15∶1）。还原产物在 4-甲基苯磺酸吡啶（PPTS）催化下和甲醇反应环化形成缩酮 **19**，乙酰基保护后水解缩醛得到化合物 **20**，这两个反应可以"一锅法"进行。接着使用 Leighton 不对称烯丙基化反应，以 10∶1 的非对映选择性得到醇 **23**，然后 TES 保护碳 11 位的醇后进行选择性水解得到 bryostatin 1 的 A 环片段 **24**。这条合成路线包括 10 步反应，总产率 13%。

（三）连接片段 A 和 C 完成 bryostatin 1 的全合成（图 4-11）

C 环片段 **13** 和 A 环片段 **24** 首先发生 Yamaguchi 酯化，然后在甲醇溶液中，4-甲基苯磺酸吡啶（PPTS）催化下，一步关大环并同时形成 B 环得到化合物 **25**。臭氧化反应氧化 B 环上的环外双键得到酮 **26**。使用 Rychnovsky 报道的方法，化合物 **26** 上的炔酸酯在三苯基膦和 2，4，6-三甲基苯酚的作用下异构化得到二烯酸酯 **27**。Horner-Wadsworth-Emmons 反应将化合物 **27** 和化合物 **28** 转化为烯酸酯 **29**。最后，HF/Py 体系脱除化合物 **29** 上的硅醚和 9 位碳上的缩酮，以 80%产率得到 bryostatin 1。经过高效液相色谱纯化和重结晶（CH_2Cl_2/MeOH）后，合成产物的纯度大于 99.5%。

二、毒胡萝卜素（thapsigargin）的制备

毒胡萝卜素（thapsigargin）是 1978 年由 Christensen 等人从地中海植物毒胡萝卜（*Thapsia garganica*）中分离得到的复杂高氧化态倍半萜内酯，同时分离得到的还有一大类愈创木内酯（guaianolide）结构的天然产物，这些天然产物统称为毒胡萝卜素。毒胡萝卜素是细胞内钙离子转运酶的高效抑制剂，过去 40 年间对其生物活性，尤其是抗肿瘤活性的研究论文超过 17 000 篇。目前该分子的 C-8 酯基衍生物 mipsagargin（G-202）作为前药处于临床Ⅱ期试验阶段。

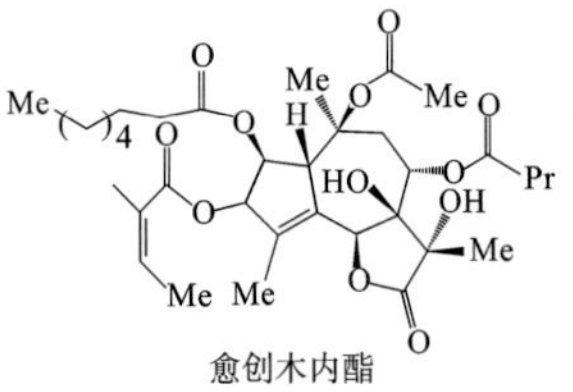

愈创木内酯

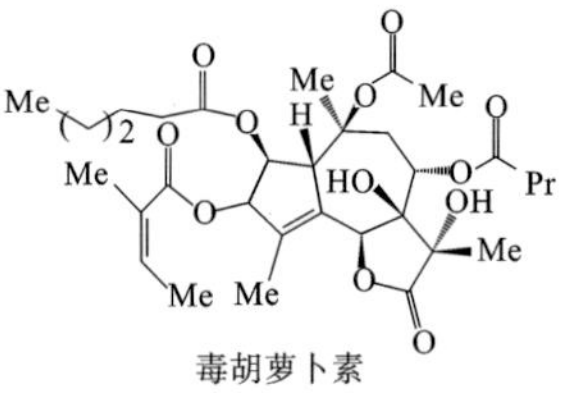

毒胡萝卜素

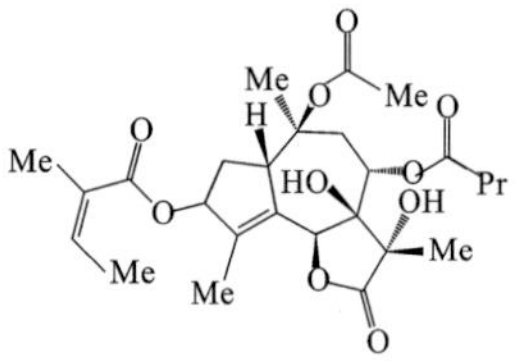

nortrilobolide

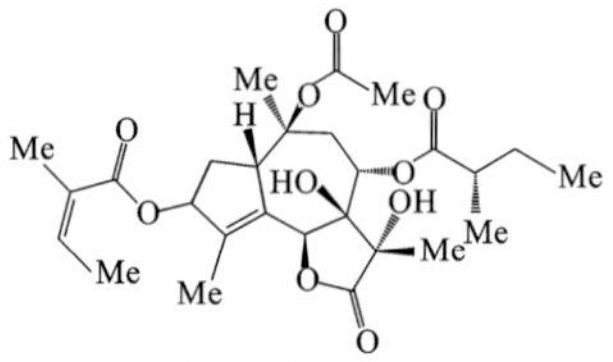

trilobolide

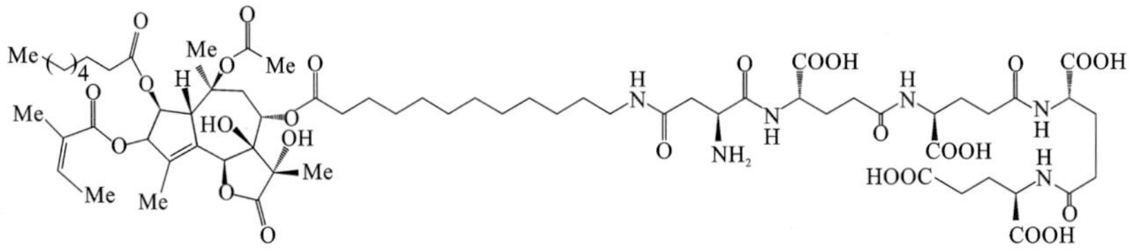

mipsagargin

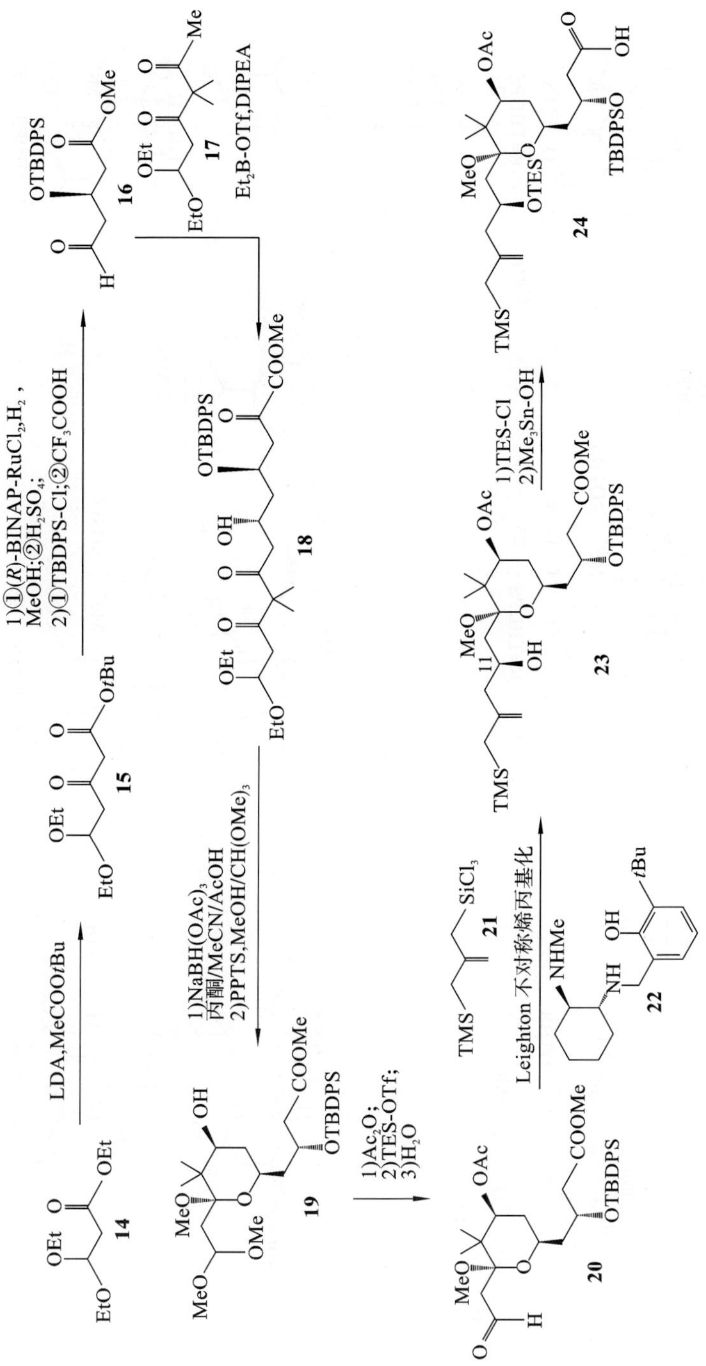

图 4-10 bryostatin 1 中 A 环片段 24 的合成

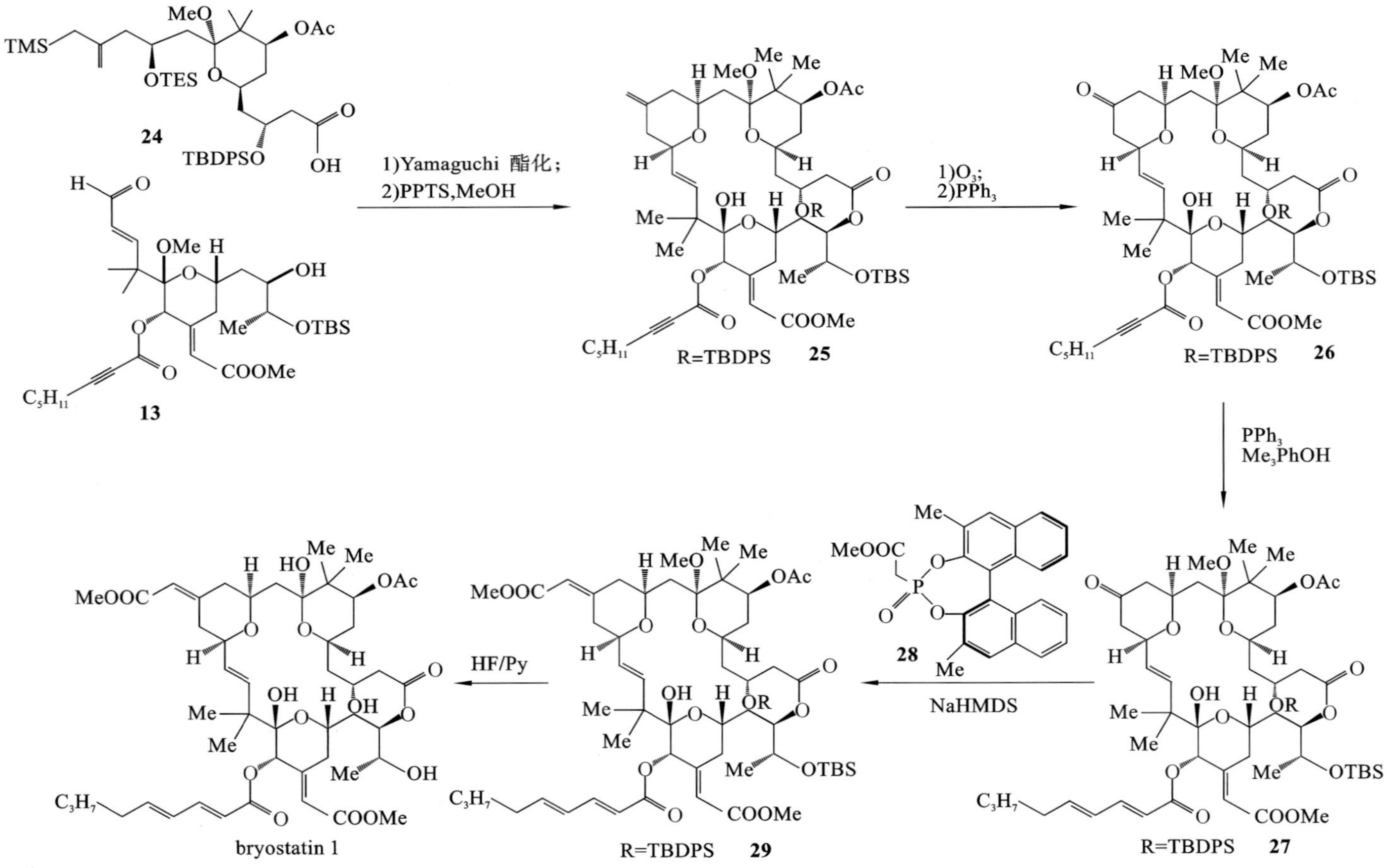

图 4-11　片段 A 和 C 连接完成 bryostatin 1 的全合成

毒胡萝卜素由于其独特的结构和潜在的生物活性，吸引了众多有机合成化学家对该分子进行合成研究，早些年的 Ley 课题组以及近期的 Phil S. Baran 都报道过毒胡萝卜素的全合成。2017 年，加拿大女王大学化学系的 Evans 教授在 JACS 上报道了毒胡萝卜素的全合成研究，作者从手性原料香芹酮出发，总共 12 步完成了毒胡萝卜素大规模制备的全合成。

毒胡萝卜素的生源合成可能如图 4-12(a)所示，C5 和 C10 片段偶联之后在环化酶的作用下关环得到 *epi*-kunzeaol，接着发生氧化内酯化，最后经数步转化得到毒胡萝卜素。基于生源合成假说，Evans 提出的逆合成分析如图 4-12(b)所示，关键中间体 **1** 可以由化合物 **2** 经过烯烃的氢羟基化反应制得，化合物 **3** 发生醛酮的 Pinacol 偶联反应得到化合物 **2**，化合物 **3** 可以逆推至商品化的原料 *R*-香芹酮，后者廉价易得，1 g 仅售 18 美分。

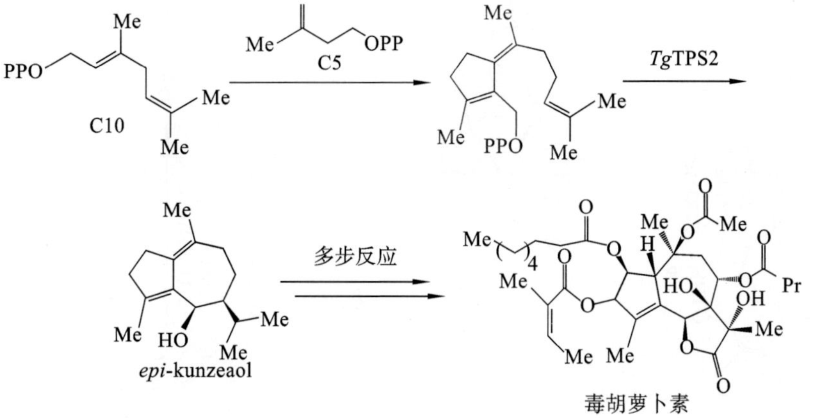

(a)

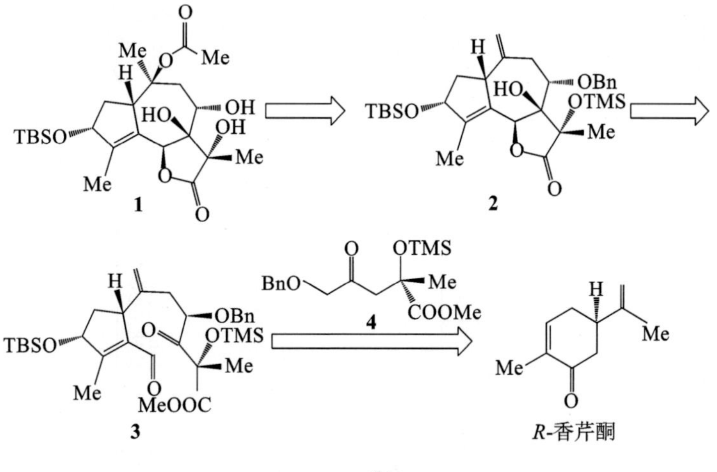

(b)

图 4-12　毒胡萝卜素的生源合成

(a)毒胡萝卜素的生源合成假设；(b)Evans 提出的逆合成分析图

具体合成过程如图 4-13 所示，从 *R*-香芹酮[(*R*)-(－)-carvone]出发，烯丙基氯代、DIBAL-H 还原酮羰基，随后 TBS 保护羟基得到化合物 **5**。钯催化下氯代物和羰基 α 位发生交叉偶联反应得到化合物 **6**，臭氧化选择性切断六元环上的双键并发生分子内缩合得到五元环不饱和醛 **3**，将化合物 **3** 的溶液慢慢加入 $VCl_3(THF)_3$ 的 $ZnCl_3$ 溶液中，分子内醛酮羰基还原偶联接原位内酯化得到化合物 **2**，该反应的非对映选择性大于 19∶1。化合物 **2** 在位阻较小的

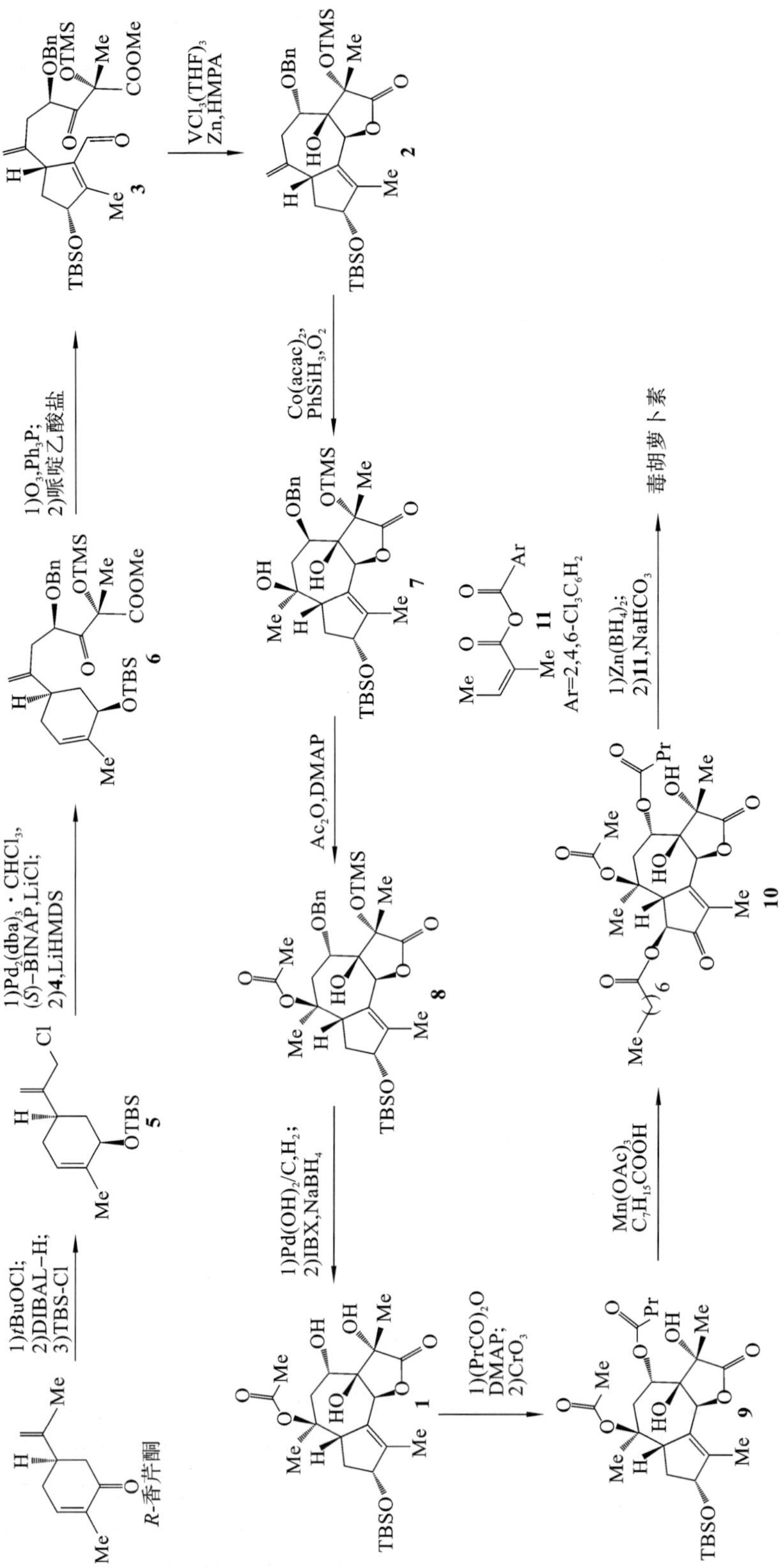

图 4-13 毒胡萝卜素的具体合成过程

端烯处以优异的选择性发生水合反应得到叔醇 **7**，乙酰基保护后得到化合物 **8**，氢氧化钯条件下脱出苄基，IBX 氧化，硼氢化钠还原得到羟基构型翻转的产物 **1**，所有这些步骤都以克级规模制备。选择性地将化合物 **1** 上的仲醇酯化，用 Jones 氧化剂原位脱除 TBS 保护基，并将羟基氧化为不饱和酮得到 **9**；在三价锰作用下，羰基 α 位发生氧化羟基化并原位酯化，以中等产率得到化合物 **10**，最后，硼氢化锌还原酮羰基并与酸酐 **11** 发生酯化反应得到毒胡萝卜素，整条合成路线非常简洁高效，并且可以实现大量制备。

第四节　丰富有机化学理论

天然产物全合成是有机化学中最为活跃和最有原动力的研究方向之一。这个方向的研究极大地推动了有机新反应、新方法、新试剂、新理论和新概念的发现和发展，并在很大程度上体现了有机化学的发展水平和实力。一方面，为了高效简洁地合成天然产物，合成化学家会选择最合适的有机化学反应，而最合适的反应往往都是最新研发的新型反应，比如近 20 年来不对称合成的发展为天然产物合成带来了巨大的推动作用，新型方法学的实用性的一个重要方面就是应用到天然产物全合成中；另一方面，为了高效地合成天然产物，合成化学家往往会根据天然产物的特点，发展新颖的合成方法学，解决全合成中遇到的瓶颈，其实全合成的过程从来都是遇到问题—解决问题的过程，在这个过程中也会诞生充满创造性的有机合成方法学。

一、diazonamide A 全合成中的合成方法学(图 4-14)

diazonamide A(一种海洋天然产物)是 Fenical 和 Clardy 从海洋动物(*Diazona angulata*)中分离得到的一种大环化合物，他们通过波谱技术在较短的时间提出了 diazonamide A 的疑似结构，该化合物结构非常特殊，2 个 12 元环结构中罕见地含有 3 个芳香环。diazonamide A 的抗癌活性与紫杉醇和长春碱相当，对正常细胞毒副作用却大为降低，是一类正在开发的新型抗癌药物。这个化合物的结构一经发表，很快就引起了合成化学家的注意，但合成结果显示 diazonamide A 的结构解析错误。Harran 课题组首先报道了 diazonamide A 的修正结构。在 diazonamide A 的全合成中，Harran 课题组创造性地运用了 2 个合成方法构建了大环体系：其一，酸催化的手性 Pinnacol 重排(图 4-14(a))，13 元环缩环形成带手性季碳的 12 元环；其二，运用 Witkop 光催化环化反应(图 4-14(b))，充分利用复杂天然产物分子内的 π-π 相互作用，不对称地合成第二个 12 元环，这种通过 π-π 相互作用提高立体选择性的反应是很难在简单底物中出现的，这一例子证明了天然产物全合成可以更加深入地研究合成方法学。

Nicolaou 小组于 2001 年初开始了 diazonamide A 的全合成研究，但由于结构解析错误的原因导致课题不顺利，后来其从 Harran 发表的文章得到了启示，经过 2 年的努力完成了 diazonamide A 的全合成。在回忆这个工作的时候，Nicolaou 认为虽然整个全合成过程非常曲折，但最后得到的回报非常大。在全合成的过程中他们发现了多个实用性非常强的有机合成方法学，丰富了合成理论和方法：其一，发展了新型的 5-*exo-tet* 关环反应构建季碳中心(图 4-15(a))；其二，通过研究伯吉斯(Burgess)试剂，Nicolaou 小组发展了 1,2-二醇或者 1,2-氨基醇中的一个羟基转化为氨基的新型合成方法，它甚至可以应用到糖化学中，具有广泛的底物实用性(图 4-15(b))。

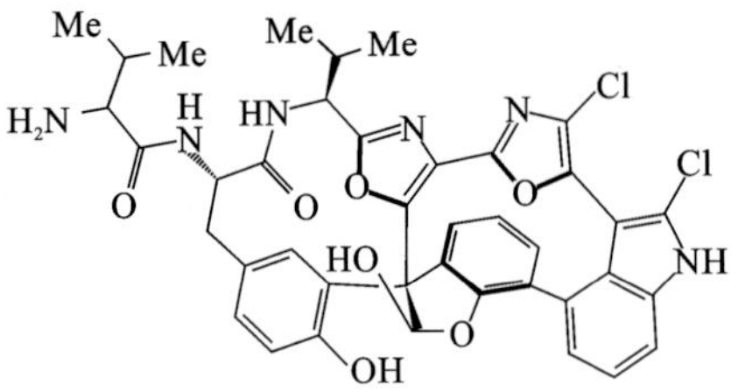

diazonamide A 的疑似结构

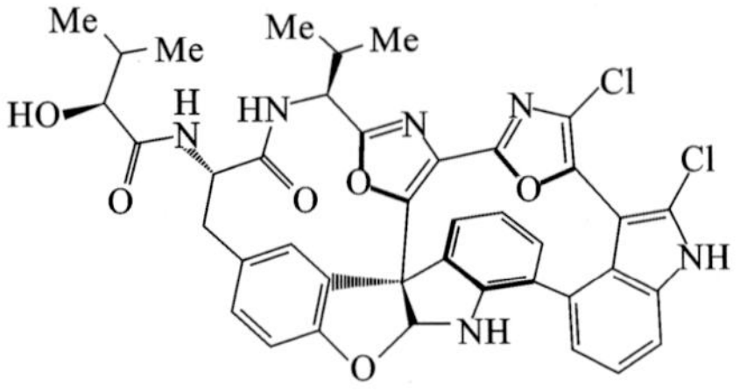

diazonamide A 的修正结构

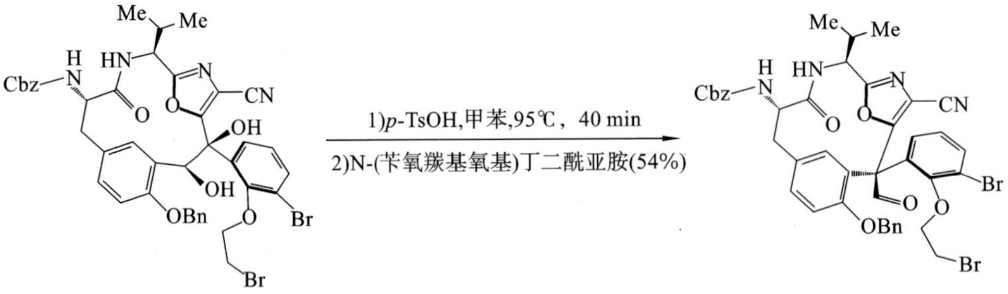

(a)

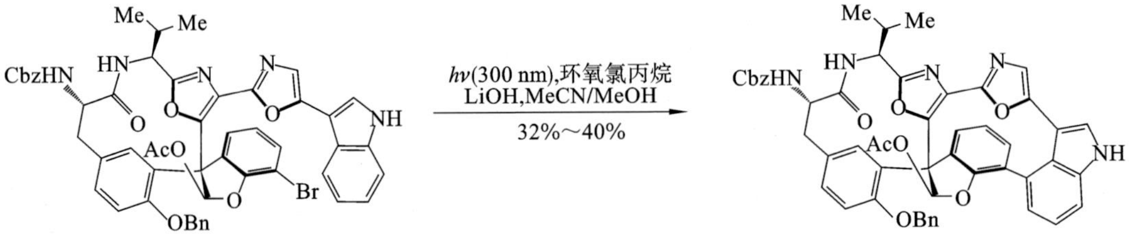

(b)

图 4-14 diazonamide A **全合成中的合成方法学**

(a)Pinnacol 重排;(b)Witkop 反应

二、大戟属二萜(±)-pepluanol A 首次全合成中的新型方法学(图 4-16)

大戟属植物是传统中药中的一种,具有清热解毒、清瘀散结等多种功效,人们已从中发现多种具有抗肿瘤和抗病毒活性或可作为多耐药逆转剂的二萜类化合物。Pepluanol A 是 2016 年从大戟属植物 *Euphorbia peplus* 中分离得到的,具有 5/6/7/3 四环骨架,且含有 7 个手性中心,其中 6 个连续分布,1 个为季碳中心,这些对全合成来说都具有较大的挑战。最近,浙江大学化学系的丁寒锋课题组首次报道了(±)-pepluanol A 的全合成工作,为了构建高度官能化的双环 1,5-二醇-2-烯或其等价结构,丁寒锋教授直接为全合成(±)-pepluanol A 开发了一类钛催化的乙烯基环氧-醛的分子内还原环化反应。该反应条件温和,且产率高,操作简单,向 Cp_2TiCl_2/Zn/三甲基吡啶·HCl 的混合液中慢慢滴加底物 **1**,能以高达 95%的产率得到产物 **2**。同时底物实用范围广,不受环系限制;与此同时,双键的顺反构型对该反应也没有影响。

三、glucosepane 全合成和其中的新反应

glucosepane 是一种蛋白质修饰产物的核心结构,是赖氨酸和精氨酸的侧链与葡萄糖发生非酶促反应生成的,深入地研究这种分子的生理机制和药理作用可以帮助科学家更深入了解

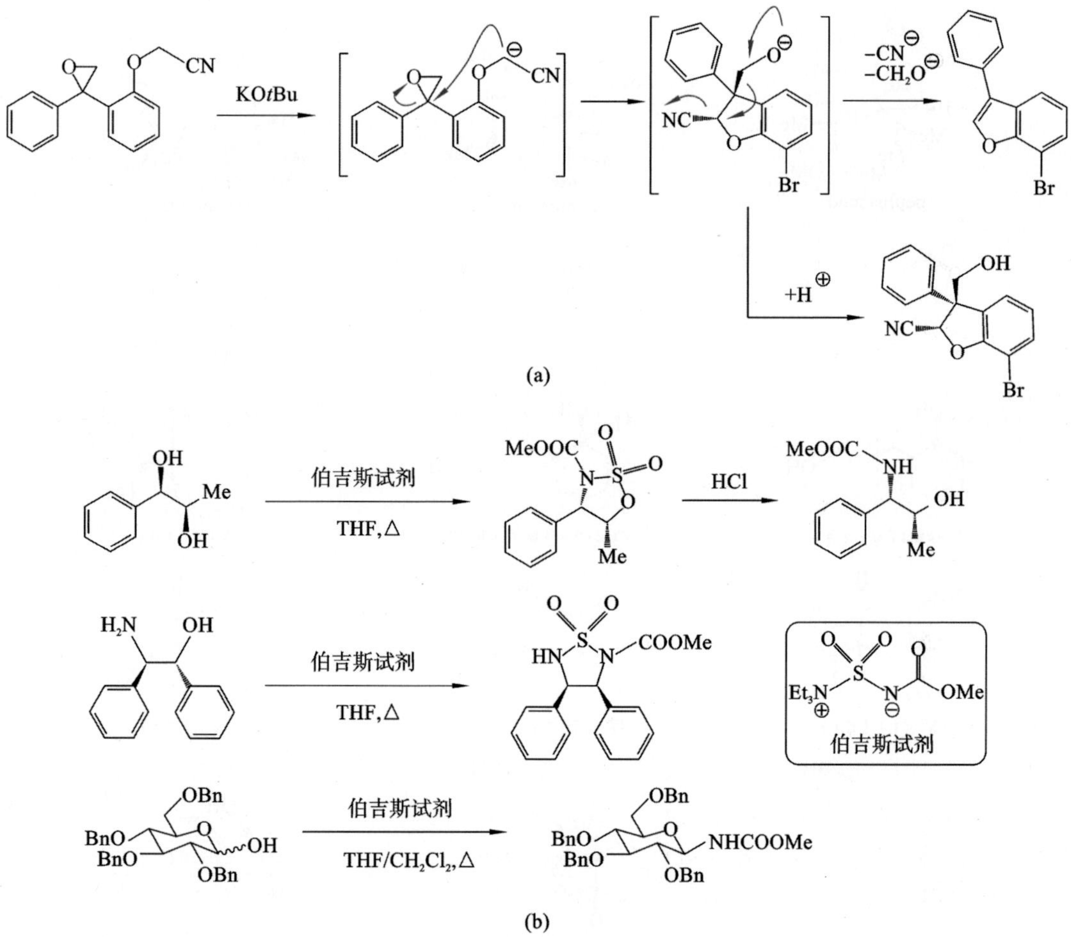

图 4-15　Nicolaou 发现的有机合成方法

(a)5-*exo-tet* 关环反应；(b)伯吉斯试剂的新反应

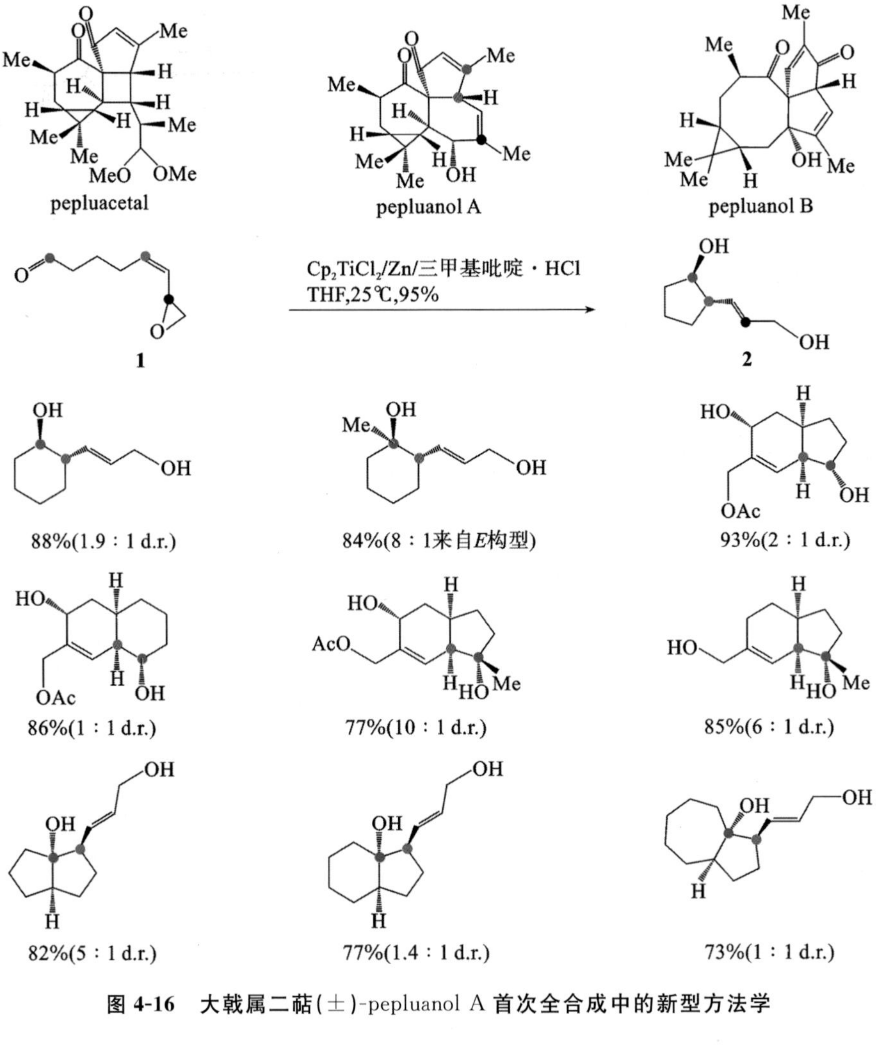

图 4-16　大戟属二萜(±)-pepluanol A 首次全合成中的新型方法学

糖尿病和衰老，有助于找到更好的治疗方法。有科学家利用仿生合成的方式，用葡萄糖、赖氨酸和精氨酸一锅法合成 glucosepane，但是这种反应产率极低，大约只有 2%，而且得到的是 8 种非对映体的混合物。2015 年，耶鲁大学化学系的 David Spiegel 及其研究团队成功实现了 glucosepane 的简短全合成，并将研究结果发表在 Science 杂志上，具体的合成路线如图 4-17 所示。

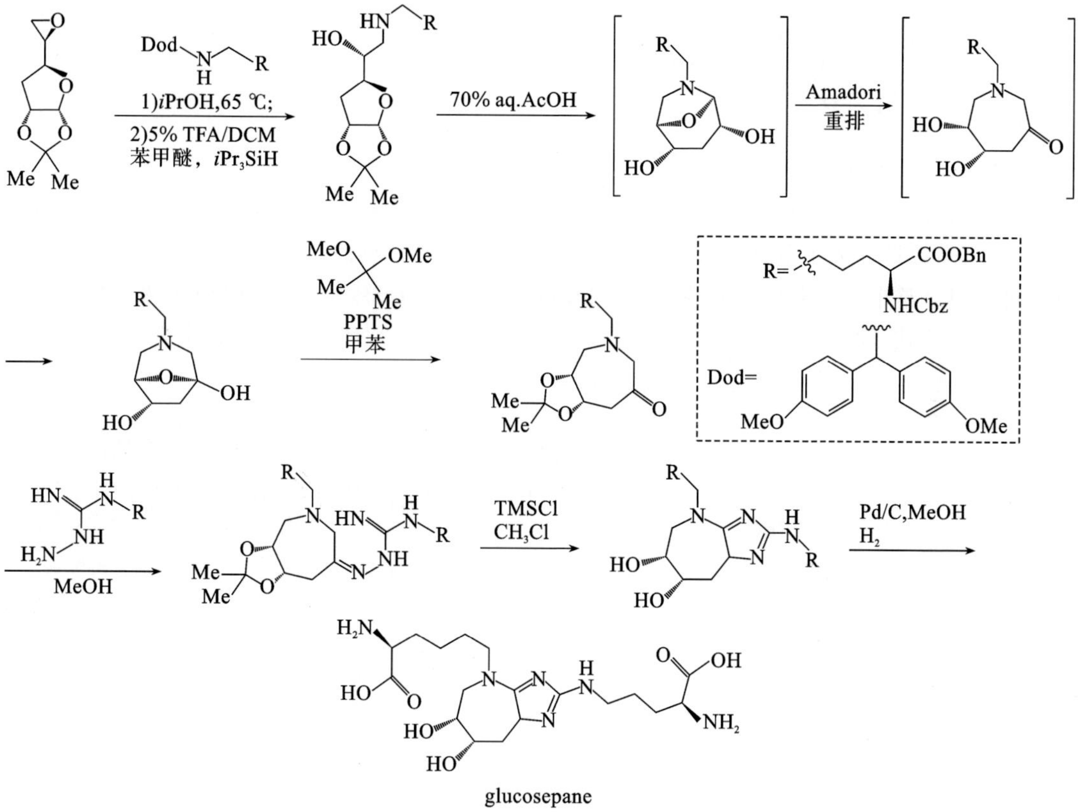

图 4-17 glucosepane 全合成路线

glucosepane 是包含咪唑的一种罕见的同分异构体，这种结构除了在 glucosepane 同系物中之外，以前还从未在其他天然分子中被观察到。为了合成这个特殊基团，Spiegel 课题组发展了一种新的合成方法，类似 Fisher 吲哚合成，通过[3,3]重排反应合成了 glucosepane 中的核心结构——咪唑(图 4-18)。

四、愈创木内酯(guaianolide)全合成中运用的新型方法学

愈创木内酯(guaianolide)是倍半萜类天然产物中一个重要家族，除具有愈创木倍半萜特征的 5/7 全碳并环结构外，还具有一个 δ-丁内酯结构。愈创木内酯具有多种重要生理活性，包括抗病毒、抗细菌、抗真菌、抗炎症、抗癌细胞活性以及钙离子调节活性等。此前的两种合成策略都是基于对山道年(santonin)的转化，一种是 Barton 发展的光化学重排策略，另外一种是 Ando 发展的阳离子骨架重排策略。由于天然山道年只有一种光学异构体，在全合成过程中需要多步转化，合成路线往往比较冗长，为了高效地合成愈创木内酯，发展新型不对称催化反应是解决这一问题的关键所在。中国科学院上海有机化学研究所的孙炳峰研究员成功地将

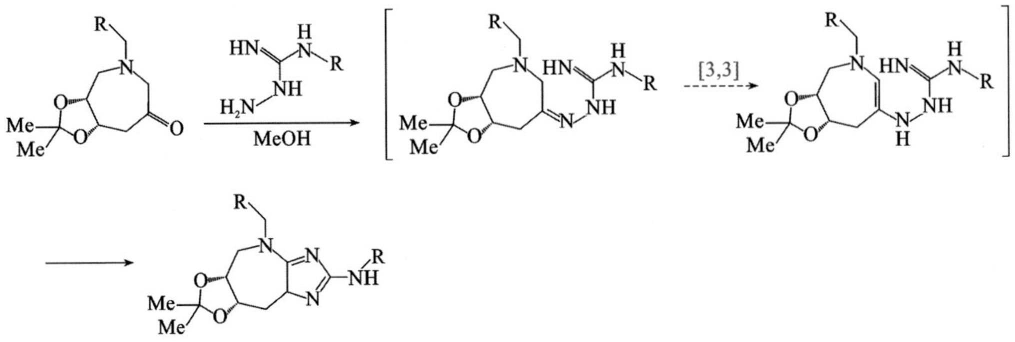

图 4-18 [3,3]重排反应合成 glucosepane 中的核心结构——咪唑

Harmata 新近发展的有机小分子催化不对称[4+3]环加成反应(图 4-19)运用于愈创木内酯的全合成,高效地完成了 hedyosumins A—C 的首次不对称全合成,并由此确立了这些化合物的绝对构型。整个合成路线总步骤在 14 步以内,总产率为 5%左右,为相关天然产物的活性研究奠定了基础,同时也验证了有机小分子催化不对称[4+3]环加成反应在全合成中的应用。

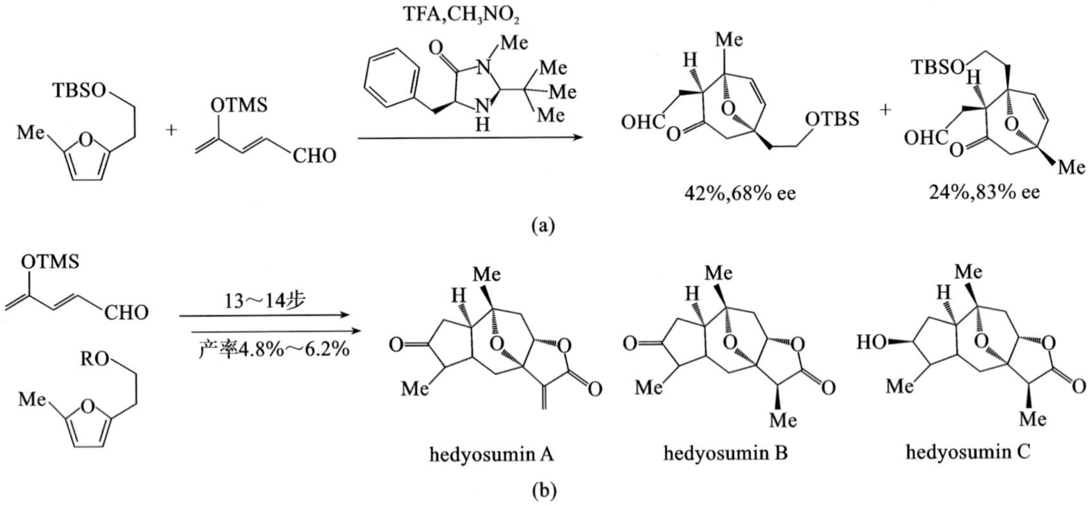

图 4-19 有机小分子催化不对称[4+3]环加成反应

第二章
天然产物的仿生合成

在一个天然产物的生物合成途径被阐明后，按照其生源合成途径，模仿合成步骤对其进行化学合成的方法称为仿生合成。仿生合成与普通化学合成不同，仿生合成是先模仿，后合成，因此事先对生物体内的反应和天然产物的生源合成途径要有深入的了解。生物体内的反应除极个别外，都是在酶的作用下进行的，但采用化学方法模仿这些反应时，可以在无酶存在下进行，也可以在模拟酶的反应条件下进行。利用仿生合成的方法可以简化合成步骤，提高合成产率；或者可以获得活性更高或活性相近，但更易于制备的新化合物。原则上讲，凡具有生物活性的天然产物都可以成为仿生合成的对象，采用仿生合成的全合成越来越多。

仿生合成第一个成功的例子是颠茄碱（又称阿托品）的合成，按照有机化学经典合成方法，以环庚酮为起始原料，颠茄碱的合成需要经过近 20 步反应。1917 年 Robert Robinson（1886—1975）利用曼尼希（Mannich）反应进行的第一次仿生合成颠茄碱（图 4-20）标志着仿生合成的开始。

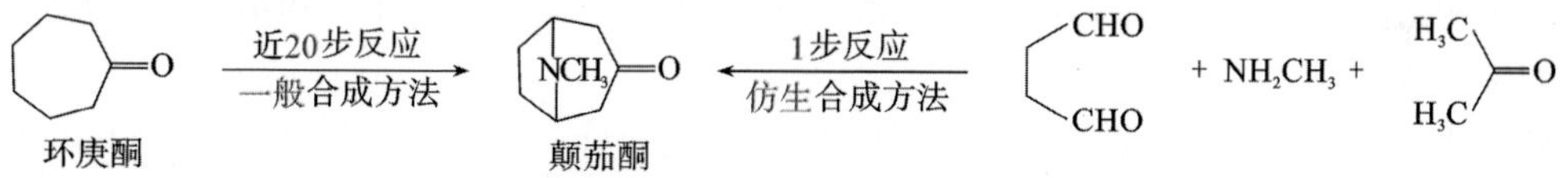

图 4-20　颠茄碱的合成

1955 年，斯托克（G. Stork）等人在前人研究胆固醇生物合成的基础上，提出一个多烯环合的假说：具有全反式结构的多烯化合物，能立体专一地全反式环合成具有“天然构型”的产物，而具有全顺式结构的多烯化合物则得到“非天然构型”全顺式环合产物。这一重要假说促进了一系列仿生多烯环合的研究，为甾体等化合物提供了不少全合成路线，如孕甾酮的仿生合成（图 4-21）。

1969 年布雷斯洛（R. Breslow）等采用环糊精作为模拟酶，实现了茴香醚的选择性氯化，并于 1972 年提出“仿生化学”这一概念，指出仿生化学是有机化学的一个分支，它试图模仿自然界的反应和酶过程，是改进有机合成的一种手段。天然药物化学的任务之一是阐明具有生物活性的天然产物的结构及进行全合成，生物合成的理论有助于天然产物合成的设计和结构的推导，仿生合成在生源验证、样品制备和丰富有机化学理论方面起着重要作用。

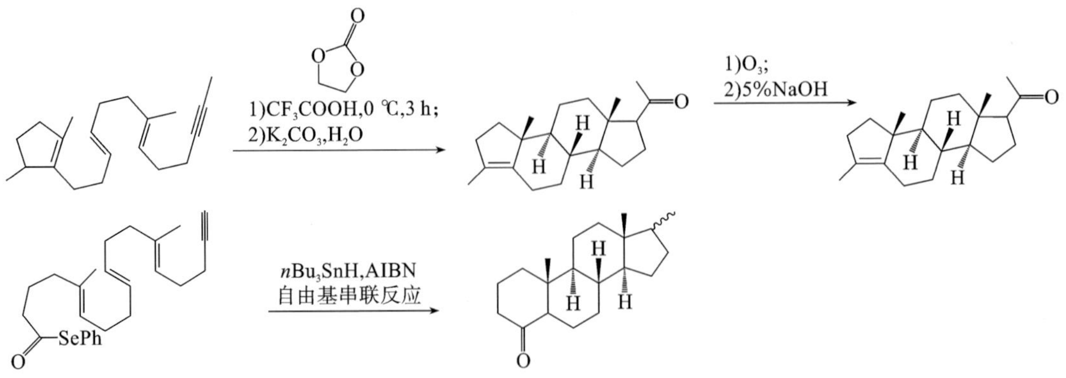

图 4-21 孕甾酮的仿生合成

第一节 细胞松弛素的仿生合成

近年来,华中科技大学的张勇慧教授课题组相继从黄柄曲霉(*Aspergillus flavipes*)中分离得到了一系列细胞松弛素类多聚体。从生源途径上分析,这些多聚体天然产物均是由已知的细胞松弛素单体 aspochalasin B 和多酚类化合物 epicoccine 通过一系列不同模式的聚合反应(二聚、三聚或四聚)形成,其结构的复杂性和聚合形式的多样性令人叹为观止。上述细胞松弛素类多聚体的发现大大地丰富了该类天然产物的骨架类型。这些分子展现出来的结构新颖性、复杂性和多样性,既给有机合成化学家带来了巨大的挑战,也为发展新策略和新反应提供了绝佳的契机。此外,研究表明一些细胞松弛素类多聚体还表现出单体化合物所不具备的生物活性。例如,asperchalasine A 对多种肿瘤细胞具有较强的 G1 期阻滞作用,对正常细胞则无明显影响。毫无疑问,上述天然产物已被发现的和尚未发掘的潜在生物活性使其成为新药研发的宝贵资源。

唐叶枫和邓军两个课题组几乎同时开展了 asperchalasines 的全合成,asperchalasines A—H的可能生源合成途径如图 4-22 所示,并以此为基础确立了此类二聚体和三聚体的基本合成策略。化合物 epicoccine 可经氧化得到邻苯醌中间体 **1a** 和 **1b**,两者又可经异构化得到异苯并呋喃 **1c**。**1c** 作为一个活泼的中间体,可以充当双烯体与细胞松弛素单体 aspochalasin B 发生分子内 Diels-Alder 反应。该反应具有潜在的内型/外型(*endo*/*exo*)选择性及区域选择性问题,因此理论上可以分别得到四个杂二聚化天然产物 asperchalasines F—H 和 Ⅰ。这些化合物通过选择性甲基化得到天然产物 asperchalasines B—E。此外,化合物 Ⅰ 也可以进一步被氧化成邻苯醌类化合物 Ⅱ,后者进而与第二分子 aspochalasin B 发生[5+2]环加成反应得到杂三聚体 asperchalasine A。

首先以 Diels-Alder 反应和 RCM 反应为关键步骤,高效合成了三环细胞松弛素单体 aspochalasin B;在此基础上,系统研究了 aspochalasin B 和不同形式的 epicoccine 前体的二聚化反应,实现了杂二聚体 asperchalasines B—E 以及一系列同源物的全合成;最后,以仿生[5+2]环加成反应为关键步骤,实现了杂三聚体 asperchalasine A 的全合成,具体合成路线如图 4-23所示。整个合成工作简洁流畅,充分展现了生源启发和理性设计相结合的威力。该项研究不仅为阐明上述天然产物的生源途径提供了实验依据,同时也为深入研究其生物学功能提供了物质基础。

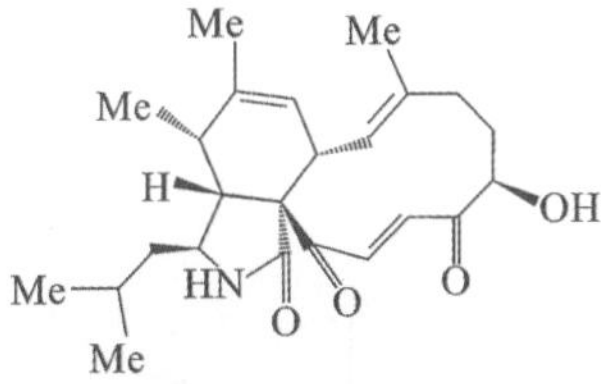

aspochalasin B

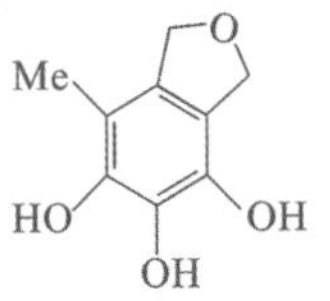

epicoccine

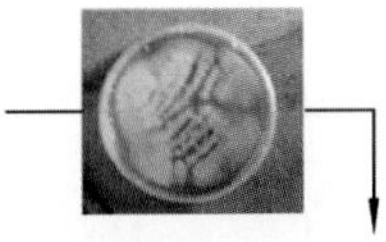

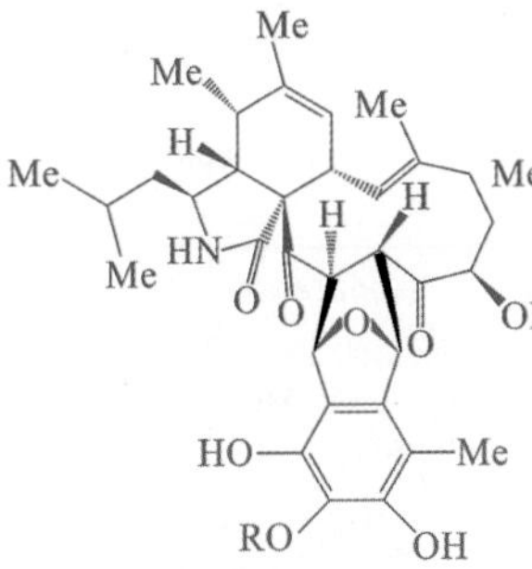

asperchalasine B:R=Me
asperchalasine G:R=H

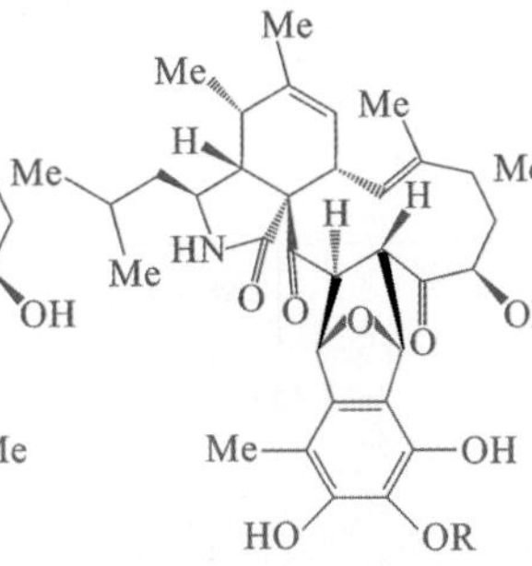

asperchalasine C:R=Me
asperchalasine F:R=H

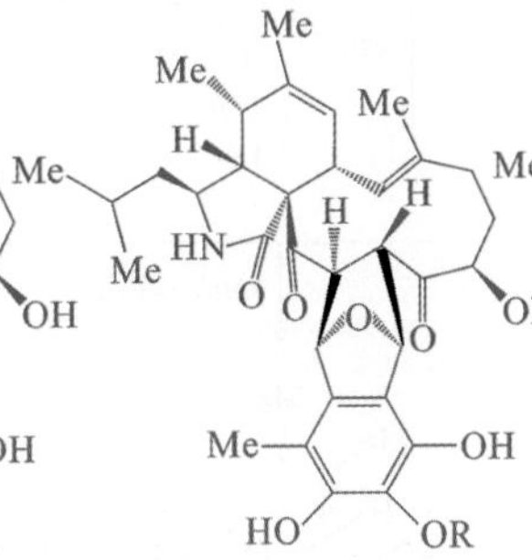

asperchalasine D:R=Me
asperchalasine H:R=H

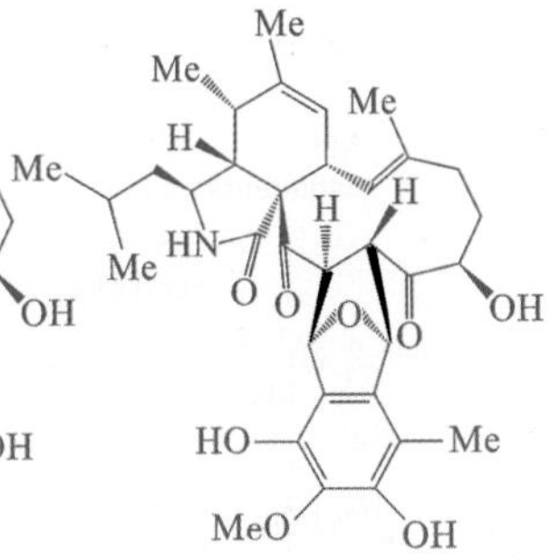

asperchalasine E

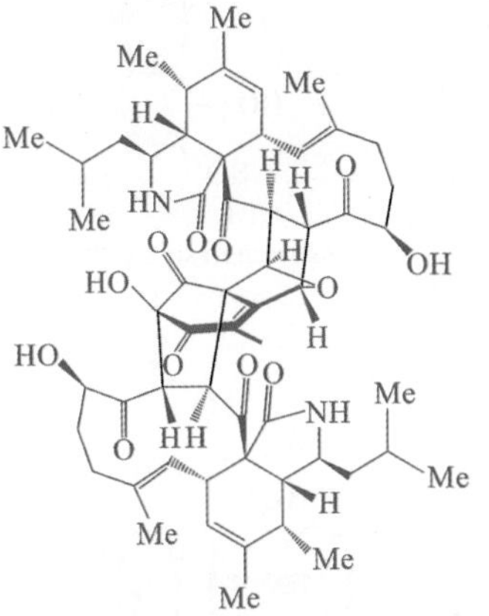

asperchalasine A

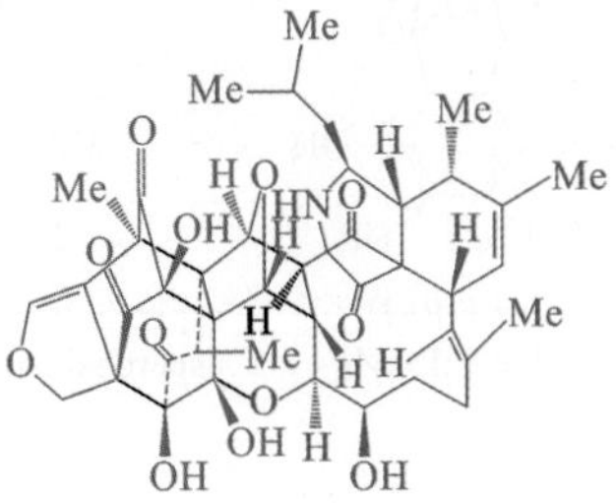

epicochalasine A

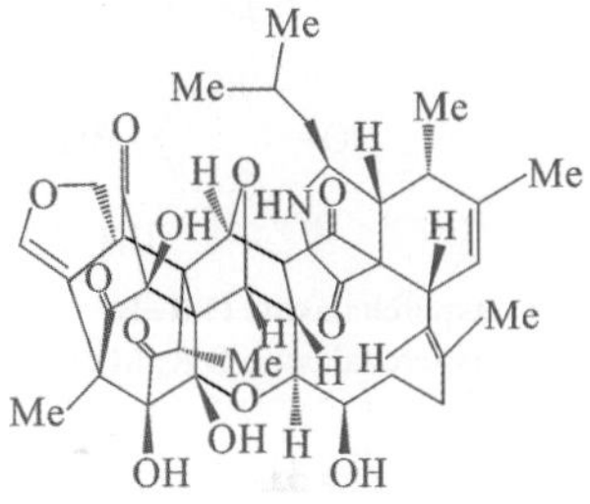

epicochalasine B

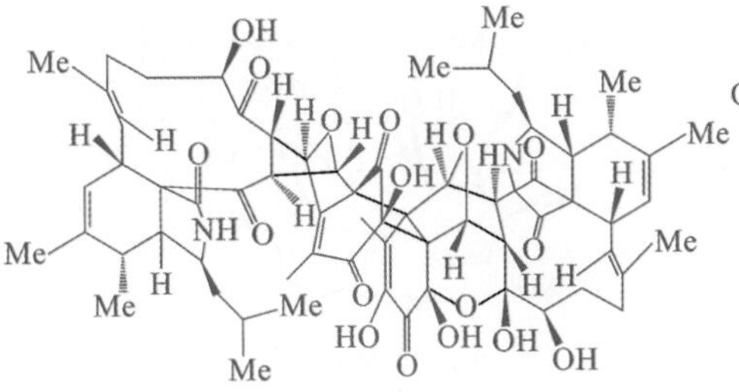

asperflavipine A

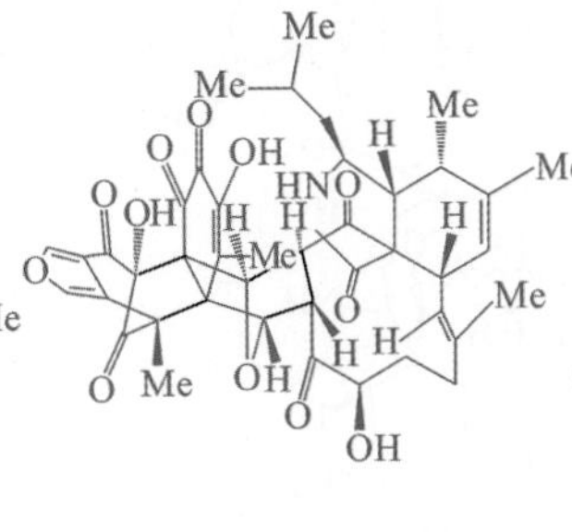

asperflavipine B

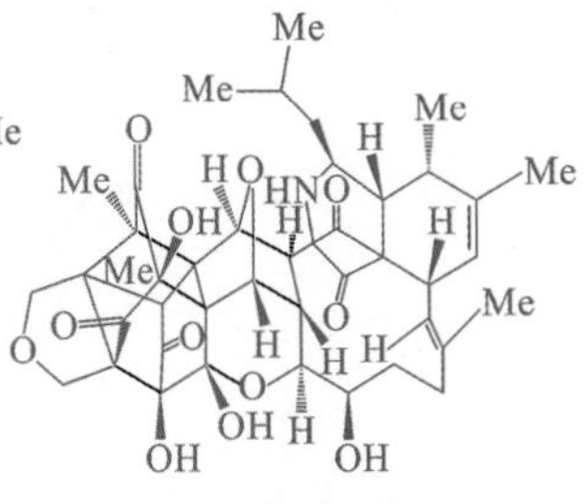

aspergilasine A

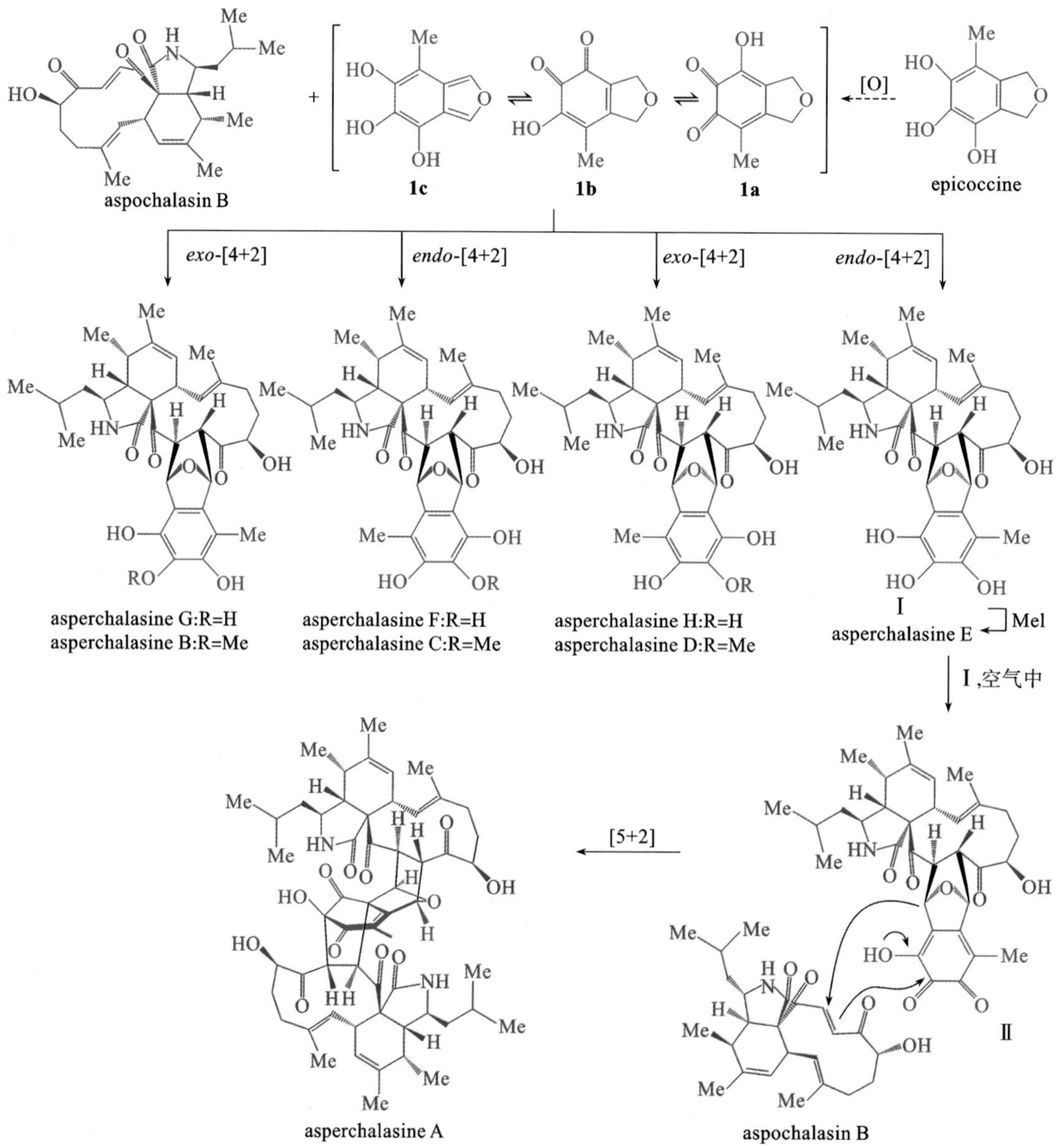

图 4-22 asperchalasines A—H 的可能生源合成途径

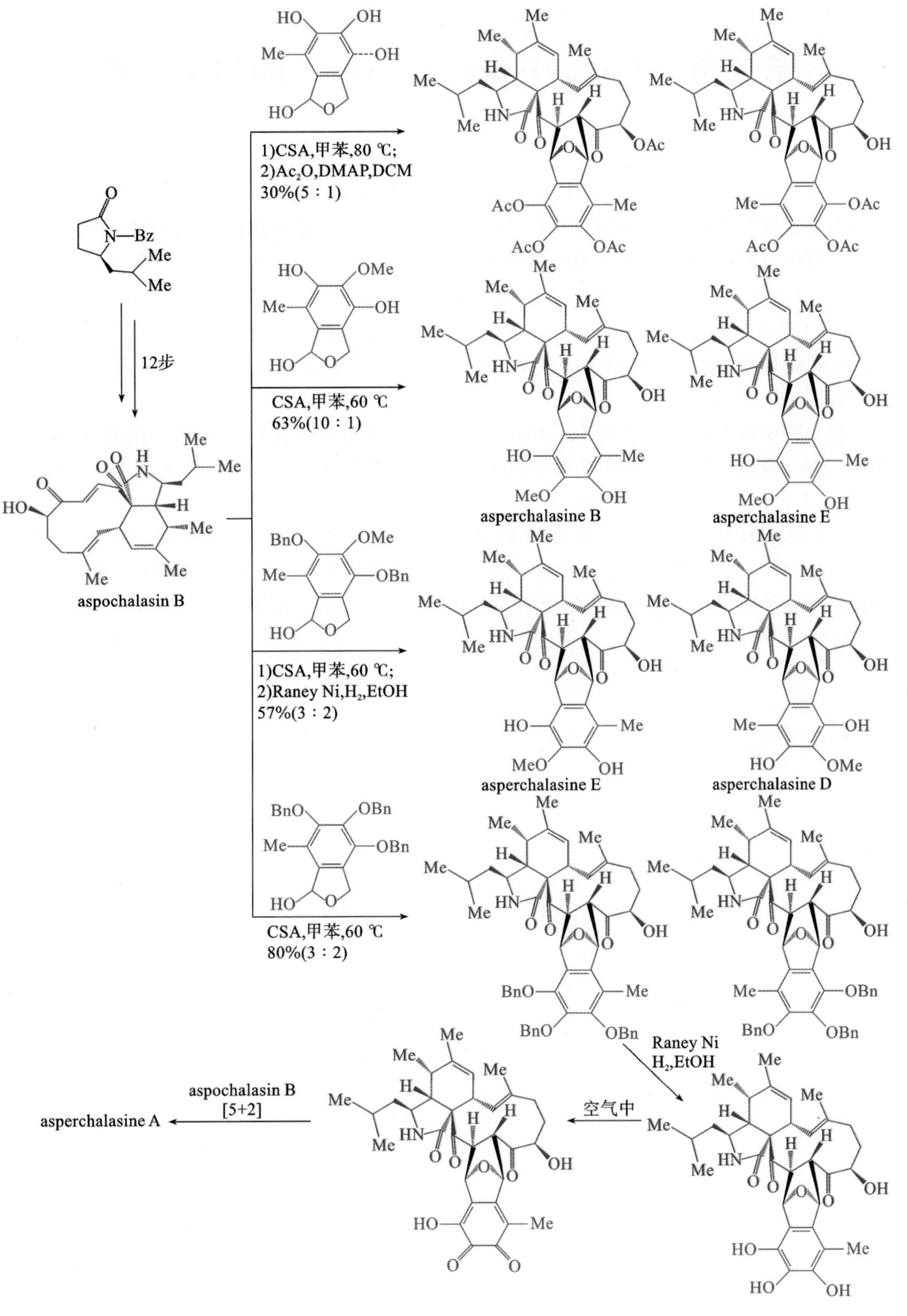

图 4-23 asperchalasine A 的具体合成路线

第二节 Hyperjaponols A—C 的仿生合成

Hyperjapones A—E 和 hyperjaponols A—C 分别是中国科学院昆明植物研究所许刚教授团队和华中科技大学张勇慧教授团队从地耳草(*Hypericum japonicum*)中分离得到的较为复杂的芳香聚酮与萜类骈合的天然产物。Hyperjapones A—E 是从具有肝炎治疗效果的传统中药地耳草中分离得到的一类杂萜。外消旋体 hyperjapone A 具有 11/6/6 环，hyperjapones B—E 具有 4/9/6/6 环。Hyperjaponols A—C 也是从地耳草中分离得到的。在这些化合物里，比较有趣的是外消旋体 hyperjaponol C，它具有多个手性中心和反式-isodaucane 骨架，表明其生源途径高度倾向于非酶合成途径。Hyperjapone A 转化为 hyperjaponols A—C 的详细过程如图 4-24 所示。

澳大利亚阿德莱德大学的 Jonathan H. George 博士等人运用一种仿生的氧化 hetero-Diels-Alder 反应，成功地将脱芳酰基间苯三酚和天然环萜骈合起来，合成了 hyperjapones A—E。更进一步，他们通过模拟由 hyperjapone A 至 hyperjaponol C 生物合成的几个步骤：环氧化、酸催化氧化开环、协同异步烯烃环化与叔碳正离子的 1,2-烷基迁移，成功完成 hyperjaponol C 的简洁全合成，在仅仅 4 步反应中，实现了 6 个碳碳键、6 个立体中心和 3 个环的构建。该课题组通过仿生合成的策略发散性地合成了 hyperjapones A—E、hyperjaponols A 和 C(图 4-25)。

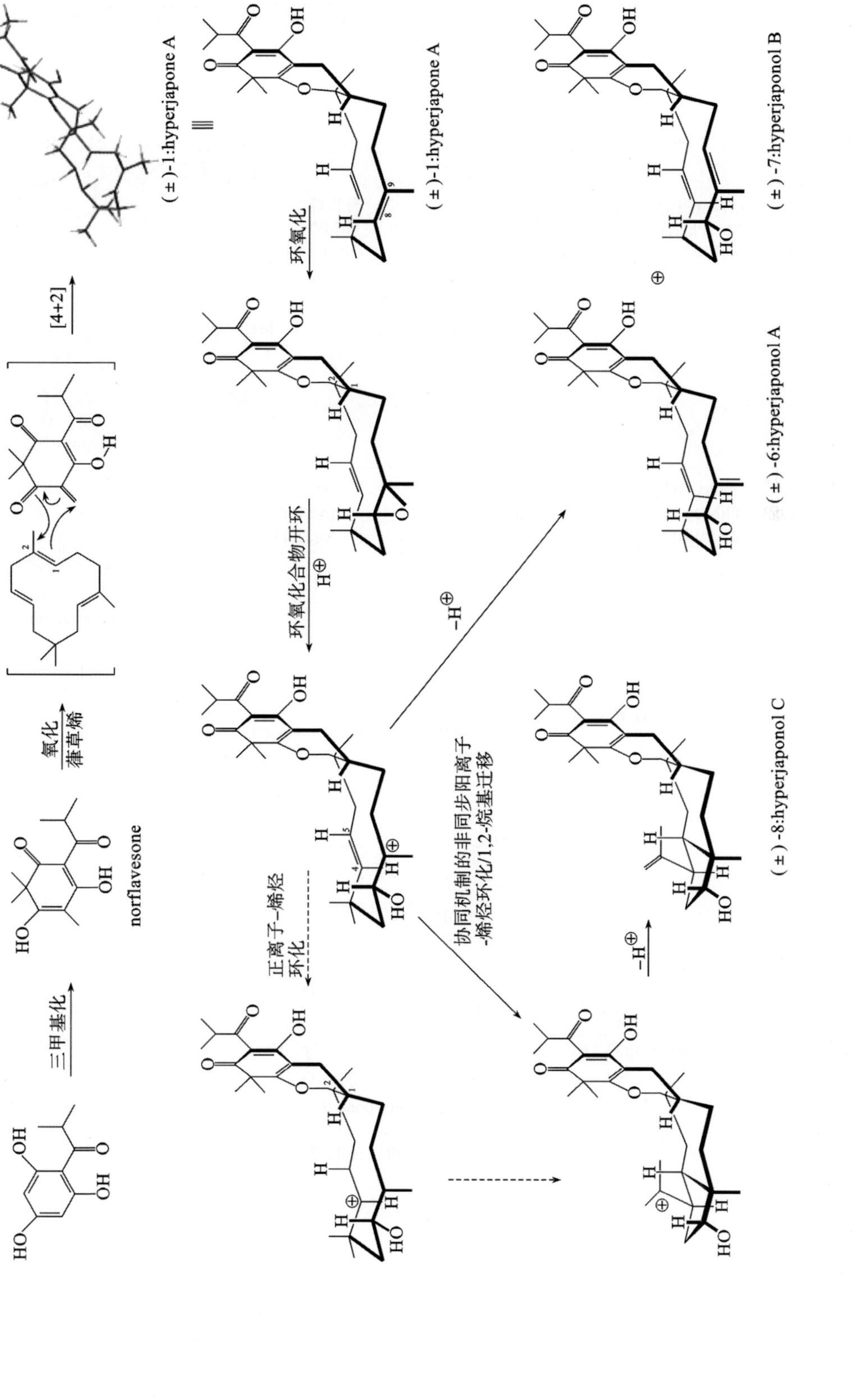

图 4-24 hyperjaponols A—C 的合成过程

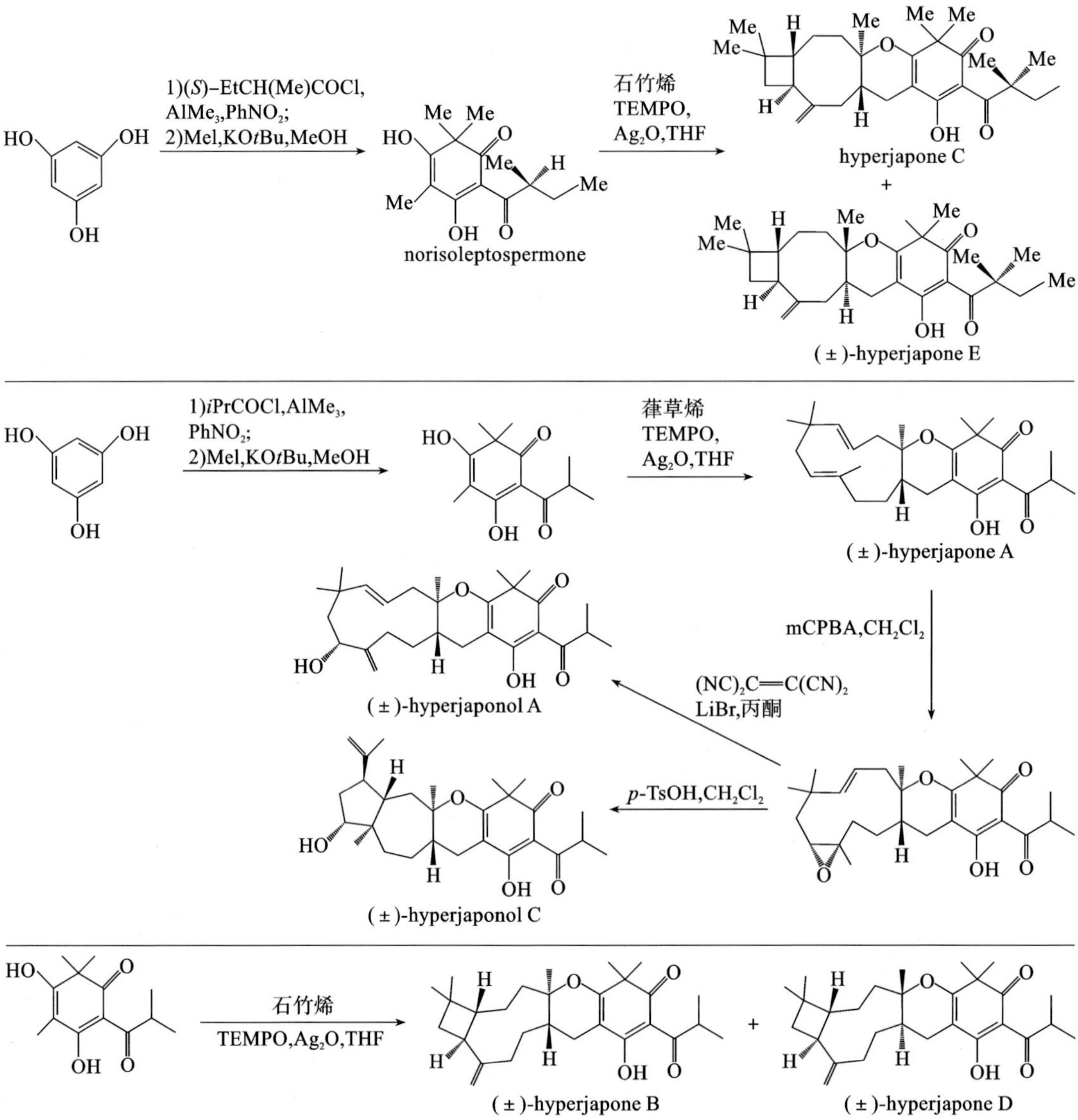

图 4-25 George 博士的仿生合成策略

第三节 Homodimericin A 的仿生全合成

Homodimericin A 是由哈佛大学医学院 Jon Clardy 课题组于 2016 年从真菌 *T. harzianum* 和细菌 *Streptomyces* sp. 共生条件下分离得到的一种结构新颖的天然产物。该分子具有独特的六环笼状结构，含有 8 个连续的立体中心，同时该分子对酸和碱都比较敏感。根据生源合成途径推测 homodimericin A 是由两分子对苯二酚单体经过一系列氧化、Michael 加成/芳构化反应以及分子内的 Diels-Alder 反应、Prins 环化反应得到的。受到生源合成途径（图 4-26）的启示，杨震、唐叶枫和邓军团队均报道了 homodimericin A 的仿生合成，从简单易得的底物 **2** 出发通过分子间双重 Michael 反应得到关键前体 **1**，最终通过 Diels-Alder 串联的 Ene 反应构建天然产物的核心骨架。

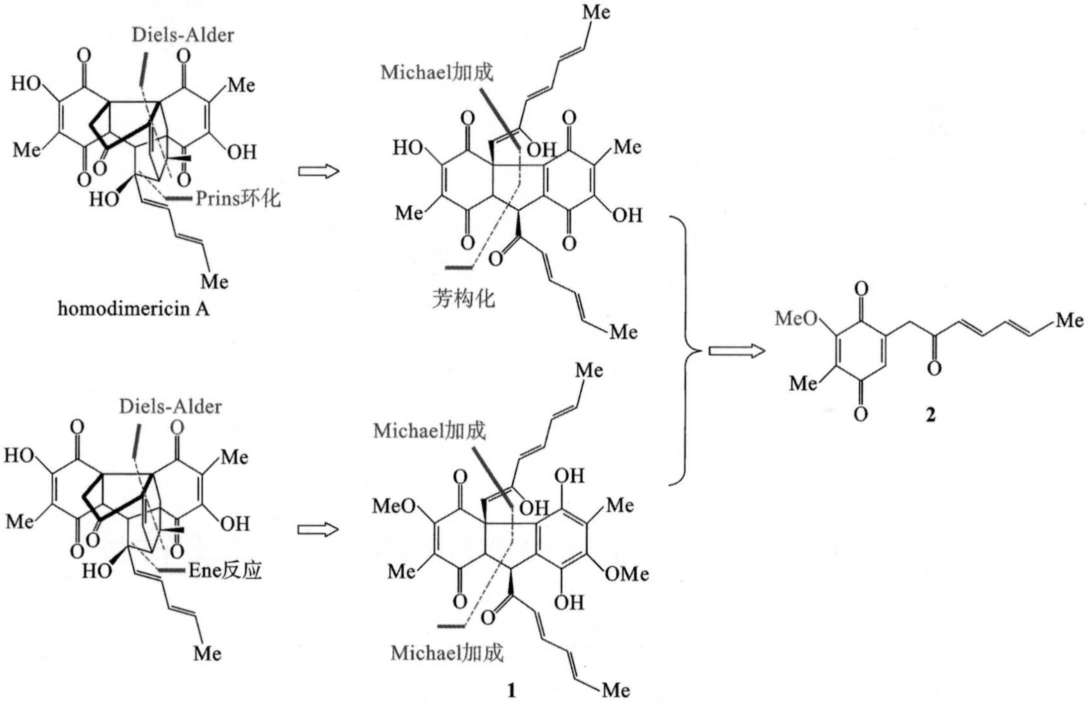

图 4-26 homodimericin A **的逆合成途径**

Homodimericin A 的合成路线（图 4-27）：芳基溴代物 **3** 首先与烯醇硅醚 **4** 进行钯催化的 Kuwajima-Urabe 偶联反应，以 73%的产率得到中间体 **5**。中间体 **5** 在硝酸铈铵的条件下氧化消除甲基得到关键中间体 **2**。中间体 **2** 在碱性条件下发生双 Michael 反应，以两步 41%的产率得到中间体 **6**。中间体 **6** 在无水硫酸钠及氧化银的条件下以 95%的产率得到关键反应前体 **7**。经过一系列条件的筛选，以苯作为溶剂，180 ℃封管的条件下化合物 **7** 能以 23%的产率得到 Diels-Alder 串联 Ene 反应的产物 **8**。最后在碘化镁的作用下，中间体 **8** 脱除甲基得到最终的天然产物 homodimericin A。

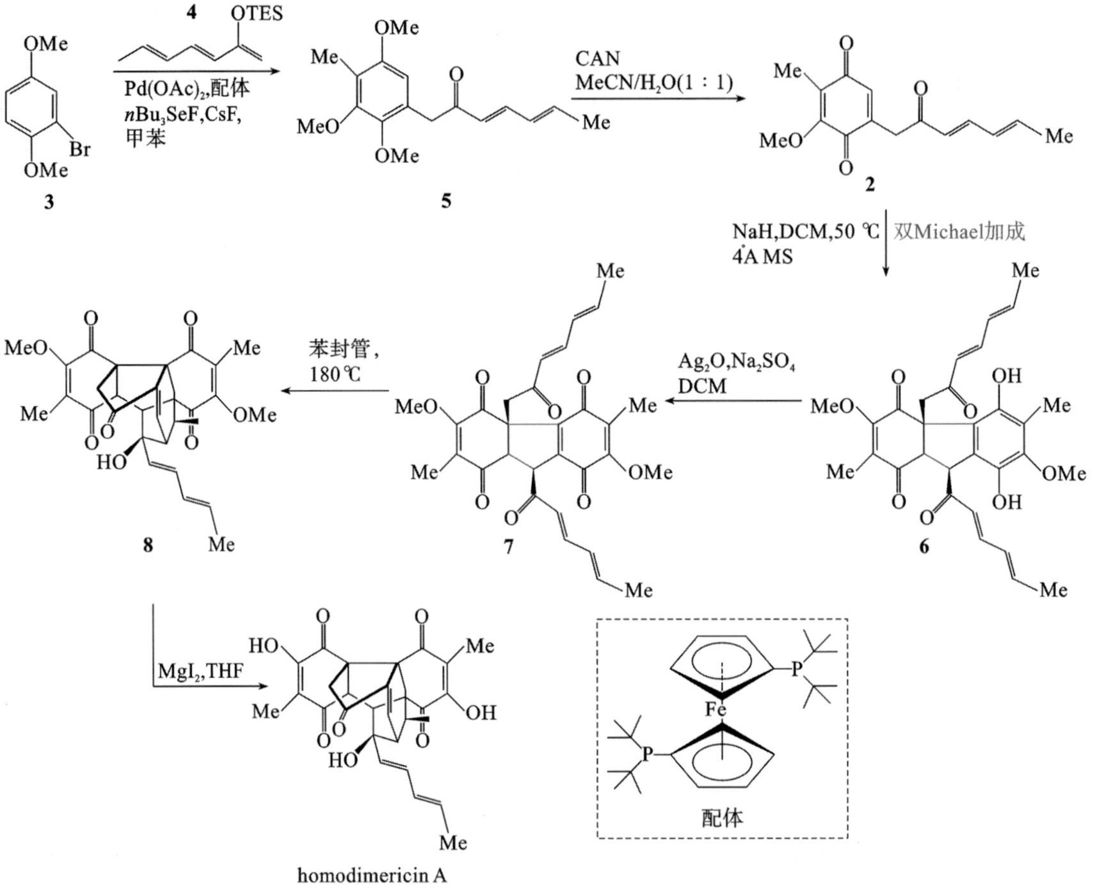

图 4-27 homodimericin A 的合成路线

第四节 天然产物 paeoveitol 的首次仿生合成

Paeoveitol 是由中国科学院昆明植物研究所陈纪军团队于 2014 年从传统中药材川赤芍根中分离得到的降碳二萜类天然产物，分离时便得到一对对映异构体，具有全新的骨架。生源上，陈纪军团队提出了以 paeoniflorin 为起始原料的生物合成假说。这一化合物在植物中的含量很低，5 kg 干的川赤芍根中只能分离得到 1.6 mg 的 paeoveitol 消旋体，很难满足其生物活性的系统评价需要。2015 年陈纪军团队又从川赤芍根中分离出了 paeoveitols A—E 5 个新的单萜化合物，这些化合物在结构上与 paeoveitol 具有一定的相似性。陕西师范大学赵玉明课题组采用仿生合成的设计思路，仅用 4 步反应完成了 paeoveitol 的首次全合成，而且这一路线可实现 paeoveitol 的克级合成。通过对 paeoveitol 及其类似物结构特点的仔细分析，赵玉明课题组首次提出了以 paeoveitol D 为原料，采用非酶催化的[4+2]环加成反应合成 paeoveitol 的生源合成新假说(图 4-28)。化学上，尽管 paeoveitol D 与 o-QM 分子间[4+2]环加成反应在化学选择性、区域选择性以及立体选择性上均存在较大挑战，赵玉明课题组在对模型反应细致研究的基础上，最终成功实现了天然产物 paeoveitol 的首次全合成，并且可以得到克级的最终产品，整体路线非常简洁高效。除此之外，赵玉明课题组还对关键反应中体现的高选择性进行了翔实的理论计算和解释。

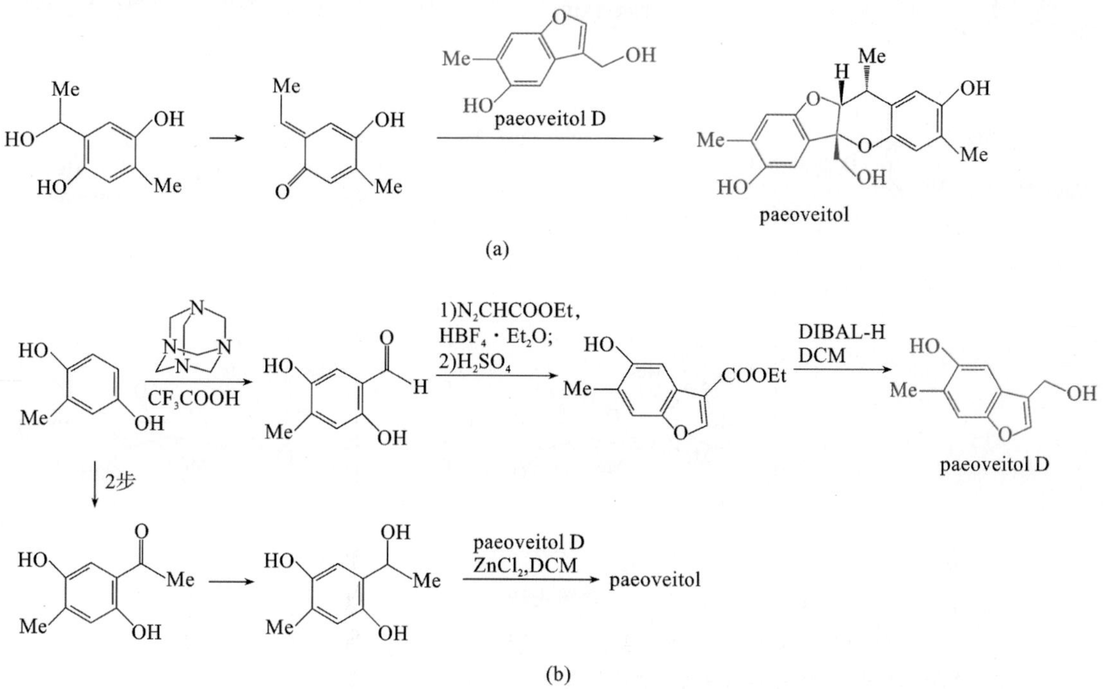

图 4-28 paeoveitol 的仿生合成

(a)生物合成途径；(b)赵玉明课题组合成路线

第五节 一锅法全合成具有复杂环结构的 portentol

地衣(lichen)是真菌和光合生物(藻类或细菌细胞)之间通过共生关系形成的。Portentol 是从地衣中发现的一种具有复杂环结构的聚酮。慕尼黑大学 Dirk Trauner 小组采用了一种不常见的高效仿生路线合成了 portentol(图 4-29)。首先通过 3 个硼羟醛缩合反应(boron aldol reaction)形成天然产物的碳链，然后通过氧化触发仿生双环化串联反应得到 portentol 及其他的已知的脱水产品。这一合成方法也证实了 portentol 的生物合成假说——自然界中 portentol 由串联反应生成。

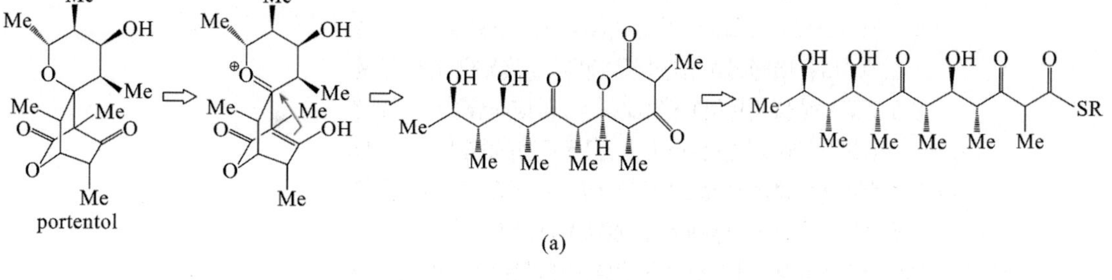

图 4-29 portentol 的仿生合成

(a)Trauner 小组对生物合成的分析；(b)仿生合成路线

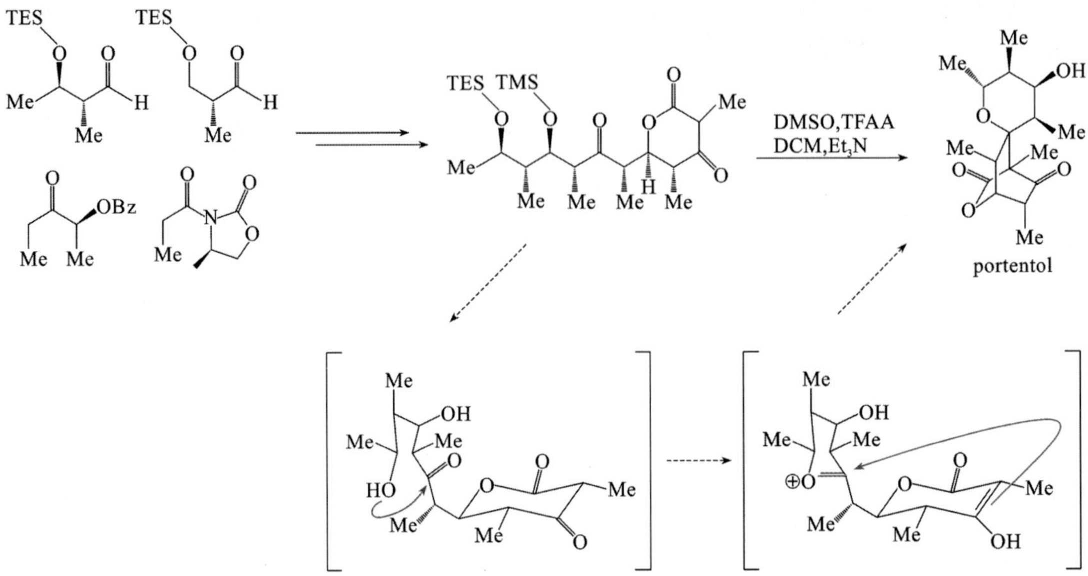
TES
Me
H
Me
TES
H
Me
OBz
Me
Me
N
O
O
Me
TES
TMS
Me
Me
Me
Me
H
Me
Me
DMSO,TFAA
DCM,Et3N
Me
Me
OH
Me
Me
Me
Me
portentol
Me
OH
Me
Me
HO
Me
Me
Me
Me
OH
Me
Me
⊕O
Me
Me
Me
OH

(b)

续图 4-29

第三章 天然产物的结构修饰或简化

天然产物一直是小分子药物的重要来源，但天然产物往往结构复杂，含有较多的碳原子而含有较少的杂原子或者卤素原子，包含的手性碳原子也非常多，很多时候需要通过结构修饰或者简化来改造天然产物。天然产物的结构修饰和简化主要包括3个方面：第一，天然产物分子往往对相关靶点具有较好的活性，但很多时候该活性的强度不足以展现出良好的体内药效，需要通过修饰来提高分子的活性；第二，天然产物的选择性有可能不好，有脱靶的风险，这个时候我们可以通过结构优化来提高天然产物的选择性；第三，天然产物往往结构复杂，药代动力学性质和水溶性差，生物利用度较低，需要通过结构优化改善药代动力学性质。此外，通过构效关系研究，找出关键药效团，从而简化分子结构，降低合成难度和成本；结构修饰还可以提供具有专利性的分子，为后续的药物开发打下良好的基础。

第一节 简化分子结构和增加代谢稳定性

从软海绵素 B(halichondrin B)到艾日布林 Halaven(eribulin mesylate)

1986年，日本科学家 Hirata 和 Uemura 从海绵 *Halichondria okadai* 中分离出了一种只包含C、H、O原子的聚醚大环内酯类化合物。他们把这种结构极其复杂的天然产物命名为软海绵素 B(halichondrin B)。生物活性评价显示软海绵素B对60个癌细胞系均具有极强的体外抗肿瘤活性并且生理作用机制新颖。该化合物迅速引起了学术界和制药公司的关注，然而从自然界中提取获得的软海绵素B的样品量极为有限，1 t 海绵只能提取大约400 mg的软海绵素B，这严重制约了这个分子的后续药物开发。科学家很快就想到了通过全合成来解决软海绵素B产量不足的问题，但软海绵素B的全合成同样极其困难，软海绵素B的分子结构非常复杂，包含32个手性中心，这也就意味着软海绵素B有超过40亿个异构体。如此多的手性中心对合成路线设计、合成过程中的手性控制以及反应之后的纯化过程带来了非常大的障碍；哈佛大学的 Kishi 教授接受了这个挑战，于1992年首次报道了软海绵素B的全合成。Kishi 教授卓越的工作引起了卫材药业有限公司的关注并与其进行了深入的合作。借用 Kishi 教授的全合成策略，卫材药业对软海绵素B的构效关系进行了研究，希望找到软海绵素B的药效团，降低化合物的合成难度。通过活性对比，他们发现软海绵素B的左半部分的连续多醚结构(图4-30蓝色部分)对活性没有影响，另外一个修饰是将大环内酯上的酯基改成了酮羰基，分子的活性不仅没有降低，而且解决了其在体内易水解而造成半衰期较短的问题。卫材药业从 180 多个衍生物中挑选出了艾日布林(eribulin)，经过成功的临床试验后于 2010 年被 FDA 批准上市。相比软海绵素 B，经过改造之后的艾日布林的结构已经被极大简化，但其仍然含有 19 个手性中心，目前工业上的合成路线需要 62 步。事实上，艾日布林依然被工业界视为采用纯化学合成方法生产的、结构最为复杂的非肽类药物，堪称化学药品合成界的珠穆朗玛峰。

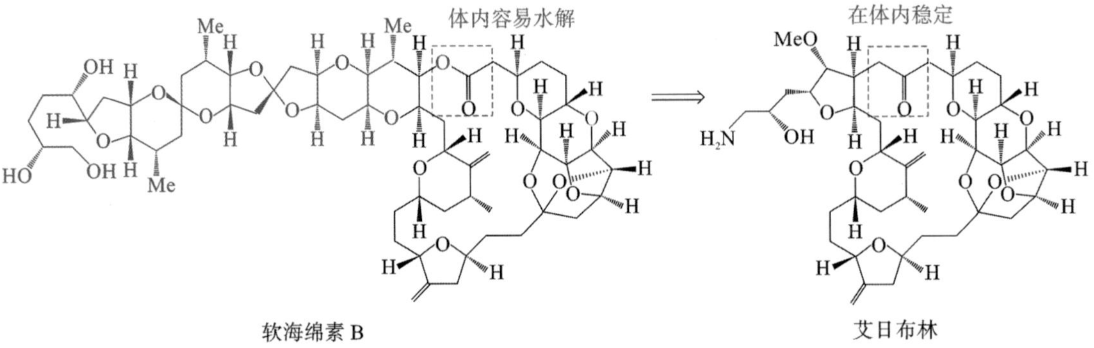

图 4-30　软海绵素 B 与艾日布林

第二节　减少手性碳原子

从洛伐他汀到他汀类药物

洛伐他汀(lovastatin)是从糙皮侧耳中分离得到的一种降胆固醇药物，通过抑制 HMG-CoA 还原酶，减少胆固醇的合成前体甲羟戊酸形成，从而起到降胆固醇的作用，该药物于 1987 年被美国 FDA 批准上市。洛伐他汀共含有 8 个手性碳原子，通过结构优化显示其药效团主要为六元环内酯结构，该内酯在生理条件下水解形成环外 γ-羟基庚酸，其他的手性碳原子的手性对化合物的活性影响较小。基于这一构效关系，多个结构更为简单的他汀类药物成功上市，包括辛伐他汀、氟伐他汀、阿伐他汀，其中阿伐他汀只保留了 2 个最重要的手性碳原子，极大地简化了分子的合成难度，而且该分子也是世界上最为成功的药物之一，从该药上市至今其累计销售额超过千亿美元，这是医药史上首个突破千亿美元大关的重磅药。

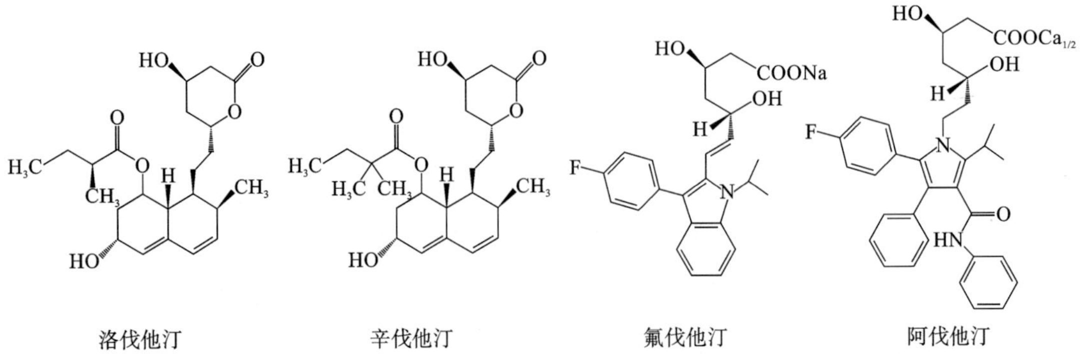

第三节 增强活性

从喜巴辛(himbacine)到沃拉帕沙(vorapaxar)

喜巴辛是 20 世纪 60 年代从澳大利亚的木兰科巴氏木耳中分离得到的一种具有三环结构的吡啶化合物。半个世纪以后，喜巴辛的衍生物沃拉帕沙于 2014 年被美国 FDA 批准上市，用于遭受心脏病发作的患者或腿部动脉有堵塞的患者，以降低进一步的心脏病发作、中风、心血管死亡和需要手术的风险。沃拉帕沙是一种首创的蛋白酶激活受体 1(PAR1)拮抗剂，是一种抗血小板制剂，旨在减少血小板聚集倾向，抑制血凝块的形成。自然分离得到的天然产物喜巴辛最开始用来治疗阿尔茨海默病，其对 M_2 受体的活性非常强(K_i=4.5 nmol/L)，同时对 M_1 受体具有 10 倍的选择性。为了提高喜巴辛类化合物的成药性，Merck 公司对喜巴辛展开了全合成和化学修饰的研究，得到了一系列简化的化合物，结果显示化合物 **3** 和 **4** 对 M_2 受体没有活性，这个结果表明喜巴辛中三环结构可能是重要的官能团。化合物 **5** 对 M_2 受体的活性和喜巴辛相当，同时科学家也评价了该系列化合物对 PAR1 的活性。PAR1 广泛分布于人体的血小板、内皮细胞以及平滑肌细胞中，是形成血栓的主要致病因素。激活的血小板会结合血纤维蛋白原，使血小板在心血管的受伤部分聚集形成血栓。PAR1 拮抗剂可以选择性地活化凝血酶并且不抑制血纤维蛋白原的形成，比市面上的抗凝血药物的出血风险更小。在化合物 **5** 的基础上，Merck 公司成功筛选出高活性化合物 **6**，其活性达到纳摩尔级别(IC_{50}=27 nmol/L)。

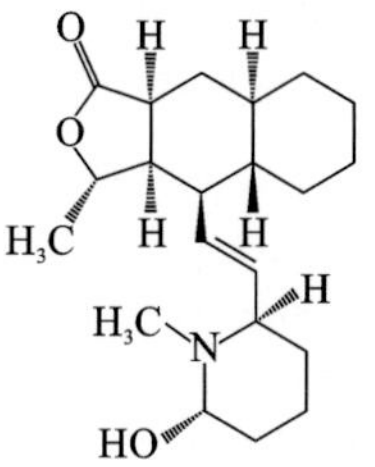

1
喜巴辛

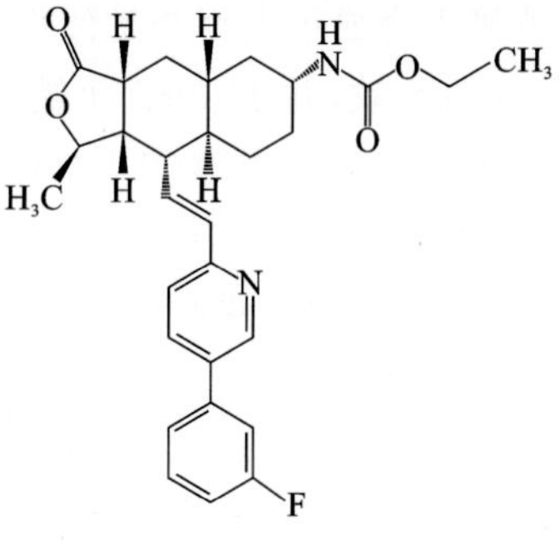

2
沃拉帕沙

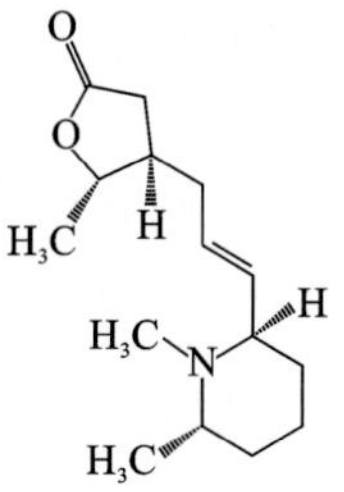

3

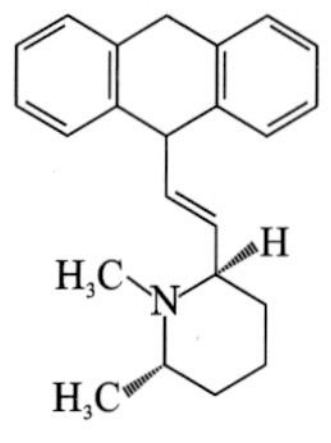

4

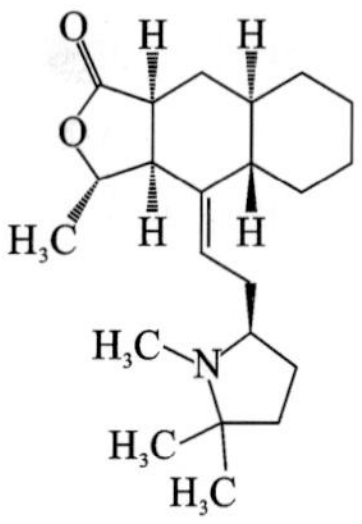

5

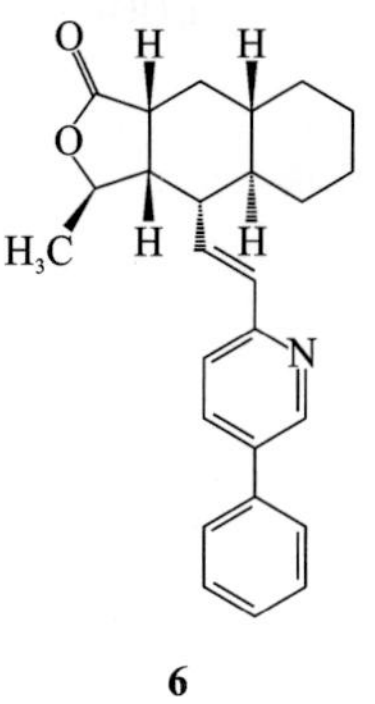

6

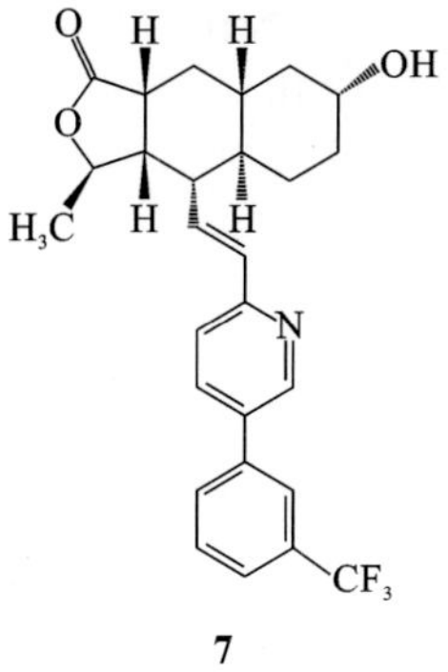

7

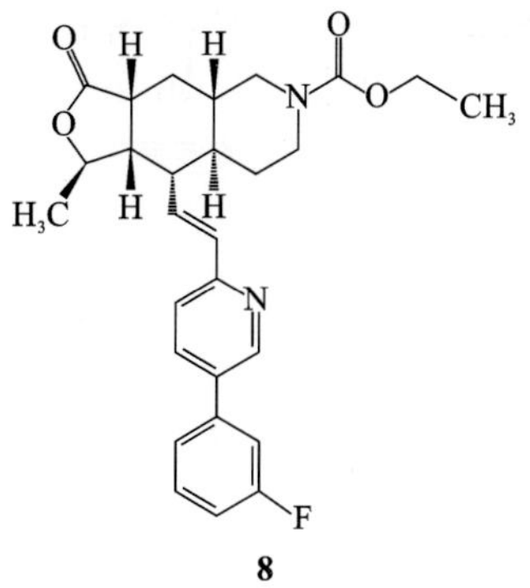

8

代谢研究显示化合物**6**可以被氧化成3个带羟基的化合物，其中化合物**7**对PAR1的活性增加了2倍(IC_{50}=11 nmol/L)，同时该化合物在大鼠和猴子体内的生物利用度分别为30%和50%，其在3 mg/kg口服给药的情况下完全抑制了食蟹猕猴体内的血小板凝集，但化合物**7**的清除率太低，在动物体内有蓄积风险。为了得到更好的分子，经过仔细的体外和体内试验评估出化合物**2**，该化合物具有良好的体外抗凝血活性，在多个动物种属中生物利用度高、体内药效良好，Ⅲ期临床试验成功后于2014年被美国FDA批准上市。

第四节　改善物理化学性质

从青蒿素到二氢青蒿素、蒿甲醚、青蒿琥酯

青蒿素是从复合花序植物黄花蒿茎叶中提取的有过氧基团的倍半萜内酯的一种无色针状晶体，其分子式为$C_{15}H_{22}O_5$，由中国药学家屠呦呦在1971年发现。青蒿素是继乙胺嘧啶、氯喹、伯氨喹之后最有效的抗疟特效药，尤其是对于脑型疟疾和抗氯喹疟疾，具有速效和低毒的特点，曾被世界卫生组织称作"世界上唯一有效的疟疾治疗药物"，2015年我国科学家屠呦呦因为在青蒿素的发现中做出的卓越贡献而获得诺贝尔奖，成为第一个获得诺贝尔医学奖的中国人。青蒿素具有独特的过氧桥环结构，构效关系研究显示，过氧桥环结构是青蒿素优异抗疟疾作用的重要药效团，区别于传统的抗疟疾药物，青蒿素新颖的结构决定了它具有完全不同的抗疟疾生理机制。但青蒿素脂溶性好、水溶性差限制了其在临床中的使用。为了找到理化性质更好的分子，中国科学院上海药物研究所的李英等人合成了上百个类似物，其中二氢青蒿素和蒿甲醚在多个疟疾感染的动物模型中展现出良好的药效，并于1987年被CFDA批准上市。为了进一步提高青蒿素类化合物的水溶性，刘旭等人在二氢青蒿素的半缩醛羟基上接了一个丁二酸得到青蒿琥酯，能以针剂的方式给药，进入血液后被迅速水解为活性二氢青蒿素，临床结果显示青蒿琥酯在三级恶性疟疾和脑型疟疾感染的患者中疗效显著。

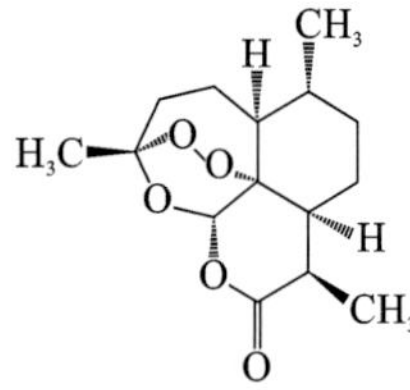

青蒿素

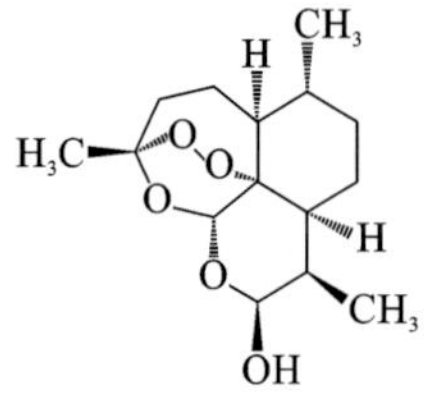

二氢青蒿素

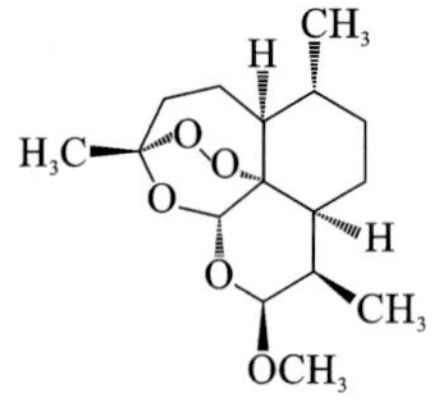

蒿甲醚

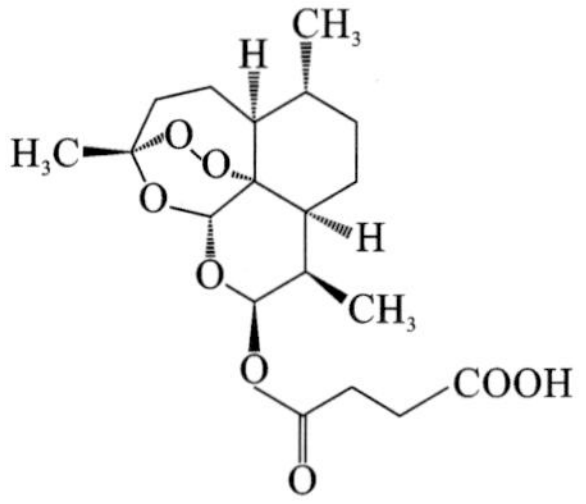

青蒿琥酯

参 考 文 献

[1] Wang P, Dong S, Shieh J H, et al. Erythropoietin derived by chemical synthesis[J]. Science, 2013, 342(6164): 1357-1360.

[2] Wilson R M, Dong S, Wang P, et al. The winding pathway to erythropoietin along the chemistry-biology frontier: a success at last[J]. Angew Chem Int Edit, 2013, 52(30):

7646-7665.

[3] Li L,Chen Z,Zhang X,et al . Divergent strategy in natural product total synthesis[J]. Chem Rev,2018,118(7):3752-3832.

[4] Carlson E E. Natural products as chemical probes[J]. ACS Chem Biol,2010,5(7):639-653.

[5] Nicolaou K C, Snyder S A. Chasing molecules that were never there: misassigned natural products and the role of chemical synthesis in modern structure elucidation[J]. Angew Chem Int Edit,2005,44(7):1012-1044.

[6] Maier M E. Structural revisions of natural products by total synthesis[J]. Nat Prod Rep,2009,26(9):1105-1124.

[7] Suyama T L,Gerwick W H,McPhail K L. Survey of marine natural product structure revisions:a synergy of spectroscopy and chemical synthesis[J]. Bioorgan Med Chem,2011,19(22):6675-6701.

[8] Kobayashi J I, Ishibashi M, Hirota H. ^{1}H- and ^{13}C-NMR Spectral investigation on amphidinolide A, an antileukemic marine macrolide[J]. J Nat Prod, 1991, 54(5):1435-1439.

[9] Kobayashi J I,Ishibashi M,Nakamura H,et al. Amphidinolide-A,a novel antineoplastic macrolide from the marine dinoflagellate *Amphidinium* sp. [J]. Tetrahedron Lett,1986,27(47):5755-5758.

[10] Maleczka R E,Terrell L R,Geng F,et al. Total synthesis of proposed amphidinolide A via a highly selective ring-closing metathesis[J]. Org Lett,2002,4(17):2841-2844.

[11] Lam H W,Pattenden G. Total synthesis of the presumed amphidinolide A[J]. Angew Chem Int Edit,2002,41(3):508-511.

[12] Trost B M, Harrington P E. Structure elucidation of(+)-amphidinolide A by total synthesis and NMR chemical shift analysis[J]. J Am Chem Soc,2004,126(16):5028-5029.

[13] Kunze B,Schabacher K,Zähner H,et al. Stoffwechselprodukte von Mikroorganismen [J]. Arch Microbiol,1972,86(2):147-174.

[14] Royles B J L. Naturally occurring tetramic acids: structure, isolation, and synthesis [J]. Chem Rev,1995,95(6):1981-2001.

[15] Schabacher K,Zeeck A. Lipomycine, Ⅱ. Die konstitution von α- und β-lipomycin[J]. Tetrahedron Lett,1973,14(29):2691-2694.

[16] Bihlmaier C, Welle E, Hofmann C, et al. Biosynthetic gene cluster for the polyenoyltetramic acid alpha-lipomycin[J]. Antimicrob Agents Chemother,2006,50(6):2113-2121.

[17] Hartmann O,Kalesse M. The structure elucidation and total synthesis of β-lipomycin [J]. Angew Chem Int Edit,2014,53(28):7335-7338.

[18] Wei X,Henriksen N M,Skalicky J J,et al. Araiosamines A-D: tris-bromoindole cyclic guanidine alkaloids from the marine sponge clathria(Thalysias) araiosa[J]. J Org

Chem,2011,76(14):5515-5523.

[19] Tian M,Yan M,Baran P S. 11-Step total synthesis of araiosamines[J]. J Am Chem Soc,2016,138(43):14234-14237.

[20] Bachmann B O,Van Lanen S G,Baltz R H. Microbial genome mining for accelerated natural products discovery:is a renaissance in the making? [J]. J Ind Microbiol Biot,2013,41(2):175-184.

[21] Svatoš A. Mass spectrometric imaging of small molecules[J]. Trends Biotechnol,2010,28(8):425-434.

[22] Hiraoka S,Harada S,Nishida A. Catalytic enantioselective total synthesis of (−)-platyphyllide and its structural revision[J]. J Org Chem,2010,75(11):3871-3874.

[23] Willwacher J,Heggen B,Wirtz C,et al. Total synthesis,stereochemical revision,and biological reassessment of mandelalide A: chemical mimicry of intrafamily relationships[J]. Chem-Eur J,2015,21(29):10416-10430.

[24] Willwacher J,Fürstner A. Catalysis-based total synthesis of putative mandelalide A [J]. Angew Chem Int Edit,2014,53(16):4217-4221.

[25] Oguadinma P,Bilodeau F,LaPlante S R. NMR strategies to support medicinal chemistry workflows for primary structure determination[J]. Bioorg Med Chem Lett,2017,27(2):242-247.

[26] Sikorska J,Hau A M,Anklin C,et al. Mandelalides A-D,cytotoxic macrolides from a new lissoclinum species of South African Tunicate[J]. J Org Chem,2012,77(14):6066-6075.

[27] Lei H,Yan J,Yu J,et al. Total synthesis and stereochemical reassignment of mandelalide A[J]. Angew Chem Int Edit,2014,53(25):6533-6537.

[28] Bourdelais A J,Jacocks H M,Wright J L C,et al. A new polyether ladder compound produced by the dinoflagellate karenia b revis[J]. J Nat Prod,2005,68(1):2-6.

[29] Fuwa H,Ebine M,Bourdelais A J,et al. Total synthesis,structure revision,and absolute configuration of (−)-brevenal [J]. J Am Chem Soc,2006,128(51):16989-16999.

[30] Pettit G R,Herald C L,Doubek D L,et al. Isolation and structure of bryostatin 1[J]. J Am Chem Soc,1982,104(24):6846-6848.

[31] Pettit G R,Day J F,Hartwell J L,et al. Antineoplastic components of marine animals [J]. Nature,1970,227:962.

[32] Barr P M,Lazarus H M,Cooper B W,et al. Phase Ⅱ study of bryostatin 1 and vincristine for aggressive non-Hodgkin lymphoma relapsing after an autologous stem cell transplant[J]. Am J Hematol,2009,84(8):484-487.

[33] Schaufelberger D E,Koleck M P,Beutler J A,et al. The large-scale isolation of bryostatin 1 from *bugula neritina* following current good manufacturing practices[J]. J Nat Prod,1991,54(5):1265-1270.

[34] Wender P A,Hardman C T,Ho S,et al. Scalable synthesis of bryostatin 1 and

analogs, adjuvant leads against latent HIV[J]. Science, 2017, 358(6360): 218-223.

[35] Thastrup O, Cullen P J, Drøbak B K, et al. Thapsigargin, a tumor promoter, discharges intracellular Ca^{2+} stores by specific inhibition of the endoplasmic reticulum Ca^{2+}-ATPase[J]. P Natl Acad Sci USA, 1990, 87(7): 2466-2470.

[36] Ball M, Andrews S P, Wierschem F, et al. Total synthesis of thapsigargin, a potent SERCA pump inhibitor[J]. Org Lett, 2007, 9(4): 663-666.

[37] Chu H, Smith J M, Felding J, et al. Scalable synthesis of (−)-thapsigargin[J]. ACS Central Sci, 2017, 3(1): 47-51.

[38] Chen D, Evans P A. A concise, efficient and scalable total synthesis of thapsigargin and nortrilobolide from (*R*)-(−)-carvone[J]. J Am Chem Soc, 2017, 139(17): 6046-6049.

[39] Lindquist N, Fenical W, Van Duyne G D, et al. Isolation and structure determination of diazonamides A and B, unusual cytotoxic metabolites from the marine ascidian *Diazona chinensis*[J]. J Am Chem Soc, 1991, 113(6): 2303-2304.

[40] Li J, Jeong S, Esser L, et al. Total synthesis of nominal diazonamides-part 1: convergent preparation of the structure proposed for (−)-diazonamide A[J]. Angew Chem Int Edit, 2001, 40(24): 4765-4769.

[41] Li J, Burgett A W G, Esser L, et al. Total synthesis of nominal diazonamides—part 2: on the true structure and origin of natural isolates[J]. Angew Chem Int Edit, 2001, 40(24): 4770-4773.

[42] Nicolaou K C, Bella M, Chen D Y, et al. Total synthesis of diazonamide A[J]. Angew Chem Int Edit, 2002, 41(18): 3495-3499.

[43] Nicolaou K C, Bheema R P, Hao J, et al. The second total synthesis of diazonamide A[J]. Angew Chem Int Edit, 2003, 42(15): 1753-1758.

[44] Nicolaou K C, Mitchell H J, Fylaktakidou K C, et al. 1, 2-Seleno migrations in carbohydrate chemistry: solution and solid-phase synthesis of 2-deoxy glycosides, orthoesters, and allyl orthoesters[J]. Angew Chem Int Edit, 2000, 39(6): 1089-1093.

[45] Nicolaou K C, Snyder S A, Longbottom D A, et al. New uses for the Burgess reagent in chemical synthesis: methods for the facile and stereoselective formation of sulfamidates, glycosylamines, and sulfamides[J]. Chem Eur J, 2004, 10(22): 5581-5606.

[46] Wan L S, Nian Y, Ye C J, et al. Three minor diterpenoids with three carbon skeletons from *Euphorbia peplus*[J]. Org Lett, 2016, 18(9): 2166-2169.

[47] Xuan J, Liu Z, Zhu A, et al. Diastereoselective total synthesis of the euphorbia diterpenoid pepluanol A: a reductive annulation approach[J]. Angew Chem Int Edit, 2017, 56(30): 8898-8901.

[48] Biemel K M, Friedl D A, Lederer M O. Identification and quantification of major maillard cross-links in human serum albumin and Lens protein: evidence for glucosepane as the dominant compound[J]. J Biol Chem, 2002, 277(28): 24907-24915.

[49] Monnier V M, Sun W, Sell D R, et al. Glucosepane: a poorly understood advanced glycation end product of growing importance for diabetes and its complications[J]. Clin Chem Lab Med, 2014, 52(1): 21-32.

[50] Draghici C, Wang T, Spiegel D A. Concise total synthesis of glucosepane[J]. Science, 2015, 350(6258): 294-298.

[51] Su Z S, Yin S, Zhou Z W, et al. Sesquiterpenoids from *Hedyosmum orientale*[J]. J Nat Prod, 2008, 71(8): 1410-1413.

[52] Sun W B, Wang X, Sun B F, et al. Catalytic asymmetric total synthesis of hedyosumins A, B, and C[J]. Org Lett, 2016, 18(6): 1219-1221.

[53] Robinson R. L XⅢ. A synthesis of tropinone[J]. J Chem Soc Trans, 1917, 111: 762-768.

[54] Stork G, Burgstahler A W. The stereochemistry of polyene cyclization[J]. J Am Chem Soc, 1955, 77(19): 5068-5077.

[55] Breslow R. Centenary lecture. Biomimetic chemistry[J]. Chem Soc Rev, 1972, 1(4): 553-580.

[56] Zhu H, Chen C, Tong Q, et al. Asperflavipine A: a cytochalasan heterotetramer uniquely defined by a highly complex tetradecacyclic ring system from *Aspergillus flavipes* QCS12[J]. Angew Chem Int Edit, 2017, 56(19): 5242-5246.

[57] Zhu H, Chen C, Xue Y, et al. Asperchalasine A, a cytochalasan dimer with an unprecedented decacyclic ring system, from *Aspergillus flavipes*[J]. Angew Chem Int Edit, 2015, 54(45): 13374-13378.

[58] Zhu H, Chen C, Tong Q, et al. Epicochalasines A and B: two bioactive merocytochalasans bearing caged epicoccine dimer units from *Aspergillus flavipes* [J]. Angew Chem Int Edit, 2016, 55(10): 3486-3490.

[59] Bao R, Tian C, Zhang H, et al. Total syntheses of asperchalasines A-E[J]. Angew Chem Int Edit, 2018, 57(43): 14216-14220.

[60] Long X, Ding Y, Deng J. Total synthesis of asperchalasines A, D, E, and H[J]. Angew Chem Int Edit, 2018, 130(43): 14417-14420.

[61] Yang X W, Li Y P, Su J, et al. Hyperjapones A-E, terpenoid polymethylated acylphloroglucinols from *Hypericum japonicum* [J]. Org Lett, 2016, 18(8): 1876-1879.

[62] Hu L, Zhang Y, Zhu H, et al. Filicinic acid based meroterpenoids with anti-Epstein-Barr virus activities from *Hypericum japonicum* [J]. Org Lett, 2016, 18(9): 2272-2275.

[63] Lam H C, Spence J T J, George J H. Biomimetic total synthesis of hyperjapones A-E and hyperjaponols A and C[J]. Angew Chem Int Edit, 2016, 55(35): 10368-10371.

[64] Mevers E, Saurí J, Liu Y, et al. Homodimericin A: a complex hexacyclic fungal metabolite[J]. J Am Chem Soc, 2016, 138(38): 12324-12327.

[65] Huang J, Gu Y, Guo K, et al. Bioinspired total synthesis of homodimericin A[J].

Angew Chem Int Edit,2017,56(27):7890-7894.

[66] Feng J,Lei X,Guo Z,et al. Total synthesis of homodimericin A[J]. Angew Chem Int Ed Engl,2017,129(27):8003-8007.

[67] Long X,Huang Y,Long Y,et al. Biomimetic total synthesis of homodimericin A[J]. Org Chem Front,2018,5(7):1152-1154.

[68] Liang W J,Geng C A,Zhang X M,et al. (±)-Paeoveitol,a pair of new norditerpene enantiomers from *Paeonia veitchii*[J]. Org Lett,2014,16(2):424-427.

[69] Xu L,Liu F,Xu L W,et al. A total synthesis of paeoveitol[J]. Org Lett,2016,18(15):3698-3701.

[70] Pettit G R,Zhang Q,Pinilla V,et al. Isolation and structure of gustastatin from the Brazilian nut tree *Gustavia hexapetala*,1[J]. J Nat Prod,2004,67(6):983-985.

[71] Cheng B,Trauner D. A Highly convergent and biomimetic total synthesis of portentol [J]. J Am Chem Soc,2015,137(43):13800-13803.

[72] Aicher T D,Buszek K R,Fang F G,et al. Total synthesis of halichondrin B and norhalichondrin B[J]. J Am Chem Soc,1992,114(8):3162-3164.

第五篇

天然产物生物合成

尽管近几十年来，传统的天然产物研究策略和有机合成化学在天然产物的发现和合成应用领域已经取得了辉煌的成就，然而，通过常规分离萃取方法获得植物天然产物或通过培养条件和工艺优化筛选微生物中天然产物的传统研究策略往往具有很大的盲目性，且具有耗时较长、重复发现已知化合物等问题，已经渐渐不能满足当前人们对天然产物开发的需要。而有机合成化学在结构复杂、多手性中心的天然产物全合成中也普遍存在一些问题，具体表现在合成路线长、产率低、需要昂贵试剂或苛刻的反应条件，难以实现大量合成或生产等。如目前临床应用的复杂天然产物药物β-内酰胺、大环内酯、糖肽类、紫杉醇、蒽环类等均是天然分离辅以简单的化学半合成或衍生。找到一种既高效又具有丰富创造力的技术来实现复杂天然产物类药物的发现并大量合成生产，将是天然产物药物研究创造更加光辉灿烂前景的关键所在，近年来出现的合成生物学，展示了它在天然次级代谢产物研究上的卓越应用。其中，以天然产物生物合成为基础的合成生物学研究对于来源稀缺（包括海洋和稀有物种）、天然含量低、组分复杂且难以完全分离的天然产物尤其重要，该方法可能是将来解决来源、成本与环境、资源协调问题较好的途径之一。

合成生物学主要是以生物技术和工程化理念为基础，综合了系统生物学、生物化学与分子生物学、生物物理学、生物信息学、分析化学等学科，旨在设计、改造、重构或创造生物系统，进而使这些生物系统满足人类的需求。在过去的 10 年中，从青蒿素的生物合成到吗啡在酵母中的表达，从达托霉素等的生物合成途径鉴定到应用组合生物合成方法得到其类似物，合成生物学为天然产物的研究带来了一场新的革命。随着合成生物学的发展，天然产物的研究得到了相应的促进。目前，无论是在学术研究还是工业领域，合成生物学对于天然产物创新、发展及新药开发的重大影响力正逐渐被科学家们所认同。合成生物学的成功运用，关键是在基因和蛋白功能水平上认识和理解复杂天然产物的生物合成机制，以化学、生物的知识为指导，通过合理设计在原宿主或发酵友好的异源宿主中实现生物合成途径的重构，进而通过系统优化实现目标化合物的高效生物全合成。它的总体思路和应用主要有如下 6 种（图 5-1）：①目标天然产物的生物合成基因在发酵友好的微生物宿主中异源表达；②引入新的功能基因或元件实现原生物合成途径的延伸或分支；③异源表达几个代谢途径的杂合生物合成途径；④设计、构建目标化合物的人工生物合成基因簇，进而在发酵友好的微生物宿主中异源表达；⑤基于微生物基因组对涉及次级代谢产物合成的准路调控因子进行过表达或敲除，从而激活原始菌株生长状态下不表达（这类基因簇即“沉默”基因簇），为新型天然产物的挖掘提供新的来源；⑥通过对原始菌株中合成途径和基因表达元件的优化，提高目标产物的产率，获得高产优良菌株。

图 5-1 中各部分内容详细解释如下。(a)目的基因获得方法。(b)目的片段的体外重组方法主要包括传统的酶切连接、MoClo（modular cloning）、Gibson 组装、MASTER 连接（methylation-assisted tailorable ends rational ligation）、SIRA（serine integrase recombinational assembly）、SSRTA（site-specific recombination based tandem assembly）方法、DATEL（DNA assembly method using thermostable

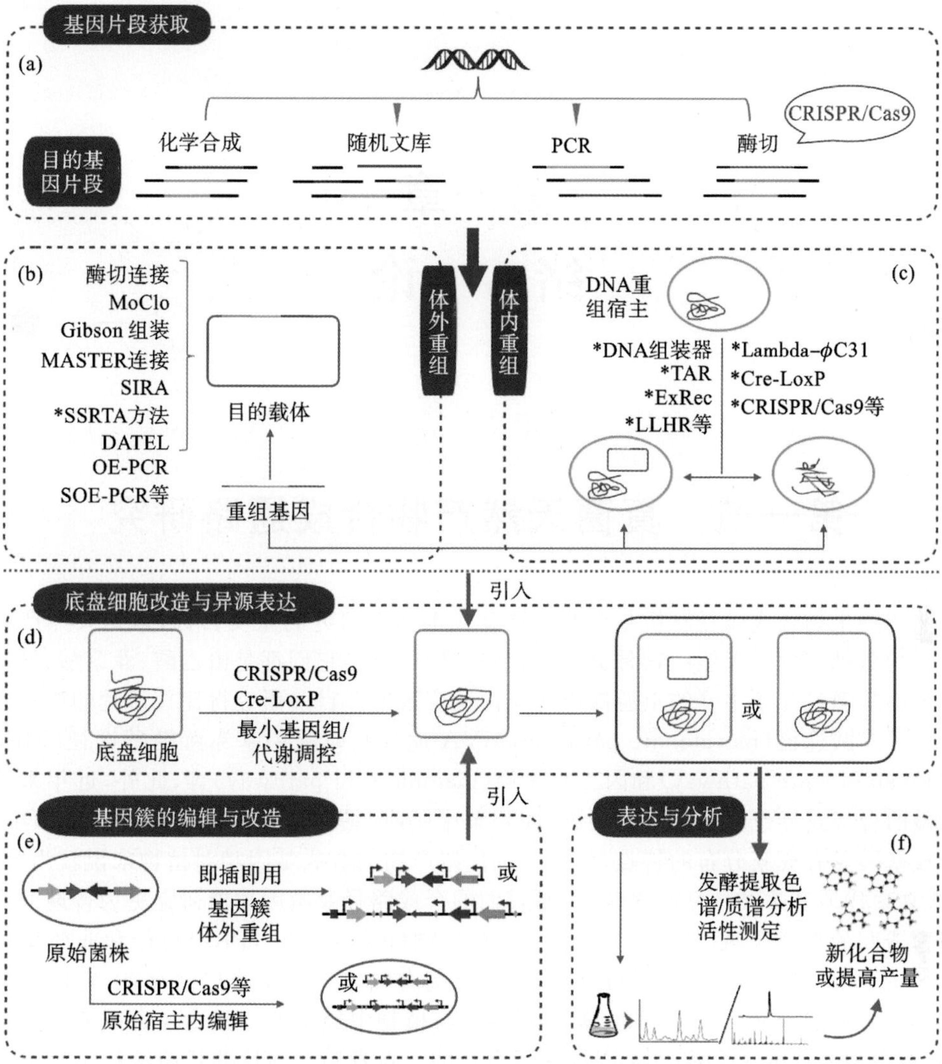

图 5-1　天然产物生物合成研究的总体思路和应用

exonucleases and ligase)等，对于小片段的线性组装也可采用 OE-PCR(overlapping extension PCR)或 SOE-PCR(splicing overlapping extension PCR)的方法。(c)目的片段的体内重组方法主要包括 DNA 组装器、TAR(transformation associated recombination)、ExRec(overlap extension PCR-yeast homologous recombination method)、LLHR(linar-linar homologues recombination)等，实现目的基因在宿主内组装成质粒形式或直接整合至基因组上。(d)底盘细胞的改造与异源表达，将(c)中构建的目的载体引入优化的底盘细胞进行表达。(e)基因簇的编辑与改造，在原始宿主中目的基因簇中加入启动子等调控元件，得到新的表达基因簇，或将基因簇进行体外重构，引入底盘细胞。(f)表达与分析，对得到的新表达系统(来自(d)、(e))进行发酵、代谢产物色谱/质谱分析、分离纯化与结构鉴定，并对结构新颖的化合物进行生物活性评价。* 标注的重构方法表示可用于有效组装基因长度大于 50 kb 的方法。

第一章
绪　论

第一节　真菌天然产物合成通路研究

天然产物生物合成途径解析是天然产物合成生物学研究的重要目标，也是天然产物生物合成应用的基础。虽然天然产物种类繁多，结构复杂，但是它们都是由乙酸、莽草酸、氨基酸等少数前体物质通过几条主要的上游次级代谢途径合成的。目前研究得比较清楚的途径在植物中包括甲羟戊酸途径(mevalonate pathway，MVA 途径)、磷酸甲基赤藓糖醇途径(MEP)、莽草酸途径(shini-mate pathway)和丙二酸途径(malonic acid pathway)等，此外，近年来关于植物生物碱的合成路径也取得了重大突破，如罂粟中吗啡、博落回中血根碱等。在真菌中，次级代谢合成基因具有成簇分布的特点，寻找筛选代谢产物的合成基因相对植物来说较为容易，因此，尽管真菌代谢产物结构复杂多变，但对它们的合成路径及基因功能研究更为普遍。常见且研究最为透彻的真菌代谢产物合成途径主要有聚酮(polyketides，PKs)途径和非核糖体多肽类(non-ribosome polypeptides，NRPs)途径；萜类化合物在真菌中也广泛存在，它们主要通过 MVA 途径合成，其合成反应主要在胞质中进行；与植物中经由莽草酸途径合成芳香族化合物不同，真菌中的芳香族化合物是由 PKs 途径合成的。在真菌体内这些代谢途径不是孤立存在的，不同次级代谢途径间会有交叉，形成代谢网络，例如，Shu-ming Li 团队发现 MVA 途径中的异戊烯焦磷酸(IPP)或焦磷酸二甲烯丙酯(DMAPP)可以参与多种芳香性结构母核的修饰合成，尽管这些异戊烯基的合成基因与芳香性化合物的合成基因并不在同一条基因簇中。此外，一些结构复杂的化合物的生物合成可能需要不同代谢途径的参与，例如，土曲霉中他汀类和基于 3,5-二甲基苔色酸的杂萜化合物生物合成由 MVA 途径和 PKs 途径共同完成。在真菌中，聚酮合酶(polyketide synthase，PKS)和非核糖体多肽合酶(non-ribosomal peptide synthase，NRPS)常形成杂合酶，催化形成聚酮和聚肽的杂合体化合物。张勇慧教授团队从黄柄曲霉中发现的细胞松弛素即为此类结构(图 5-2)。

天然产物生物合成途径解析的一般策略：首先根据化学反应原理和已分离鉴定的中间产物结构信息推测出可能的生物合成途径，必要时可通过同位素示踪法对推测途径进行进一步确认；然后通过转录组分析获得相关基因的共表达信息，或通过基因组扫描发掘次级代谢相关的基因簇，从而发现并缩小候选基因的范围；最后对所有候选基因进行异源表达和酶活性检测确定酶的催化功能。对于遗传转化体系成熟的生物体，可在原物种中进行酶基因的抑制(敲减或敲除)或过表达研究，进一步确认该酶在原物种体内的功能。通过对途径中所有基因的发掘

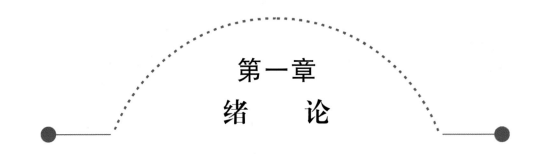

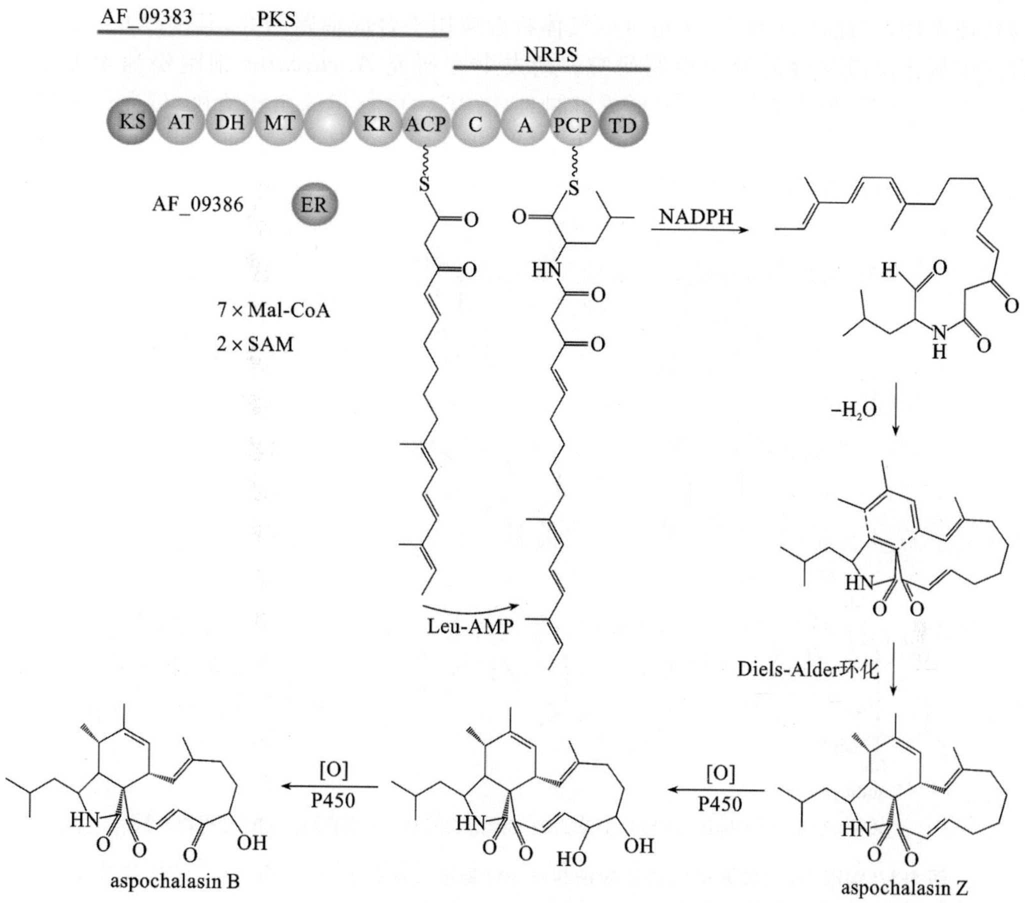

图 5-2 黄柄曲霉细胞松弛素母核结构生物合成

和功能确认，最终达到途径解析的目的。

一、代谢途径推测

推测可能的代谢途径是天然产物生物合成途径解析的第一步。化学反应原理和机制、已分离得到中间产物的化学结构等，都可以为合成途径推测提供有用的线索。长期以来，同位素示踪法常被用于天然产物代谢路径的确认和校正。同位素标记的化合物与非标记化合物具有相同的生物学和化学性质，但是具有不同的质量或磁场信号，可以通过质谱仪和核磁共振仪等质量分析仪器来区分它们。因此，饲喂同位素标记的前体物质后，检测到的那些被同位素标记的化合物被认为是代谢途径的中间产物或终产物。微生物代谢产物生物合成途径研究最为广泛的是 PKs 和 NRPs 的生物合成途径，这两类途径分别以乙酰辅酶 A 和各种氨基酸酰-AMP 为起始原料合成最终产物，因而，以稳定同位素 ^{13}C 标记的乙酸钠或 ^{15}N 标记的氨基酸为底物进行饲喂，检测其代谢产物的情况，从而推断代谢产物生源合成途径信息。Andibenin B 是异冠裸胞壳菌产生的杂萜类代谢产物，从化学结构和分子式来看符合二萜化合物的特征，但 Simpson 团队通过人工饲喂 ^{13}C 标记的乙酸钠和以甲硫氨酸为底物推测这类化合物的合成首先是经由 PKs 途径生成 3,5-二甲基苔色酸，然后与金合欢二磷酸酯结合，再经逐步的修饰及构型转变而形成(图 5-3)。2014 年，Abe 团队通过对 andibenin B 的类似物 anditomin 的生物合成基因簇的功能验证确认了这一推断。绝大部分真菌代谢产物的生成需要氧气和二氧化碳参与代谢循环，因此，$^{18}O_2$和$^{13}CO_2$也可以气体状态应用于合成通路研究，其中$^{18}O_2$一般用于生物合成中氧化反应氧键的形成机制研究。胡友财在研究 *A. clavatus* 细胞松弛素类化合物 cytochalasins E 和 K 中亚乙酯键的形成机制时，将^{13}C、^{18}O标记的乙酸钠和$^{18}O_2$加入密闭的培养容器中，通过 NMR 对代谢产物进行分析，发现化合物中的酰基氧均来自乙酸钠，而其他的氧原子均来自自由态的氧气分子（图 5-4）。

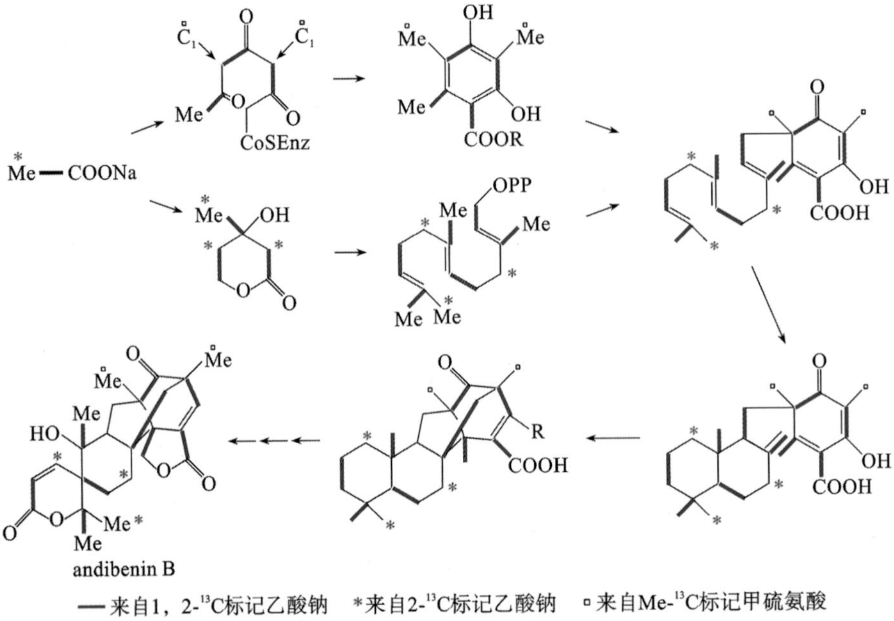

图 5-3 饲喂^{13}C同位素标记的乙酸钠和以甲硫氨酸为底物推测 andibenin B 的生源途径

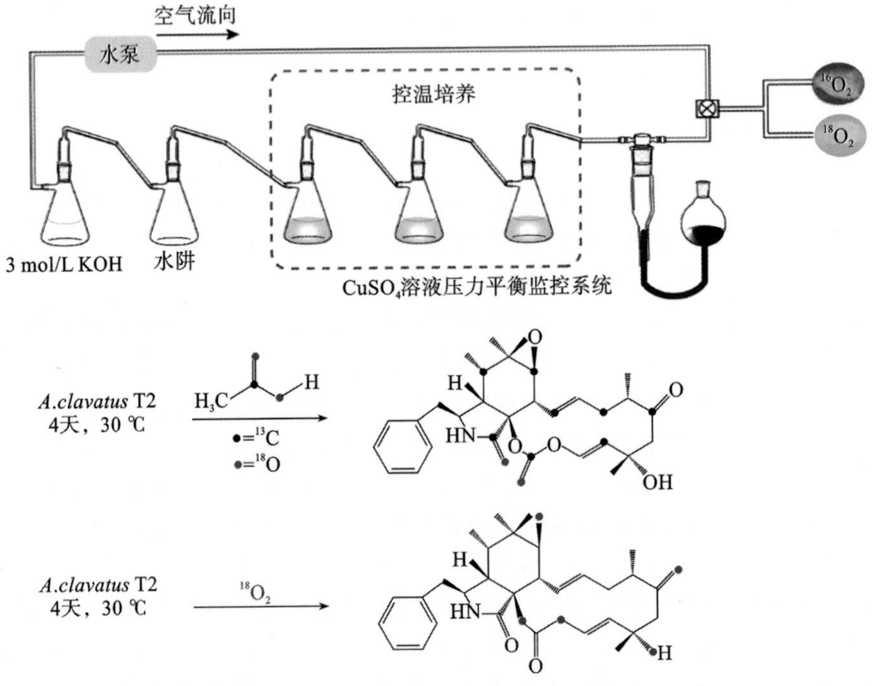

图 5-4 同位素标记研究 cytochalasin E 中 O 和 C 的生源途径

二、候选基因筛选

高通量测序技术的快速发展，使得快速、廉价获得一个物种的基因信息成为可能。但是从数万个基因中筛选出可能参与特定天然产物生物合成的候选基因依然是一项非常具有挑战性的工作。目前，基于基因组测序的基因簇发掘、基于转录组测序或蛋白表达量检测的共表达分析是微生物天然产物生物合成筛选候选基因的 2 种主要方法。

（一）基于基因组测序的基因簇发掘

基因簇是指在染色体上成簇出现并协同转录的非同源基因，它们通常编码一些特定化合物生物合成途径中催化连续步骤的酶。全基因组测序最早证实基因簇在细菌基因组中广泛存在，这些基因簇可以合成多种次级代谢产物。随后，又发现酵母、真菌、昆虫等真核生物基因组中也存在大量基因簇。例如：酿酒酵母（*Saccharomyces cerevisiae*）中存在参与尿囊素分解代谢途径的基因簇；曲霉中存在各种各样次级代谢产物生物合成的基因簇，如在黄柄曲霉中发现 76 种次级代谢产物的合成基因簇。真核生物基因簇不同于原核生物操纵子，是由于操纵子中的基因多源自基因水平转移，而真核生物基因簇的基因来源则更复杂。此外，虽然操纵子与基因簇都受到调控因子的调节，但操纵子在一个启动子的作用下转录为单顺反子 mRNA，而基因簇中的各个基因会转录为独立的 mRNA。

获得代谢产物生物合成基因簇信息，是生物合成研究最直接、便利的策略，也是目前真菌、放线菌中代谢产物生物合成研究最常用的手段。常用的次级代谢产物预测工具有 antiSMASH（antibiotics and secondary metabolites analysis shell）数据库和 SMURF 等。antiSMASH 数据库采用 BLAST 兼容的 DIAMOND 算法，可检索所有 NCBI GenBank 数据库上公布了（截至 2017 年 2 月）的可用生物合成基因簇信息（约 220 000 条），为研究者提供一个使用方便、注释了的生物合成基因簇最新集合，让研究者在提供复杂的问题之后轻松地进行基因组之间的分析。

以 antiSMASH 在线分析为例，它不要求研究者具备计算机语言或开源编程技能，只需简单地在线提交微生物基因组数据（图 5-5），即可获得所研究菌种含有的所有可能的基因簇结果，并对基因簇合成的代谢产物骨架结构进行预测（图 5-6）。同时，其还可对基因簇中所含基因的功能进行预测，并提供核心基因尤其是 PKS、NRPS、PKS/NRPS 的功能模块信息（图 5-7）。

（二）共表达分析

同一个天然产物生物合成途径中的基因往往是共表达的，即受到体外或体内信号刺激后，受到该信号的调控，同一个途径的基因表达会同时上调或下调。基因共表达是生物对信号刺激最经济的应答方式，是生物长期进化和自然选择的结果。利用共表达分析可以对参与某个特定途径的基因进行筛选，缩小候选基因的范围。基于高通量的转录组测序分析不但可以获得生物样本在某个时刻的所有表达基因的信息，而且可以通过多个样本之间基因表达的关联分析获得基因共表达信息。

在微生物中，并不是所有的次级代谢产物的合成基因都成簇分布。如构巢曲霉部分 PKs 和 NRPs 衍生物中的异戊二烯化是由游离于基因簇外的异戊二烯转移酶（PTs）催化完成的。以羊毛固醇为结构起源的三萜或甾体化合物的生物合成中，后修饰酶基因和氧化角鲨烯环化酶（OSC）基因同样不遵循成簇分布的规律，如麦角固醇、灵芝酸等。因此，研究者们以 OSC 基

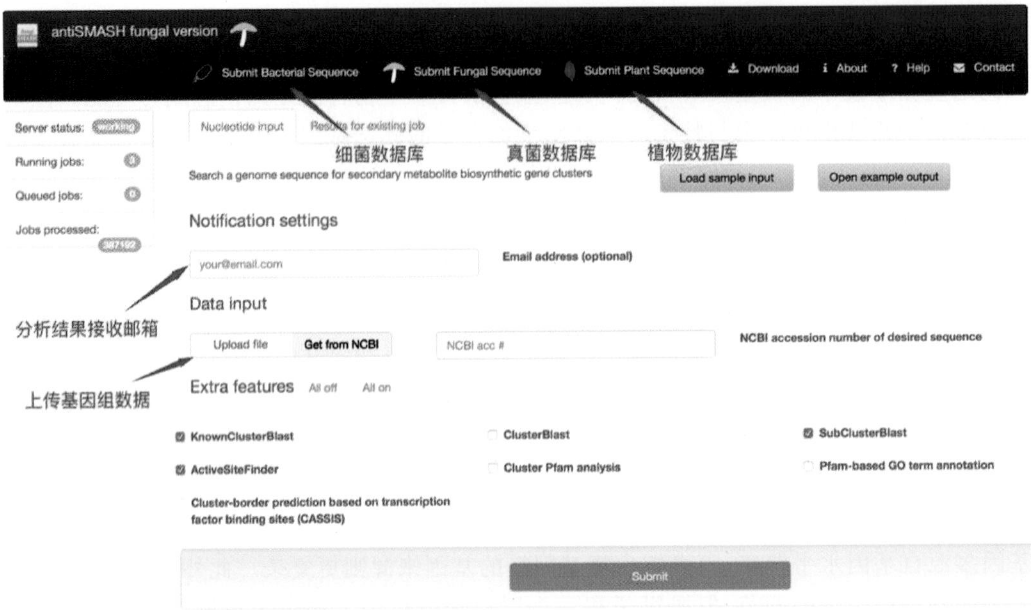

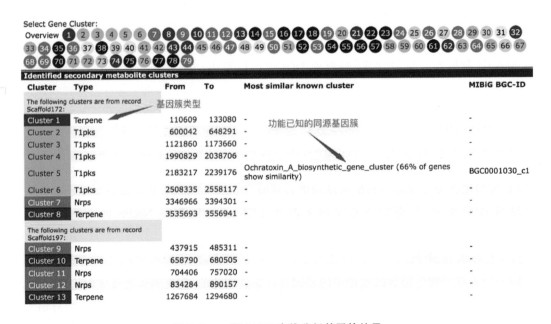

图 5-5　antiSMASH 在线分析工具的数据提交方式

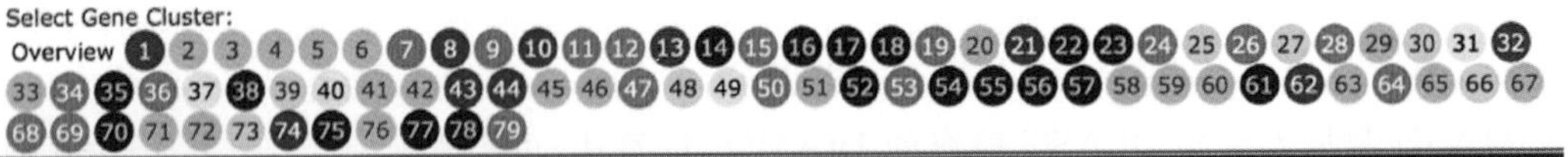

Cluster	Type	From	To	Most similar known cluster	MIBiG BGC-ID
The following clusters are from record Scaffold172:					
Cluster 1	Terpene	110609	133080	-	-
Cluster 2	T1pks	600042	648291	-	-
Cluster 3	T1pks	1121860	1173660	-	-
Cluster 4	T1pks	1990829	2038706	-	-
Cluster 5	T1pks	2183217	2239176	Ochratoxin_A_biosynthetic_gene_cluster (66% of genes show similarity)	BGC0001030_c1
Cluster 6	T1pks	2508335	2558117	-	-
Cluster 7	Nrps	3346966	3394301	-	-
Cluster 8	Terpene	3535693	3556941	-	-
The following clusters are from record Scaffold197:					
Cluster 9	Nrps	437915	485311	-	-
Cluster 10	Terpene	658790	680505	-	-
Cluster 11	Nrps	704406	757020	-	-
Cluster 12	Nrps	834284	890157	-	-
Cluster 13	Terpene	1267684	1294680	-	-

图 5-6　antiSMASH 在线分析基因簇结果

因为锚点筛选这类物质的合成基因簇一直未获得成功。姚新生团队在进行曲霉 *Nodulisporium sp.*（编号 65-12-7-1）中呋喃类固醇 demethoxyviridin 的生物合成研究时，以参与修饰反应的 P450 酶为目标，对它们的蛋白表达情况进行分析，成功筛选得到簇中 P450 酶均高表达的基因簇 *vid*，并对基因簇中基因的功能进行验证，阐明了 demethoxyviridin 的生物合成路径，首次发现孕甾烷侧链断裂的一种新方式（图 5-8）。

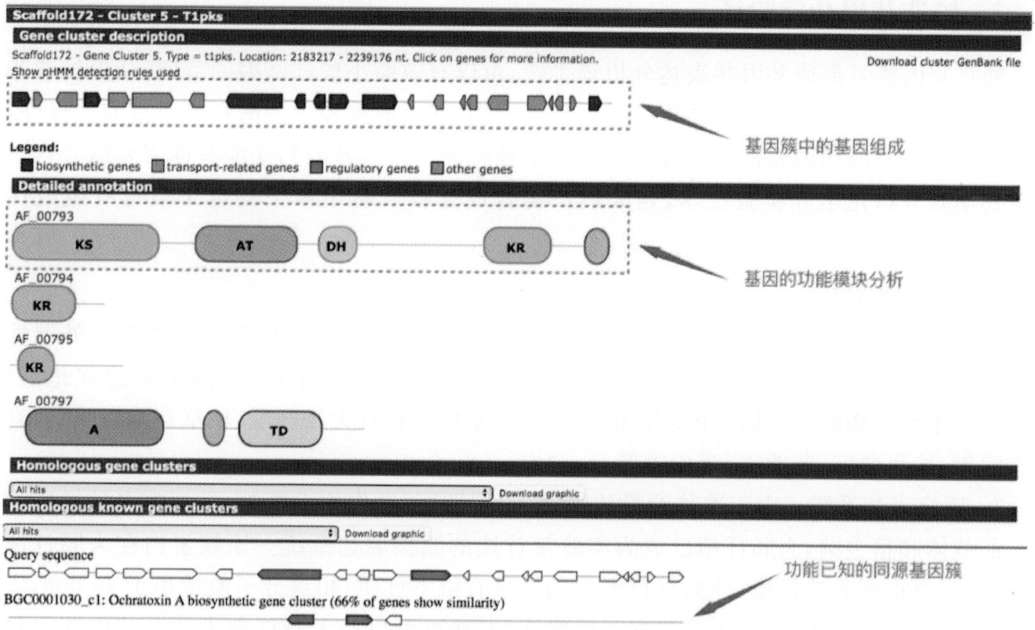

图 5-7 基因簇中基因功能、模块及不同物种中同源基因簇信息

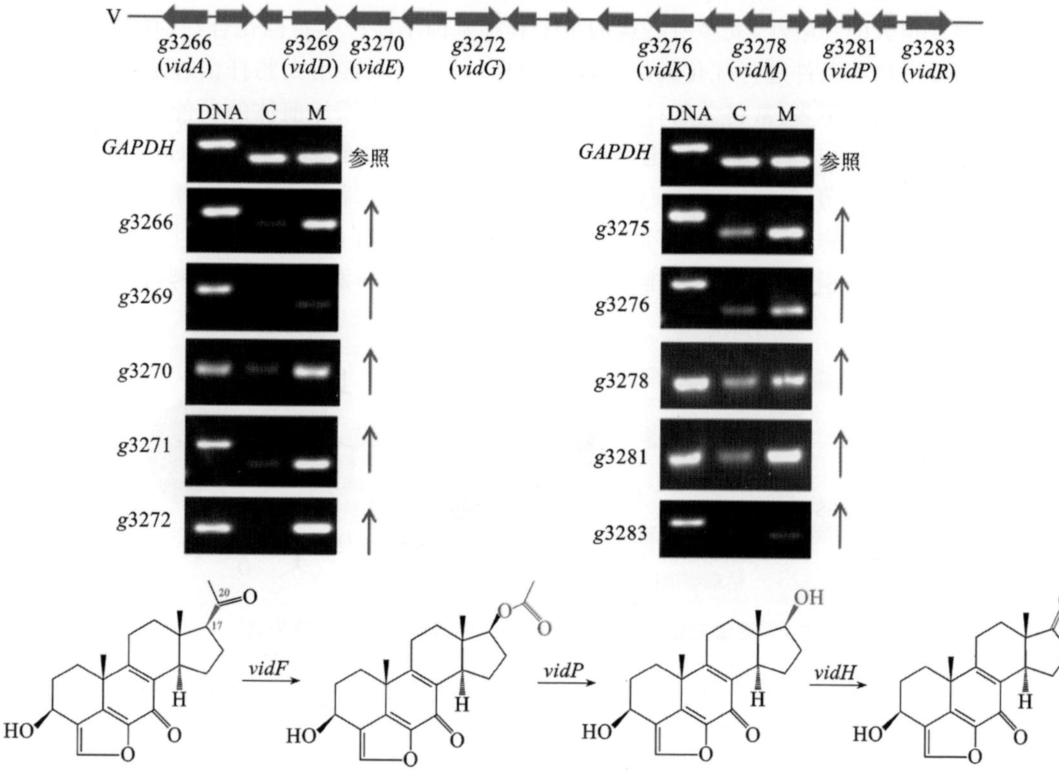

3-dihydrovirone

图 5-8 共表达分析筛选参与 demethoxyviridin 生物合成的候选基因

三、候选基因功能验证

通过基因簇发掘或基因共表达分析等手段，可以有效缩小候选基因的范围，减少候选基因功能验证的工作量。由于天然产物的结构千差万别，其合成途径中的酶具有丰富的多样性，因此针对每一个酶的功能验证实验都具有一定的独特性。候选基因的功能验证需要综合运用分子生物学和分析化学等实验技术，是天然产物合成途径解析中最关键也是最具有挑战性的一步。

（一）异源表达

将候选基因在异源表达系统中进行表达，成功表达的酶蛋白可以催化内源性或外源性底物生成产物，通过 LC-MS 或 GC-MS 等技术对产物进行分析鉴定，从而确定酶的催化活性。目前常用于微生物候选基因功能验证的异源表达系统原核有大肠杆菌、枯草芽孢杆菌等，真菌类有酵母、构巢曲霉、黑曲霉、米曲霉等。

1. 原核表达系统　由于遗传背景清晰、培养周期短、操作技术简单，且拥有多种适应不同表达的载体和宿主菌，大肠杆菌已成为实验室首选的原核表达系统。原核蛋白在大肠杆菌体内表达，可以得到天然构象；外源真核蛋白如果具有以下性质，相对分子质量小于 70 000，不含半胱氨酸，二硫键低于 3 个，不需要翻译后修饰，多数也可以在大肠杆菌表达系统中获得较好的表达。大多数原核来源的非核糖体多肽类化合物(NRPs)、聚酮类(PKs)和源于聚酮和非核糖体多肽杂合的化合物在此表达系统中可成功表达。但是，大肠杆菌表达真菌来源的基因或基因簇还存在很大的局限性，大多所表达的单个真核基因不能产生目标化合物，有时获得目标化合物还需要对培养条件进行优化或添加前体物质。因此，直接用大肠杆菌表达真菌基因簇获得代谢产物的情况不多，常将大肠杆菌用于体外酶的表达或添加前体的功能验证实验。此外，枯草芽孢杆菌(*Bacillus subtilis*)也是作为真菌天然产物的异源宿主，如 Schweder 等成功表达了来自尖孢镰刀菌(*Fusarium oxysporum*)的非核糖体环缩肽恩镰孢菌素(enniatin)，这是首次使来自真核生物的非核糖体多肽产生基因在枯草芽孢杆菌中表达，而且恩镰孢菌素不在枯草芽孢杆菌体内积累，能够完全排出体外，具有投入到实际发酵生产的优势(图 5-9)。

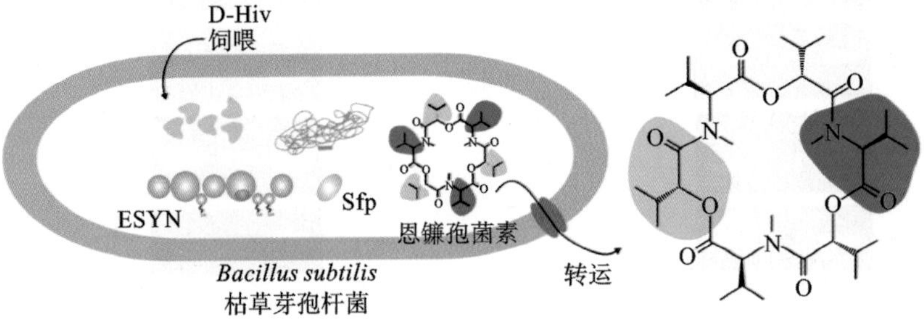

图 5-9　恩镰孢菌素合成基因在枯草芽孢杆菌中的异源表达

2. 酵母表达系统　酿酒酵母是应用最广泛的真核表达系统，对于一些在大肠杆菌中无法成功表达的酶基因或简单基因簇，可以尝试在酿酒酵母系统中进行表达。Jakubczyk 等运用酵母表达系统，确定了日本曲霉(*A. japonicas*)中 *easH* 基因在麦角生物碱中间体裸麦角碱-Ⅰ下游产物 cycloclavine 生物合成中的作用，结合体外的生化实验，解析部分合成途径，成功鉴定出能催化裸麦角碱-Ⅰ重排形成特殊环丙基的酶，而 cycloclavine 产量也超过 500 mg/L

(图 5-10)。酵母异源表达系统在真菌 PKS 和 NRPS 基因的功能验证研究中应用较为广泛。Yu quan Xu 等运用组合生物合成方法,将分别来自 *Chaetoium chiverii* 的 RAL 类内酯合成酶 CcRADS1(PKS)和来自 *Aspergillus terreus* 的 DAL 类内酯合成酶 AtCURS1(PKS)中的功能模块进行理性设计组合,然后在酵母体系中进行异源表达,从而产生了一系列新的人工聚酮产物(图 5-11)。这是在天然产物的基础上,经过生物合成途径的改造得到新化合物,从而挖掘出全新生物活性分子的领域。此外,细胞色素 P450 酶是膜蛋白,很难在大肠杆菌中表达,酿酒酵母常常是细胞色素 P450 酶表达的首选系统。

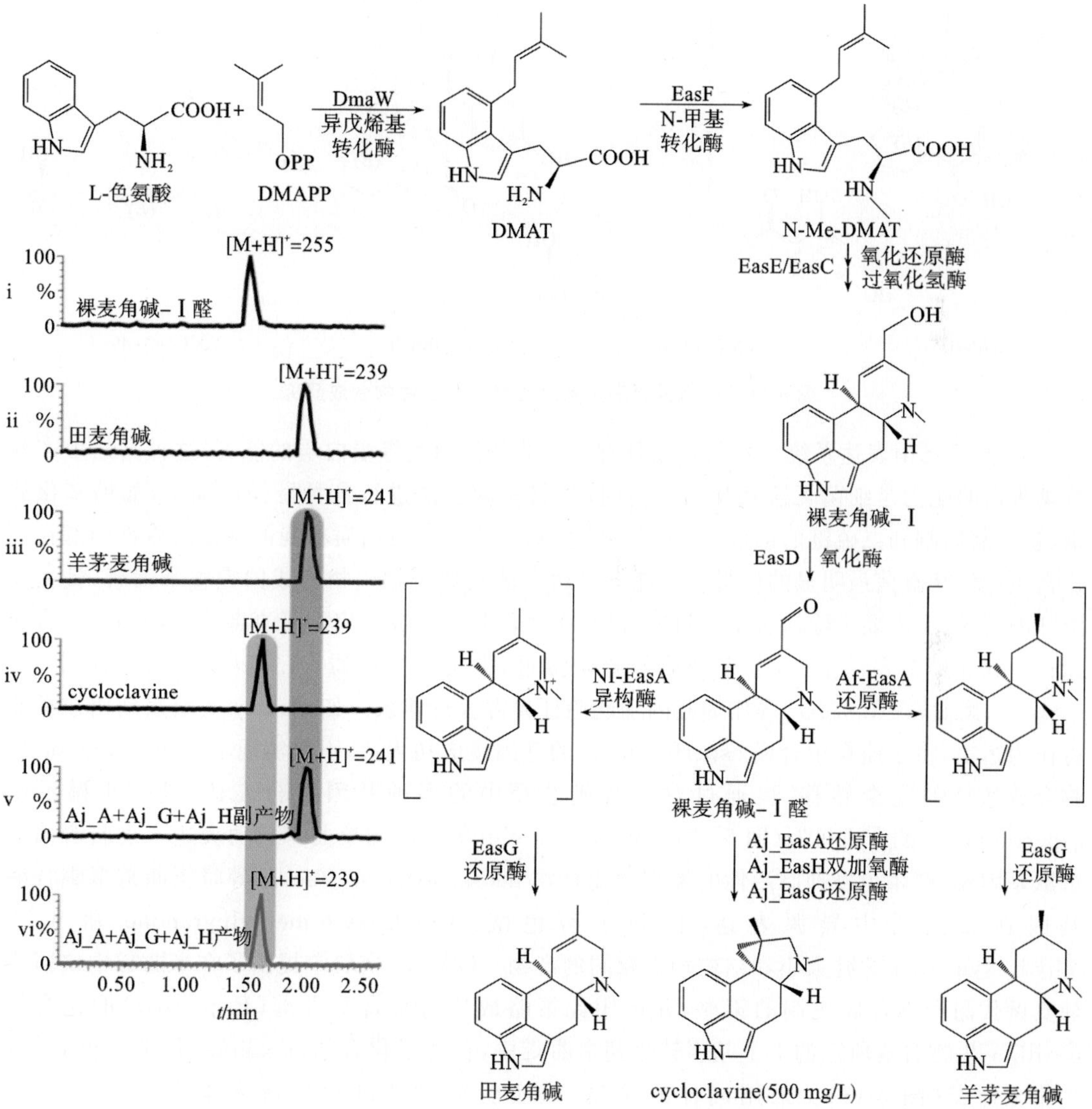

图 5-10 来自日本曲霉(*A. japonicas*)的 cycloclavine 合成基因在酵母中的异源表达

尽管酵母在天然产物生物合成中作为底盘生物发挥着很大作用,但也存在不足之处,例如:真核基因表达需要去除基因的内含子,而酵母本身缺乏高等的剪切系统;同时,对于含 3 个以上基因的次级代谢产物合成基因簇,其操作难度较大。因此,用酵母作为异源真核表达宿主还远不能满足研究的需要,还须寻找其他合适的异源表达宿主系统。

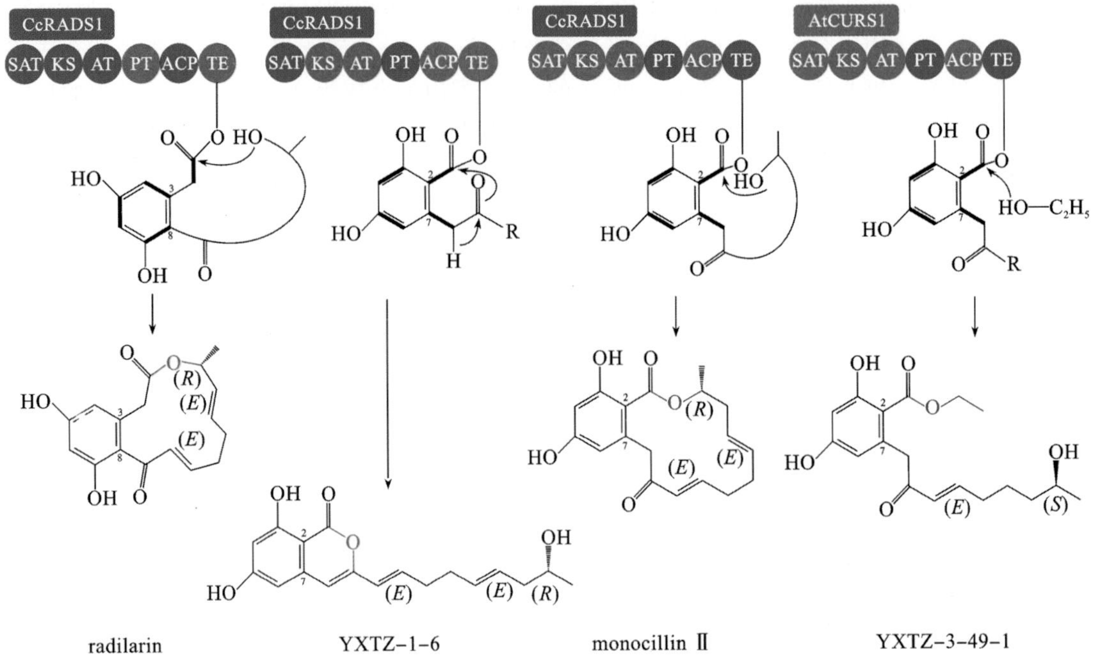

图 5-11 酵母异源表达系统运用于组合生物合成研究

3. 丝状真菌表达系统　丝状真菌具有强大的分泌酶类等蛋白质的能力，这种高效生产和分泌蛋白的能力是细菌无法相比的。同时，丝状真菌还能进行各种翻译后加工，如糖基化修饰、蛋白酶切割和二硫键的形成，这使其成为能够完成真核蛋白质精确的翻译后修饰的潜在表达宿主。丝状真菌最明显的优势在于能够表达真菌天然产物生物合成的完整基因簇，且在克隆基因簇时，不需要去除内含子。目前，已有多个丝状真菌成功应用于真菌代谢产物生物合成途径研究和异源表达生产，考虑到遗传背景接近，常用构巢曲霉（*A. nidulans*）、米曲霉（*A. oryzae*）、黑曲霉（*A. niger*）等作为基因功能验证异源表达体系。如 Oakley 实验室利用构巢曲霉作为宿主，将土曲霉中合成 asperfuranone 的基因簇成功表达，不仅实现了 asperfuranone 生物合成途径的完全转移，也通过对该合成途径中的多种基因组合表达，进一步揭示出 asperfuranone 的合成机制（图 5-12）。Wen Bing Yin 等利用构巢曲霉成功表达了皮肤癣菌的沉默基因簇，产生免疫抑制活性的聚酮类化合物 neosartoricins。Zaehle 等将土曲霉聚酮合酶基因在黑曲霉中异源表达，得到了苔色酸、4-hydroxy-6-methylpyranone 和 6，7-dihydroxymellein 3 种大小和结构均不相同的产物。Oikawa 实验室提出了在米曲霉中快速构建真菌代谢产物合成机制的策略，并运用此策略成功将来自蕈青霉（*P. paxilli*）的化合物 paxilline 生物合成所需的 7 个基因转化到米曲霉中，获得了化合物 paxilline，完成了 paxilline 生物全合成（图 5-13）。采用同样的策略，该实验室将来自费烯新萨拖菌（*Neosartorya fisheri*）和米曲霉的沉默的萜烯合酶基因转化到米曲霉中，确定二倍半萜合成酶的功能，结合体内外同位素标记实验成功解析了二倍半萜的生物合成路径。可见，将生物合成基因在异源丝状真菌宿主中重构，不仅可以确定合成过程中每一步酶促反应，还能确定中间体和最终的天然产物，根据获得的有效数据能够确定生物合成途径，从而避免选择用烦琐的基因敲除技术来解析整个合成过程，这种简单快速的方法促进了对真菌天然产物的研究。

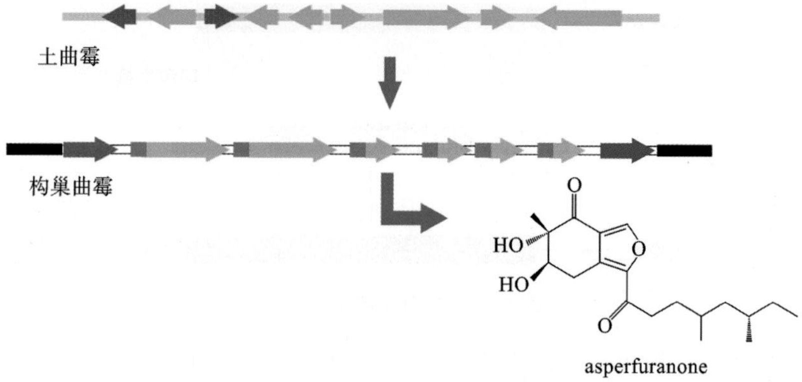

图 5-12 土曲霉代谢产物 asperfuranone 合成基因簇在构巢曲霉中的异源表达

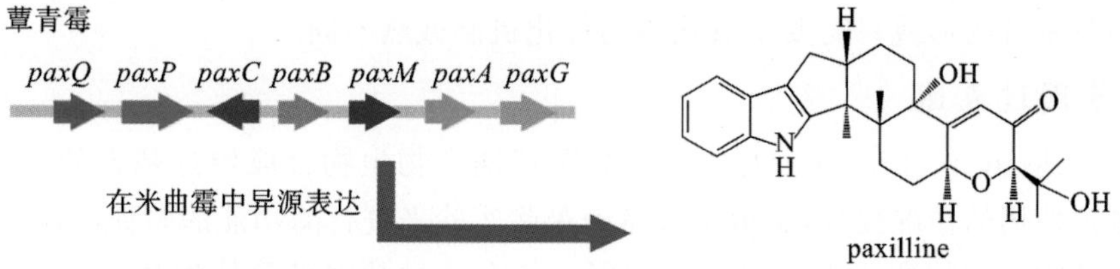

图 5-13 蕈青霉代谢产物 paxilline 合成基因簇在米曲霉中的异源表达

（二）基因表达抑制

通常酶的功能缺失会导致上游底物的积累和下游产物的减少。可以通过基因敲除或基因表达抑制全部或部分缺失酶的功能，然后检测生物体内各种次级代谢产物含量的变化，来进一步验证酶在原生物体内的生物活性。

基因敲除/置换是目前微生物代谢产物生物合成基因簇研究最常用的手段。基因敲除(gene knockout)又称基因打靶(gene targeting)，是对序列已知但功能未知的基因，从分子水平上设计实验，将该基因去除或用其他序列相近的基因取代，根据宿主的形态、生理生化特性等的变化来推测相应基因的功能。绝大多数的基因敲除策略都是基于基因同源重组(homologous recombination，HR)机制(图 5-14)。利用此技术可以在分子水平上将目标基因进行定向修饰，包括基因失活、引入点突变、缺失突变和插入外源片段等。并可将修饰后的遗传信息在生物体内表达，从而通过表型的变化揭示目标基因的功能。由于采用 HR 策略对真菌基因进行敲除需要使用特定的筛选标签，但这些标签在具体的某个菌种中是有限的，且采用 HR 策略进行基因敲除耗时较长、效率相对较低，分子生物学家开始探索更有效的基因编辑手段。

近年来，人们陆续发现了锌指核酸酶(zinc finger nuclease，ZFN)、转录激活因子样效应核酸酶(transcription activator-like effector nuclease)及 CRISPR/Cas(clustered regularly interspaced short palindromic repeat/CRISPR-associated proteins)等基因编辑技术并将其应用于合成生物学研究。其中，CRISPR/Cas 技术因设计简单、操作方便、精确、效率高等优点，逐渐在动物、植物中广泛应用，虽然在微生物尤其是真菌领域的应用起步较晚，但正在给微生物功能基因组学研究带来一场革命性改变。在丝状真菌中，率先成功应用 CRISPR/Cas9 系统的是里氏木霉(*Trichoderma reesei*)。高昊团队运用 CRISPR/Cas9 技术对 *Nodulisporium*

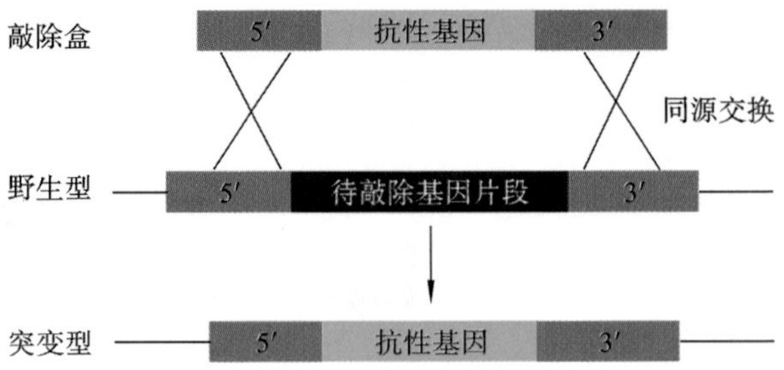

图 5-14 基因同源重组机制

sp. 的呋喃类固醇 demethoxyviridin 生物合成基因簇中 15 个基因(包括 6 个细胞色素 P450 酶基因)进行敲除，验证了 demethoxyviridin 生物合成基因簇的功能，发现了在绿木霉菌中孕甾烷支链断裂需要三种酶的参与，即黄素依赖的 Baeyer-Villiger 单氧化酶、酯酶、脱氢酶。这跟哺乳动物中孕甾烷的形成只需要单氧化酶的催化机制截然不同。

（三）基因过表达

基因过表达(overexpression)也常用于真菌代谢产物生物合成候选基因的功能验证。基因过表达单独使用的情况较少，一般结合基因敲除实验来进行酶功能的验证，通过检测过表达菌株中代谢产物结构的变化来确定酶的功能。如在通过基因敲除使酶功能缺失的突变菌株中，通过过表达缺失的野生型基因，从而使菌株合成目标代谢产物的能力得以恢复。此外，也可以单独过表达基因簇内部的特异调控因子，通过检测目标代谢产物含量的变化，来验证转录调控因子的功能。基因过表达一般可以通过增加基因的拷贝数或者采用强启动子来实现。Chiang 等在构巢曲霉中将诱导型乙醇脱氢酶 *alcA* 启动子替换沉默聚酮基因簇中调控因子的启动子，并利用 HPLC 对比分析含原始启动子的菌株与 *aclA* 启动子置换后的菌株的代谢产物，结果发现了结构类似嗜氮酮类的新化合物 asperfuranone。Yi Tang 团队在对 *Aspergillus clavatus* NRPL1 中的细胞松弛素合成基因簇进行验证时，将细胞松弛素合成基因簇中的调控因子 *ccsR* 随机整合到 *Aspergillus clavatus* 菌中，使其拷贝数增加，通过 LC-MS 分析发现所获得的 4 个阳性突变菌株中的 cytochalasin E 产率均不同程度地升高，最低的也升高了 3 倍，此结果可证明 *ccsR* 即为 cytochalasin E 合成基因簇中的途径特异性调控因子。*Acremonium chrysogenum* 中头孢菌素的生物合成由 2 条不同的基因簇共同完成，其中“早期”基因簇负责前体青霉素 N 的合成。Martin 团队发现“早期”基因簇中有一个具有转运调节蛋白“domain”的 *CefR* 基因，对其进行过表达发现过表达菌株中分泌到过氧化物酶体外侧的青霉素 N 大大降低，从而使其能更多地参与后期头孢菌素 C 的生物合成并提高产量。

（四）酶催化反应

1. 体内饲喂法　以酵母或其他丝状真菌等作为真核异源表达宿主，在生物合成基因功能验证中运用非常广泛，但它们作为基因功能验证的受体细胞依然存在以下问题：①一些复杂的 P450 酶很难在酵母中表达，有些酶虽然能够在异源宿主中表达但是存在蛋白表达量低的问题；②相比原生物体，宿主中缺乏合成某些前体化合物的能力，如果在异源表达上游前体合成基因，往往增加遗传操作的工作量，而且会给宿主带来额外的能量消耗负担，不利于正常生长。前体或中间产物的有效供应是天然产物合成和生产的先决条件，前体的增加对于次级代谢产物的积累有促进作用，通过中间产物的添加，降低中间产物合成的能量消耗，从而促进代谢流向目标产物，更有利于后续产物的获得和基因功能的验证。因此，前体化合物体内饲喂法成为生物合成基因功能验证的一种重要手段。Yi Tang 团队在对结核分枝杆菌（*Mycobacterium tuberculosis*）中哌嗪生物碱 herquline A 生物合成途径的研究中，将 herquline A 合成基因簇中的基因导入构巢曲霉中进行异源表达，并结合添加合成底物的方式，成功阐明了 herquline A 的精确合成路径。该团队在对 *P. herquei* 中 herqueinone 类物质生物合成途径进行研究时，发现采用相似的研究方法，敲除 PKS/NRPS 杂合基因 *phnA* 的突变菌株不能产生 herqueinone 类化合物，但当往 Δ*phnA* 突变菌株的液体培养基中添加相应的底物（**5** 或 **9**）后，herqueinone 又恢复产生，这进一步确证了 *phnA* 基因的功能（图 5-15）。

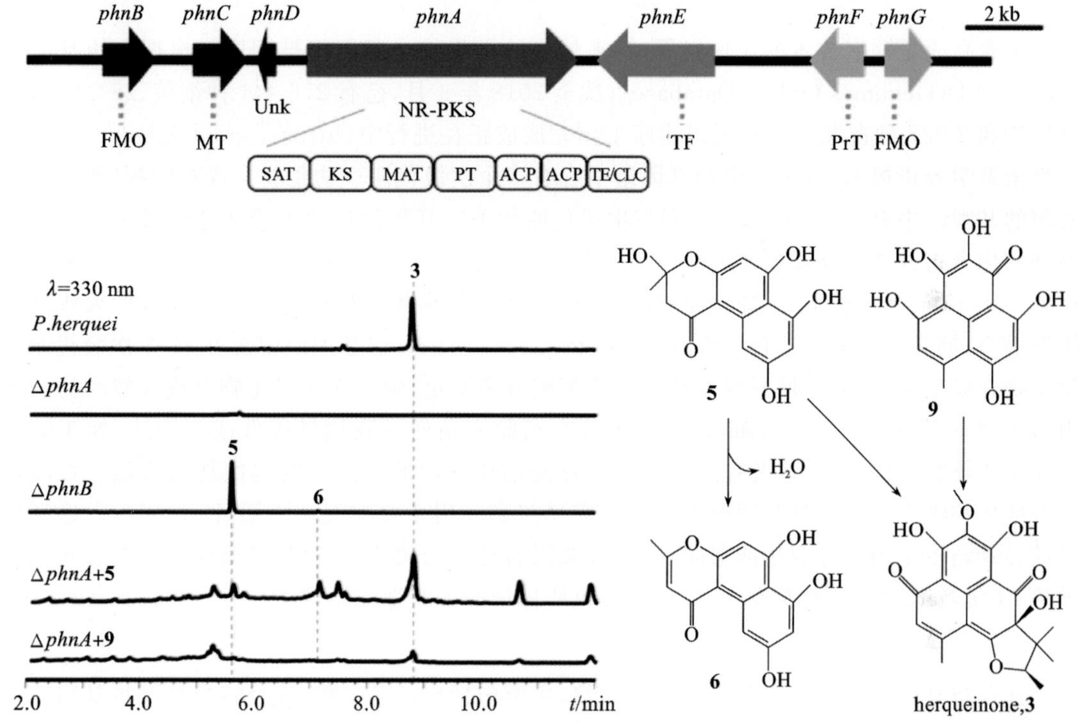

图 5-15　在 *P. herquei* Δ*phnA* 突变菌株培养基中饲喂合成中间体验证 PKS/NRPS 基因 *phnA* 的功能

2. 体外酶催化　化合物合成前体或中间产物的获得，是酶反应验证生物合成候选基因功能的重要环节，但大部分时候，前体或中间产物来之不易，其量很难支持体内饲喂法实验的进行；其次，宿主生物体自身是非常复杂的系统，在体内饲喂催化过程中，可能会产生一些无法预见的产物，使得饲喂的化合物进行不必要的代谢分流，降低了目标产物的获得率；最后，对酶的生化功能如催化效率、底物亲和性等参数进行研究，体外酶催化反应体系无疑是最好的选择。

体外酶催化反应实验首先通过克隆目标基因、构建表达载体（带有 His 融合标签），在酵母或大肠杆菌中进行异源表达，然后对表达的蛋白进行分离、纯化，加入合适的反应底物和辅助因子进行反应。这种体系加入的底物量少，操作简单可控，是酶功能研究最常用的实验体系。也有研究者不对蛋白进行纯化，直接获得微粒体，主要用于 P450 酶功能的验证。孙飞和戴均贵团队运用体外酶反应体系对从一株海洋红树林来源的土曲霉（*Aspergillus terreus*）的基因组中发现的一个新颖的异戊烯基转移酶（aPTase）基因 *AtaPT* 进行研究，发现重组 *AtaPT* 不仅能接受不同链长（C_5、C_{10}、C_{15}、C_{20}）的异戊烯基供体，而且能催化包括木脂素、色氨酸环二肽、喹啉生物碱、氧杂蒽酮、二苯甲酮、黄酮、香豆素等在内的多种结构类型芳香类化合物进行高效异戊烯基化反应，包括单个以及多位点的O-、C-异戊烯基化反应等多种取代形式，显示了前所未有的底物与反应杂泛性。

第二节　基于合成生物学的新天然产物的发现

一、沉默基因簇的激活

随着高通量测序技术的飞速发展，越来越多的微生物全基因组被测序。根据在线基因数据库 GOLD(Genomes Online Database)，截至 2018 年 9 月，已有 276 441 种细菌、25 223 种真核生物和 2 927 种古细菌的基因组测序工作完成或正在进行中(https://gold.jgi.doe.gov/)。生物信息学分析揭示，许多微生物基因组中含有多个次级代谢产物生物合成基因簇(如许多放线菌的基因组中有 8%～10%的序列与次级代谢相关)，其数目远远大于从这些微生物中分离得到的化合物种类。通过预测分析发现真菌 *Aspergillus* spp.(基因组大小为28～38 Mb)中含有 36～89 个基因簇不等，即使是在构巢曲霉、米曲霉等模式真菌中，仍具有很大的天然产物挖掘潜力；模式放线菌天蓝色链霉菌(*Streptomyces coelicolor*)基因组中含有 29 个次级代谢产物生物合成基因簇，但早期只有 4 种天然产物被分离鉴定，由此可见微生物合成天然产物的能力远远超出人们的预期。然而，许多基因簇在实验室条件下表达量极低或不表达，处于隐性(cryptic)状态，激活这些基因簇的表达将为发掘结构新颖的天然产物提供新的机遇。目前基于合成生物学方法的沉默基因簇的激活研究思路和应用主要在五个方面(图 5-16)：①途径特异性转录调控基因的过表达或敲除；②合成基因启动子的改造；③全局性调控因子的过表达或敲除；④沉默基因簇的异源表达；⑤基于染色质修饰的表观遗传调控。

(一) 途径特异性激活

途径特异性激活指靶向激活特定基因簇，主要包括启动子工程、途径特异性调控基因遗传改造和异源表达沉默基因簇等策略。

1. 启动子工程　微生物次级代谢产物的生物合成机制十分复杂，各种不同调控因子之间的复杂级联调控都能影响生物合成基因簇表达成功与否。在多数情况下，对于沉默基因簇的表达，并不能仅仅依靠过表达或敲除某个调控基因来实现，这就需要寻找其他的更有效的策略来激活这些沉默的基因簇，主要有 2 种方式：利用诱导型或组成型启动子激活沉默基因簇；利用“即插即用(plug-and-play)”操作技术激活沉默基因簇。

Ahuja 通过基因打靶技术，替换掉构巢曲霉中非还原聚酮合酶(NR-PKS)基因的启动子、天然产物基因簇中的关键酶基因和其他的 NR-PKS 产物形成和释放的必需基因，结果发现有 7 种新的化合物产生(图 5-17)。Franke 等将一个组成型启动子插入到 *Burkholderia pseudomallei* 基因组中编码一个杂合的 PKS/NRPS 生物合成途径的操纵子上游，从而激活了其表达并分离得到化合物 burkholderic acid。

使用诱导型或组成型启动子在多数情况下可以激活或提高基因簇的表达水平，但对于某些极其复杂的基因簇来说，此类方法则具有一定的局限性，有时只能部分激活基因簇的表达，得不到目标基因簇的原始表达产物。因此，将完整基因簇克隆出来，替换启动子并在异源表达

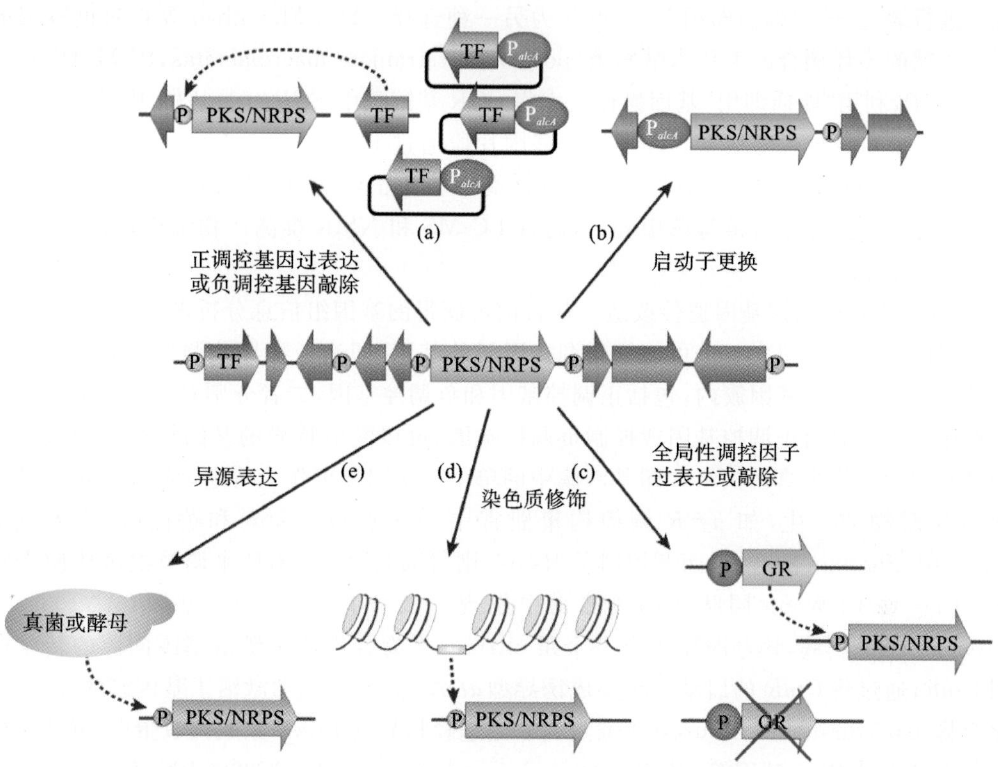

图 5-16 基于合成生物学方法的沉默基因簇的激活

(a)途径特异性调控基因的过表达或敲除;(b)合成基因启动子的更换;

(c)全局性调控因子的过表达或敲除;(d)基于染色质修饰的表观遗传调控;(e)沉默基因簇的异源表达

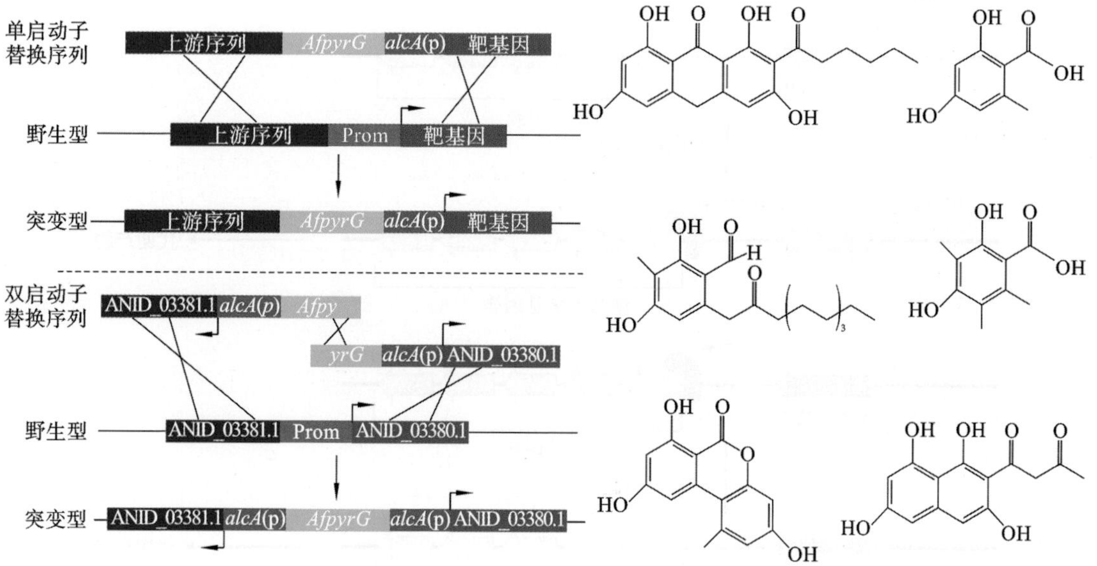

图 5-17 利用同源重组进行启动子替换工程激活构巢曲霉中非还原聚酮合酶基因

系统中进行表达——“即插即用”——可作为另一种选择。Hui Min Zhao 等在灰色链霉菌中发现了沉默的多环稠合的大环内酰胺类(polycyclic tetramate macrolactams,PTMs)生物合成基因簇 SGR,利用“即插即用”基因操作技术将 SGR 基因簇中 *SGR810—815* 基因分离出来并在 6 个基因上游都插入组成型启动子。各基因片段通过 PCR 扩增并在酵母体内同源重组来重构完整的基因簇 SGR810—815,通过限制性酶切验证正确的重组结构;将这些重构的基因簇整合至异源宿主变铅青链霉菌中表达,通过 LC-MS 和 NMR 推测产物结构,得到 3 种新型的 PTMs 化合物。

2. 途径特异性调控基因遗传改造　从目前可获得的基因组信息分析来看,大约 60%的真菌次级代谢基因簇中包含一个可能编码调控因子的基因,即途径特异性调控基因。途径特异性调控基因一般位于基因簇内,包括正调控基因和负调控基因,二者分别对生物合成起激活和阻遏作用。通过激活正调控基因或抑制负调控基因,可以激活特异的基因簇产生相应的代谢产物(图 5-18)。许多真菌次级代谢基因簇中的单个转录因子可作为特定途径调控因子转录激活相应代谢物的产生,如 *aflR* 调控构巢曲霉中 sterigmatocystin 和黄曲霉(*Aspergillus flavus*)中 aflatoxin 的合成,而调控因子 RsmA 则可通过激活 *aflR* 来调节次级代谢产物的产生。Clay C. C. Wang 团队在构巢曲霉中发现一条含有两个 PKS 基因(*AN*1034. 3 和 *AN*1036. 3)的基因簇,该基因簇含有一个跟 citrinin 生物合成转录激活基因同源的转录调控基因 *CtnR*,通过将 *CtnR* 的启动子替换成诱导型 *alcA* 启动子,成功激活了基因簇的表达,产生新化合物 asperfuranone。Laureti 等通过高表达途径特异性 LuxR 家族调节蛋白,激活了处于沉默状态的Ⅰ型 PKS 基因簇,从 *Streptomyces ambofaciens* ATCC23877 发酵产物中发现了具有抗肿瘤活性的 51 元大环内酯类抗生素 stambomycins A—D。Gomez-Escribano 通过敲除途径特异性负调控基因 *scbR2*,激活 *S. coelicolor* 中隐性基因簇 CPK,分离和鉴定了黄色色素 coelimycin P1。Christophe 等在委内瑞拉链霉菌中发现 *gbnABC* 操纵子潜在的转录阻遏因子 GbnR。删除该调控基因可以激活 Gbn 基因簇表达。利用高分辨 LC-MS/MS 分析

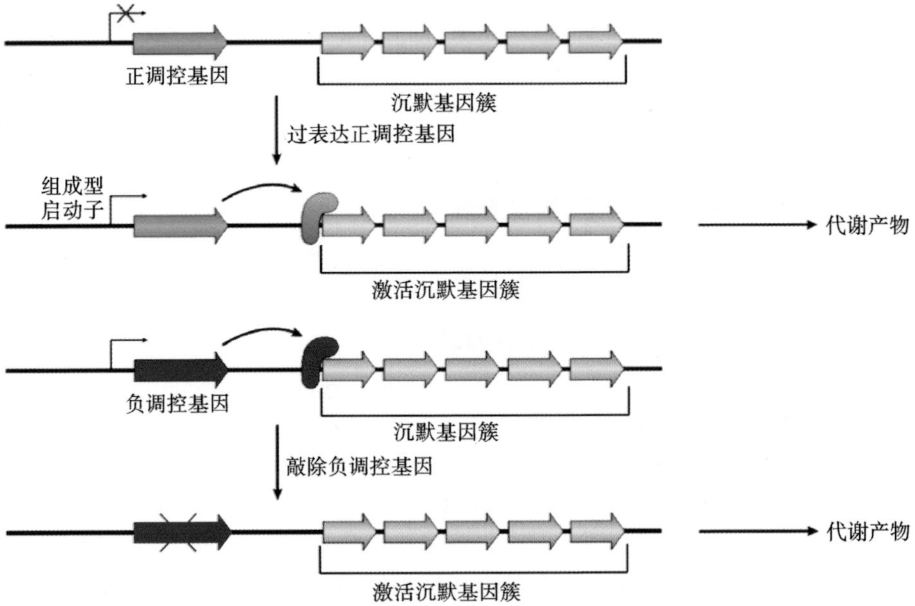

图 5-18　通过激活正调控基因或抑制负调控基因来激活沉默基因簇

GbnR 突变株与原始菌株代谢产物的差异，研究人员鉴定出 6 个新型的 γ-氨基丁酸尿素酶家族物质 gaburedins A—F。

3. 异源表达沉默基因簇 对大多数真菌来说，很多是难以进行遗传操作的。因此，将单个基因、基因盒或整个生物合成基因簇在易于进行遗传操作的宿主中进行异源表达，是发现真菌天然产物的一种有效的方法(图 5-19)。

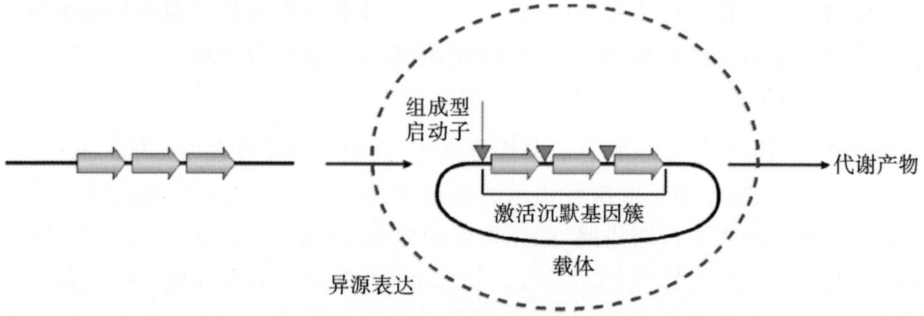

图 5-19 沉默基因簇在异源宿主中表达

Eric W. Schmidt 团队将 cyanobactin 的多串联突变和非蛋白氨基酸组合的核糖体肽天然产物途径在大肠杆菌中表达，共获得 22 个化合物，其中包括不同代谢途径的化合物和新的衍生化合物(图 5-20)。Wen Bin Yin 等将化合物 neosartoricin 的相应基因簇在构巢曲霉中进行异源表达，导致了其新的类似物 neosartoricins B—D 的发现。Hui Ming Zhao 课题组根据合成生物学理念设计了"即插即用(plug-and-play)"的模型，他们以 *Streptomyces orinoci* 中编码 spectinabilin 的隐性基因簇 nor 为研究对象，将诱导型启动子 *nitAp* 组装至途径中的第 1 个关键基因 *norG* 之前，将看家基因的强启动子组装至其他 nor 基因之前，构建成一个新的基因簇，然后导入 *S. lividans* 中进行异源表达，从而绕过原始的复杂调控机制，可控地确保每个基因表达，成功产生了 spectinabilin。

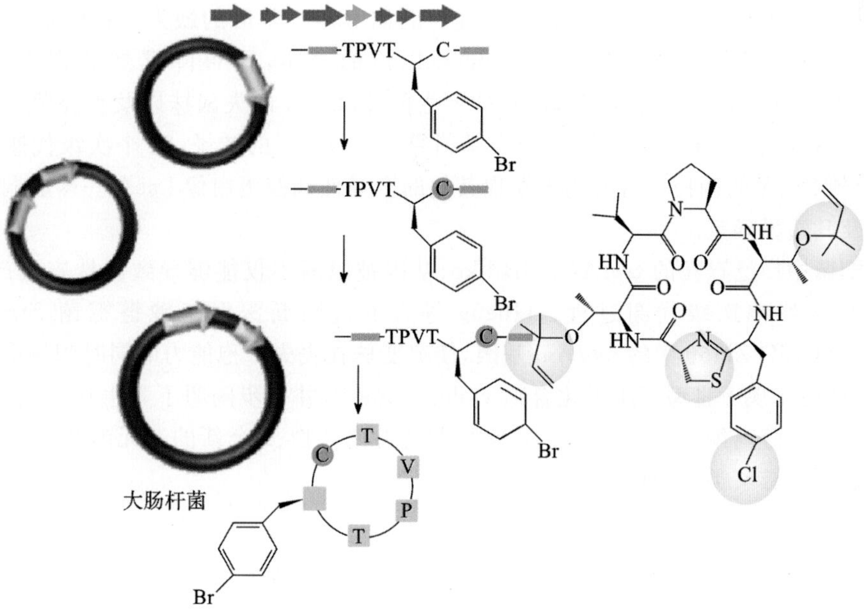

图 5-20 Cyanobactin **合成基因簇中** 8 **个基因模块在大肠杆菌中同时异源表达**

二、多效性激活

多效性激活指一个或多个基因的非靶向性激活，从而在全局层面触发某些特定代谢通路的调控。即使在不了解这些生物合成基因簇的调控方式的情况下，多效性激活方式在新颖的微生物天然产物的发现中也可以取得很好的效果，因此，它比特异性激活方式更具高通量性，在遗传差异显著的微生物中应用更为广泛。基于合成生物学的多效性激活目前采取的方式主要包括全局性调控基因遗传调控、表观遗传调控、阻断竞争途径等策略。

（一）全局性调控基因遗传调控

全局性调控基因一般位于生物合成基因簇之外，它们不属于任何基因簇，对多个代谢途径具有调控作用，同时也能作用于非次级代谢的途径调控。外部环境信号通过刺激全局性调控蛋白来影响各种各样的次级代谢通路，如光强度的变化、碳源、氮源、pH 值、氧化还原状态、铁元素短缺以及与其他物种互作等(图 5-21)。如 PacC 是真菌中响应环境 pH 值调控的关键蛋白，在碱性环境中，构巢曲霉中的 PacC 激活碱性磷酸酶基因 D(*palD*)、青霉素生物合成基因(N-(5-氨基-5-戊羧基)-L-半胱胺酰-D-缬氨酸合成酶基因(*acvA*)和异青霉素 N 合成酶基因(*ipnA*))。很多次级代谢基因簇受真菌所利用的碳源和氮源的影响，如氮诱导 *F. fujikuroi* 中赤霉素合成基因簇的表达抑制就是通过全局性氮调控子 *AreA* 发挥作用，但不同的是 *F. verticillioides* 中 fumonisin B1 的合成需要 *AreA* 的参与。与之类似，头孢菌素(cephalosporin)的产量在高浓度的葡萄糖培养基中大大降低，是因为 CreA 的同源蛋白 Cre1 抑制了基因 *ipnA* 和 *cefEF* 的表达。*LaeA* 编码假定的甲基转移酶，它能感应环境光强度的变化，也是目前阐述较多的全局性调控因子。LaeA 蛋白与组氨酸甲基转移酶具有序列相似性，这种相似性和 LaeA 的亚端粒定位表明此蛋白通过染色质重塑发挥调控作用。真菌中次级代谢基因簇内或外的特定途径调控因子基因的定位可通过全局调控因子造成转录调控功能的获得或丢失。LaeA 蛋白被认为是构巢曲霉中真菌发育调控蛋白 VeA 复合体的一部分，其表达水平的操控有助于真菌中未知代谢物的发现。例如，*LaeA* 基因的缺失可以降低构巢曲霉中柄曲霉素(sterigmatocystin)和青霉素(penicillin)的产生，还可降低烟曲霉中胶霉毒素(gliotoxin)的产生。Perrin 等人将烟曲霉的野生菌株、LaeA 缺失菌株以及互补菌株的转录组图谱的全基因组比对发现，LaeA 调控着全基因组至少 9.5%的转录，22 个次级代谢基因簇中有 13 个受到 LaeA 的调控。目前仍未发现其他的全局性调控蛋白像 LaeA 一样能调控次级代谢基因簇及其边界确定。

在链霉菌中广泛存在的 *wblA*(*whiB*-like)基因被阻断不仅能够导致菌株丧失产孢能力，而且可以显著影响次级代谢过程。Huang 等人通过阻断深海来源链霉菌 *Streptomyces somaliensis* SCSIO ZH66 中的 *wblAso* 基因，使突变株在丧失产孢能力的同时积累了多种次级代谢产物，从而发现了Ⅲ型聚酮类化合物 violapyrone B，并初步阐明了其生物合成途径；其进一步从突变株中分离纯化得到了 2 个丁烯酸内酯类化合物、1 个新的二元酸化合物和 3 个具有抗炎活性的抗霉素类型的化合物。

（二）表观遗传调控

表观遗传调控(epigenetic regulation)策略是一项激活编码次级代谢产物沉默基因簇和调控次级代谢的重要前沿技术，且表现出巨大的应用潜力。所谓表观遗传是指在基因序列不发生改变的情况下，染色体中组蛋白的修饰及 DNA 的修饰(包括甲基化、生物素化、磷酸化、糖

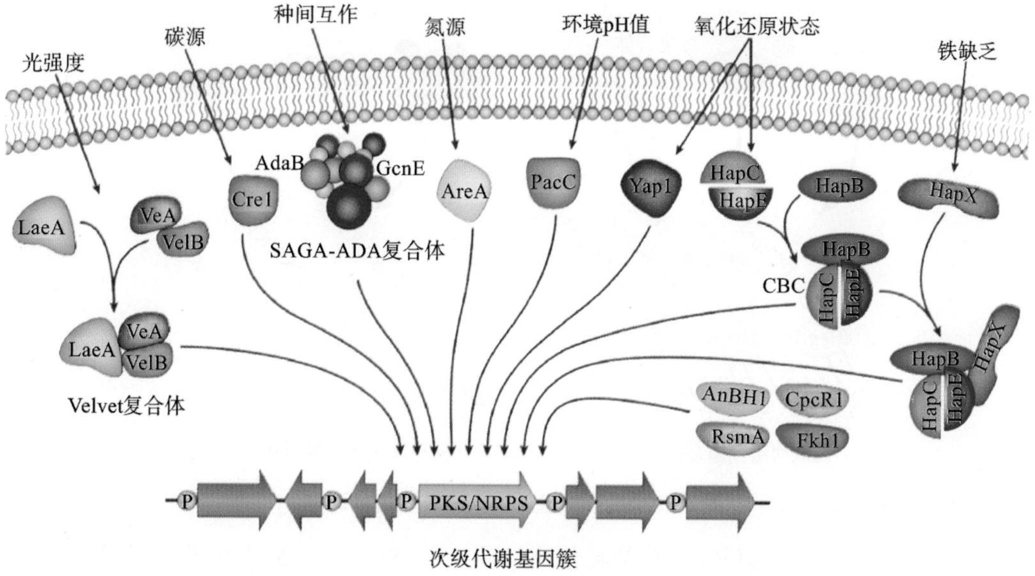

图 5-21 真菌中参与次级代谢基因簇调控的全局性调控蛋白

基化和乙酰化等)，开启或者关闭染色体末端的编码次级代谢产物的基因簇的转录和表达，从而实现次级代谢产物合成基因簇的转录激活和沉默。表观遗传策略主要有 2 种：化学表观遗传策略和分子表观遗传策略。化学表观遗传策略，即添加能够改变组蛋白或 DNA 修饰的相关化学因子(如组蛋白去乙酰抑制因子 trichostatin A、trapoxin B 和辛二酰苯胺异羟肟酸等，DNA 甲基转移酶抑制因子 5-氮杂胞苷和 5-氮杂-2′-脱氧胞苷等)。分子表观遗传策略，即直接对组蛋白或 DNA 修饰的相关基因(如编码甲基化 H3 组蛋白的基因 *cclA* 和编码组蛋白去乙酰化酶的基因 *hdaA* 等)进行分子改造(图 5-22)。如 *A. nidulans* 中 *hdaA* 基因的敲除或组蛋白去乙酰化酶抑制剂处理会导致柄曲菌素和青霉素基因簇的转录激活。前述介绍的 LaeA 蛋白与组蛋白和精氨酸甲基转移酶具有相似的氨基酸序列，因此，有研究表明它可能是通过对染色质进行修饰来发挥全局性调控作用。Bok 等运用分子表观遗传策略阻断了 *A. nidulans* 中编码甲基化 H3 组蛋白的基因 *cclA*，从而激活了 2 个隐性基因簇：其中 1 个新的基因簇编码 mondictyphenone、大黄素和大黄素的类似物；另外 1 个基因簇编码了 2 个抗骨质疏松的聚酮类化合物 F9775A 和 F9775B。

(三) 阻断竞争途径

前体竞争是导致某些次级代谢产物合成基因簇处于隐性状态的原因之一。Gómez 等研究利迪链霉菌(*Streptomyces lydicus*) NRRL2433 时发现其中一个 PKS/NRPS 基因簇可编码链霉溶菌素(streptolydigin)。他们对链霉溶菌素生物合成基因进行阻断后发现突变株在丧失合成链霉溶菌素能力的同时，积累了 3 个新化合物 christolane A、christolane B 和 christolane C。

三、组合生物化学方法

在自然界，很多代谢产物在生物体内瞬时转化成下一步产物，使得它们的代谢痕迹很难在自然条件下捕捉到；此外，一些酶底物专属性不强，能对不同的底物进行催化，获得结构不同的

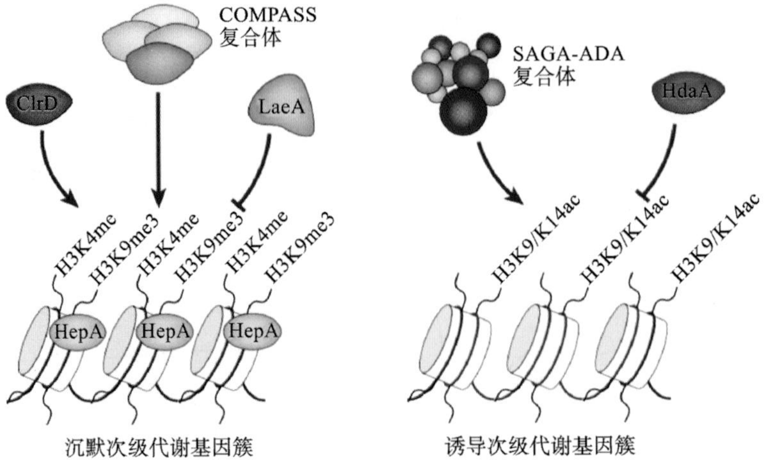

图 5-22 基于染色质修饰的表观遗传调控

衍生物，如异戊烯基转移酶（PT）、糖基转移酶（GT）等。对于这类反应途径和酶，在生物合成反应前体容易获得的前提下，可以将与合成有关的酶在宿主中进行表达和纯化，并与预测的底物、辅酶及辅因子进行体外反应，通过体外酶催化的方法直接得到产物。如 *S. coelicolor* 中的萜烯合酶 SCO7700 和 SCO5222 的编码产物 2-甲基异莰醇以及 *epi*-isozizaene 都是采用体外重构获得的。由于 *epi*-isozizaene 基因簇还包含了细胞色素 P450（CYP170A1）基因 *sco5223*，推测 *epi*-isozizaene 可能被进一步氧化，Zhao 等体外表达了 SCO5223，以 *epi*-isozizaene 为底物进行体外催化得到了 albaflavenone。另外，链霉素（*Streptomyces avermitilis*）中的萜烯合酶 SAV_76 编码产物 avermitilol 也是通过与其底物 FPP（farnesyl diphosphate）及相关辅因子进行体外催化而得到的。戴均贵实验室对从一株海洋红树林来源的土曲霉（*Aspergillus terreus*）的基因组中发现的一个新颖的异戊烯基转移酶基因 *AtaPT* 进行研究，以 106 个具有药用前景的芳香化合物（木脂素、色氨酸环二肽、喹啉生物碱、氧杂蒽酮、二苯甲酮、黄酮、香豆素）为反应底物进行体外酶反应，结果显示 AtaPT 能以其中的 46 个化合物为异戊烯基受体，催化得到它们不同链长（C_5、C_{10}、C_{15}、C_{20}）的异戊烯基衍生物。李书明团队运用体外酶学方法对次级代谢产物进行结构改造，合成了 100 多个新的氨基香豆素类抗生素，填补了氨基香豆素类化合物合成生物学研究的空白。

第二章
真菌基因组 DNA 的提取

一、实验原理

十二烷基磺酸钠(SDS)是一种离子型表面活性剂,能溶解细胞膜和核膜蛋白,使细胞膜和核膜破裂;辅助以机械破碎法,进一步使组织和细胞破裂。再依次使用饱和酚、酚/氯仿和氯仿三种溶液来去除蛋白质,最后在高盐条件下用乙醇沉淀收集 DNA。得到的总 DNA 溶于 TE 溶液中保存备用。通过酚抽提法可以得到 100～200 kb 的基因组 DNA 片段,经适当剪切后,适用于基因组文库的构建。该法也是目前真核基因组 DNA 分离提取普遍使用和经济实用的方法。

二、实验材料、试剂与仪器

(一) 实验材料

黄柄曲霉菌丝体或孢子。

(二) 实验试剂

马铃薯琼脂糖(PDA)培养基,沙氏液体培养基,0.5 mol/L EDTA 溶液,1 mol/L Tris-HCl溶液;5 mol/L NaCl 溶液,十二烷基磺酸钠(SDS),乙酸钾(5 mol/L,pH 值为 5.2),苯酚-氯仿-异戊醇(25 : 24 : 1),无水乙醇;75%乙醇溶液,乙酸钠(3 mol/L,pH 值为 5.2),0.1% Triton X-100,RNA 酶,1×TE;ddH_2O;琼脂糖,1×TAE;核酸染料,DNA 分子量参照物,DNA 染料。

(三) 实验仪器

冷冻离心机,恒温水浴锅,微量台式离心机,恒温振荡仪,紫外分光光度计,核酸电泳系统,凝胶成像系统,快速研磨仪,1.5 mL EP 管,100 mL 锥形瓶,一次性培养皿,细胞筛,高压灭菌锅,微波炉,移液枪,枪头,灭菌牙签,吸水纸,钢珠。

三、溶液配制

(一) 0.5 mol/L EDTA 溶液的配制

以下为 1 L 溶液的配制,根据实际情况配制所需体积的 EDTA 溶液。

$Na_2EDTA \cdot 2H_2O$	186.12 g
ddH_2O	800 mL
NaOH(调 pH 值用,使 pH 值为 8.0)	约 20 g
最后加 ddH_2O 定容至 1 L,室温保存	

（二）1 mol/L Tris-HCl 溶液的配制

以下为 500 mL 溶液的配制,根据实际情况配制所需体积的 1 mol/L Tris-HCl 溶液。Tris 的相对分子质量为 121.14。

Tris	60.5 g
ddH_2O	400 mL
浓盐酸(调 pH 值用,使 pH 值为 7.5)	
最后加 ddH_2O 定容至 500 mL,室温保存	

（三）50×TAE 溶液的配制

1×TAE 可由 50×TAE 稀释 50 倍而来。

Tris	242 g
$Na_2EDTA \cdot 2H_2O$	37.2 g
ddH_2O	600 mL
冰乙酸(调 pH 值用)	57.1 mL
最后加 ddH_2O 定容至 1 L,室温保存	

（四）SDS 提取液的配制(1 L)

1 mol/L Tris-HCl(pH 值为 8.0)	10 mL
0.5 mol/L EDTA(pH 值为 8.0)	10 mL
5 mol/L NaCl	2 mL
SDS	20 g
最后加 ddH_2O 定容至 1 L,室温保存	

（五）TE 溶液的配制(500 mL)

1 mol/L Tris-HCl(pH 值为 8.0)	5 mL
0.5 mol/L EDTA(pH 值为 8.0)	1 mL
最后加 ddH_2O 定容至 500 mL,室温保存	

四、实验步骤

（一）菌株培养

(1) 将黄柄曲霉接种于 PDA 培养基的平板上,28 ℃培养。

(2) 当菌在平板上生长 3～5 天后，用 0.1% Triton X-100 清洗平板表面的孢子和菌丝体。

(3) 将清洗下来的液体用细胞筛过滤，滤去菌丝体，得到孢子液。

(4) 将黄柄曲霉孢子液接种到 30 mL 新鲜的沙氏液体培养基中，28 ℃，200 r/min 摇床培养 5 天。

(二) 基因组 DNA 的提取

(1) 3 mL 液体培养基＋菌丝体，使用牙签挑取，吸水纸吸干，转移到 1.5 mL EP 管中，加 3 颗钢珠。

(2) 加 350 μL SDS 提取液，置于快速研磨仪 70 Hz，120 s，12 000 r/min，消泡 2 min；再加 350 μL SDS 提取液 70 Hz，研磨 120 s。

(3) 65 ℃水浴 30～45 min。

(4) 加入 100 μL 乙酸钾溶液混匀，冰浴 30 min。

(5) 加入等体积(700 μL)苯酚-氯仿-异戊醇(25：24：1)，在室温下用混匀仪(880 r/min，20 min)混匀。

(6) 10 000 r/min 室温离心 10 min。

(7) 取上清液转移到 1.5 mL 新 EP 管中，加入等体积苯酚-氯仿-异戊醇(25：24：1)，充分混匀，10 000 r/min 室温离心 10 min。

(8) 取上清液(400 μL)转移到 1.5 mL 新 EP 管中，加入 2 倍体积(1 000 μL)预冷的无水乙醇和 0.1 倍体积(40 μL)乙酸钠溶液，颠倒混匀，于－20 ℃静置 30 min 或过夜。

(9) 12 000 r/min 离心 10 min。

(10) 弃掉上清液，加 500 μL 4 ℃预冷的 75%乙醇溶液，静置 5～10 min。

(11) 12 000 r/min 离心 2 min。

(12) 小心去掉上清液，瞬时离心，用小枪(白枪头)吸出剩余上清液，干燥 5 min。

(13) 重悬于 100～200 μL TE 溶液，加入 2 μL RNA 酶(10 mg/mL)。

(14) 37 ℃消化 30 min(注意如果 65 ℃，15 min 会失活)。

(三) 基因组 DNA 浓度和纯度分析

使用紫外分光光度计(NanoDrop 2000/2000c)可以很方便地检测核酸的浓度和质量。检测核酸在主页面上选择 Nucleic Acid 功能。

核酸浓度可通过 Lambert-Beer 定律来计算：

$$c=(A*\varepsilon)/b$$

式中：c＝核酸浓度，单位为 ng/mL；A＝吸光度；ε＝消光系数，单位为 mL/(ng·cm)；b＝光程，单位为 cm。

通常情况下核酸的消光系数：双链 DNA 为 50 μL/(ng·cm)；单链 DNA 为 33 μL/(ng·cm)；RNA 为 40 μL/(ng·cm)。

当选择基座模式时，NanoDrop 2000/2000c 分光光度计使用 0.05 mm 到 1.0 mm 的短光程来进行检测，这样可以不用稀释就能检测高浓度样品。

1. 光谱右栏显示的参数内容(图 5-23)

(1) Sample ID：输入样品名称。在进行样品检测时应输入样品的名称。

(2) Type：通过下拉菜单来选择检测的核酸类型，选择 DNA-50 做双链 DNA 检测，RNA-

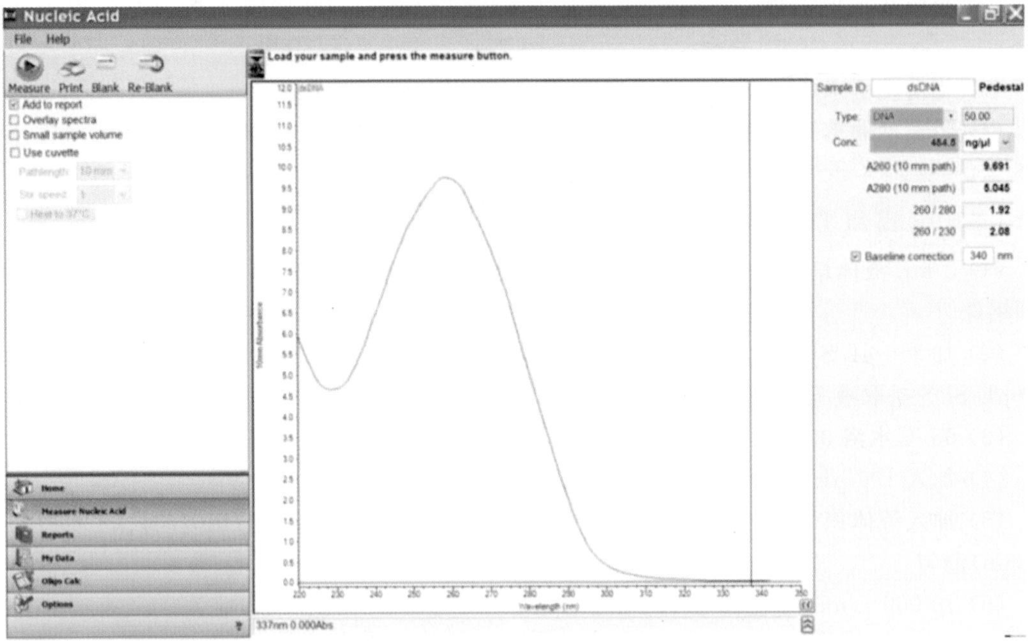

图 5-23　基因组 DNA 样品浓度和纯度分析

40 做 RNA 检测，ssDNA-33 做单链 DNA 检测。

(3) Conc：通过 260 nm 处的吸光度和消光系数计算得到的浓度值，浓度单位可以在后面的下拉框中选择。

(4) A260：显示 10 mm 光程下，260 nm 处的吸光度。

(5) A280：显示 10 mm 光程下，280 nm 处的吸光度。

(6) 260/280：260 nm 和 280 nm 处的吸光度的比值，这个值用来判定 DNA 和 RNA 的纯度。纯 DNA 的比值在 1.8 左右，纯 RNA 的比值在 2.0 左右。如果这个比值偏小，表明有蛋白质、苯酚或者其他污染物存在，这些物质在 280 nm 处有明显的光吸收。

(7) 260/230：260 nm 和 230 nm 处的吸光度的比值，这是一个次要的核酸浓度指示值。纯核酸的这个比值比 260/280 值大，一般在 1.8～2.2 之间，如果比值偏低，表示核酸中有污染物。

(8) Baseline correction：如果选择了基线校准，默认的校准波长为 340 nm。用户可以根据实验需要输入不同的校准波长。在任何实验下，基线都是自动设定为选择波长下的吸光度。所有波长下的读数都要减去这个值。

注：如果不选择基线校准，光谱值将会产生偏移，计算的浓度也会改变。

2. 核酸浓度和纯度检测

(1) 在主菜单中选择核酸模式，如果显示波长校准窗口，放下基座臂点击“OK”。

(2) 选择检测的样品类型，默认的设定为 DNA-50。

(3) 选择浓度单位，默认的为 ng/μL。

(4) 默认的校准波长为 340 nm，重新选择一个校准波长或者选择“Baseline correction”而不选择校准波长。

(5) 选择“Add to report”自动把检测结果添加到当前报告中去，默认设置是把每个样品都添加到报告中。

(6) 选择“Overlay spectra”可以在同一时间显示多个光谱。

(7) 用基座模式进行样品检测，使用合适的液体建立空白对照，空白对照液体是溶解目标分子的液体。空白对照液体的 pH 值和离子浓度应和检测样品一样。取 1～2 μL 空白对照加到基座上，放下检测臂，点击“Blank”键。

(8) 在指定的位置输入样品名称，按上面检测空白对照的操作进行样品检测。每个样品重复 3 次，记录每次的“Conc”“260/280”“260/230”数值。注意每次检测的样品都必须是新加的。

3. 下一个样品检测　检测后，使用干净的无尘纸擦干净上下基座，这样仪器就可以进行下一个样品的检测了。

(四) 基因组 DNA 完整性分析

基因组 DNA 完整性主要通过琼脂糖凝胶电泳(图 5-24)来进行检测。基因组 DNA 片段的分子量很大，在电场中泳动很慢，如果发生降解，电泳图中的基因组 DNA 条带则呈拖尾状。

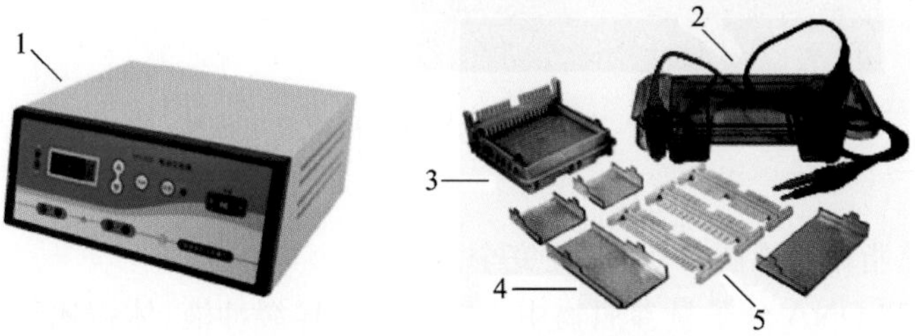

图 5-24　核酸电泳系统各组成部件

注：1—核酸电泳仪；2—水平电泳槽；3—制胶盒；4—凝胶托盘；5—制孔梳。

1. 制备琼脂糖凝胶

(1) 根据需要制备合适浓度的琼脂糖凝胶，一般检测用琼脂糖凝胶浓度为 0.8%～1.2%，分离差别不大的片段可以用 3%的胶。另外根据样品数目选择制胶的规格，如果样品数量少，则制备小胶(30 mL 1×TAE)即可；如果样品数目较多，则可以制备中胶(60 mL 1×TAE)，甚至大胶(120 mL 1×TAE)。

(2) 以制备小胶为例，称取琼脂粉 0.3 g，倒入溶胶专用三角瓶，再加入 40 mL 左右的 TAE 缓冲液，摇匀后放于微波炉，中火约 2 min 溶胶，溶胶期间可以将制胶盒准备好，放入凝胶托盘，插上制孔梳。待胶液冷却至 50 ℃左右后，加入 3 μL 核酸染料，摇匀，将琼脂糖胶液倒入准备好的凝胶模具中，避免气泡产生(若有气泡产生可用移液枪枪头划拨移去)。凝胶厚度一般为 0.3～0.5 cm。室温下静置 20～30 min，待琼脂糖胶液完全凝固。轻轻移去制孔梳。

2. 上样　将凝胶连同托盘一并放在电泳槽内，倒入适量的 1×TAE 电泳缓冲液，液面应高于胶面 5 mm 左右。取 5 μL 的 DNA 样品与上样缓冲液混合(体积比约为5∶1)，然后用微量移液枪将 DNA 样品加入加样孔中，同时加入 5 μL 1 kb 梯度 DNA 分子量参照物(DNA marker)。

3. 电泳　加样完毕后，连接电泳槽与电源，正极为红色，负极为黑色，凝胶的加样端应置于负极。设置电压和时间，电压一般为 80～100 V，时间一般为 40～50 min。打开电源，若连接良好，正、负极附近会有气泡产生，且负极产生的气泡量要大于正极。最终应根据上样缓冲液中指示剂溴酚蓝迁移的位置(溴酚蓝和 500 bp 大小 DNA 的迁移率相近),判断是否终止电泳,切断电源。

4. 观察　电泳结束后,取出凝胶,用凝胶成像系统观察电泳的结果并拍照记录。注意和 1 kb 梯度 DNA 分子量参照物对比,推测提取的 DNA 样品的分子量大小,并注意观察 DNA 样品条带的强度、锐利程度和有无拖尾等现象(图 5-25)。

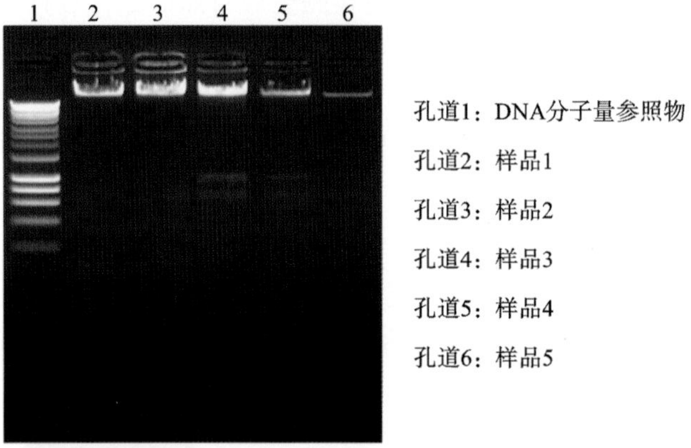

图 5-25　基因组 DNA 琼脂糖凝胶电泳图

5. 注意事项

(1) 制胶时,琼脂糖可沸腾 2 次,保证完全溶解。

(2) 核酸样品和 DNA 分子量参照物中均需加入上样缓冲液,体积比约为 5∶1。

(3) 用移液枪往凝胶孔道加样时,将枪头小心伸入孔道中,不要划破凝胶孔道。

(4) 由于核酸染料存在潜在危险,所以制胶过程需要戴手套操作,且只能在污染区域操作,不能用手套接触非污染区域。

(5) 由于溶胶的时候水分会挥发,所以开始时 TAE 可以多倒一些,比如上述步骤中制备 0.1%的胶应该用 30 mL TAE,却倒了 40 mL。

(6) 电泳时间的选择取决于胶的长度和电压的大小,胶越长,电压越低,所需时间就越长,但电压过高会降低大分子 DNA 片段的分辨率。

第三章
真菌总 RNA 的提取及逆转录 PCR

第一节　真菌总 RNA 的提取

一、实验原理

Trizol 试剂是由苯酚和异硫氰酸胍配制而成的单相的快速抽提总 RNA 的试剂，在匀浆和裂解过程中，能破碎细胞、降解蛋白质和其他成分，使蛋白质与核酸分离，失活 RNA 酶，同时能保持 RNA 的完整性。在氯仿抽提、离心分离后，RNA 处于水相中，将水相转管后用异丙醇沉淀 RNA。

二、实验材料、试剂及仪器

（一）实验材料

黄柄曲霉菌丝体。

（二）实验试剂

液氮，异硫氰酸胍，月桂酸，柠檬酸钠，β-巯基乙醇，苯酚，氯仿，DEPC 水，异丙醇，琼脂糖，DNA 分子量参照物，DNA 酶 1，ddH_2O，无水乙醇。

（三）实验仪器

超净工作台，台式冷冻离心机，快速研磨仪，微量台式离心机，紫外分光光度计，恒温振荡仪，核酸电泳系统，凝胶成像系统，烘箱，钢珠，1.5 mL EP 管，高压灭菌锅，微波炉，移液枪，DEPC 水处理过的枪头，陶瓷研钵。

三、溶液配制

（一）无 RNA 酶灭菌水的配制

用高温烘烤（180 ℃，2 h）过的玻璃瓶装蒸馏水，然后加入 0.01%的 DEPC，处理过夜后高压灭菌。

（二）75%乙醇溶液的配制

用 DEPC 处理过的水配制 75%乙醇溶液(用高温灭菌过的器皿配制)，然后装入高温烘烤的玻璃瓶中存放于低温冰箱。

（三）异硫氰酸胍溶液的配制(500 mL)

异硫氰酸胍	236.25 g
月桂酸	2.5 g
250 mmol/L 柠檬酸钠(pH 值为 7.0)	50 mL
加 DEPC 处理过的无 RNA 酶的灭菌水至 500 mL	

（四）Trizol 试剂的配制(500 mL)

异硫氰酸胍溶液	217.5 mL
0.2 mol/L NaCl(pH 值为 4.2～4.5)	21.75 mL
水饱和苯酚	217.5 mL
氯仿	43.5 mL
β-巯基乙醇	1.5 mL
Trizol 试剂配制好后于 4 ℃保存，每次使用前振荡混匀，避免分层	

四、实验步骤

(1) 取黄柄曲霉菌丝体适量，用液氮冻实待用。

(2) 取已高温灭菌的研钵和研棒，用液氮预冷；将冻实的黄柄曲霉菌丝体置于研钵中，加入液氮，在液氮挥发完全但研钵保持低温时迅速研磨，重复 3 次。

(3) 将研磨好的菌粉加入事先分装好 1 mL Trizol 的 1.5 mL EP 管中，充分混匀置于冰上。

(4) 使用细胞破碎仪，70 Hz 研磨 30 s，重复 2 次(也可以用涡旋振荡)。

(5) 室温温和摇动 5 min，去除核小体。

(6) 加入 0.2 mL 的氯仿，12 000 r/min，离心 15 s。

(7) 室温温和摇动 2 min。

(8) 4 ℃，12 000*g* 离心 15 min，取上清液至新的无 RNA 酶的 EP 管中。

(9) 加入 0.5 mL 异丙醇，充分混匀。

(10) 室温温和振荡 10 min。

(11) 4 ℃，12 000*g* 离心 10 min，移去上清液。

(12) 用 1 mL DEPC 水配制的 75%乙醇溶液洗涤沉淀，4 ℃，7 500*g* 离心 5 min，移去上清液。

(13) 室温放置 10 min，晾干以除去乙醇。

(14) 加入 50 μL DEPC 水，60 ℃放置 10 min 助溶。

(15) 用 NanoDrop 测定 RNA 的浓度和纯度(见本篇第二章“基因组 DNA 浓度和纯度分析”)。

(16) 琼脂糖凝胶电泳观察 RNA 的完整性、有无降解(见本篇第二章"基因组 DNA 完整性分析")。

(17) 加入适量 DNA 酶 1,置于 37 ℃消化 1 h。

五、注意事项

(1) 整个操作要戴口罩及一次性手套,并在超净工作台上操作。

(2) 为了便于后续的逆转录或转录组测序实验,以及确保实验的可重复性,一般提取 RNA 时做至少 2 个重复,提取的 RNA 可按以下方法保存。

①将 RNA 保存在−70 ℃的无水乙醇里(永久保存),用的时候再离心沉淀。

②将 RNA 离心沉淀后保存在−70 ℃的 75%乙醇溶液里(长时间保存),用的时候再离心沉淀。

第二节 逆转录 PCR(RT-PCR)

一、实验原理

逆转录 PCR(reverse transcription PCR,RT-PCR)又称为反转录 PCR,是将 RNA 的逆转录(RT)和 cDNA 的聚合酶链式反应(PCR)相结合的技术。其原理是提取组织或细胞中的总 RNA,以其中的 mRNA 为模板,采用 Oligo(dT)或随机引物利用逆转录酶逆转录成 cDNA。再以 cDNA 为模板进行 PCR 扩增(图 5-26),从而获得目的基因或检测基因。RT-PCR 使 RNA 检测的灵敏性提高了几个数量级,使一些极微量 RNA 样品分析成为可能。

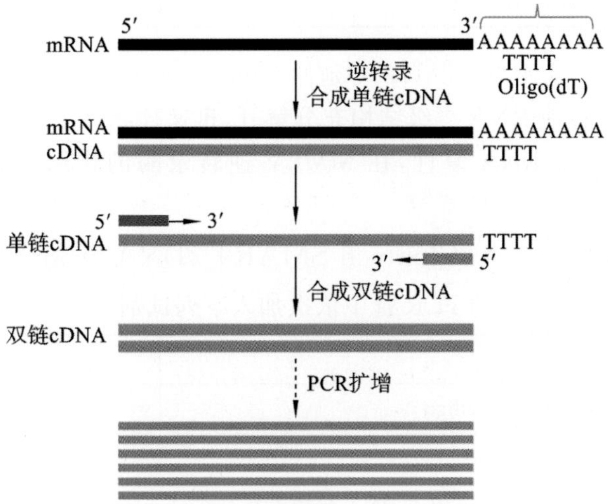

图 5-26 逆转录 PCR 示意图

二、实验材料、试剂及仪器

(一) 实验材料

黄柄曲霉真菌总 RNA(来自本章第一节实验)。

（二）实验试剂

5×MMLV 逆转录酶(200 U/μL)，5×MMLV 逆转录缓冲液，Oligo(dT)18(14 nmol/L)，dNTP(2.5 mmol/L)，RNA 酶抑制剂(40 U/μL)，Clontech SMART cDNA 合成试剂盒，灭菌 DEPC 水等。

（三）实验仪器

微量台式离心机，紫外分光光度计，冰盒，EP 管和管架，超净工作台，移液枪，DEPC 水处理过的枪头，0.3 mL PCR 管。

三、实验步骤

（一）单链 cDNA 的合成

(1) 在 0.3 mL 无 RNA 酶的 PCR 管中依次加入下列试剂。

RNA	1 μg
Oligo(dT)18	1 μL
用无 RNA 酶的水补至 13.5 μL	

(2) 轻甩混匀，设定 PCR 仪，70 ℃变性 10 min，迅速取出置于冰上冷却 5 min。

(3) 轻甩样品，然后依次加入下列试剂。

5×MMLV 逆转录缓冲液	5 μL
dNTP	5 μL
RNA 酶抑制剂	0.5 μL
MMLV 逆转录酶	1 μL

(4) 轻甩混匀，42 ℃延伸 60 min，72 ℃延伸 5 min，终止反应，−20 ℃保存。

注意：70 ℃变性过程使 RNA 二级结构充分解开，迅速插到冰上使 Oligo(dT)与 RNA 多聚腺苷酸尾巴结合并防止 RNA 复性，在 MMLV 逆转录酶的作用下延伸从而产生 cDNA 单链。

（二）双链 cDNA 的合成(Clontech SMART cDNA 合成试剂盒)

(1) 在 0.3 mL 无 RNA 酶的 PCR 管中依次加入下列试剂。

RNA	1～3 μg
SMART Ⅳ Oligo	1 μL
CDSⅢ	1 μL
用无 RNA 酶的水补至 5 μL	

(2) 轻甩混匀，72 ℃变性 2 min，迅速取出置于冰上冷却 2 min。

(3) 轻甩样品，然后依次加入下列试剂。

5×First Strand 缓冲液	2 μL
dNTP	1 μL
PowerScript 逆转录酶	1 μL

(4) 轻甩混匀，42 ℃延伸 60 min，得到 First Strand cDNA，样品放置冰上待用。

(5) 取新的 0.3 mL 无 RNA 酶的 PCR 管，依次加入下列试剂。

First Strand cDNA	1 μL
10×Advantage2 PCR 缓冲液	5 μL
dNTP	4 μL
5′PCR 引物	1 μL
CDSⅢ	1 μL
50×Advantage2 聚合酶混合液	1 μL
用无 RNA 酶的水补至 37 μL	

(6) 混匀，按照如下程序进行 PCR 反应：①95 ℃ 1 min；②95 ℃ 15 s；③68 ℃ 6 min；②、③两步重复 30 个循环。

(7) 样品－20 ℃保存。

注意：单链 cDNA 可以用来做实时定量 PCR 和克隆基因，在单链 cDNA 克隆基因受阻时可以考虑双链 cDNA，此外双链 cDNA 可以用于构建表达文库。

第四章 基因克隆及敲除盒的构建

第一节 基因片段扩增

一、实验原理

采用 PCR 获取目的 DNA 的应用十分广泛，应用这一技术可以将微量的目的 DNA 片段在体外扩增 100 万倍以上。PCR 的基本工作原理是以拟扩增的 DNA 分子为模板，以一对分别与模板 5′末端和 3′末端互补的寡核苷酸片段为引物，在 DNA 聚合酶的作用下，按照半保留复制的机制沿着模板链延伸直至完成新的 DNA 合成，重复这一过程，即可使目的 DNA 片段得到扩增(图 5-27)。

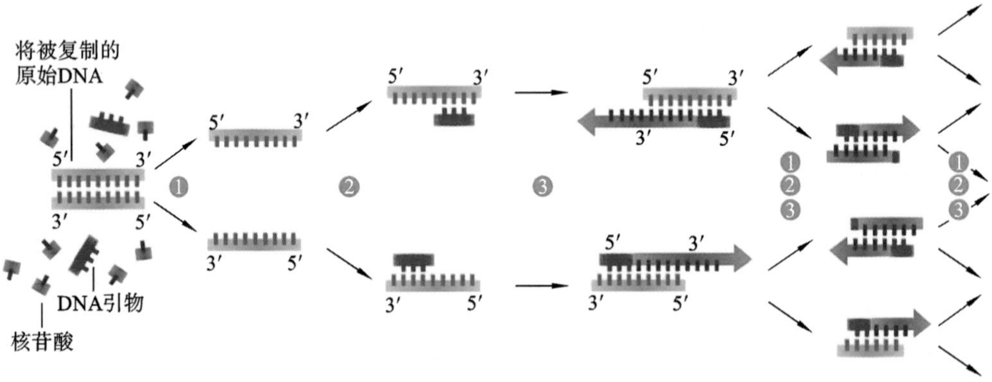

图 5-27 聚合酶链式反应(PCR)原理图

二、实验材料、试剂及仪器

(一) 实验材料

黄柄曲霉基因组 DNA、质粒 pAN8-gpdA(携带博来霉素抗性基因)。

（二）实验试剂

高保真 DNA 聚合酶（ToYoBo 试剂盒），引物（PKS383up-F/PKS383up-R，PKS383down-F/PKS383down-R，ble-F/ble-R，用 Primer 5 软件设计）10 μmol/L，25 mmol/L $MgSO_4$，2 mmol/L dNTP，10×PCR 缓冲液，ddH_2O，琼脂糖，上样缓冲液，1×TAE 溶液，琼脂糖 DNA 回收试剂盒。

（三）实验仪器

PCR 仪，紫外分光光度计，核酸电泳系统，凝胶成像系统，移液枪，枪头，0.2 mL PCR 管，涡旋振荡器，小型离心机，微波炉，刀片。

三、实验步骤

(1) PCR 仪开启待机。

(2) 在 3 个灭菌的 0.2 mL PCR 管中，依次加样（每次加样都要换枪头）。

10×PCR 缓冲液	5 μL
2 mmol/L dNTP	5 μL
25 mmol/L $MgSO_4$	3 μL
PKS383up-F/PKS383down-F/ble-F(10 μmol/L)	1.5 μL
PKS383up-R/PKS383down-R/ble-R(10 μmol/L)	1.5 μL
黄柄曲霉基因组 DNA（或质粒 pAN8-gpdA)	0.5 μL
高保真 DNA 聚合酶	1 μL
加 32.5 μL ddH_2O 补足到 50 μL	

(3) 混匀后短暂离心(10 s)。

(4) 在 PCR 仪上按照仪器操作指南设置如下程序（PCR 程序曲线见图 5-28）。

①预变性	98 ℃	2 min
②变性	98 ℃	10 s
③退火	60 ℃	30 s
④延伸	72 ℃	根据酶反应速度和片段长度(30 s/kb)计算合适的延伸时间
②～④步重复 30～35 个循环		
⑤延伸	72 ℃	5 min
⑥保存	10 ℃	保存

注意：预变性和变性温度由所使用的聚合酶决定；退火温度的确定可通过温度梯度进行摸索。此轮 PCR 中，引物对 PKS383up-F/PKS383up-R 扩增得到 *PKS*383 基因的上游臂；PKS383down-F/PKS383down-R 扩增获得 *PKS*383 基因的下游臂；ble-F/ble-R 扩增得到博来霉素抗性基因(*ble*)片段。

(5) 用 NanoDrop 测定 DNA 片段的浓度。

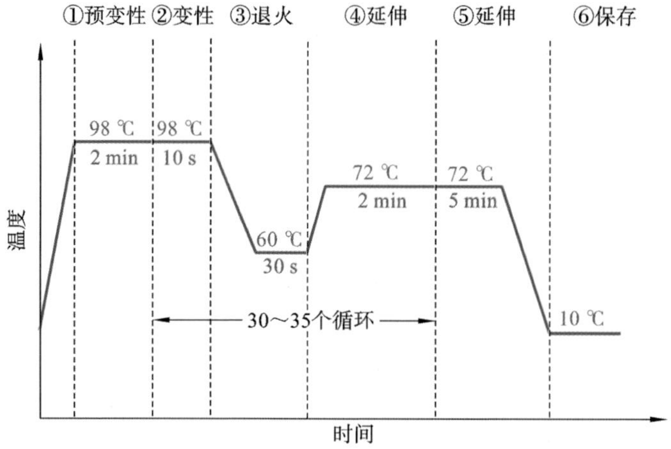

图 5-28　PCR 程序曲线

见本篇第二章"基因组 DNA 浓度和纯度分析"。

(6) PCR 产物的琼脂糖凝胶电泳检测。

见本篇第二章"基因组 DNA 完整性分析"。

(7) 基因片段的回收(琼脂糖 DNA 回收试剂盒):根据琼脂糖 DNA 回收试剂盒提供的方法和试剂进行操作。

①用宽梳子制备琼脂胶,跑胶,用刀片切下需要的目标片段,所含的胶越薄越好,装入 1.5 mL 离心管中,如凝胶重 100 mg,可视为 100 μL(100 mg≈100 μL)。

②加入 3 倍体积 GSB 溶液,于 55 ℃水浴溶胶 6～10 min,间断混匀,确保胶块完全融化。

③待融化的凝胶溶液降至室温,加入离心柱中静置 1 min,12 000 r/min 离心 1 min。

④加入 650 μL WB 溶液,12 000 r/min 离心 1 min,弃流出液。

⑤12 000 r/min 离心 2 min,去除残留的 WB 溶液。

⑥将离心柱置于另一个干净的离心柱中,开盖静置 1 min,使残留的乙醇挥发干净。在柱的中央加入 30～50 μL 去离子水,室温静置 1 min。

⑦12 000 r/min 离心 1 min,洗脱 DNA,将洗脱出的 DNA 于－20 ℃保存。

解释:该试剂盒利用硅胶柱吸附 DNA,然后进行漂洗,洗脱。低温有利于硅胶柱吸附 DNA,高温有利于溶液洗脱 DNA。

(8) 注意事项。

①胶切得越碎越好,必须确保胶完全溶解,否则会影响回收效率。

②紫外灯下切胶时间过长,会导致 DNA 部分降解,应尽量把切胶时间控制在 30 s 内。

③在漂洗过程中离心时间不用按照说明书执行,以溶液从吸附柱离心进入收集管为准。

④12 000 r/min 离心 2 min 是为了把吸附柱上残留的乙醇去除干净,以免影响后续实验,这一步离心时间不能缩短。

第二节　基因敲除盒的构建

一、实验原理

Double-joint PCR 方法构建三段基因盒采用现有互补末端的引物，分别克隆每段片段，然后利用有重叠链的 PCR 产物进行片段融合，最后利用首、末片段的 5′端引物进行延伸（图 5-29）。该技术不需要内切酶消化和连接酶处理，直接将 DNA 片段进行体外连接，已经在国内外的研究报道中成熟应用。

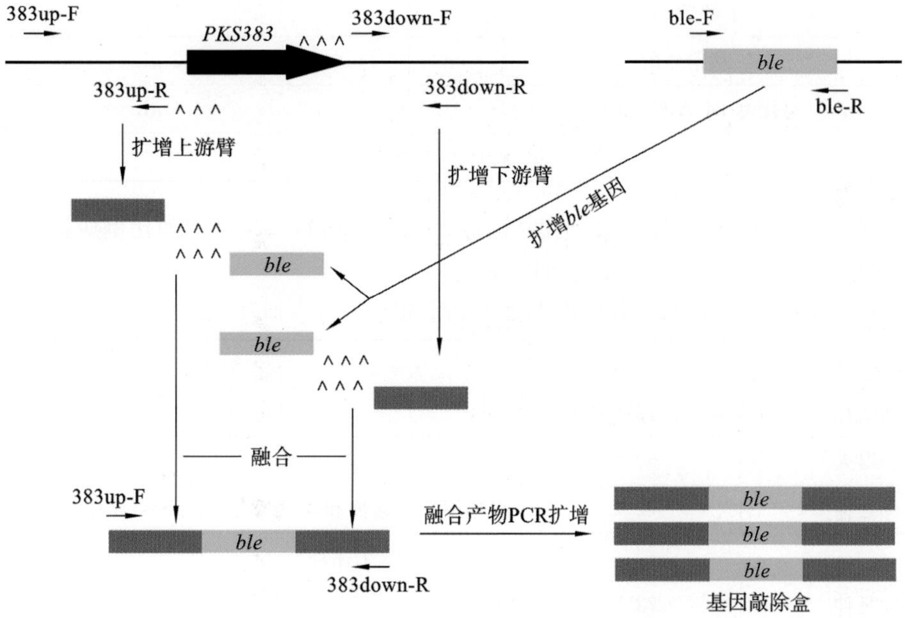

图 5-29　基因 *PKS*383 敲除盒构建示意图

二、实验材料、试剂及仪器

（一）实验材料

本章第一节中获得的基因 *PKS383* 上游臂基因片段，基因 *PKS*383 下游臂基因片段，博来霉素抗性基因（*ble*）片段。

（二）实验试剂

高保真 DNA 聚合酶（ToYoBo 试剂盒），引物（PKS383up-F/PKS383down-R，10 μmol/L），25 mmol/L $MgSO_4$，2 mmol/L dNTP，10×PCR 缓冲液，双蒸水（ddH_2O），琼脂糖，上样缓冲液，1×TAE 溶液。

（三）实验仪器

PCR 仪，紫外分光光度计，核酸电泳系统，凝胶成像系统，移液枪，枪头，0.2 mL PCR 管，涡旋振荡器，小型离心机，微波炉。

三、实验步骤

（一）*PKS383* 基因上游臂、*PKS383* 基因下游臂、*ble* 基因融合 PCR

（1）PCR 仪开启待机。

（2）在灭菌的 0.2 mL PCR 管中，依次加样（此步骤无须加入引物）。

10×PCR 缓冲液	5 μL
2 mmol/L dNTP	5 μL
25 mmol/L $MgSO_4$	3 μL
PKS383 上游臂 DNA 片段	1 μL
PKS383 下游臂 DNA 片段	1 μL
ble 基因片段	2 μL
高保真 DNA 聚合酶	1 μL
加 32 μL ddH_2O 补足到 50 μL	

注意：在这轮 PCR 中 *PKS383* 上游臂、*PKS383* 下游臂、*ble* 基因的比例应该为1∶1∶2，总的 DNA 模板量在 100～1000 ng 之间。

（3）在 PCR 仪上按照仪器操作指南设置如下程序。

①预变性	98 ℃	2 min
②变性	98 ℃	10 s
③退火	60 ℃	30 s
④延伸	72 ℃	根据酶反应速度和片段长度(30 kb/s)计算合适的延伸时间
②～④步重复 10～15 个循环		
⑤延伸	72 ℃	5 min
⑥保存	10 ℃	保存

注意：此轮融合 PCR 得到基因 *PKS383* 上游臂、*PKS383* 基因下游臂、*ble* 三个片段的融合产物，用于下一轮的 PCR 扩增反应。

（二）融合基因的 PCR 扩增

（1）PCR 仪开启待机。

（2）在灭菌的 0.2 mL PCR 管中，依次加样。

10×PCR 缓冲液	5 μL
2 mmol/L dNTP	5 μL
25 mmol/L $MgSO_4$	3 μL
PKS383up-F	1 μL
PKS383down-R	1 μL

续表

融合 PCR 得到的基因片段	4 μL
高保真 DNA 聚合酶	1 μL
加 30 μL ddH_2O 补足到 50 μL	

(3) 在 PCR 仪上按照仪器操作指南设置如下程序。

①预变性	98 ℃	2 min
②变性	98 ℃	10 s
③退火	60 ℃	30 s
④延伸	72 ℃	根据酶反应速度和片段长度(30 kb/s)计算合适的延伸时间
②～④步重复 30～35 个循环		
⑤延伸	72 ℃	5 min
⑥保存	10 ℃	保存

(4) 用 NanoDrop 测定 DNA 片段的浓度。

见本篇第二章“基因组 DNA 浓度和纯度分析”。

(5) PCR 产物的琼脂糖凝胶电泳检测。

见本篇第二章“基因组 DNA 完整性分析”。

第五章 丝状真菌原生质体制备和转化

第一节　丝状真菌原生质体制备

一、实验原理

原生质体(protoplast)这一术语最早来源于植物细胞学，指植物细胞通过质壁分离，能够和细胞壁分开的那部分细胞物质。它包括细胞质膜、细胞质和细胞核。换言之，原生质体就是除去细胞壁的被细胞质质膜包围的"裸露细胞"。

在原生质体转化法中，影响原生质体转化的主要因素有原生质体的制备和再生的条件、转化时所用原生质体的数目、质粒的来源和浓度、再生平板的干燥程度、PEG 的来源和浓度等。在进行转化实验之前，首先要制备原生质体，要求原生质体有较高的形成率和再生率。不同丝状真菌原生质体形成和再生的条件不完全相同，需要根据不同菌种的性质加以改进，影响原生质体制备的主要因素有菌龄、培养基成分、酶种类、酶浓度、酶解时间、酶解温度、酶解 pH 值、渗透压稳定剂、预处理方式等。

二、实验材料、试剂及仪器

（一）实验材料

黄柄曲霉菌株。

（二）实验试剂

GMM 琼脂培养基，GMM 液体培养基，灭菌牙签，0.1% Triton X-100，破壁酶(Lysing Enzymes)，丝状真菌破壁酶(Yatalase)，ddH_2O；其他溶液见"溶液配制"方法。

（三）实验仪器

电子显微镜，恒温摇床，生物安全柜，台式冷冻离心机，1.5 mL 离心管，50 mL 离心管，0.22 μm针式过滤器，5 mL 一次性注射器，50 mL Oak Ridge 聚碳酸酯高度离心管，250 mL 锥形瓶，培养皿，细胞筛，高压灭菌锅，移液枪，枪头，制冰机。

三、溶液配制

原生质体制备缓冲液和培养基的配制见表 5-1。

表 5-1 原生质体制备缓冲液和培养基的配制

溶液名称	组成	称量
GMM 琼脂培养基	葡萄糖	10 g
	20×硝酸盐溶液	50 mL
	1 000×微量元素	1 mL
	琼脂	15 g
	加入 1 L ddH_2O 溶解，高温灭菌，室温存放	
GMM 液体培养基	葡萄糖	10 g
	20×硝酸盐溶液	50 mL
	1 000×微量元素	1 mL
	加入 1 L ddH_2O 溶解，高温灭菌，室温存放	
20×硝酸盐溶液 (1 L)	$NaNO_3$	120 g
	KCl	10.4 g
	$MgSO_4 \cdot 7H_2O$	10.4 g
	KH_2PO_4	30.4 g
	加入 1 L ddH_2O 溶解，高温灭菌，室温存放	
1 000×微量元素 (100 mL)	$ZnSO_4 \cdot 7H_2O$	2.20 g
	H_3BO_3	1.10 g
	$MnCl_2 \cdot 4H_2O$	0.50 g
	$FeSO_4 \cdot 7H_2O$	0.16 g
	$CoCl_2 \cdot 5H_2O$	0.16 g
	$CuSO_4 \cdot 5H_2O$	0.16 g
	$(NH_4)_6Mo_7O_{24} \cdot 4H_2O$	0.11 g
	$Na_2EDTA \cdot 2H_2O$	5.00 g
	加入 80 mL 水使各成分溶解，然后补足至 100 mL（可能需要加入适量 KOH 助溶），调 pH 值至 6.5，高温灭菌，室温存放	
渗透培养液 (500 mL)	$MgSO_4 \cdot 7H_2O$(1.2 mol/L)	147.9 g
	Na_2HPO_4	0.23 g
	$NaH_2PO_4 \cdot 2H_2O$	0.53 g
	加入 500 mL ddH_2O 溶解，用 1 mol/L Na_2HPO_4 调节 pH 值至 5.8，过滤，灭菌，并在 4 ℃下存放	

续表

溶液名称	组成	称量
Trapping 缓冲液(1 L)	山梨醇(0.6 mol/L)	109.3 g
	Tris-HCl(pH 值为 7.0)	100 mL
	加 ddH_2O 至 1 L,高温灭菌,4 ℃存放	
STC 缓冲液(1 L)	山梨醇	218.6 g
	$CaCl_2 \cdot 2H_2O$	1.47 g
	Tris-HCl(pH 值为 7.5)	10 mL
	加 ddH_2O 至 1 L,高温灭菌,4 ℃存放	
PEG 溶液(100 mL)	PEG6000	60 g
	$CaCl_2 \cdot 2H_2O$	0.735 g
	Tris-HCl(pH 值为 7.5)	5 mL
	加 ddH_2O 至 100 mL,高温灭菌,室温存放	
麦芽琼脂培养基(1 L)	麦芽提取物	30 g
	蛋白胨	3 g
	山梨醇	218.6 g
	琼脂	12 g
	加入 1 L ddH_2O 溶解,高温高压灭菌	

四、实验步骤

(一) 原生质体的制备

(1) 真菌在 GMM 琼脂培养基 37 ℃培养 3～5 天,使用 6 mL 0.1% Triton X-100 收取真菌孢子。

(2) 取 1～1.5 mL 上述孢子液接种到 30 mL 新鲜的 GMM 液体培养基中(取 10 μL 在 40 倍电镜下观察,镜检视野内 40～50 个孢子为宜),37 ℃,250 r/min(为缩短孢子萌发时间,可以将摇床转速调至最大),培养 5～5.5 h,5 h 时开始观察孢子萌发情况。

(3) 当孢子萌发的菌丝体达到之前 2～5 倍长度时(图 5-30(a)),使用 50 mL 离心管,8 000 r/min 离心 15 min,收集菌丝体,使用 4 ℃预冷的 ddH_2O 清洗菌丝体一次,将菌丝体转移到 1.5 mL 离心管离心,保证水分去除干净。

(4) 称量 50～70 mg Sigma 公司的破壁酶、20 mg TaKaRa 公司的丝状真菌破壁酶至 10 mL 0.6 mol/L $MgSO_4$ 渗透培养液中,0.22 μm 滤膜过滤灭菌,使用灭菌扁牙签取出绿豆大小的菌体 2 次,加入渗透培养液中。

(5) 将菌液置于恒温摇床中,37 ℃,80 r/min 继续培养约 3 h,从 2.5 h 开始镜检,当 80% 的菌丝体裂解完全后开始收集原生质体(图 5-30(b))。

(6) 将上述裂解液转移到 50 mL Oak Ridge 聚碳酸酯高速离心管中(此步骤开始冰上操作),缓慢加入 6 mL Trapping 缓冲液(4 ℃保存,一滴一滴地加入),此时能看到明显的分层,5 000 r/min 离心 15 min(使用水平转子,否则原生质体不能聚集在中间层),原生质体聚集在

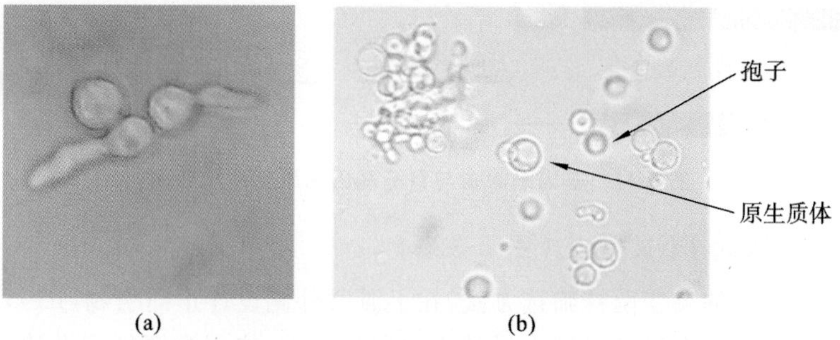

图 5-30　黄柄曲霉孢子和原生质体

(a)黄柄曲霉孢子萌发;(b)酶解得到黄柄曲霉原生质体

中间层,呈乳白色。

(7) 缓慢将乳白色层转移到新的离心管中,加入等体积的 STC 缓冲液,混匀,6 000 r/min 离心 8 min。

(8) 此时原生质体沉积在底部,倒掉上清液,转移到 1.5 mL 离心管中,瞬时离心 20 s,去除上清液。

(9) 使用 STC 缓冲液(100～400 μL)重悬原生质体,4 ℃可以保存 7 天左右。

(二) 原生质体定量分析

(1) 根据原生质体储备液的浓度,将原生质体用 STC 缓冲液从 10^5 至 10^7 倍逐级稀释。

(2) 取 10 μL 稀释 10^7 倍后的原生质体,用灭菌过的玻璃珠涂布于含 1.2 mol/L 山梨醇的麦芽琼脂培养基上。在 30 ℃下培养 3 天后,对平板上的菌落进行计数。

(3) 取 500 μL 稀释 10^7 倍后的原生质体,置于灭菌过的 1.5 mL 离心管中,加入 5 μL 10% SDS 溶液,用移液枪吹打 4～5 次。

(4) 取 10 μL 用 10% SDS 处理过的原生质体溶液,用灭菌过的玻璃珠涂布于含 1.2 mol/L山梨醇的麦芽琼脂培养基上。在 30 ℃下培养 3 天后,对平板上的菌落进行计数。

(5) 将第(2)步中统计的菌落数减去第(4)步中计数的菌落数,即得原生质体的数目。

注意:当用 10% SDS 处理原生质体时,原生质体因为较脆弱,用移液枪吹打时很容易被破坏,而孢子则完好地保存下来。

第二节　基因敲除盒的原生质体转化

一、实验原理

(一) 原生质体转化

PEG/$CaCl_2$ 介导的转化方法是目前丝状真菌比较常用的转化方法,该方法以制备的原生质体作为感受态细胞,使外源 DNA(敲除盒)与原生质体共同存在于以 PEG 和 $CaCl_2$ 为主的缓冲液环境中,冰上放置一定时间,PEG 分子具有增加细胞膜渗透性的作用,从而使外源 DNA 被有效吸收进入胞内,通过同源交换实现基因敲除(图 5-31)。

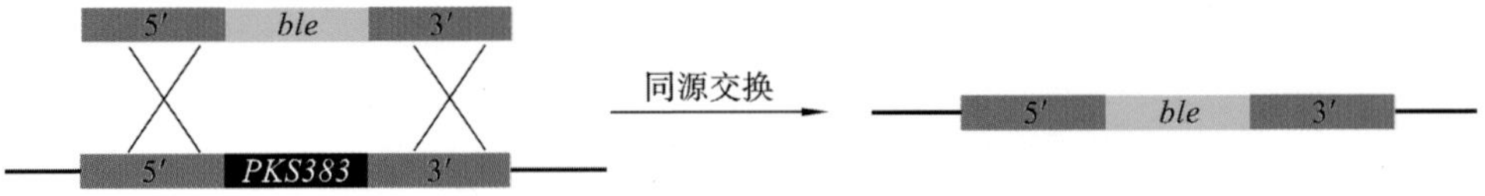

图 5-31 基因敲除盒与目标基因同源交换示意图

(二) 突变菌株的 PCR 鉴定(图 5-32)

1. 方法一 传统的突变菌株筛选方法:在上游臂外侧设计正向引物(F1),在抗性基因上设计反向引物(R1);或者在抗性基因上设计正向引物(F2),在下游臂外侧设计反向引物(R2)。利用 F1/R1 或 F2/R2 进行 PCR 反应,如果扩增出特异条带并且条带大小与预测一致的话,则为正确突变株;若没有 PCR 产物条带,则说明抗性基因没有插入到目标基因中去。此方法适用于 PCR 产物比较短的基因。

2. 方法二 巢式引物法:在抗性基因(或插入的替代基因片段)内部设计一对引物 F3/R3。首先利用引物对 F1/R2 进行 PCR 反应,不论敲除成功与否,都能获得特异 PCR 产物条带。回收 PCR 产物作为模板,用 F3/R3 引物对进行第二轮 PCR 反应,如果能获得特异条带并且大小与预测一致,则为正确突变菌株;如果没有 PCR 条带,则说明抗性基因随机整合到宿主菌株染色体的其他位置。

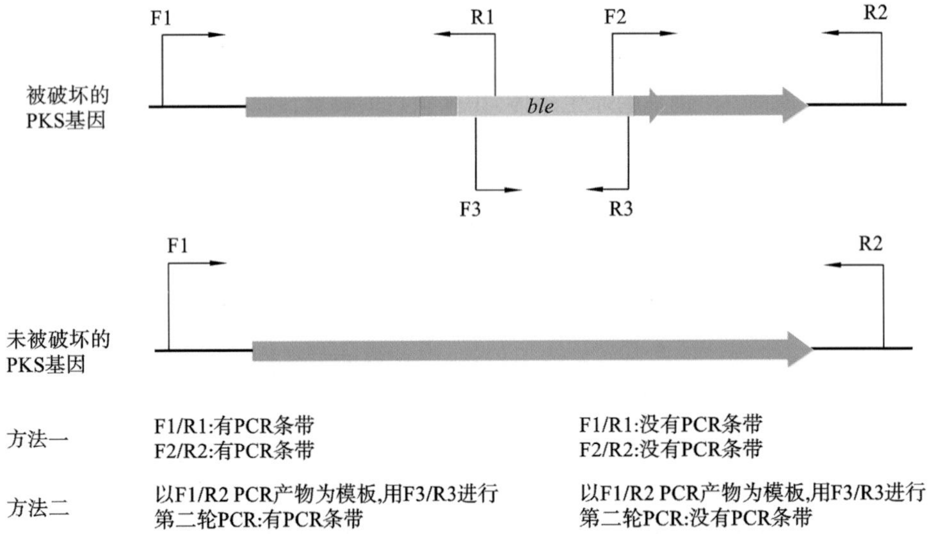

图 5-32 筛选基因敲除突变菌株的两种方法

二、实验材料、试剂和仪器

(一) 实验材料

PKS383 基因敲除盒(线性片段),黄柄曲霉野生菌株。

(二) 实验试剂

PD 液体培养基,博来霉素溶液(100 mg/mL,无菌滤膜过滤灭菌),SDS 提取液,TE 溶液,乙酸钾(5 mol/L,pH 值为 5.2),苯酚-氯仿-异戊醇(25 : 24 : 1),无水乙醇,75%乙醇溶液,乙酸钠(3 mol/L,pH 值为 5.2),0.1% Triton X-100,RNA 酶 1,1×TAE,转化子鉴定 PCR 引物

F1/R1、F2/R2(用 Primer 5 软件设计)。

（三）实验仪器

恒温水浴锅，微量台式离心机，恒温振荡仪，核酸电泳系统，凝胶成像系统，快速研磨仪，1.5 mL EP 管，100 mL 锥形瓶，一次性培养皿，细胞筛，高压灭菌锅，微波炉，液氮罐，移液枪，枪头，灭菌牙签，吸水纸，钢珠。

三、溶液配制

原生质体转化缓冲液及培养基的配制见表 5-2。

表 5-2 原生质体转化缓冲液及培养基的配制

溶液名称	组成	称量
SMM 琼脂固体培养基(1 L)	葡萄糖	10 g
	20×硝酸盐溶液	50 mL
	1 000×微量元素	1 mL
	山梨醇	218.6 g
	琼脂	12 g
	加入 1 L ddH_2O 溶解，高温高压灭菌	
SSMM 琼脂半固体培养基(1 L)	葡萄糖	10 g
	20×硝酸盐溶液	50 mL
	1 000×微量元素	1 mL
	山梨醇	218.6 g
	琼脂	6 g
	加入 1 L ddH_2O 溶解，高温高压灭菌	
STC 溶液(1 L)	山梨醇	218.6 g
	$CaCl_2 \cdot 2H_2O$	1.47 g
	Tris-HCl(pH 值为 7.5)	10 mL
	加 ddH_2O 至 1 L，高温灭菌，4 ℃存放	
PEG 溶液(100 mL)	PEG6000	60 g
	$CaCl_2 \cdot 2H_2O$	0.735 g
	Tris-HCl(pH 值为 7.5)	5 mL
	加 ddH_2O 至 100 mL，高温灭菌，室温存放	

四、实验步骤

（一）基因敲除盒的原生质体转化

(1) 取 100 μL 原生质体与 2 μg *PKS383* 基因敲除盒 DNA(800 ng，线性 DNA)，混匀。另取 100 μL 原生质体，不加基因敲除盒 DNA 作为阴性对照。

(2) 将原生质体与敲除盒混合液(或阴性对照液)冰浴 50 min(为了防止原生质体沉降在

离心管底部，不易重悬，需要将离心管以45°角插入或平放在冰中）。加入60%的PEG6000 1.25 mL，轻缓地上下颠倒或在桌面上滚动混匀，室温放置20 min。加入5 mL STC溶液，轻轻旋转混匀进行转化。

(3) 将转化液轻缓地转入50 mL Falcon离心管，然后倒入冷却至手感热度的SMM琼脂固体培养基（培养基先用微波炉加热融化，然后冷却至手感适宜温度，但不能凝固）至总体积为50 mL，轻轻上下翻转混匀，然后均匀倒入4个一次性培养皿中（阴性对照采用同样的操作，可只倒一个培养皿）。然后于28 ℃培养24 h。

(4) 取30 mL SSMM琼脂半固体培养基，微波炉加热融化，待冷却至50 ℃左右时，加入60 μL博来霉素溶液，使其终浓度为200 μg/mL，混匀，均匀倒在5个含有转化物的SMM培养皿上层。正放，过夜后倒置培养。

(5) 5天后，使用灭菌牙签从每个平板挑取10个转化子到新的筛选培养基上进行第二轮传代培养，培养5天。

(6) 从传代培养的每个平板中挑取10个转化子，移至不含抗生素的培养基中培养5天，然后转移至PD培养基中培养3天，待提取基因组DNA进行PCR验证。

(二) 转化子鉴定

(1) 按本篇第二章"真菌基因组提取"方法提取转化子基因组DNA。按本节原理介绍中的"突变菌株的PCR鉴定"方法二进行鉴定。

(2) PCR仪开启待机。

(3) 第一轮PCR，在0.2 mL PCR管中，按下列操作加样（50 μL反应体系）。

10×PCR缓冲液	5 μL
2 mmol/L dNTP	5 μL
25 mmol/L $MgSO_4$	3 μL
F1(10 μmol/L)	1 μL
R1(10 μmol/L)	1 μL
黄柄曲霉转化子基因组DNA	2 μL
Taq DNA聚合酶	1 μL
加32 μL ddH_2O补足到50 μL	

(4) 混匀后短暂离心(10 s)。

(5) 在PCR仪上按照仪器操作指南设置如下程序。

①预变性	98 ℃	2 min
②变性	98 ℃	10 s
③退火	60 ℃	30 s
④延伸	72 ℃	4 min
②～④步重复25～30个循环		
⑤延伸	72 ℃	5 min
⑥保存	10 ℃	保存

(6) 对第一轮PCR结果（图5-33）中符合预期片段大小（6 187 bp）的条带（B2、C1、C2）分

别进行切胶回收，作为下一轮 PCR 验证的 DNA 模板。

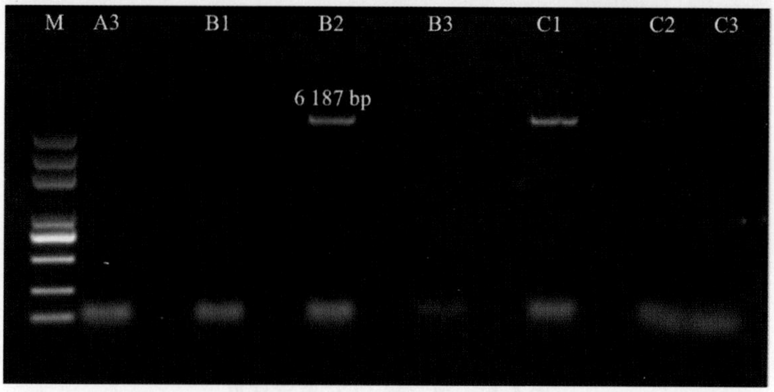

图 5-33 第一轮 PCR 结果

(7) 第二轮 PCR，在 0.2 mL PCR 管中，按如下操作加样(20 μL 反应体系)。

10×PCR 缓冲液	2 μL
2 mmol/L dNTP	2 μL
25 mmol/L $MgSO_4$	1.5 μL
F2(10 μmol/L)	1 μL
R2(10 μmol/L)	1 μL
第一轮 PCR 产物	1 μL
Taq DNA 聚合酶	0.5 μL
加 11 μL ddH_2O 补足到 20 μL	

(8) 混匀后短暂离心(10 s)。

(9) 在 PCR 仪上按照仪器操作指南设置如下程序。

①预变性	98 ℃	2 min
②变性	98 ℃	10 s
③退火	60 ℃	30 s
④延伸	72 ℃	30 s
②～④步重复 25～30 个循环		
⑤延伸	72 ℃	5 min
⑥保存	10 ℃	保存

(10) 琼脂糖凝胶电泳 PCR 产物，观察 B2、C1、C2 转化子第一轮 PCR 产物在 853 bp 处是否有条带(图 5-34)。

(11) 将 PCR 显示正确的阳性转化子保菌或进行下一步实验。

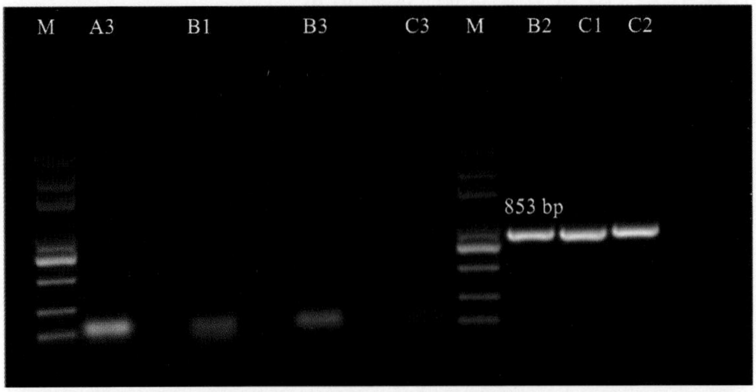

图 5-34　第二轮 PCR 鉴定结果

第六章
生物合成基因的异源表达

第一节　双酶切法表达载体构建

一、实验原理

目标 DNA 与表达载体(质粒)分别通过两种内切酶进行消化,各自酶切产生两个黏性或平头末端。在 T4 噬菌体 DNA 连接酶的作用下,目标 DNA 片段与表达载体重组连接起来(图 5-35)。

二、实验材料、试剂和仪器

(一) 实验材料

基因组 DNA,pYES2 质粒,DH5α 大肠杆菌感受态。

(二) 实验试剂

LB 培养基,1 000×氨苄西林,2 000×卡那霉素,PCR 聚合酶,上样缓冲液,琼脂糖 DNA 回收试剂盒,50×TAE,内切酶,T4 连接酶,质粒提取试剂盒,无水乙醇,ddH_2O。

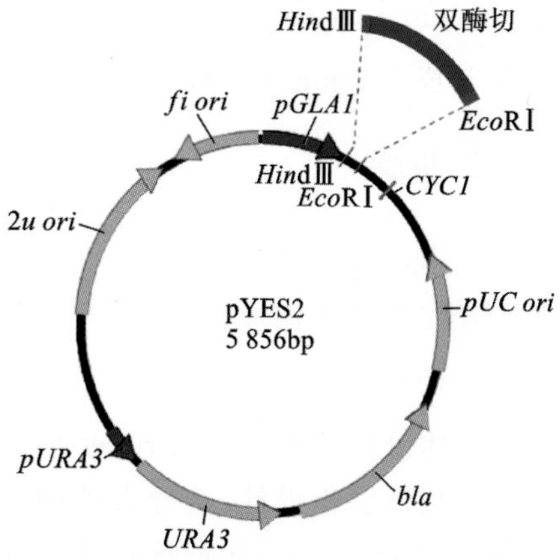

图 5-35　双酶切法表达载体构建示意图

(三) 实验仪器

PCR 仪,紫外分光光度计,核酸电泳系统,凝胶成像系统,恒温水浴锅,恒温摇床,生物安全柜,台式冷冻离心机,微量离心机,1.5 mL 离心管,0.22 μm 针式无菌过滤器,移液枪,枪头,0.2 mL PCR 管,涡旋振荡器,培养皿,高压灭菌锅,微波炉,制冰机,刀片。

三、溶液配制

（一）LB 培养基的配制（1 L）

LB 培养基的配制操作见表 5-3。

表 5-3　LB 培养基的配制

溶液名称	组成	称量
LB 固体培养基（1 L）	酵母提取物	5 g
	胰蛋白胨	10 g
	NaCl	10 g
	琼脂	15 g
	加入 1 L ddH_2O 溶解，高温灭菌，室温存放	
LB 液体培养基（1 L）	酵母提取物	5 g
	胰蛋白胨	10 g
	NaCl	10 g
	加入 1 L ddH_2O 溶解，高温灭菌，室温存放	

（二）1 000×氨苄西林

用水配制成 100 mg/mL 母液，过滤除菌。

（三）2 000×卡那霉素

用水配制成 100 mg/mL 母液，过滤除菌。

四、实验步骤

（一）基因组 DNA 的提取

见本篇第二章相关内容。

（二）引物设计

（1）T 载体引物设计：采用 Primer 5 软件设计。

（2）表达载体引物设计：选择合适的酶切位点（常用和量大），参考 NEB 公司的 Double Digest Finder 网站，5′端加保护碱基，补齐 CDS 区。

（三）引物制备

（1）引物如果仅用于一般的 PCR，可选择普通的纯化方式，合成速度更快一些，如果是特殊引物可选择 PAGE 纯化方式，比如 qPCR 引物。

（2）拿到引物后先不要打开离心管，放入离心机中，12 000 r/min 离心 5 min，再加入适量的水溶解。一般合成的引物为 2 OD，配制成 10 μmol/L 或者 20 μmol/L 的引物。

注意：引物合成后是看不见的干粉状态，直接打开容易损失，所以要先离心收集。

（四）PCR 扩增

（1）首先考虑酶的选择，以天根生化科技（北京）有限公司（简称天根）为例，如果需要保真性较高的酶，用 Platinum *Taq* 或是 Pfu *Taq*，如果不需要保真性则用普通 *Taq* 酶就可以(如菌落 PCR)。

(2) 其次考虑退火温度，如果以质粒为模板，不用担心这个问题。如果以 DNA 或是 cDNA 为模板，则需要用梯度 PCR 仪先摸条件，找到合适的退火温度，再进行扩增。

(3) 再根据扩增片段的大小考虑延伸时间，一般普通 *Taq* 酶的延伸时间是 2 kb/min，Pfu *Taq* 和 Platinum *Taq* 是 1 kb/min。

(4) 最后考虑反应体系，如果是摸索退火温度，则 20 μL 体系就可以，如果要回收 PCR 产物，则可以做 50 μL 体系，多做几管。这里以 20 μL 体系为例，用天根 *Taq* 和 *Taq* Mix 分别说明如下。

10×PCR 缓冲液	2 μL
2 mmol/L dNTP	2 μL
引物-F(10 μmol/L)	1 μL
引物-R(10 μmol/L)	1 μL
模板 DNA	1 μL
Taq DNA 聚合酶	0.5 μL
加 12.5 μL ddH_2O 补足到 20 μL	

引物-F(10 μmol/L)	1 μL
引物-R(10 μmol/L)	1 μL
模板 DNA	2 μL
2×*Taq* Mix	10 μL
加 6 μL ddH_2O 补足到 20 μL	

(5) 如果需要回收片段，则应多扩一些；如果以 cDNA 或 DNA 为模板，最好扩 300 μL 左右；如果以质粒为模板，扩 150 μL 左右。

(6) 按下列程序设定 PCR 仪，进行扩增。

①预变性	94 ℃	5 min
②变性	94 ℃	30 s
③退火	60 ℃	30 s
④延伸	72 ℃	合适的延伸时间
②～④步重复 30～35 个循环		
⑤延伸	72 ℃	5 min
⑥保存	10 ℃	保存

注意：以质粒为模板的时候，PCR 很容易扩增出目的条带，所以不用担心退火温度和产物浓度；以 DNA 或 cDNA 为模板时，由于起始模板浓度较低，需要摸索最适退火温度，并且扩增产物相对质粒要少，如果需要回收还需要多扩增一些。

(五) 制备琼脂糖胶及凝胶电泳

参考本篇第二章中相关内容。

(六) 片段回收(琼脂糖 DNA 回收试剂盒)

参考本篇第四章第一节中相关内容。

(七) 质粒在大肠杆菌中的转化

(1) 从－80 ℃冰箱拿出大肠杆菌感受态，插于冰上，待融化后吸取 50 μL 感受态于预冷的

1.5 mL 新离心管中，再加入 5 μL 质粒，吹打混匀，冰上放置 30 min。

(2) 42 ℃水浴 60～90 s，迅速插到冰上 2～3 min。

(3) 移至超净工作台操作，向管中加入 500 μL 无抗生素的 LB 培养基。

(4) 37 ℃，200 r/min 摇床上摇动 45 min。

(5) 12 000 r/min 离心 10～15 s，弃上清液，留下 30～50 μL 溶液，重悬，涂到有相应抗生素的 LB 培养基琼脂平板上，37 ℃培养过夜。

（八）质粒提取（全式金质粒提取试剂盒）

以下步骤按全式金质粒提取试剂盒说明书进行。

(1) 从 LB 平板上挑取单菌落到新的含有相应抗生素的液体培养基中，37 ℃，250 r/min 培养 8 h 或过夜。

(2) 收集 1 mL 菌液到 1.5 mL 离心管，12 000 r/min 离心 20～30 s，收菌，弃去上清液。

(3) 加入 250 μL RB，振荡混匀，加入 250 μL LB，轻轻颠倒混匀 10～15 次，再加入 350 μL NB，轻轻颠倒混匀 10～15 次。

(4) 12 000 r/min 离心 4～6 min，将上清液直接倒入平衡过的吸附柱中，12 000 r/min 离心10～15 s，倒掉收集管废液。

(5) 向吸附柱加入 650 μL 漂洗液（确认已加入乙醇），12 000 r/min 离心 15 s，倒掉收集管中废液，重复该步骤 1 次。

(6) 12 000 r/min 离心 2 min，取出吸附柱放入一个新离心管中。

(7) 向吸附柱的中心加入 50～60 μL 的洗脱缓冲液，60 ℃左右放置 2 min，12 000 r/min 离心 0.5～1 min，收集的滤液即为质粒溶液。

（九）酶切

(1) 在做双酶切时，尽量选择最适酶切缓冲液都相同的两种酶，以简化酶切反应。

(2) 按如下操作依次加样，放入 37 ℃培养箱进行酶切反应，酶切时间长短根据所用酶的不同而改变，一般为 4～12 h。

质粒	4～6 μL
10×缓冲液	2 μL
酶 1	0.5～1 μL
酶 2	0.5～1 μL
加 ddH_2O 补足 20 μL	

PCR 产物	10～16 μL
10×缓冲液	2 μL
酶 1	0.5～1 μL
酶 2	0.5～1 μL
加 ddH_2O 补足 20 μL	

（十）酶切片段回收

(1) PCR 回收产物酶切或质粒酶切后无大片段产生的（<100 bp），可不进行琼脂糖凝胶电泳，直接上柱回收。如酶切产生大片段（≥100 bp），则需进行琼脂糖凝胶电泳，对目标条带进行切胶回收。具体操作步骤见琼脂糖凝胶 DNA 回收试剂盒说明书。

(2) 用宽梳子制备琼脂糖凝胶，跑胶，用刀片切下需要的目标片段，所含的胶越薄越好，装入 1.5 mL 离心管中，如凝胶重 100 mg，可视为 100 μL（100 mg≈100 μL）。

(3) 加入 5 倍体积的结合缓冲液（binding buffer，BB），于 55 ℃水浴溶胶 6～10 min，间断混匀，确保胶块完全融化。

(4) 将溶胶液混匀加入平衡过的吸附柱中，4 ℃放置 3～5 min，12 000 r/min 离心 15 s，倒掉收集管中废液。

(5) 向吸附柱加入 700 μL 漂洗液(WB，确认已加入乙醇)，12 000 r/min 离心 15 s，倒掉收集管中废液，重复该步骤 1 次。

(6) 12 000 r/min 离心 2 min，取出吸附柱放入一个新离心管中。

(7) 向吸附柱的中心加入 50～60 μL 预热的洗脱缓冲液(EB)或去离子水。

(8) 放入 60 ℃左右的水浴锅中 1 min，12 000 r/min 离心 1 min，管中收集的液体即为回收产物，可以吸 3～5 μL 用琼脂糖凝胶电泳或紫外分光光度计检测回收情况。

(9) 洗脱的 DNA 如暂不进行下一步实验，可置于 −20 ℃保存。

注意：由于硅胶吸附柱不会吸附很小的 DNA 片段，因此 PCR 回收产物酶切或是质粒酶切后无大片段产生的可以用来直接吸附，而不用经过琼脂糖凝胶分离来回收。

(十一) 连接

载体与目的片段连接的最合适的摩尔比为 1∶3。

酶切后的 PCR 片段	7 μL
酶切后的载体片段	1 μL
10×缓冲液	1 μL
连接酶	1 μL

注意：一般用 NEB 的 T4 连接酶，效率比较高。如果片段酶切得比较充分，一般室温或是 16 ℃连接 3～5 h 就可以了，酶切不充分的连接时间可以更长甚至过夜。

(十二) 转化大肠杆菌

(1) 从 −80 ℃冰箱拿出大肠杆菌感受态，插于冰上，待融化后吸取 50 μL 感受态于预冷的 1.5 mL 新 EP 管中，再加入 5 μL 连接产物，吹打混匀，冰上放置 30 min。

(2) 42 ℃水浴 60～90 s，迅速插到冰上 2～3 min。

(3) 移至超净工作台操作，向管中加入 500 μL 无抗生素的 LB 培养基。

(4) 37 ℃，200 r/min 摇床上摇动 45 min。

(5) 12 000 r/min 离心 10～15 s，弃上清液，留下 30～50 μL 溶液，重悬，涂到含相应抗生素的 LB 培养基琼脂平板上，37 ℃培养过夜，观察平板上的菌落情况。

(十三) 菌落 PCR 鉴定

(1) 将平板上的菌斑编号，一般选择 6～10 个菌斑进行菌落 PCR 鉴定，如果连接不上，可以继续再挑选 10 个菌斑进行鉴定。

(2) 根据菌斑数目制备 PCR 反应体系，分装，然后进入超净工作台操作，用小枪头蘸一下菌斑，然后分别放入 0.2 mL PCR 管中刮蹭，确保菌斑进入 PCR 管中。

(3) 进行 PCR 反应，不用考虑退火温度，根据片段长度设定合适的延伸时间。

(4) 跑琼脂糖凝胶电泳进行检测鉴定，挑出扩增正确的菌进一步摇菌，做酶切鉴定。

注意：一般鉴定 20 个还没有找到阳性克隆则需要重新连接。PCR 鉴定存在假阳性，还需要进一步用酶切来鉴定，但是 PCR 鉴定可以减少酶切鉴定的数目。

（十四）酶切鉴定

(1) 向摇菌管加入 2 mL 含抗生素的 LB 液体培养基，用枪头蘸取 PCR 扩增正确的菌落，37 ℃，250 r/min 培养至菌液较浓。

(2) 向灭菌的 1.5 mL 离心管加入 200 μL 80%灭菌甘油，再加入 1 mL 菌液，保存菌种待用。

(3) 剩下 1 mL 菌液离心，收集菌体提取质粒，用与之前相同的酶进行酶切鉴定。

(4) 用琼脂糖凝胶分离酶切产物，连接正确的质粒应该含有大小正确的两个条带，即片段和载体，挑选酶切正确的菌株送去测序，测序正确的菌种放入－80 ℃冰箱待用。

第二节　In-Fusion 技术载体构建

一、实验原理

In-Fusion 技术仅需在载体的克隆位点进行酶切线性化，并在插入片段 PCR 引物的 5′端引入与载体克隆位点两端完全一致的 15～25 bp 同源序列（图 5-36）。将上述线性化的克隆载体和带有同源序列的 PCR 片段按合适比例混合，并加入 In-Fusion 酶，在 50 ℃反应 20 min 即可快速完成定向克隆。

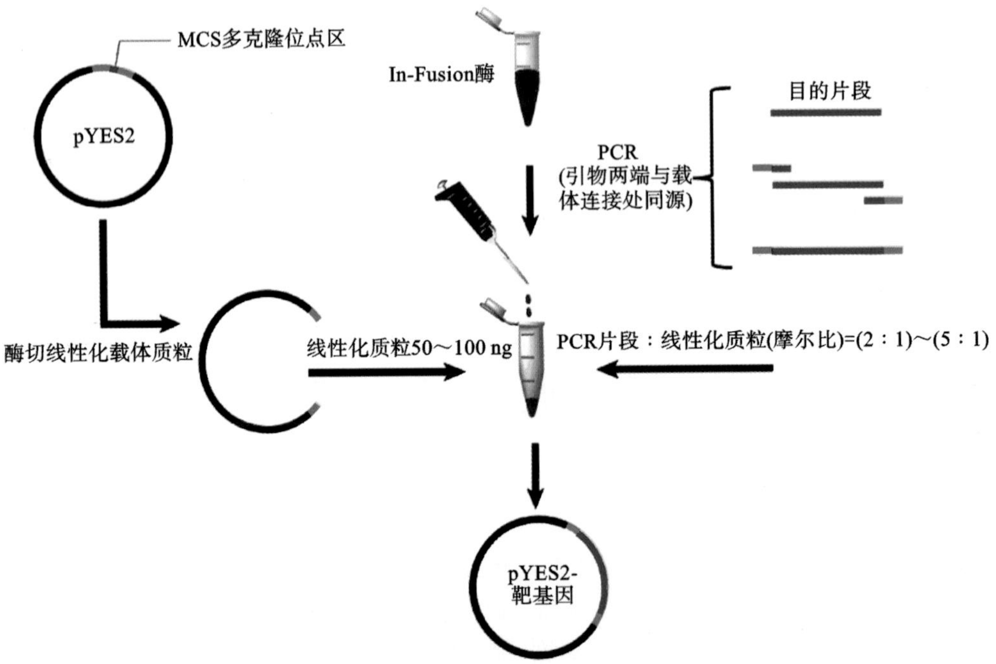

图 5-36　In-Fusion 技术载体构建示意图

二、实验材料、试剂及仪器

（一）实验材料

基因组 DNA，pYES2 质粒，DH5α 大肠杆菌感受态。

（二）实验试剂

LB 培养基，1 000×氨苄西林，2 000×卡那霉素，PCR 聚合酶，DNA 染料，琼脂糖 DNA 回收试剂盒，50×TAE，内切酶，In-Fusion 酶，质粒提取试剂盒，无水乙醇，ddH_2O。

（三）实验仪器

PCR 仪，紫外分光光度计，核酸电泳系统，凝胶成像系统，恒温水浴锅，恒温摇床，生物安全柜，台式冷冻离心机，微量离心机，1.5 mL 离心管，0.22 μm 针式过滤器，移液枪，枪头，0.2 mL PCR 管，PCR 管架，涡旋振荡器，培养皿，高压灭菌锅，微波炉，制冰机。

三、实验步骤

（一）引物设计（图 5-37，参考 In-Fusion 技术说明书）

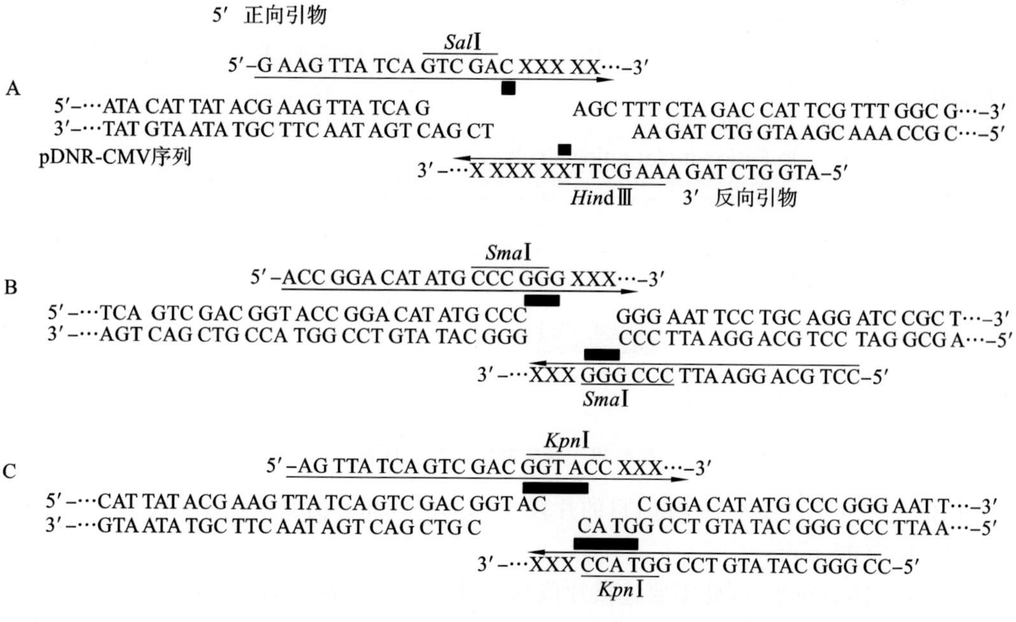

图 5-37 In-Fusion 引物设计示意图

注：酶切位点分为 5′端黏性末端、3′端黏性末端和平末端，根据选择的内切酶参考上图所示的 A、B、C，选择 15 bp 的有效碱基。

（二）PCR 扩增及产物回收（琼脂糖 DNA 回收试剂盒）

(1) 用宽梳子制备琼脂糖凝胶，跑胶，用刀切下需要的目标片段，所含的胶越薄越好，装入 1.5 mL 离心管中，如凝胶重 100 mg，可视为 100 μL（100 mg ≈ 100 μL）。

(2) 加入 5 倍体积的结合缓冲液（binding buffer，BB），于 55 ℃水浴溶胶 6～10 min，间断混匀，确保胶块完全融化。

(3) 将溶胶液混匀加入平衡过的吸附柱中，4 ℃放置 3～5 min，12 000 r/min 离心 15 s，倒掉收集管中废液。

(4) 向吸附柱加入 700 μL 漂洗液(WB,确认已加入乙醇),12 000 r/min 离心 15 s,倒掉收集管中废液,重复该步骤 1 次。

(5) 12 000 r/min 离心 2 min,取出吸附柱放入一个新离心管中。

(6) 向吸附柱的中心加入 50～60 μL 预热的洗脱缓冲液(EB)或去离子水。

(7) 放入 60 ℃左右的水浴锅中 1 min,12 000 r/min 离心 1 min,管中收集的液体即为回收产物,可以吸 3～5 μL 用琼脂糖凝胶电泳或紫外分光光度计检测回收情况。

(8) 洗脱的 DNA 如暂不进行下一步实验,可置于－20 ℃保存。

注意:In-Fusion 技术构建载体时,要求目的片段和酶切后载体的片段浓度很高,最好在 100 ng/μL 以上,故采用此试剂盒回收。

(三) 载体酶切及回收

采用 In-Fusion 技术构建载体时,可以单酶切也可以双酶切,酶切后的载体大片段也采用琼脂糖 DNA 回收试剂盒回收。

注意:构建载体时不用考虑目的基因中的酶切位点,因此采用此方法构建载体时,酶切位点的选择性比较灵活,载体回收后的浓度尽量控制在 100 ng/μL 以上。

(四) 连接

在连接之前借助 In-Fusion Molar Ratio Calculator 网站(TaKaRa 公司)计算载体与片段的用量(图 5-38)。

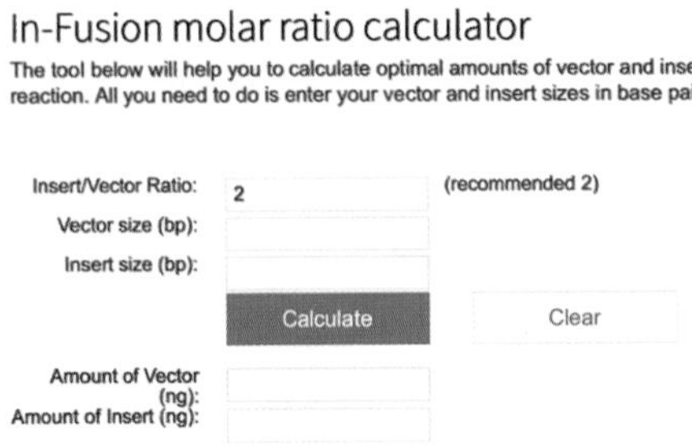

图 5-38 连接载体与片段计算

连接体系共 5 μL:载体 100 ng,目的片段 x ng,In-Fusion 酶 0.5 μL,ddH_2O 补至 5 μL。50 ℃,反应 15 min。

注意:连接体系较小,因此需要连接片段和载体的浓度较高,载体和片段的总体积最好不要超过总体积的一半,载体的量一般选择 100 ng,目的片段的量如果不足 50 ng 时,按照 50 ng 来计算,如果目的片段较大可以适当地延长连接时间,或者相应地扩大连接体系。转化大肠杆菌时最多吸取 2 μL 连接产物做转化,此方法时间较短,效率较高,使用范围较广。

(五) 转化大肠杆菌

见本章第一节相关内容。

(六) 菌落 PCR 鉴定

见本章第一节相关内容。

（七）酶切鉴定

见本章第一节相关内容。

第三节 Golden Gate 技术构建表达载体

一、实验原理

Gloden Gate 技术也称ⅡS 克隆法(ⅡS-cloning)，是一种ⅡS 型限制性核酸内切酶介导的克隆策略。ⅡS 型限制性核酸内切酶能够特异识别双链 DNA 上的靶点，并在靶点下游非特异地对 DNA 双链进行切割，在 DNA 的 5′或 3′端产生 4 bp 的黏性末端。然后，通过连接酶将几个 DNA 片段按照既定的顺序，像拼图一样拼接成不含酶识别的 DNA 长片段，实现各个片段的“无缝”组装(图 5-39)。此方法的最大优点在于可以同时将多个片段构建到载体上，最多可以构建 9 个片段。

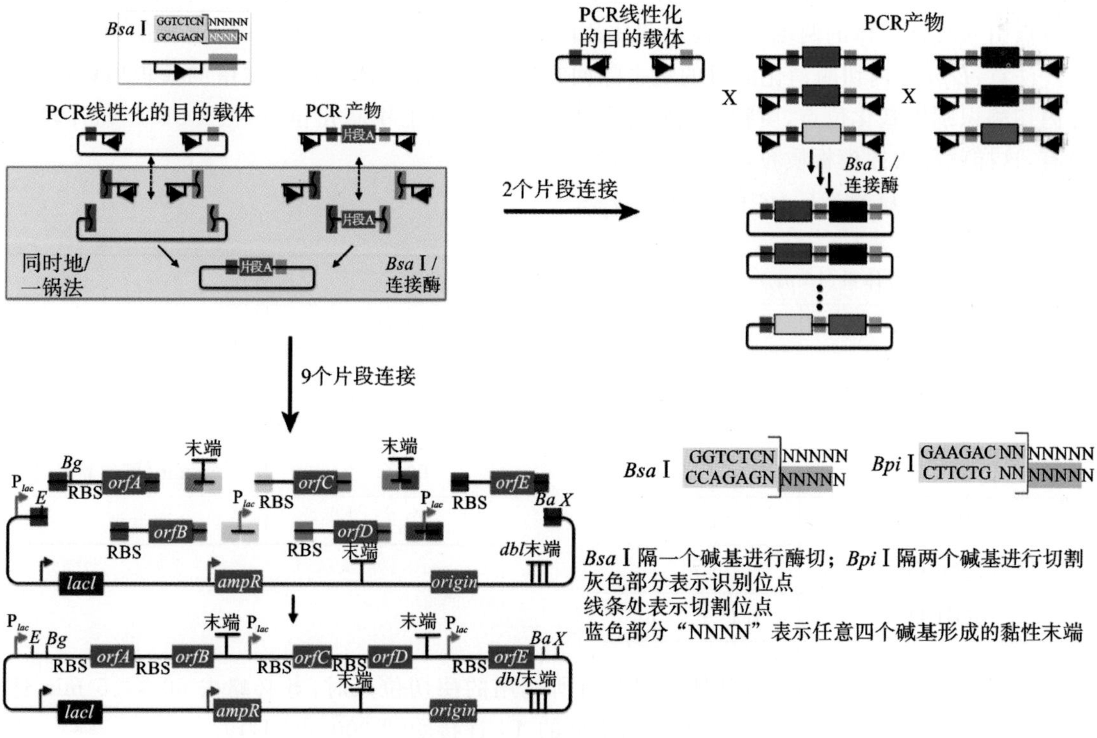

图 5-39 Golden Gate 技术构建表达载体示意图

二、实验材料、试剂及仪器

（一）实验材料

基因组 DNA，pYES2 质粒，DH5α 大肠杆菌感受态。

（二）实验试剂

LB培养基，氨苄西林，卡那霉素，PCR聚合酶，DNA染料，琼脂糖DNA回收试剂盒，50×TAE，内切酶，*Bsa* Ⅰ内切酶，T4连接酶，质粒提取试剂盒，无水乙醇，ddH_2O。

（三）实验仪器

PCR仪，紫外分光光度计，核酸电泳系统，凝胶成像系统，恒温水浴锅，恒温摇床，生物安全柜，台式冷冻离心机，微量离心机，1.5 mL离心管，0.22 μm针式无菌过滤器，移液枪，枪头，0.2 mL PCR管，涡旋振荡器，培养皿，高压灭菌锅，微波炉，制冰机。

三、实验步骤

（一）引物设计

通过引物设计将*Bsa* Ⅰ酶切位点引入到DNA片段的两端（如DNA片段内部具有*Bsa* Ⅰ酶切位点，设计引物时注意四个黏性末端不要与DNA片段产生的末端碱基序列相同），酶切后，相邻两个片段间的4个碱基的黏性末端互补（4个碱基的不同代表了连接顺序）。骨架载体的线性化，除采用酶切法之外，还可通过PCR扩增的方法获得。通过PCR扩增将*Bsa* Ⅰ酶切位点引入线性载体的两端。线性化载体片段回收后可采用*Dpn* Ⅰ酶消化（选择使用）。

注意：*Dpn* Ⅰ内切酶消化的目的是去除回收后的线性化载体片段中残留的模板质粒（*Dpn* Ⅰ内切酶识别甲基化位点，质粒在大肠杆菌中复制后会带上甲基化位点，但PCR产物片段中没有，这样就能去掉模板质粒，减少假阳性）。

（二）反应程序（在PCR仪中进行）

反应体系（15 μL）	
线性载体	200～300 ng
其他目标片段	等摩尔混合
10×T4缓冲液	1.5 μL
100×BSA	0.15 μL
Bsa Ⅰ	1 μL
T4连接酶（高浓度）	1 μL
ddH_2O	补足至15 μL

反应程序	
37 ℃	3 min
16 ℃	4 min
30～50个循环（一般采用40个循环）	
50 ℃	5 min（可省略）
80 ℃	5 min

注意：如果片段内部，或者载体内部含有所选用的酶切位点时，务必略去50 ℃、5 min这步反应。为了提高连接效率，一般选择高浓度的T4连接酶（2 000 000 U）。

（三）转化大肠杆菌

见本章第一节相关内容。

（四）菌落PCR鉴定

见本章第一节相关内容。

（五）酶切鉴定

见本章第一节相关内容。

第四节　表达载体的酵母转化

一、实验原理

乙酸锂(LiAc)可使酵母细胞产生一种短暂的感受性状态，此时它们能够摄取外源性DNA。PEG3350是一种高分子聚合物，合适浓度的PEG3350在酵母转化中起到在高浓度乙酸锂环境中保护细胞膜的作用，减少乙酸锂对细胞膜结构的过度损伤，同时还使质粒与细胞膜接触更紧密。

将构建好的酵母表达载体转化到酵母细胞中，获得转化子，通过对转化子进行诱导表达，目的蛋白催化合成反应，产生相应的次级代谢产物，然后用合适的溶剂萃取酵母中的次级代谢产物，经高效液相色谱或液相色谱-质谱联用等分析方法，检测重组酵母菌株是否产生目标代谢产物(图 5-40)。

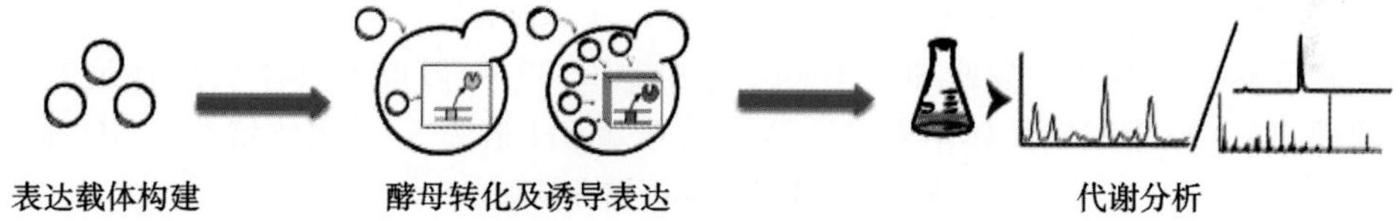

图 5-40　酵母转化示意图

二、实验材料、试剂及仪器

(一) 实验材料

构建好的 pYES2 表达载体，INVSC1 酿酒酵母。

(二) 实验试剂

YPDA 培养基，SD 培养基，50%PEG3350，10×TE 缓冲液，10×LiAc，1×LiAc-1×TE，10×TE 缓冲液，1×LiAc-1×TE-40% PEG3350，鲑鱼精，DMSO，KOH，无水乙醇，正己烷，二氯甲烷，色谱甲醇，丙酮。

(三) 实验仪器

紫外可见分光光度计，恒温水浴锅，恒温摇床，生物安全柜，台式冷冻离心机，微量离心机，带硅胶塞玻璃试管，1.5 mL 离心管，0.22 μm 针式过滤器，移液枪，枪头，涡旋振荡器，培养皿，高压灭菌锅，超声波提取器，微波炉，玻璃珠。

三、溶液配制

(1) YPDA 培养基的配制(1 L)：按表 5-4 的操作，配制 YPDA 培养基。

表 5-4 YPDA 培养基的配制

培养基名称	组成	称量
YPDA 固体培养基(1 L)	酵母提取物	10 g
	胰蛋白胨	20 g
	葡萄糖	20 g
	腺嘌呤	0.05 g
	琼脂	15 g
	加入 1 L ddH_2O 溶解，高温灭菌，室温存放	
YPDA 液体培养基(1 L)	酵母提取物	10 g
	胰蛋白胨	20 g
	葡萄糖	20 g
	腺嘌呤	0.05 g
	加入 1 L ddH_2O 溶解，高温灭菌，室温存放	

(2) SD/Dropout 培养基配制(1 L)(表 5-5)：6.7 g 无氨基酸酵母氮源(W/O)，根据说明称量商品化的营养缺陷型氨基酸或加入 Dropout 粉末 0.83 g，再根据具体缺陷补足氨基酸；加 20 g 葡萄糖，15 g 琼脂配成固体培养基。液体培养基 pH 值为 5.6，固体培养基 pH 值为 6.5。

表 5-5 SD/Dropout 培养基配方

配方	称量	配方	称量
Dropout 粉末配方(20 L 培养基)			
苏氨酸	3 g	酪氨酸	0.6 g
缬氨酸	3 g	赖氨酸	0.6 g
谷氨酸	2 g	丝氨酸	3 g
天冬氨酸	2 g	甲硫氨酸	0.4 g
苯丙氨酸	1 g	异亮氨酸	0.6 g
精氨酸	0.4 g		
配 SD 培养基(1 L)时需要加入的营养缺陷型氨基酸的量			
腺嘌呤	0.05 g	尿嘧啶	0.05 g
亮氨酸	0.1 g	色氨酸	0.1 g
组氨酸	0.1 g		
SD 基本培养基配方(1 L)			
W/O	6.7 g	葡萄糖	20 g
Dropout 粉末	0.83 g		
SD-半乳糖诱导培养基配方(1 L)			
W/O	6.7 g	半乳糖	20 g
Dropout 粉末	0.83 g		

注意：加入营养缺陷型氨基酸时，如表达载体具有某氨基酸的基因，则不需要再添加该氨

基酸。

(3) 50% PEG3350:5 g PEG3350 与水混匀，定容至 10 mL，配成 50% PEG 母液，过滤除菌。

(4) 10×TE 缓冲液:0.1 mol/L Tris-HCl(pH 值为 7.5)，10 mmol/L EDTA，过滤除菌。

(5) 10×LiAc:用水配制 1 mol/L 母液，用乙酸调节 pH 值至 7.5，过滤除菌。

(6) 1×LiAc-1×TE:1 mL 10×TE 缓冲液，1 mL 10×LiAc，8 mL 灭菌水，混匀。

(7) 1×LiAc-1×TE-40% PEG3350:1 mL 10×TE 缓冲液，1 mL 10×LiAc，8 mL 50% PEG 母液，混匀。

(8) 鲑鱼精:使用前用沸水煮 10 min，使其充分变性，然后立即插到冰上 5 min。

(9) 碱裂解液:40%KOH 水溶液与无水乙醇 1∶1 混合，即得 20% KOH-50%乙醇溶液。

四、实验步骤

(一) 酵母转化

(1) 取 2 mL YPDA 培养基，置于 20 mL 灭菌的玻璃试管中。

(2) 用灭菌枪头从酵母菌种培养平板上挑取单菌落，并将枪头一并打入带培养基的玻璃试管中。

(3) 30 ℃，250 r/min 对酵母进行小幅度摇晃，达到 OD_{600} 值超过 1。

(4) 据转化样品数目，计算需要培养基的体积(转化一个样品约需要 5 mL 菌液)，并将小幅度摇晃得到的菌液转接到新的培养基中，控制 OD_{600} 值在 0.2 左右。

(5) 30 ℃，250 r/min 继续培养 4～5 h，使菌液 OD_{600} 值达到 0.8～1.0，即可以用于转化实验。

(6) 转速 2 500 r/min 离心 5 min，收菌，弃上清液，加入适量灭菌水重悬。

(7) 转速 2 500 r/min 离心 5 min，收菌，弃上清液，加入灭菌水重悬(按照一个样品 100 μL 的量加水，比如转化 10 个样品需要加入 1 mL 水)。

(8) 根据转化样品数目准备灭菌的 1.5 mL 离心管，每个管加入 100 μL 上一步重悬起来的菌液，然后依次加入下列物质，混匀。

物质	量
基因表达载体 DNA	100 ng
ssDNA(鲑鱼精)(10 mg/mL)	10 μL
1 mol/L LiAc	26 μL
50%PEG3350	240 μL
加灭菌水补足至 360 μL	

(9) 30 ℃摇床 200 r/min 摇动 30 min。

(10) 加入 88 μL 灭菌 DMSO，轻轻混匀，放置 42 ℃水浴锅热激 7 min。

(11) 12 000 r/min 离心 20 s，弃上清液，用 1 mL 1×TE 重悬再离心，弃上清液。

(12) 用 50 μL 灭菌水或 1×TE 重悬，涂布在 SD 固体培养基平板上，30 ℃培养 1～2 天。

(二) 诱导表达

(1) 挑取 SD 固体培养基中的单菌落，于 2 mL 的 SD-葡萄糖液体培养基中，30 ℃，过夜培养活化。

(2) 取少量活化的菌种，12 000 r/min 离心 1 min，用 SD-半乳糖液体培养基重悬，接种到 50 mL SD-半乳糖液体培养基中，30 ℃振荡培养 48～72 h。

(3) 12 000 r/min 离心 5 min，收集菌体，－20 ℃保存，待用。

注意：实验中选用的是酵母表达质粒 pYES2，该载体上含有诱导型启动子 GLA1，该启动子受半乳糖诱导。

(三) 次级代谢产物的提取

1. 碱裂解法 向收集的菌体中加入 4 mL 碱裂解液，振荡混匀，95 ℃水浴裂解 1 h，其间每隔 20 min 混匀一次，待冷却后，加入 4 mL 正己烷或者二氯甲烷萃取 3 次，合并正己烷或二氯甲烷萃取液，用氮气吹干，加入 1～1.5 mL 色谱甲醇溶解，0.22 μm 滤膜过滤，置于液相样品瓶中，4 ℃保存，待进行代谢分析。

注意：此方法主要适用于弱极性代谢产物的分析，对于中等极性及以上的代谢产物，因其在正己烷或二氯甲烷中溶解性较弱，可采用“物理破碎提取法”。

2. 物理破碎提取法 向收集的菌体中加入 4 mL 甲醇/丙酮(1∶1)提取液，并加入少量玻璃珠，涡旋振荡或者超声 30 min，离心，收集上清液。氮气吹干后，加入 1～1.5 mL 色谱甲醇溶解，0.22 μm 有机滤膜过滤，置于液相样品瓶中，4 ℃保存，待进行后续代谢分析。

(四) 代谢产物定性分析

利用 HPLC、GC-MS、LC-MS、NMR 等手段，对提取得到的代谢产物进行检测、数据分析，从而确定目的代谢产物的化学结构式，验证目的基因的功能。

根据预算的化合物相对分子质量，利用各种色谱分析技术寻找目标代谢产物。对于有对照品的代谢产物，可只需依据其色谱保留时间和光谱特征进行定性；对于无对照品的差异代谢产物，则需通过高分辨多级质谱碎片对目标产物进行结构推导；对于无法从质谱裂解碎片特征推导的代谢产物，则需通过酵母大量发酵，对目标代谢产物分离纯化，通过 NMR、单晶衍射等技术，最后确定其化学结构。

第七章 天然产物体外酶促生物转化

第一节 大肠杆菌中蛋白过表达和纯化

一、实验原理

金属螯合离子亲和色谱(IMAC)是常见的亲和纯化方案之一，主要利用介质配体螯合的金属离子吸附纯化表面带组氨酸、色氨酸或半胱氨酸残基的蛋白。组氨酸标签(His-tag)融合蛋白是目前最常见的表达方式，而且很成熟，它的优点是表达方便而且基本不影响蛋白的活性。

Ni-NTA 可以用于各种表达来源(如大肠杆菌、酵母、昆虫细胞和哺乳动物细胞)的组氨酸标签(His-tag)蛋白的纯化。它以 4%琼脂糖凝胶为基质，通过化学方法偶联了三配位的氨基三乙酸(NTA)、螯合镍离子(Ni^{2+})后，可以形成比较稳定的平面四边形结构，从而有更多的位点与 His-tag 上的咪唑环继续配位，达到结合目的蛋白的效果(图 5-41)。

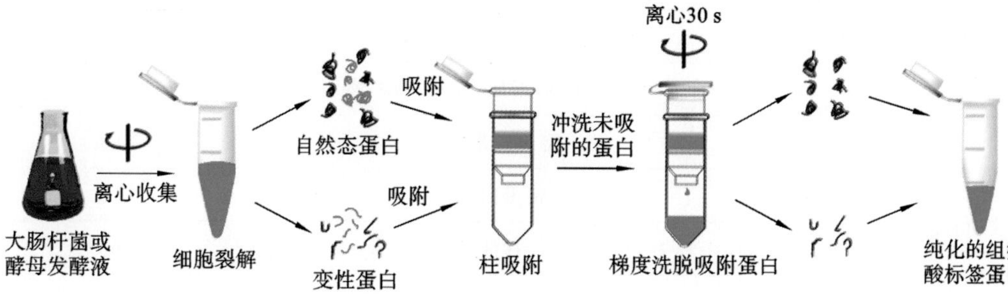

图 5-41 Ni-NTA 柱纯化蛋白示意图

大多数蛋白可成功地在大肠杆菌中过量表达，常用的载体是 pQE60 和 pQE70，大肠杆菌 XL1 Blue 或 M15 可作为表达宿主；pRSET B 和 pET28 或其衍生物 pHis8 可在大肠杆菌 BL21 中表达。这些载体的特点为自身带有 His-tag DNA 序列，便于外源基因的插入并融合，表达出带 His-tag 的蛋白，便于后续的亲和纯化。

二、实验材料、试剂及仪器

（一）实验材料

构建好的大肠杆菌表达载体，宿主大肠杆菌。

（二）实验试剂

Ni-NTA琼脂糖凝胶，LB(Luria-Bertani)培养基，TB(Terrific-Broth)培养基，抗生素，异丙基硫代半乳糖苷(IPTG)，溶菌酶，咪唑，KH_2PO_4，K_2HPO_4，NaH_2PO_4，NaCl，磷酸钾缓冲液，裂解缓冲液，洗涤缓冲液，蛋白纯化缓冲液，蛋白酶抑制剂。

（三）实验仪器

台式冷冻离心机，微量离心机，恒温摇床，生物安全柜，蛋白凝胶电泳系统，带硅胶塞玻璃试管，1.5 mL离心管，移液枪，枪头，涡旋振荡器，一次性培养皿，高压灭菌锅，超声波提取器，微波炉。

三、溶液配制

(1) 培养基的配制：按表5-6进行配制。

表5-6 培养基的配制

<table>
<tr><th>培养基名称</th><th>组成</th><th>称量</th></tr>
<tr><td rowspan="5">LB固体培养基
(1 L)</td><td>酵母提取物</td><td>5 g</td></tr>
<tr><td>胰蛋白胨</td><td>10 g</td></tr>
<tr><td>NaCl</td><td>10 g</td></tr>
<tr><td>琼脂</td><td>15 g</td></tr>
<tr><td colspan="2">加入1 L ddH_2O溶解，高温灭菌，室温存放</td></tr>
<tr><td rowspan="4">LB液体培养基
(1 L)</td><td>酵母提取物</td><td>5 g</td></tr>
<tr><td>胰蛋白胨</td><td>10 g</td></tr>
<tr><td>NaCl</td><td>10 g</td></tr>
<tr><td colspan="2">加入1 L ddH_2O溶解，高温灭菌，室温存放</td></tr>
<tr><td rowspan="4">TB液体培养基
(1 L)</td><td>酵母提取物</td><td>24 g</td></tr>
<tr><td>胰蛋白胨</td><td>12 g</td></tr>
<tr><td>甘油</td><td>4 mL</td></tr>
<tr><td colspan="2">加入900 mL ddH_2O溶解，高温灭菌，室温存放。使用前加入100 mL无菌磷酸钾缓冲液</td></tr>
</table>

(2) 无菌磷酸钾缓冲液：0.17 mol/L KH_2PO_4和0.72 mol/L K_2HPO_4。

(3) 纯化缓冲液：50 mmol/L NaH_2PO_4；300 mmol/L NaCl，调节pH值至8.0。

(4) 裂解缓冲液：10 mmol/L咪唑，加纯化缓冲液配制，调节pH值至8.0。

(5) 洗涤缓冲液：20～50 mmol/L 咪唑，加纯化缓冲液配制，调节 pH 值至 8.0。

(6) 洗脱缓冲液：250 mmol/L 咪唑，加纯化缓冲液配制，调节 pH 值至 8.0。

(7) 蛋白酶抑制剂(DNA 酶 1)：用 ddH_2O 配制成 25 mg/mL 母液，－20 ℃保存。

(8) 溶菌酶：用 ddH_2O 配成 100 mg/mL 母液，－20 ℃保存。

四、实验步骤

(一) 基因诱导表达

(1) 将构建好的表达质粒转染到感受态大肠杆菌细胞中，并涂布到含有相应抗生素的 LB 琼脂平板上，37 ℃培养过夜。

(2) 从 LB 琼脂平板中取适量菌落加至含有 5 mL LB 或 TB 培养基的玻璃管中，补加相应的抗生素，37 ℃、220 r/min 培养过夜。

(3) 将 2 mL 过夜培养物接种到含有 100 mL LB 或 TB 液体培养基的 250 mL 锥形瓶中，加入相应的抗生素，在 37 ℃、220 r/min 条件下培养细胞至 OD_{600} 值约为 0.6。

(4) 加入异丙基硫代半乳糖苷(IPTG)至终浓度为 0.1～2 mmol/L，并在 18～37 ℃下继续培养细胞 6～16 h，通过改变温度和 IPTG 浓度来获得所需的重组可溶性蛋白。

(5) 3 000 r/min 离心 20 min 收集大肠杆菌细胞，－20 ℃保存。

(二) 蛋白纯化

(1) 将冻存的大肠杆菌细胞重悬于 2～5 mL/g(湿重)的裂解缓冲液中，于 4 ℃下加入溶菌酶至终浓度为 1 mg/mL，孵育 30 min。将细胞进行超声处理 6 次，每次 200 W、持续 10 s，每次处理后冷却 10 s。

(2) 将裂解物 12 000 r/min 离心 30 min 以分离细胞碎片中的可溶性蛋白。如果裂解物非常黏稠，可在超声处理前 15 min 向其中加入 RNA 酶和 DNA 酶至终浓度分别为 10 μg/mL 和 5 μg/mL。

(3) 根据说明书将上清液(可溶性蛋白)与商品化的 Ni-NTA 树脂混合，搅拌 1 h。树脂体积取决于蛋白的产量，首次可尝试向 100 mL 培养物的裂解液中加入 50 mL 树脂。

(4) 将混合物装入底部带有筛板的柱子中，用 4 mL 洗涤缓冲液(现加蛋白酶抑制剂)冲洗筛板上的残留物 2 次，以除去未结合的蛋白。

(5) 用 2.5 mL 洗脱缓冲液(现加蛋白酶抑制剂)洗脱目的蛋白并用 SDS-PAGE 检查蛋白纯度。

(6) 使用 Sephadex G-25 柱对收集的蛋白洗脱液进行脱盐处理，用蛋白纯化缓冲液(或酶促反应缓冲液)进行洗脱。例如，经 50 mmol/L Tris-HCl(含 15%的甘油，pH＝7.5)预平衡的 PD-10 柱。

(7) 收集纯化的蛋白质，分装后－80 ℃保存，用于酶分析。

(8) 注意事项。

①蛋白纯化所有步骤均要在 4 ℃下进行。

②Ni-NTA 树脂的量、缓冲液的 pH 值和咪唑的浓度是影响纯化蛋白产量和纯度的重要因素，在蛋白纯化时需要进行考察。

第二节　酵母中蛋白过表达和纯化

一、实验原理

金属螯合离子亲和色谱(IMAC)是常见的亲和纯化方案之一，主要利用介质配体螯合的金属离子吸附纯化表面带组氨酸、色氨酸或半胱氨酸残基的蛋白。His-tag 融合蛋白是目前最常见的表达方式，而且很成熟，它的优点是表达方便而且基本不影响蛋白的活性。

Ni-NTA 可以用于各种表达来源(如大肠杆菌、酵母、昆虫细胞和哺乳动物细胞)的 His-tag 蛋白的纯化。它以 4% 琼脂糖凝胶为基质，通过化学方法偶联了三配位的氨基三乙酸(NTA)、螯合镍离子(Ni^{2+})后，可以形成比较稳定的平面四边形结构，从而有更多的位点与 His-tag 上的咪唑环继续配位，达到结合目的蛋白的效果。

二、实验材料、试剂及仪器

(一) 实验材料

构建好的酵母表达载体，酿酒酵母。

(二) 实验试剂

Ni-NTA 琼脂糖凝胶，SD 培养基，50% PEG3350，10×TE 缓冲液，10×LiAc，1×LiAc-1×TE，10×TE 缓冲液，1×LiAc-1×TE-40% PEG3350，鲑鱼精，咪唑，KH_2PO_4，K_2HPO_4，NaH_2PO_4，NaCl，磷酸钾缓冲液，提取缓冲液，洗涤缓冲液，蛋白纯化缓冲液，蛋白酶抑制剂(DNA 酶 1)，PD-10 柱(GE)。

(三) 实验仪器

台式冷冻离心机，微量离心机，恒温摇床，生物安全柜，蛋白凝胶电泳系统，带硅胶塞玻璃试管，1.5 mL 离心管，移液枪，枪头，涡旋振荡器，一次性培养皿，高压灭菌锅，研钵，液氮，微波炉。

三、溶液配制

(1) SD/Dropout 培养基配制(1 L)(表 5-7)：6.7 g 无氨基酸酵母氮源(W/O)，根据说明称量商品化的营养缺陷型氨基酸或加入 Dropout 粉末 0.83 g，再根据具体缺陷补足氨基酸；加入 20 g 葡萄糖、15 g 琼脂配成固体培养基。液体培养基 pH 值为 5.6，固体培养基 pH 值为 6.5。

表 5-7　SD/Dropout 培养基配方

配方	称量	配方	称量
Dropout 粉末配方(20 L 培养基)			
苏氨酸	3 g	酪氨酸	0.6 g
缬氨酸	3 g	赖氨酸	0.6 g
谷氨酸	2 g	丝氨酸	3 g

续表

配方	称量	配方	称量
天冬氨酸	2 g	甲硫氨酸	0.4 g
苯丙氨酸	1 g	异亮氨酸	0.6 g
精氨酸	0.4 g		
配 SD 培养基(1 L)时需要加入的营养缺陷型氨基酸的量			
腺嘌呤	0.05 g	尿嘧啶	0.05 g
亮氨酸	0.1 g	色氨酸	0.1 g
组氨酸	0.1 g		
SD 基本培养基配方(1 L)			
W/O	6.7 g	葡萄糖	20 g
Dropout 粉末	0.83 g		
SD-半乳糖诱导培养基配方(1 L)			
W/O	6.7 g	半乳糖	20 g
Dropout 粉末	0.83 g	棉子糖	10 g

注意:加入营养缺陷型氨基酸时,如表达载体带有某个氨基酸基因,则不需要再添加该氨基酸。

(2) 50% PEG3350:5 g PEG3350 和水混匀,定容至 10 mL,配成 50% PEG 母液,过滤除菌。

(3) 10×TE 缓冲液:0.1 mol/L Tris-HCl(pH 值为 7.5),10 mmol/L EDTA,过滤除菌。

(4) 10×LiAc:用水配制 1 mol/L 母液,用乙酸调节 pH 值至 7.5,过滤除菌。

(5) 1×LiAc-1×TE:1 mL 10×TE 缓冲液,1 mL 10×LiAc,8 mL 灭菌水,混匀。

(6) 1×LiAc-1×TE-40% PEG3350:1 mL 10×TE 缓冲液,1 mL 10×LiAc,8 mL 50% PEG 母液,混匀。

(7) 鲑鱼精:使用前用沸水煮 10 min,使其充分变性,然后立即插到冰上 5 min。

(8) 提取缓冲液:50 mmol/L Tris-HCl,15%甘油,1 mmol/L DTT 和 1 mmol/L 苯甲基磺酰氟,调 pH 值为 7.5。

(9) 按照本章第一节"溶液配制"中步骤(3)~(7)制备用于纯化的缓冲液和蛋白酶抑制剂。

四、实验步骤

一小部分蛋白质在大肠杆菌中表达量较低,可将 pYES2/NT 作为表达载体在酿酒酵母中过量表达。

(一) 基因诱导表达

(1) 使用 PEG/LiAc 介导法将表达质粒转染至酿酒酵母细胞中,在 SD 培养板上选择转染后的细胞,于 30 ℃下,在含有 250 mL SD 液体培养基的 500 mL 锥形瓶中培养细胞 36 h。

（2）3 000 r/min 离心细胞 5 min，并用不含葡萄糖的液体诱导培养基洗涤沉淀。

（3）将洗过的细胞转移到含有 500 mL 诱导培养基的 1 000 mL 锥形瓶中，继续 30 ℃培养 16 h。

（4）3 000 r/min 离心 5 min 收集细胞，−20 ℃保存。

（二）蛋白纯化

酵母的蛋白纯化过程与大肠杆菌类似，即破碎细胞后以 Ni-NTA 琼脂糖凝胶进行亲和柱层析，具体实验步骤如下。

（1）将转染并培养后得到的酵母颗粒在 4 ℃下重悬于适量冰水中，用注射器将悬浮液注入盛有液氮的研钵中，将细胞研磨成细粉。

（2）将 1 g 粉末重悬于 2 mL 提取缓冲液中，搅拌 15 min。

（3）将混合物以 13 000 r/min 的转速离心 15 min，从细胞碎片中分离可溶性蛋白，上清液用于蛋白纯化。

（4）根据说明将可溶性蛋白与 Ni-NTA 琼脂糖凝胶混合，搅拌 1 h。树脂体积取决于蛋白的产量；首次可尝试向 100 mL 培养物的裂解液中加入 50 mL 凝胶。

（5）将混合物装入底部带有筛板的柱子中，用 4 mL 洗涤缓冲液冲洗筛板上的残留物 2 次，以除去未结合的蛋白。

（6）用 2.5 mL 洗脱缓冲液洗脱目的蛋白，并用 SDS-PAGE 检查蛋白纯度。

（7）使用 Sephadex G-25 柱对收集的蛋白洗脱液进行脱盐处理，用蛋白纯化缓冲液（或酶促反应缓冲液）进行洗脱。例如，经 50 mmol/L Tris-HCl（含 15%的甘油，pH=7.5）预平衡的 PD-10 柱。

（8）收集纯化的蛋白，分装后−80 ℃保存，用于酶分析。

（9）注意事项。

①蛋白纯化所有步骤均要在 4 ℃下进行。

②Ni-NTA 树脂的量、缓冲液的 pH 值和咪唑的浓度是影响纯化蛋白产量和纯度的重要因素，在蛋白纯化时需要进行考察。

第三节　异戊烯基转移酶(PT)生化功能的鉴定

一、实验原理

在温度、pH 值及酶浓度恒定的条件下，底物浓度对酶的催化作用有很大的影响。在一般情况下，当底物浓度很低时，酶促反应的速度（V）随底物浓度[S]的增加而迅速增加，但当底物浓度继续增加时，反应速度的增加率就比较小，当底物浓度增加到某种程度时反应速度达到一个极限值（即最大速度 V_{max}）。底物浓度和反应速度的这种关系可用米氏方程（Michaelis-Menten 方程）来表示，即：

$$V=\frac{V_{max}\times[S]}{K_m+[S]}$$

式中，V 表示酶促反应速度，V_{max} 表示酶被底物饱和时酶促反应最大速度，[S]表示底物浓度，K_m表示米氏常数。

由此可见，K_m的物理意义为反应速度 V 达到 1/2 倍的 V_{max}时的底物浓度（即 $K_m=[S]$），单位一般为 mol/L，只由酶的性质决定，而与酶的浓度无关。可用 K_m的值鉴定不同的酶。

通过直接对不同浓度的底物测得的酶活数据（反应速度），用米氏方程进行非线性回归（图 5-42），拟合的方程中就给出了计算出的 K_m值。

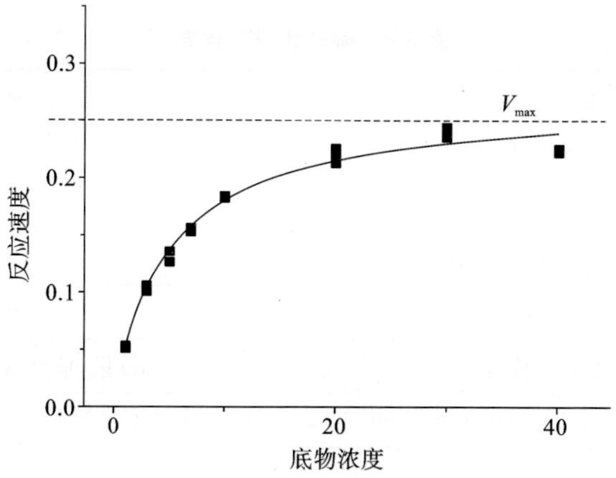

图 5-42 米氏方程曲线图

二、实验材料、试剂及仪器

（一）实验材料

重组异戊烯基转移酶，二甲基烯丙基二磷酸（DMAPP），含色氨酸的环状二肽，羟基萘，类黄酮苷元，简单吲哚，酪氨酸衍生物。

（二）实验试剂

DMSO，50 mmol/L Tris-HCl（pH 值为 7.5），甘油，$CaCl_2$，ddH_2O。

（三）实验仪器

恒温金属浴，微量离心机，1.5 mL EP 管，移液枪，枪头，涡旋振荡器。

三、溶液配制

DMAPP、含色氨酸的环状二肽、羟基萘、类黄酮苷元、简单吲哚、酪氨酸衍生物和 Ca^{2+} 的储备液制备如下。

（1）向 1.5 mL EP 管中精确称量所需量的给定物质。

（2）将 DMAPP 溶于计算体积的 50 mmol/L Tris-HCl 缓冲液（pH 值为 7.5）中，使其终浓度为 20 mmol/L。

（3）将简单吲哚和酪氨酸衍生物溶解于 50 mmol/L Tris-HCl 缓冲液（pH 值为 7.5）中，配制成 20 mmol/L 储备液。

（4）将含色氨酸的环状二肽、羟基萘和类黄酮苷元溶解于 DMSO 中，使其终浓度为 20 mmol/L。由于 DMSO 对酶反应具有一定的抑制作用，因此应保持 DMSO 的浓度尽可能低。

（5）将 $CaCl_2$溶解于 50 mmol/L Tris-HCl 缓冲液（pH 值为 7.5）中，使其终浓度为 100 mmol/L。

四、实验步骤

（一）酶分析

将纯化的异戊烯基转移酶与不同的芳香族底物在 DMAPP 存在的条件下共同孵育。通常情况下，每次实验的反应体系（100 μL）包括表 5-8 中物质。

表 5-8 酶分析反应体系

反应物质	取用量
Ca^{2+}（100 mmol/L）	10 μL
甘油	3 μL
芳香族底物（1 mmol/L）	5 μL
DMAPP（2 mmol/L）	10 μL
重组异戊烯基转移酶	适量，使终含量为 1～20 μg
加入 Tris-HCl（50 mmol/L）适量，使总反应体积为 100 μL	

（1）向 1.5 mL EP 管中加入计算体积的 50 mmol/L Tris-HCl（pH 值为 7.5），使终体积为 10 μL。

（2）然后加入含 Ca^{2+} 和芳香族底物的储备溶液。

（3）最后向反应体系中加入 DMAPP 和蛋白溶液，使用移液枪使体系充分混合。其中一个 EP 管中加入煮沸 20 min 灭活的蛋白，作为实验的阴性对照。

（4）将装有反应混合物的 EP 管置于金属浴上，设置温度为 37 ℃或 30 ℃，孵育 0.5～7 h，向混合物中加入 100 μL 甲醇终止反应。

（5）终止后的反应液以 13 000 r/min 离心 20 min，除去反应液中的蛋白，上清液用 HPLC 检测是否得到催化产物。

（6）分别对不同反应温度、不同反应时间和加入不同量的酶所得催化产物进行定量分析，绘制反应曲线，获得最佳反应温度、反应时间和酶用量。

（二）检测酶动力学参数

芳香族底物和酶的动力学参数在 100 μL 的反应体系中测定。首先应确定酶反应中反应时间和蛋白量的线性关系。已知酶反应中反应时间和蛋白量估计可分别达到 150 min 和 20 μg。

1. DMAPP 酶的动力学参数

（1）使用天然或最佳的芳香族底物进行 DMAPP 的动力学分析。

（2）将 20 mmol/L 的 DMAPP 储备液稀释至不同浓度用于实验（需要使用新配制的储备液）。

（3）每个分析体系中含有 50 mmol/L Tris-HCl（pH 值为 7.5），5 或 10 mmol/L Ca^{2+}，1 mmol/L 芳香族底物，0.3%～5%甘油，0～5% DMSO，加入定量的纯化重组蛋白和 DMAPP（体系中终浓度分别为 0.01 mmol/L、0.02 mmol/L、0.05 mmol/L、0.1 mmol/L、0.2 mmol/L、0.5 mmol/L、1 mmol/L 和 2 mmol/L）。

（4）按照酶分析中的步骤（1）～（5）进行孵育、终止和供 HPLC 检测的样品制备。蛋白浓度和孵育时间应该在反应的线性范围内。

(5) 使用不含 DMAPP 的反应体系作为阴性对照。

(6) 如有必要,调整 DMAPP 的浓度并重复实验。

(7) 利用各个芳香族底物浓度和反应速度绘制米氏曲线,计算 V_{max} 和 K_m 值。

2. 芳香族底物的动力学参数

(1) 按照"酶分析"中所述,使用相同的溶剂制备 100 mmol/L 储备液,将储备液浓度稀释至 40 mmol/L、20 mmol/L、10 mmol/L、4 mmol/L、2 mmol/L、1 mmol/L、0.4 mmol/L 和 0.2 mmol/L。由于受溶解度限制,某些底物的储备液浓度最大为 40 mmol/L 或 20 mmol/L。

(2) 每个测试体系中含有 50 mmol/L Tris-HCl(pH 值为 7.5)、5 或 10 mmol/L Ca^{2+}、2 mmol/L DMAPP、0.3%～5%甘油、0～5% DMSO,加入定量的纯化的重组蛋白和芳香族底物(终浓度为 0.01 mmol/L、0.02 mmol/L、0.05 mmol/L、0.1 mmol/L、0.2 mmol/L、0.5 mmol/L、1 mmol/L、2 mmol/L 和 5 mmol/L)。由于底物的溶解度不同,最高浓度可以进行调整。

(3) 按照"酶分析"中的步骤(1)～(5)进行孵育、终止和供 HPLC 检测的样品制备。蛋白浓度和孵育时间应该在反应的线性范围内。

(4) 使用不含芳香族底物的反应体系作为阴性对照。

(5) 如有必要,调整芳香族底物的浓度并重复实验。

(6) 利用各个芳香族化合物的浓度和反应速度绘制米氏曲线,计算 V_{max} 和 K_m 值。

第四节 化学酶法合成

一、实验原理

在已确定异戊烯基转移酶(PT)生化功能和反应动力学参数的基础上,将纯化的蛋白与不同的芳香族底物在 DMAPP 存在的条件下,扩大规模共同孵育,并采用色谱分离技术对目标反应产物进行分离、纯化,然后通过各种谱学技术,如 NMR、HRMS、UV、IR、XRD-单晶分析确定产物的结构。

二、实验材料、试剂及仪器

(一) 实验材料

重组异戊烯基转移酶(PT),二甲基烯丙基二磷酸(DMAPP),含色氨酸的环状二肽,羟基萘,类黄酮苷元,简单吲哚,酪氨酸衍生物。

(二) 实验试剂

DMSO,50 mmol/L Tris-HCl(pH 值为 7.5),甘油,$CaCl_2$,色谱甲醇,乙酸乙酯,ddH_2O。

(三) 实验仪器

恒温水浴锅,旋转蒸发仪,微量离心机,圆底烧瓶,分液漏斗,1.5 mL EP 管,移液枪,枪头,0.22 μm PTFE 膜针式过滤器,涡旋振荡器。

三、溶液配制

酶反应所需溶液配制方法与本章第三节中"溶液配制"相同。

四、实验步骤

化学酶已广泛应用于天然产物的合成,包括含色氨酸的环状二肽和酪氨酸衍生物、异戊烯基化羟基化萘和类黄酮苷元等。化学酶的具体合成步骤如下。

(一) 孵育

进行化学酶合成和结构解析的反应规模通常较大(10～50 mL),其基本操作步骤如下。

(1) 每个反应体系含有 50 mmol/L Tris-HCl(pH 值为 7.5)、5 或 10 mmol/L Ca^{2+}、1 mmol/L 芳香族底物、2 mmol/L DMAPP、0.3%～5%甘油、0～5% DMSO 和 0.5～4 mg 纯化的重组蛋白,反应体系体积为 10 mL。

(2) 首先往 50 mL 或 100 mL 的玻璃瓶中加入计算体积的 50 mmol/L Tris-HCl(pH 值为 7.5),然后加入 Ca^{2+} 和芳香族底物溶液。

(3) 最后向反应体系中加入 DMAPP 和蛋白溶液,并充分混合。

(4) 将反应液在 30 ℃或 37 ℃下孵育 16～24 h,孵育过程中不定时混合。

(二) 样品制备

由于酶反应产物的溶解度差异,在进行 HPLC 检测前应对反应混合物用不同方式进行处理。

1. 简单吲哚和酪氨酸衍生物的反应混合物

(1) 孵育 16～24 h 后,加入等量甲醇终止反应,然后 13 000 r/min 离心 20 min 去除蛋白质。

(2) 将所得上清液在真空旋转蒸发仪上 30 ℃浓缩至最终体积为 1～3 mL,以用于 HPLC 分析。

(3) 将 HPLC 待测样品转移到自动进样小瓶或新的反应管中(用于手动进样)。

样品中的不溶性颗粒会堵塞和损坏色谱柱和 HPLC 系统。如果反应混合物溶解性很差,可以尝试通过加入 DMSO 来改善溶解性。但是,样品中的 DMSO 可能会影响化合物的色谱行为。进样前最好将样品以 13 000 r/min 离心 10 min 或以 0.22 μm 的 PTFE 膜过滤,以去除不溶物。

2. 含色氨酸的环状二肽、羟基萘和类黄酮苷元的反应混合物

(1) 孵育 16～24 h 后,将反应混合物转移至分液漏斗中,并用等体积的乙酸乙酯萃取 3 次,将上层(乙酸乙酯层)收集至烧瓶中。

(2) 用真空旋转蒸发仪在 30 ℃下浓缩,获得含有底物和酶反应产物的浓缩物。

(3) 将浓缩物用甲醇复溶(500 μL 或更多),如前所述,也可以尝试加入 DMSO 改善溶解性。最好在进样前对样品进行离心或过滤处理。

(4) 将样品转移到自动进样小瓶或新的反应管中,以用于 HPLC 检测。

(5) 如有必要,样品用半制备 HPLC 进行分离纯化得到单体化合物,并进行 NMR、MS 或 XRD-单晶分析。

参考文献

[1] 王丽苹，罗云孜. 合成生物学在天然产物研究中的应用[J]. 生物技术通报，2017，33(01)：35-47.

[2] Simpson T J, Ahmed S A, McIntyre C R, et al. Biosynthesis of polyketide-terpenoid (meroterpenoid) metabolites andibenin B and andilesin A in *Aspergillus variecolor*[J]. Tetrahedron, 1997, 53(11): 4013-4034.

[3] Matsuda Y, Wakimoto T, Mori T, et al. Complete biosynthetic pathway of anditomin: nature's sophisticated synthetic route to a complex fungal meroterpenoid[J]. Journal of the American Chemical Society, 2014, 136(43): 15326-15336.

[4] Hu Y, Dietrich D, Xu W, et al. A carbonate-forming Baeyer-Villiger monooxygenase [J]. Nature Chemical Biology, 2014, 10(7): 552-554.

[5] Wang G Q, Chen G D, Qin S Y, et al. Biosynthetic pathway for furanosteroid demethoxyviridin and identification of an unusual pregnane side-chain cleavage[J]. Nature Communications, 2018, 9(1): 1838.

[6] Zobel S, Kumpfmüller J, Süssmuth R D, et al. *Bacillus subtilis* as heterologous host for the secretory production of the non-ribosomal cyclodepsipeptide enniatin[J]. Applied Microbiology and Biotechnology, 2015, 99(2): 681-691.

[7] Jakubczyk D, Caputi L, Hatsch A, et al. Discovery and reconstitution of the cycloclavine biosynthetic pathway—enzymatic formation of a cyclopropyl group[J]. Angew Chem Weinheim Berqstr Ger, 2015, 127(17): 5206-5210.

[8] Xu Y, Zhou T, Zhang S, et al. Thioesterase domains of fungal nonreducing polyketide synthases act as decision gates during combinatorial biosynthesis[J]. Journal of the American Chemical Society, 2013, 135(29): 10783-10791.

[9] Chiang Y M, Szewczyk E, Davidson A D, et al. A gene cluster containing two fungal polyketide synthases encodes the biosynthetic pathway for a polyketide, asperfuranone, in *Aspergillus nidulans*[J]. Journal of the American Chemical Society, 2009, 131(8): 2965-2970.

[10] Yin W B, Chooi Y H, Smith A R, et al. Discovery of cryptic polyketide metabolites from dermatophytes using heterologous expression in *Aspergillus nidulans*[J]. ACS synthetic biology, 2013, 2(11): 629-634.

[11] Zaehle C, Gressler M. Terrein biosynthesis in *Aspergillus terreus* and its impact on phytotoxicity[J]. Chemistry & Biology, 2014, 21(6): 1-13.

[12] Tagami K, Liu C, Minami A, et al. Reconstitution of biosynthetic machinery for indole-diterpene paxilline in *Aspergillus oryzae* [J]. Journal of the American Chemical Society, 2013, 135(4): 1260-1263.

[13] Ye Y, Minami A, Mandi A, et al. Genome mining for sesterterpenes using bifunctional terpene synthases reveals a unified intermediate of di/sesterterpenes[J]. Journal of the American Chemical Society, 2015, 137(36): 11846-11853.

[14] Chiang Y M, Oakley C E, Ahuja M, et al. An efficient system for heterologous expression of secondary metabolite genes in *Aspergillus nidulans*[J]. Journal of the American Chemical Society,2013,135(20):7720-7731.

[15] Qiao K,Chooi Y H,Tang Y. Identification and engineering of the cytochalasin gene cluster from *Aspergillus clavatus* NRRL 1[J]. Metabolic engineering,2011,13(6):723-732.

[16] Teijeira F,Ullán R V,Fernández-Aguado M,et al. CefR modulates transporters of beta-lactam intermediates preventing the loss of penicillins to the broth and increases cephalosporin production in *Acremonium chrysogenum*[J]. Metabolic Engineering,2011,13(5):532-543.

[17] Yu X,Liu F,Zou Y,et al. Biosynthesis of strained piperazine alkaloids-uncovering the concise pathway of herquline A[J]. J Am Chem Soc,2016,138(41):13529-13532.

[18] Gao S S,Duan A,Xu W,et al. Phenalenone polyketide cyclization catalyzed by fungal polyketide synthase and flavin-dependent monooxygenase[J]. Journal of the American Chemical Society,2016,138(12):4249-4259.

[19] Chen R D,Gao B Q,Liu X,et al. Molecular insights into the enzyme promiscuity of an aromatic prenyltransferase[J]. Nature Chemical Biology,2017,13(2):226-234.

[20] Brakhage A A. Regulation of fungal secondary metabolism[J]. Nature Reviews Microbiology,2013,11(1):21-32.

[21] Ahuja M,Chiang Y M,Chang S L,et al. Illuminating the diversity of aromatic polyketide synthases in *Aspergillus nidulans*[J]. Journal of the American Chemical Society,2012,134(9):8212-8221.

[22] Franke J,Ishida K,Hertweck C. Genomics-driven discovery of burkholderic acid,a noncanonical,cryptic polyketide from human pathogenic *Burkholderia* species[J]. Angew Chem Int Ed Enql,2012,51(46):11611-11615.

[23] Luo Y,Huang H,Liang J,et al. Activation and characterization of a cryptic polycyclic tetramate macrolactam biosynthetic gene cluster[J]. Nature Communications,2013,4:2894.

[24] Donia M S,Ravel J,Schmidt E W. A global assembly line for cyanobactins[J]. Nature Chemical Biology,2008,4(6):341-343.

[25] Want E J,Masson P,Michopoulos F,et al. Global metabolic profiling of animal and human tissues via UPLC-MS[J]. Nature Protocols,2013,8(1):17-32.

[26] Mark Hochstrasser. Methods in enzymology[M]. Amsterdam:Elsevier Science Publishing Co Inc.,2012.

第六篇

真菌次级代谢产物来源药物的研究开发

微生物的多样性，以及微生物次级代谢产物的结构多样性、广泛的生物活性和良好成药性，是新药开发的不竭源泉。全球临床上所使用的药物总量中，有30%～40%来源于微生物的代谢产物或其半合成化合物，而在我国则超过50%。

真菌为微生物的重要分支。直接以真菌次级代谢产物为候选药物或以真菌次级代谢产物为先导化合物通过结构修饰开发而得的药物，已经成为临床上治疗多种疾病的一线药物，如：抗细菌药物（青霉素类、头孢菌素类抗生素）；抗真菌药物（非多烯类灰黄霉素，棘白菌素类卡泊芬净、米卡芬净、阿尼芬净等抗生素）；免疫调节药物（环肽类环孢菌素A、咪唑核苷类咪唑立宾、其他类芬戈莫德等免疫抑制剂）；降血脂药物（洛伐他汀、辛伐他汀、普伐他汀、氟伐他汀、阿托伐他汀、西立伐他汀、瑞舒伐他汀等系列胆固醇合成酶抑制剂）及降血糖药物（多肽类麦角胺生物碱溴隐亭）等。

据2017年统计全世界真菌种类为220万～380万，目前已知的种类约有12万，已知种类不到5.5%。然而迄今为止已经开发成药物的种类只占其中的0.01%～0.1%。绝大部分真菌种类或真菌代谢产物处于尚未认知的状态，新药开发潜力巨大。

第一章
从真菌中开发新药的方式

从真菌中开发新药的方式，按菌种来源分为三类。

（1）来源于真菌子实体，如灵芝、冬虫夏草、茯苓等；以及来源于真菌菌体或亚单位或DNA的疫苗。

（2）来源于真菌初级代谢产物，如氨基酸、核苷酸、多糖以及脂类。

（3）来源于真菌次级代谢产物及其衍生物，如抗生素、免疫抑制剂、胆固醇合成酶抑制剂等。

开发真菌来源的新药，按获得途径可以分为两类。

（1）从真菌发酵产物中分离纯化得到的高效、低毒、成药性好的化合物，进而直接开发成的药物，如：在临床上广泛应用的从青霉菌（*Penicillium nitatum*）中分离得到的青霉素G；从灰黄青霉（*Penicillium griseofulvum*）培养液中分离得到的抗真菌药物灰黄霉素；从丝状真菌多孔木霉（*Tolypocladium inflatum*）培养液中分离得到的环孢菌素A；从真菌*Eupenicillum brefeldianum* M2166培养液中分离得到的咪唑立宾等免疫抑制剂；从土曲霉（*Aspergillus terreus*）中分离得到的胆固醇合成酶抑制剂洛伐他汀等。

（2）从真菌发酵产物中分离纯化得到的化合物，为克服先导化合物活性弱、水溶性差、毒性大、抗菌谱窄、稳定性差等缺陷进行结构修饰，或根据构效关系进行药物设计，进而开发成的新药。

一、增强活性

头孢噻肟在C7位侧链上引入了2-氨基噻唑侧链，这种改变可增强化合物穿透细胞外膜的能力以及与青霉素结合蛋白（PBPs）的亲和力，显著提高抗菌活性。头孢噻肟活性较二代头孢菌素头孢孟多提高了100倍。

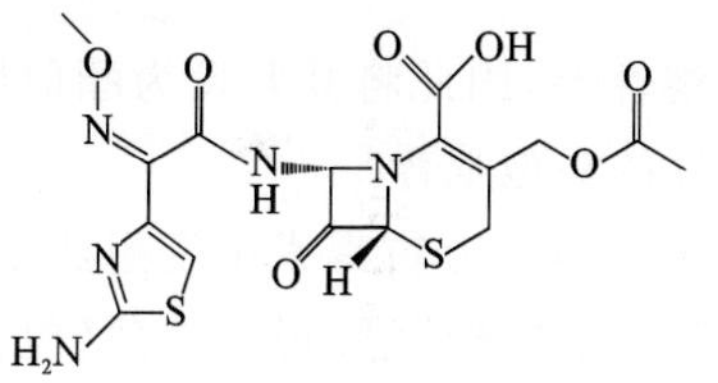

头孢噻肟

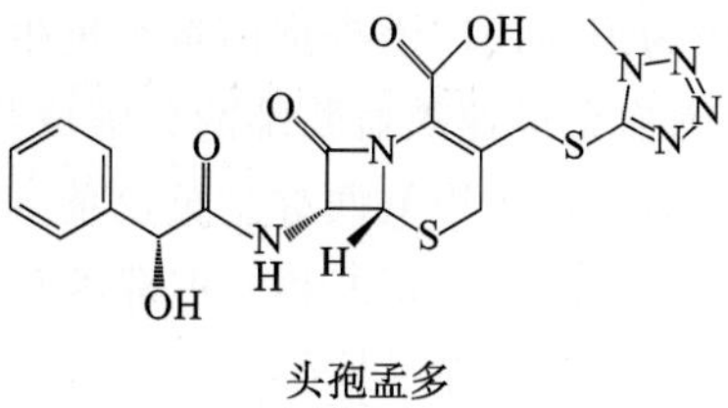

头孢孟多

HMG-CoA还原酶抑制剂洛伐他汀经结构修饰，侧链上多一甲基得到辛伐他汀，其降血脂效果是洛伐他汀的2.5倍。

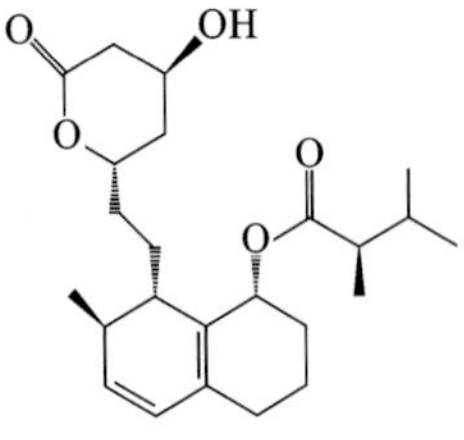
洛伐他汀

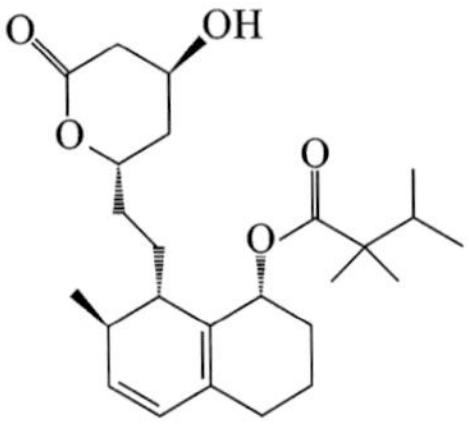
辛伐他汀

二、增加水溶性

纽莫康定 B0 是由从西班牙马德里的洛索亚流域附近的水塘中分离出来的一株丝状真菌 *Glarea lozovensis* 产生的一种天然抗真菌药，通过结构修饰得到一种水溶性衍生物卡泊芬净，于 2001 年获 FDA 批准上市，是第一个上市的棘白菌素类药物。

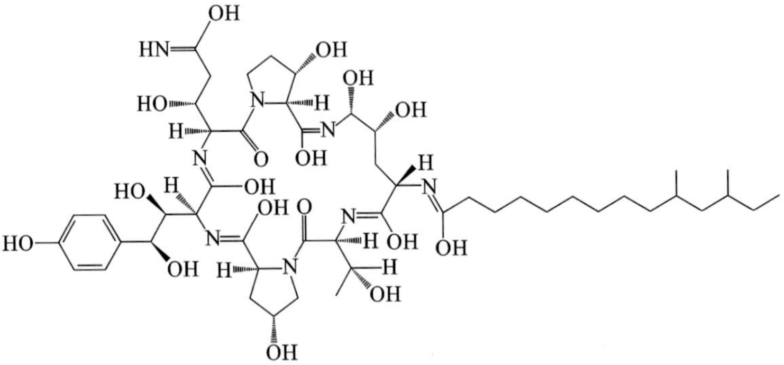
纽莫康定B0

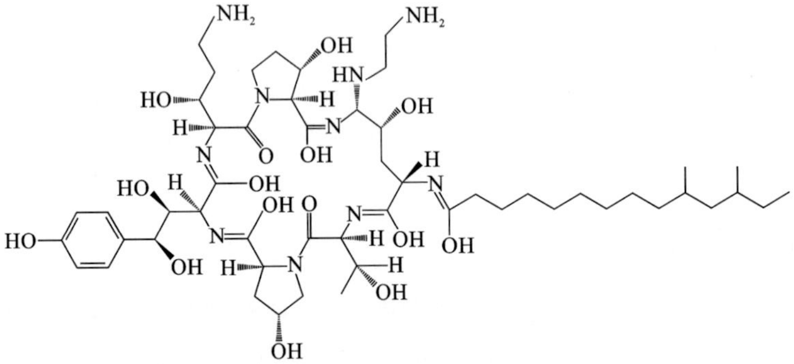
卡泊芬净

头孢吡普为第 5 代广谱头孢菌素类抗生素，水溶性差，因此将其开发为酯前体药物，称为头孢吡普酯，入血会迅速被血浆酯酶分解成具有活性的头孢吡普。

头孢洛林对包括耐甲氧西林金黄色葡萄球菌(MRSA)、万古霉素中度耐药金黄色葡萄球菌(VISA)、异质性耐药 VISA 和万古霉素耐药金黄色葡萄球菌、肺炎链球菌(包括耐药菌株)等革兰阳性菌和呼吸道革兰阴性菌显示较好的抗菌活性。由于该药水溶性差，为此在其分子上加入了一个 N-磷酰基基团，开发为可供静脉注射用的前体药物，即头孢洛林酯(ceftaroline fosamil)，这种前体药物在血浆中会去磷酸化变成有活性的头孢洛林，于 2010 年 10 月 29 日经美国 FDA 批准上市。

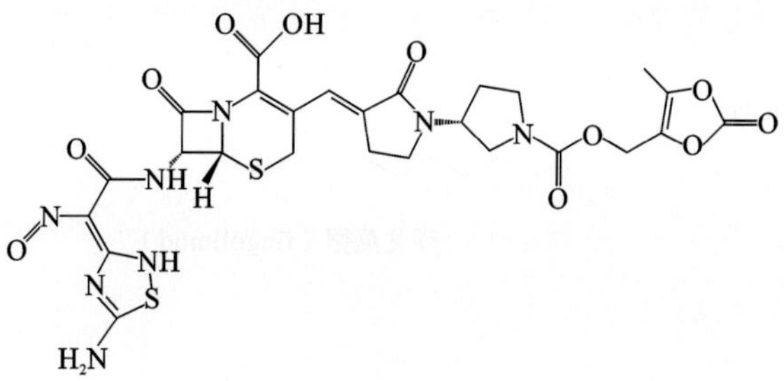

头孢吡普酯

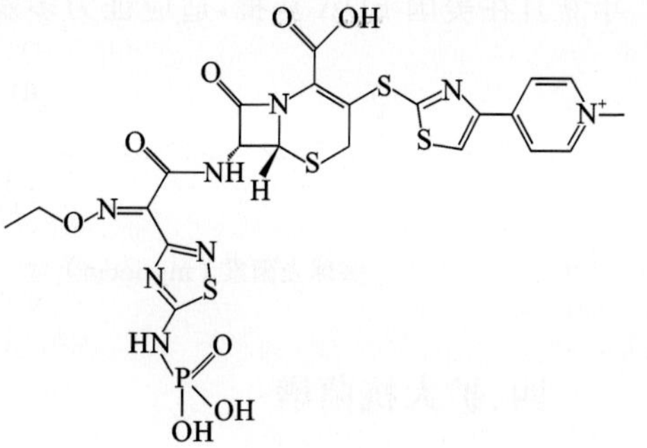

头孢洛林酯

三、降低毒性

从 *Coleophoma empetri* F-11899 的发酵液中分离得到的类似棘白菌素的脂肽化合物 FR-901379(WF11899A),由于环脂肽结构 N-末端的脂肪酰基对药物的抗菌活性和毒性的影响很大,为此对 FR-901379 进行了结构修饰,最终获得了米卡芬净,于 2005 年经美国 FDA 批准上市。

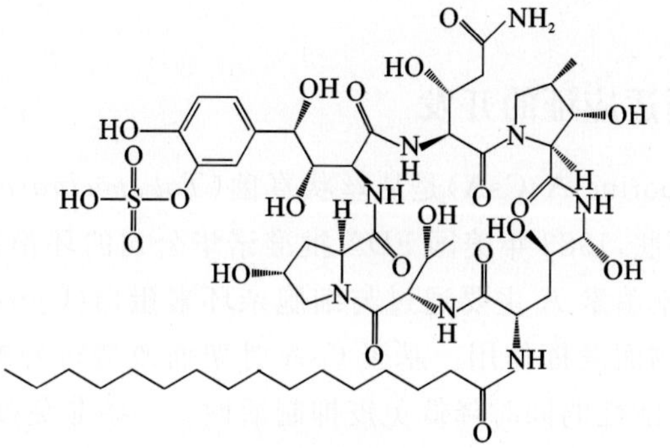

FR-901379

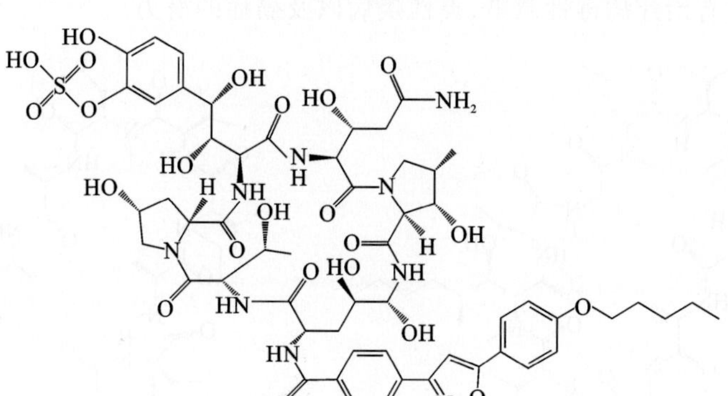

米卡芬净 (micafungin)

日本科学家以真菌辛克莱虫草和其近亲冬虫夏草作为研究对象,并在 20 世纪 80 年代末分离得到具有较强免疫抑制活性的化合物多球壳菌素(myriocin)。由于毒性较大,研发者对其结构进行了一系列的优化，得到候选药物芬戈莫德（诺华公司，商品名为 Gilenya），于 2010 年 9 月在美国 FDA 获批，适应证为多发性硬化症。

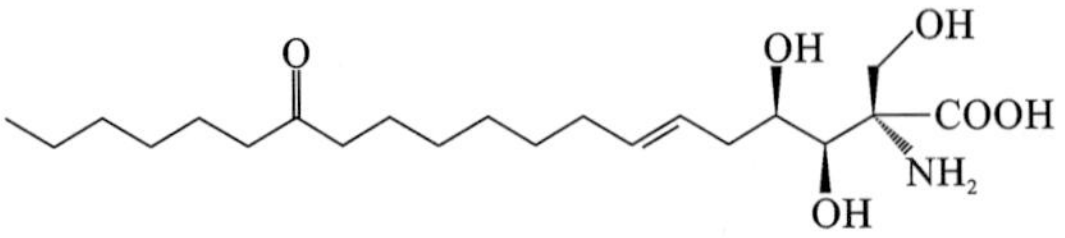

多球壳菌素（myriocin）

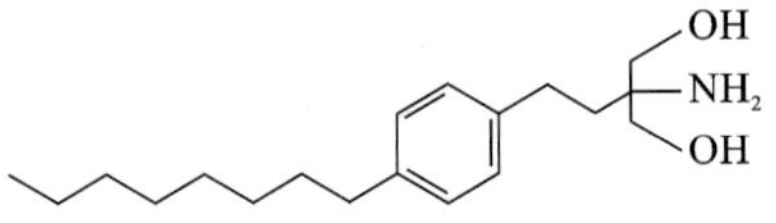

芬戈莫德（fingolimod）

四、扩大抗菌谱

通过对天然青霉素 N 的研究发现，其抗革兰阴性菌的作用明显优于天然青霉素 G。通过构效关系研究发现，青霉素 N 的侧链氨基是产生抗革兰阴性菌活性的重要基团，学者们设计和合成了一系列侧链带有氨基的半合成青霉素，从中发现活性较好的氨苄西林和阿莫西林。

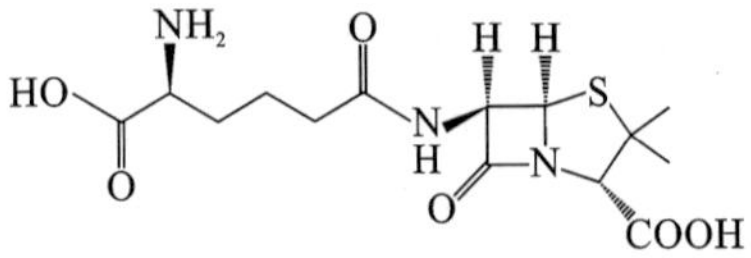

青霉素N

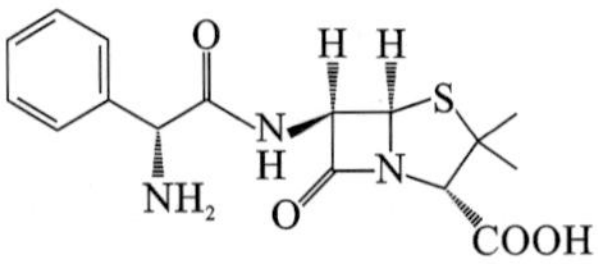

氨苄西林

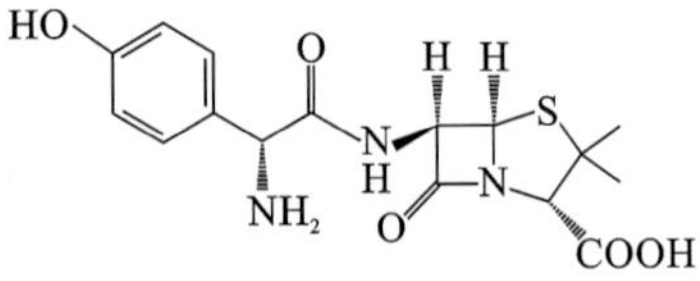

阿莫西林

五、结构类似物新适应证的开发

环孢菌素 A（cyclosporine A，CsA）是从丝状真菌（*Tolypocladium inflatum*）中分离出的由 11 个氨基酸组成的环肽，1983 年美国 FDA 批准诺华公司的环孢菌素 A 用作肾、肝和心脏移植的免疫抑制剂。环孢菌素 A 主要通过与细胞亲环素蛋白（Cyps）和钙调磷酸酶（CaN）的两个亚基形成三元复合物而发挥作用。基于 CsA 骨架而改造得到的非免疫抑制性亲环素抑制剂，能够在抑制亲环素活性的同时降低免疫抑制活性。一些非免疫抑制性亲环素抑制剂（阿拉泊韦（alisporivir）、SCY-635 和 NIM811）已经证明对丙型肝炎有临床疗效，最新的研究发现亲环素抑制剂还具有治疗病毒性感染、炎性疾病以及癌症的潜力。

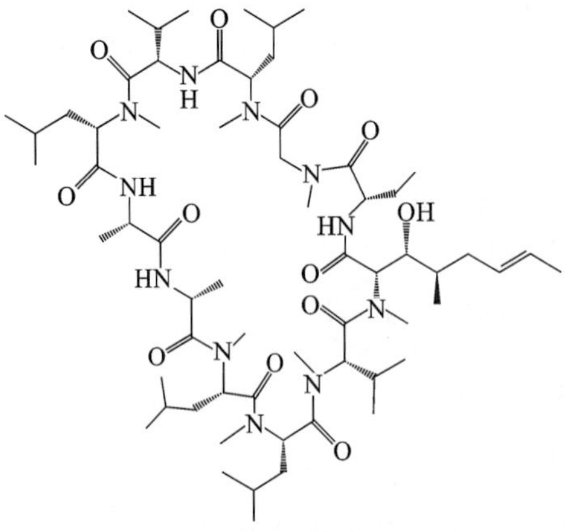

环孢菌素A

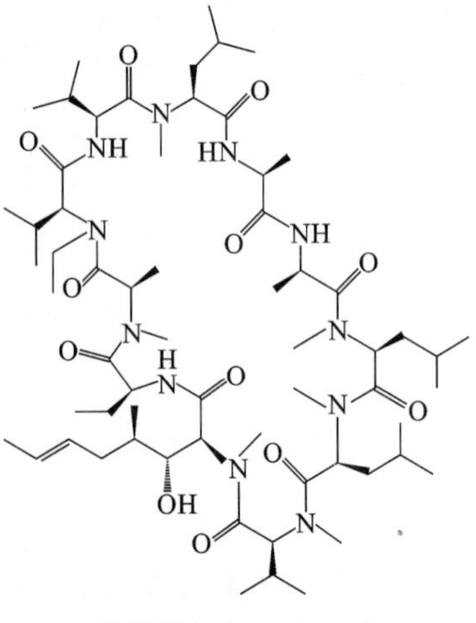

阿拉泊韦（alisporivir）

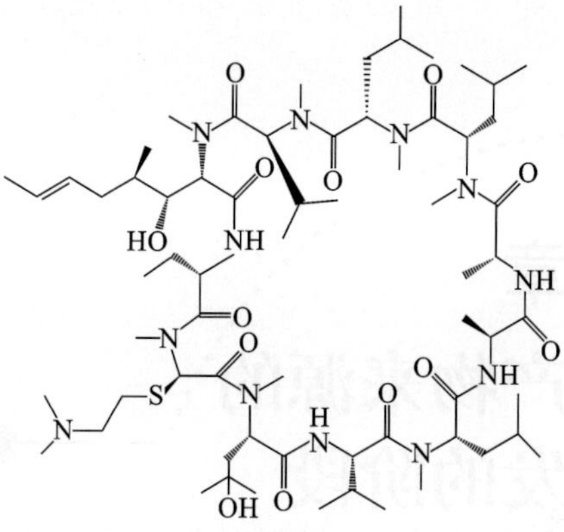

SCY-635

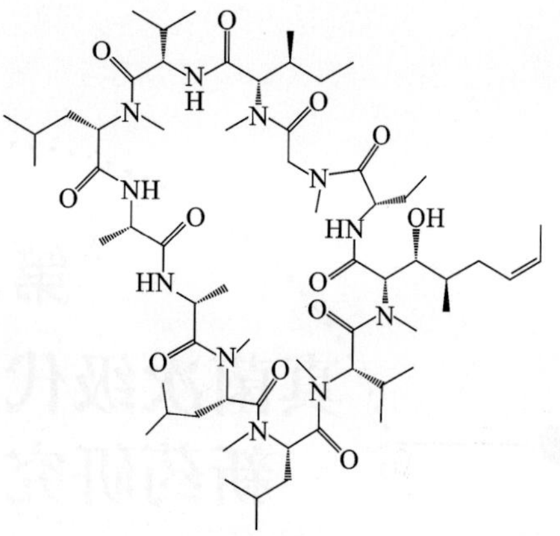

NIM811

六、增加酶稳定性

头孢呋辛在 C7 位侧链上引入了 α-亚胺甲氧基，增加了对 β-内酰胺酶的稳定性；头孢布烯在 C7 位侧链上引入了 α-亚乙基，同样增加了对 β-内酰胺酶的稳定性。

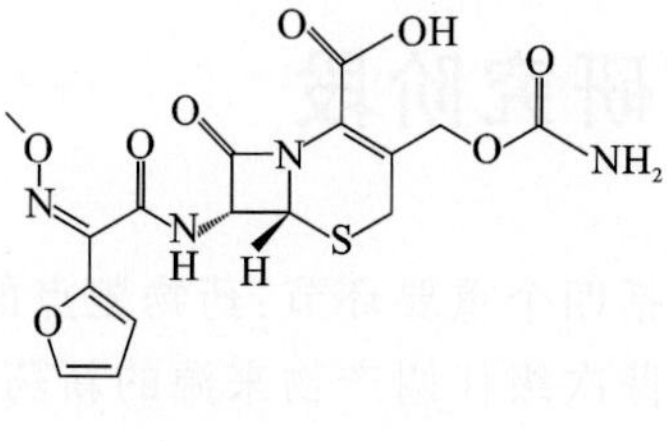

头孢呋辛（cefuroxime）

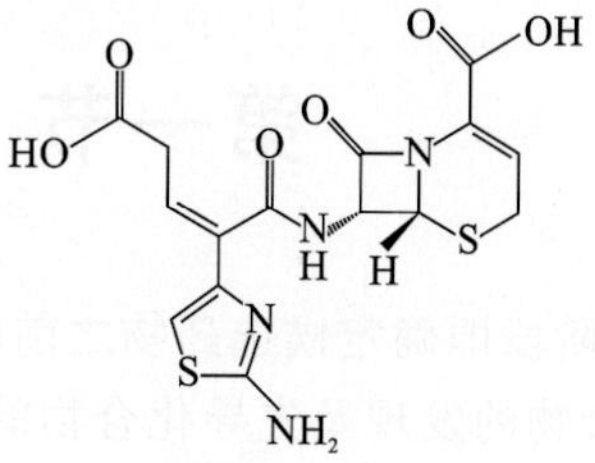

头孢布烯（ceftibuten）

七、合理药物设计

从土曲霉发酵物中分离得到洛伐他汀，经构效关系研究，充分了解药效基团和药代动力学影响基团后，设计了氟伐他汀、阿托伐他汀、瑞舒伐他汀以及匹伐他汀等系列胆固醇合成酶抑制剂类重磅药物。

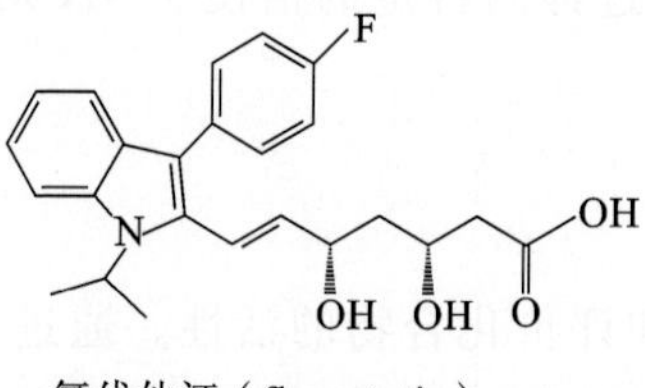

氟伐他汀（fluvastatin）

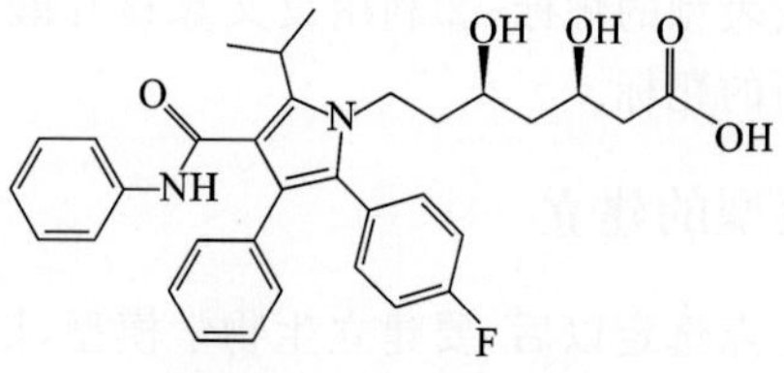

阿托伐他汀（atorvastatin）

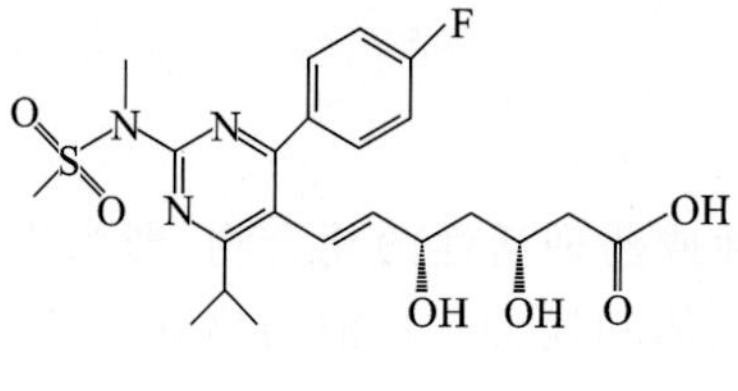

瑞舒伐他汀（rosuvastatin）

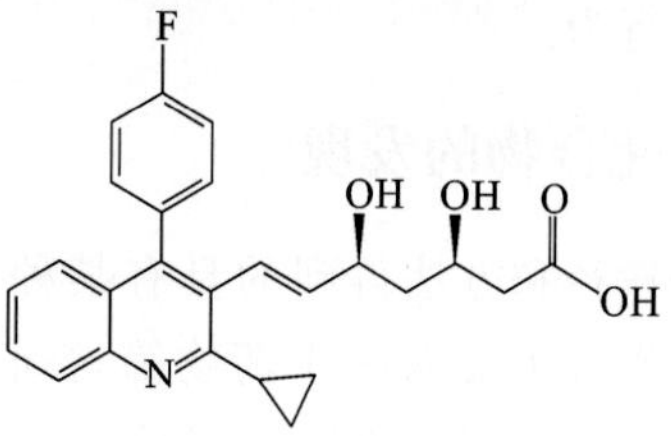

匹伐他汀（pitavastatin）

第二章 真菌次级代谢产物来源的新药研究开发的阶段

新药研究开发的阶段基本上分为新药研究阶段(discovery)和新药开发阶段(development)两个阶段。

第一节 新药研究阶段

新药研究阶段即确定候选药物之前的阶段,包括四个重要环节:药物靶点的确定、模型的建立、先导化合物的发现及先导化合物的优化。真菌次级代谢产物来源的新药研究阶段的研究过程见图 6-1。

一、药物靶点的确定

药物的靶点是指药物在体内的作用结合位点,包括基因位点、受体、酶、离子通道、核酸等生物大分子。选择确定新颖的有效药物靶点是新药开发的首要任务。目前确认药物靶点的技术主要有两个:①利用基因重组技术建立转基因动物模型或进行基因敲除以验证与特定代谢途径相关或表型的靶标;②利用反义寡核苷酸技术通过抑制特定的信使 RNA 对蛋白质的翻译来确认新的靶标。

二、模型的建立

药物靶点选定以后,要建立生物学模型,以筛选和评价化合物的活性。通过计算模型、细胞、离体脏器、动物体来获得新化合物的相关信息,了解新化合物在动物模型中的效果,并预测其在人体中的行为。

三、先导化合物的发现

通过各种途径和方法得到的具有某种生物活性或药理活性的化合物,即为先导化合物。先导化合物的发现主要取决于药物筛选所确定的受体和模型。目前药物筛选的主要形式包括:①定向筛选,采用特定方法,专门筛选防治某种疾病的药物;②广泛筛选,采用不同的方法,对可能作为药用特质的样品进行药理活性的广泛筛选。虚拟筛选及高通量筛选技术和组合化

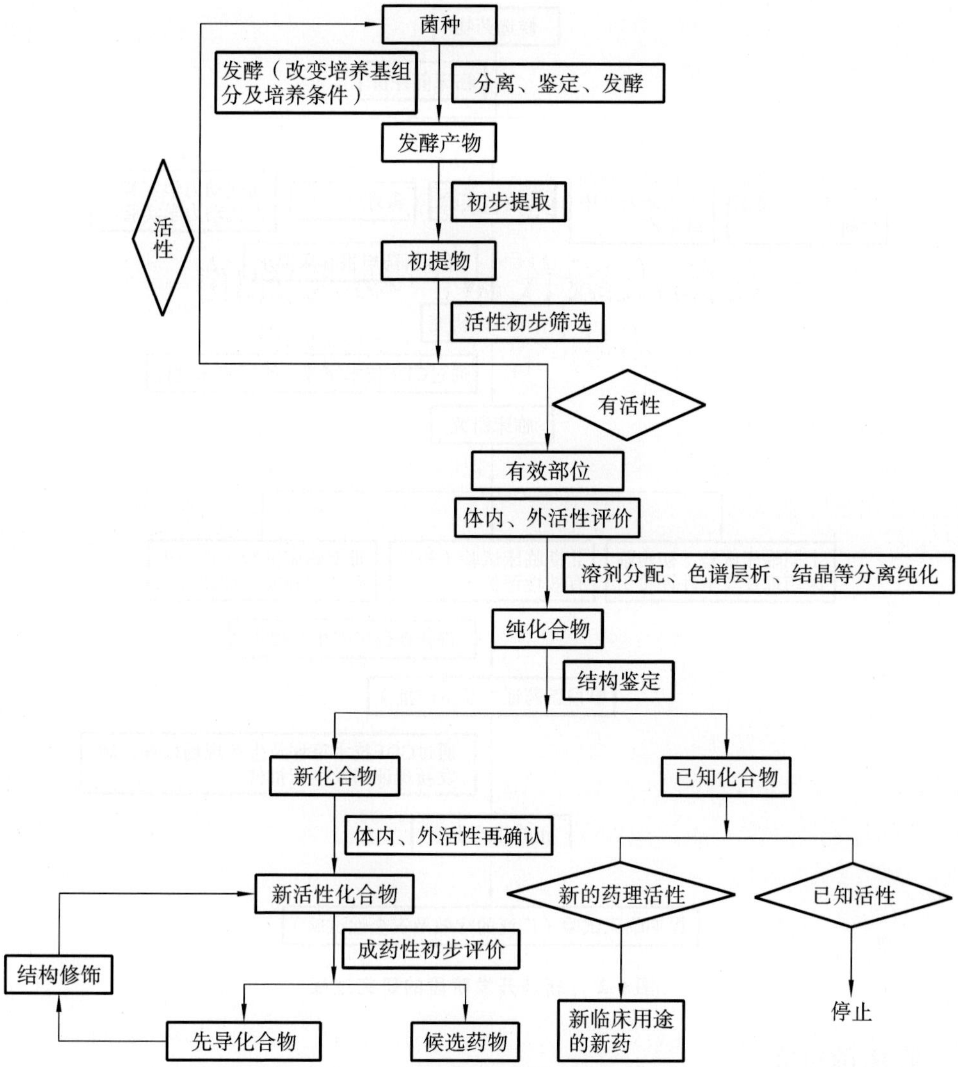

图 6-1　新药研究阶段的研究过程

学、组合生物化学、组合生物转化的应用，大大提高了活性筛选先导化合物的发现成功率。

四、先导化合物的优化

发现的先导化合物通常具有活性弱、选择性差、水溶性低、毒性大、生物利用度低、半衰期过长或过短、化学稳定性及生物稳定性差等缺陷，针对以上问题进行结构修饰或优化。优化的化合物进行药理学初筛，包括药效学评价、初步毒性评价以及初步药代动力学评价等，反复循环，直至符合候选药物安全、高效、质量稳定的要求。

第二节　新药开发阶段

新药开发阶段即候选药物的临床前研究及临床研究阶段。新药开发阶段的研究过程见图 6-2。

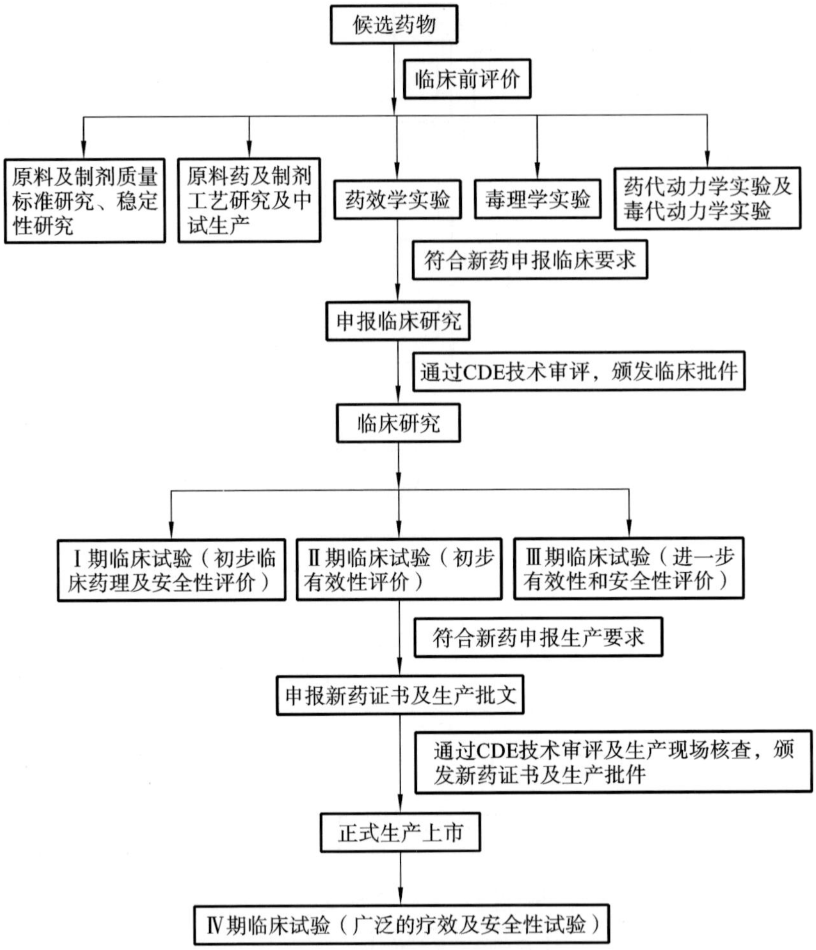

图 6-2 新药开发阶段的研究过程

一、临床前研究

候选药物的临床前研究包括药学研究、药理学研究及毒理学研究等。

药学研究包括以下 5 个方面。

(1) 原料制备工艺研究及放大、结构确证。如为发酵法生产，应进行菌种选择、发酵工艺研究、提取分离纯化工艺研究等；如为化学合成工艺，应进行工艺路线的设计、起始原料及实验的选择、工艺参数研究、中间体的研究及质量控制、工艺的优化与中试放大。

(2) 原料药质量研究及质量标准起草。

(3) 制剂处方工艺研究及放大。

(4) 制剂质量研究及质量标准起草。

(5) 原料及制剂的稳定性研究。

药理学研究是指利用生物体（整体动物、麻醉动物、离体器官、离体组织、离体细胞或微生物培养等），在严格控制的实验条件下，观察动物的疗效及药动学等，包括主要药效学研究、一般药理学研究、药代动力学研究三个方面。

毒理学研究即药物非临床安全性评价，是指为评价药物安全性，在 GLP 实验条件下，采用实验的动物、植物、微生物以及器官、组织、细胞、基因等进行的各种安全性考察实验。其包括第一阶段——急性毒性实验，又称单次给药的毒性实验，第二阶段——长期毒性实验，又称反复给药的毒性实验，第三阶段——特殊毒性实验，包括生殖毒性实验、遗传毒性实验、致癌性实验等特殊毒性实验，局部毒性实验、免疫原性实验、药物依赖性实验、毒代动力学实验及其他与评价药物安全性有关的实验。

二、临床研究

临床研究包括Ⅰ期临床试验、Ⅱ期临床试验、Ⅲ期临床试验及Ⅳ期临床试验。

Ⅰ期临床试验：初步的临床药理学及人体安全性评价试验，观察人体对新药的耐受程度和药代动力学。

Ⅱ期临床试验：治疗作用初步评价阶段，其目的是初步评价对目标适应证患者的治疗作用和安全性。

Ⅲ期临床试验：治疗作用确证阶段。其目的是进一步验证药物对目标适应证患者的治疗作用和安全性，评价利益与风险关系。

Ⅳ期临床试验：上市后考察在广泛使用条件下的药物疗效和不良反应，评价在普通或者特殊人群中使用的利益与风险关系，改进给药剂量等。

第三章
真菌次级代谢产物来源的新药研究的方法及需注意的问题

发现结构新颖、有药用价值或潜在药用价值的化合物是从真菌次级代谢产物中发现新药的前提与关键。

第一节　真菌次级代谢产物来源的新药研究过程

一、菌种的选择、分离鉴定及培育

菌种的选择、分离鉴定及培育是从真菌次级代谢产物中发现新药的重要基础。为了发现更多结构新颖、活性显著的化合物，菌种的选择范围已经不仅仅局限于陆地真菌，海洋来源真菌、动植物内生菌以及极端环境真菌将是今后研发的主要方向。

为了尽可能增加次级代谢产物结构的新颖性和多样性，我们在培育时应针对以下七个方面进行对比研究，以提高发现活性化合物的成功率。①不同培养基组分；②不同培养方式；③不同培养时间；④不同的培养条件如温度、光照等；⑤添加和不添加金属离子；⑥添加和不添加酶抑制剂；⑦单独培养和共培养。

二、有效部位的确定

根据菌种发酵物中化学成分的性质将其粗分为几个部分，最常用的粗分方法是将其中的化学成分按极性大小不同分成几个部分，如真菌的固体发酵产物采用95%乙醇溶液或甲醇浸渍法提取(量少可考虑使用超声提取)，减压蒸馏除去溶剂得总浸膏，加水混悬后依次用乙酸乙酯、正丁醇等进行萃取；真菌的液体培养基通过抽滤，菌丝部分用95%乙醇溶液或甲醇提取，再合并母液，减压蒸馏除去溶剂得到总浸膏。或提取总浸膏依次用乙酸乙酯、乙醇、水等进行提取。

得到的几个不同极性段的化合物，按等剂量进行活性测试，从而确定有效部位。

三、活性化合物的分离纯化

对有效部位采用各种色谱方法如吸附色谱法、分配色谱法、离子交换色谱法和凝胶色谱法等，和其他方法如结晶重结晶等方法对活性化合物进行分离纯化。对分离纯化得到的每个单体化合物进行活性测试，直到追踪到活性成分。

四、化学结构鉴定

根据化合物的理化性质和波谱数据鉴定化合物的结构与构型，找出新化合物。对已确定化学结构的新化合物进行活性评价。

五、进行成药性初步评价

对新化合物的理化性质(如相对分子质量、脂水分配系数、化学稳定性)、药效学、初步安全性和初步药代动力学进行研究，对其成药性进行评价，如成药性好则以候选药物进行新药开发工作，如成药性存在缺陷，则以先导化合物进行结构改造优化从而筛选出候选药物。

六、对先导化合物进行结构修饰

对成药性不好，如活性弱、选择性差、水溶性低、毒性大、生物利用度低、半衰期过长或过短、化学稳定性及生物稳定性差等有开发价值的化合物应在构效关系研究的基础上进行结构修饰或优化，优化的化合物进行药理学初筛，包括药效学评价、初步毒性评价以及初步药代动力学评价等，反复循环，直至符合候选药物安全、高效、质量稳定的要求。

第二节 真菌次级代谢产物新药研究中需要注意的问题

一、微生物菌种及发酵工艺控制

微生物菌种为发酵的源头，一方面要保证菌种的不变异和不衰退，另一方面要保证菌种的不污染。

菌种在培养或保藏过程中，由于自发突变的存在，出现某些原有优良生产性状的劣化、遗传标记的丢失等菌种的变异和衰退现象。为防止变异和衰退现象，微生物菌种应控制传代次数、选择合适的培养条件和采用有效的保藏条件。

发酵染菌是指在发酵过程中，生产菌以外的其他微生物侵入了发酵系统，消耗营养成分，可能分泌某些使生产菌失去活性的物质，或分泌代谢产物改变发酵液的 pH 值，从而严重干扰生产菌的正常生长、繁殖及产物的合成。为防止发酵染菌，应注意菌种的纯化、培养基及培养器具的有效灭菌以及操作环境的洁净度。

二、药效学评价方法的选择

药效学评价贯穿整个研究阶段。

为了不至于丢失活性低或含量少的化合物，增加分离出新化合物或分离到具有不同作用机制或新的作用机制的化合物的成功率，在新药研究中应做到以下几点。

(1) 对发酵产物初提物、粗分得到的每个极性部位、有效部位分离纯化后所得的每个化合物,或者结构修饰后的每个化合物进行药效学评价。

(2) 药效筛选模型应尽可能广泛而全面。

(3) 为避免丢失一些前体活性成分,药效学评价方法应尽可能采用体内方法。

第四章
真菌次级代谢产物来源的新药研究的实例

第一节　新药芬戈莫德的研究开发

一、免疫抑制剂先导化合物的发现及筛选

（一）菌种的筛选

在 20 世纪 80 年代末，日本科学家藤田将真菌辛克莱虫草和其近亲冬虫夏草作为研究对象，对包括 *Isaria sinclairii*（辛克莱棒束孢）ATCC24400 在内的 5 株棒束孢菌以及 6 株木霉菌进行发酵培养，并用异基因小鼠混合淋巴细胞反应（MLR）评价其免疫抑制活性，结果发现 *Isaria sinclairii* ATCC24400 发酵产物表现出最强免疫抑制活性，活性显著。

（二）活性物质的分离纯化

采用异基因小鼠混合淋巴细胞反应（MLR）评价其免疫抑制活性，*Isaria sinclairii* ATCC24400 发酵滤液采用离子交换色谱柱，依次用水、甲醇、丙酮进行洗脱，分别得到水部位、甲醇部位及丙酮部位，通过活性评价，甲醇部位为有效部位。将甲醇部位减压浓缩后加水混悬，用乙酸乙酯萃取，发现水层活性显著。将水层用正丁醇提取，正丁醇层显示出较强的活性。将正丁醇层减压蒸干，干膏采用薄层色谱法分离，甲醇重结晶纯化得到 ISP-Ⅰ。通过活性追踪分离纯化的流程简图如图 6-3 所示。

（三）ISP-Ⅰ结构鉴定

通过熔点、比旋度等理化性质，以及 FAB-MS、HREI-MS、IR、核磁共振氢谱等波谱数据，确定 ISP-Ⅰ为多球壳菌素（myriocin）。采用 X 射线分析和不对称合成确定多球壳菌素的绝对构型。

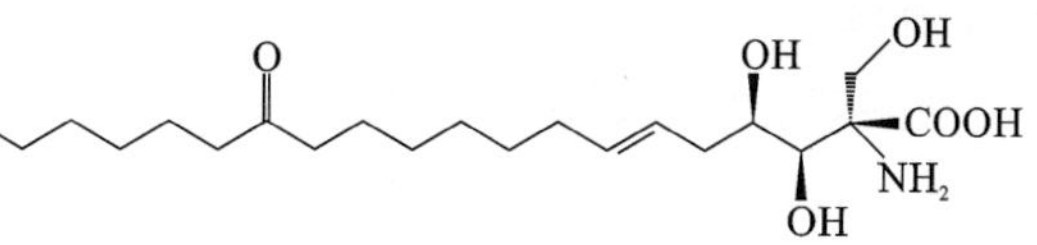

多球壳菌素(myriocin)

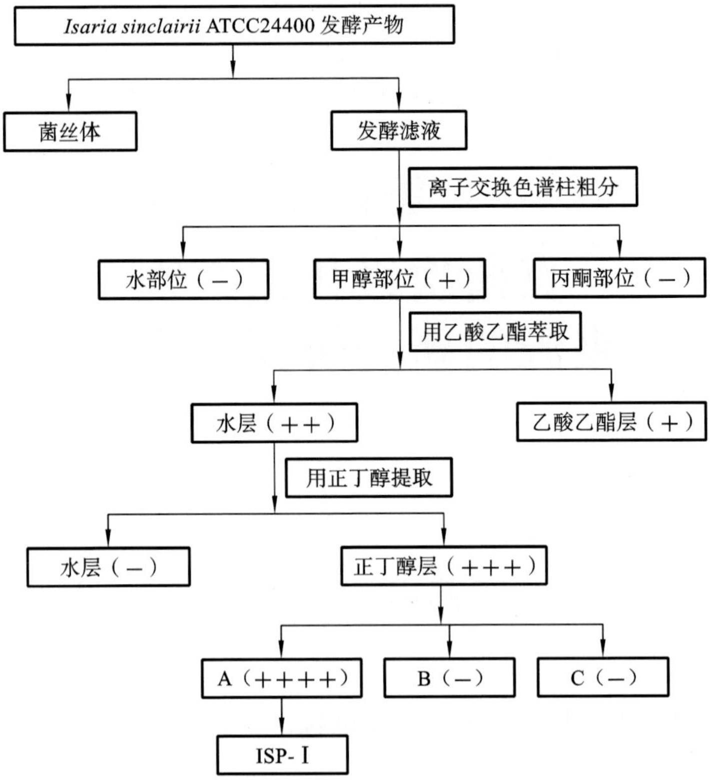

图 6-3 *Isaria sinclairii* ATCC24400 **发酵产物中免疫抑制活性物质的提取纯化流程**

（四）多球壳菌素(myriocin)的药效学评价

藤田等采用体外、体内方法对多球壳菌素进行免疫抑制活性评价，与已上市免疫抑制剂环孢菌素 A 进行对比，结果如下。

(1) 体外实验：以异基因小鼠混合淋巴细胞反应(MLR)进行评价，多球壳菌素和环孢菌素 A 的 IC_{50} 分别为 0.0055 μg/mL 和 0.03 μg/mL，前者活性为后者的 5 倍以上。

(2) 体内实验：以 BALB/c 小鼠为实验动物，采用 T 淋巴细胞依赖性抗体反应评价活性，腹腔注射给药，当抑制率达 93%时，多球壳菌素和环孢菌素 A 的给药剂量分别为 3 mg/kg 和 30 mg/kg；采用细胞毒性 T 淋巴细胞异源反应评价其免疫抑制活性，口服给药，多球壳菌素和环孢菌素 A 抑制率分别为 50.9%和 59.5%时，给药剂量分别为 0.3 mg/kg 和 3 mg/kg，多球壳菌素活性为环孢菌素 A 的 10～100 倍。

（五）多球壳菌素(myriocin)成药性的初步评价

多球壳菌素用于大鼠皮移植模型时，采用腹腔注射，与环孢菌素 A 比较，活性较后者显著，但毒性约为后者的 100 倍(出现大鼠死亡的剂量分别为 1 mg/kg 和 100 mg/kg)，毒性较大。分子中含酸、碱和亲水亲脂的两性结构，水溶性低，成药性差，应进行结构改造。

（六）先导化合物的筛选

1. 药效基团的确定　对多球壳菌素、从真菌 *Mycelia sterilia* ATCC20349 发酵产物中分离得到的多球壳菌素同系物(mycestericins D、E、F)进行构效关系研究，以异基因小鼠混合淋巴细胞反应(MLR)T 淋巴细胞抑制浓度 IC_{50} 进行活性评价，结果见表 6-1。

表 6-1 多球壳菌素及其同系物结构与活性评价表

化合物	C3 位	C4 位	C6、C7 位	IC_{50}(nmol/L)
ISP-Ⅰ	—OH	—OH	C═C	8
mycestericin D	—OH 向外	—H	C═C	16
mycestericin E	—OH 向内	—H	C═C	13
mycestericin F	—OH	—H	C—C	120

通过化合物 ISP-Ⅰ与 mycestericin D 的活性评价对比，发现 C4 位—OH 为活性非必需基团；mycestericin F 与 mycestericin D 的活性评价对比表明 C6、C7 位 C ═C 为活性必需基团；mycestericin E 与 mycestericin D 的活性评价对比表明 C3 位—OH 为活性非必需基团。

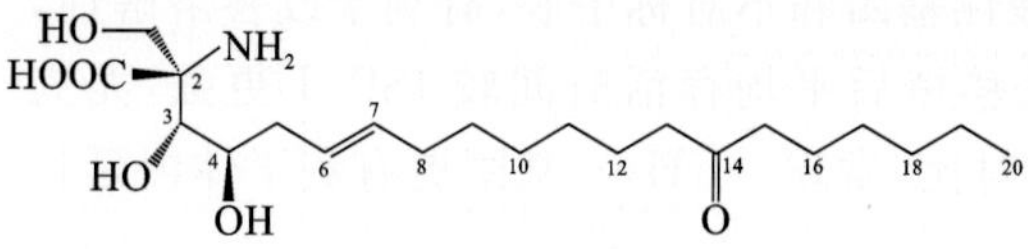

ISP-Ⅰ

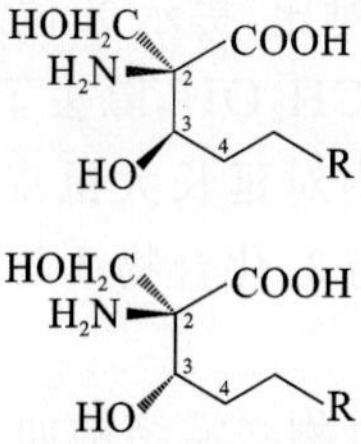

mycestericin D:

6 *E*7

R= —CH=CH—$(CH_2)_6$—CO—$(CH_2)_5CH_3$

mycestericin F:

R= —$(CH_2)_8$—CO—$(CH_2)_5CH_3$

mycestericin E:

E

R= —CH=CH—$(CH_2)_6$—CO—$(CH_2)_5CH_3$

为了探讨 C1 位羧基和 C2 位碳原子手性、X 基团对活性的影响，设计了化合物 **1**～**4**，采用体外异基因小鼠混合淋巴细胞反应(MLR)T 淋巴细胞半数抑制浓度 IC_{50}、体内大鼠皮移植后平均存活时间来评价化合物的抑制活性和毒性，结果如表 6-2 和表 6-3 所示。

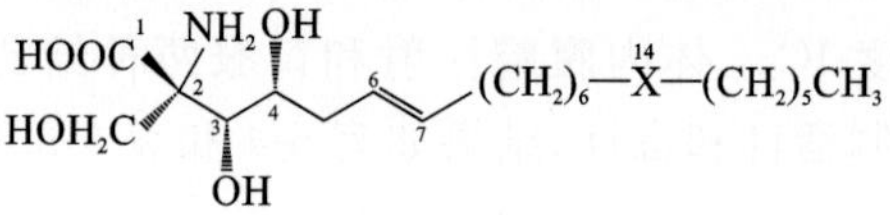

化合物1：X=CH_2
化合物2：X=CHOH

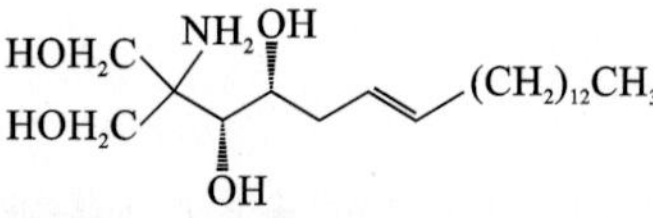

化合物4

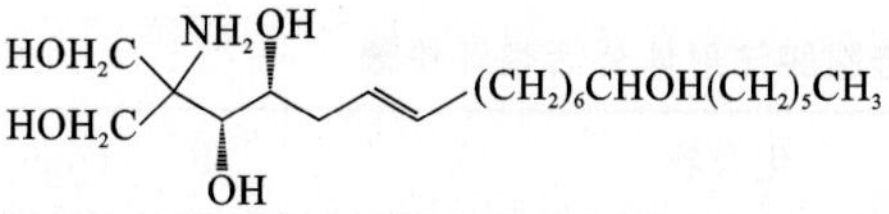

化合物3

表 6-2 多球壳菌素与衍生物 1～4 体外活性评价表

化合物	C1	X	IC_{50}(nmol/L)
ISP-Ⅰ	—COOH	—CO—	3.0
1	—COOH	—CH_2—	1.2
2	—COOH	—CHOH—	6.3
3	—CH_2OH	—CHOH	4.7
4	—CH_2OH	—CH_2—	56

表 6-3　多球壳菌素与衍生物 1～4 体内活性与毒性评价表

化合物	MST±SD/天　i. p.（单位：mg/kg）							
	0.1	0.3	1	3	10	20	30	100
ISP-Ⅰ	9.2±0.8	11.2±0.5	中毒					
1	9.0±1.0	10.6±0.8	中毒					
2	7.6±0.5	9.6±0.9	中毒					
3			8.2±0.4	9.2±0.4	11.8±0.8	13.4±1.1	中毒	
4			8.2±0.8	9.8±0.8	14.0±0.7	16.6±1.1	中毒	
CsA			7.6±0.9	10.8±0.4	15.2±0.8	—	19.4±1.1	中毒

ISP-Ⅰ与化合物 **1** 和 **2** 活性对比，提示 X 位羰基为非活性必需基团；与化合物 **3** 和 **4** 活性及毒性对比，C1 位羧基还原为—CH_2OH，除去了酸性基团和不对称中心，有利于改善溶解性，尽管体外活性低于 ISP-Ⅰ，但体内对延长大鼠皮肤移植后平均存活时间较 ISP-Ⅰ更强，尤其能显著降低毒性；通过化合物 **1** 与 **2**、化合物 **3** 与 **4** 对比，发现—CH_2—基团更有利于体内延长大鼠皮移植后平均存活时间。

综合以上结果确定，活性化合物必需结构如下。

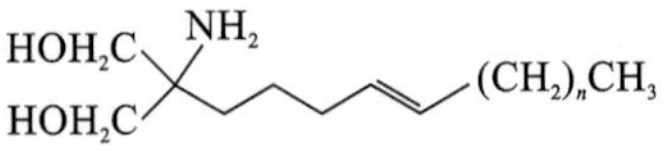

2. 探究脂肪链的链长的影响　为了找到更佳的先导化合物，藤田等对脂肪链的链长进行了一系列筛选，采用体外 T 淋巴细胞抑制浓度 IC_{50}、体内腹腔注射和口服两种给药途径下大鼠皮移植后平均存活时间来评价化合物的抑制活性和毒性，结果如表 6-4 和表 6-5 所示。

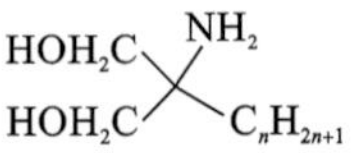

表 6-4　脂肪链长短筛选腹腔注射体外活性评价表

化合物	*n*	IC_{50}/(nmol/L)	化合物	*n*	IC_{50}/(nmol/L)
ISP-Ⅰ		3.0	**8**	15	2.9
5	12	270	**9**	16	10
6	13	12	**10**	18	12
7	14	5.9	**11**	20	190

表 6-5　脂肪链长短筛选腹腔注射体内活性与毒性评价表

化合物	MST±SD/天　i. p.（单位：mg/kg）				
	0.1	0.3	1	3	10
ISP-Ⅰ	9.2±0.8	11.2±0.5	中毒		

续表

化合物	MST±SD/天 i. p.（单位：mg/kg）				
	0.1	0.3	1	3	10
7	11.2±1.7	23.1±3.3	39.0±3.7	44.4±5.3	中毒
8	14.0±3.2	33.5±2.3	45.3±4.9	57.8±7.2	中毒
9	10.5±2.8	14.3±1.3	38.5±4.8	41.8±4.5	中毒
10		11.2±1.3	14.8±0.8	17.6±1.1	中毒

结果表明，当脂肪链的碳原子数为 14～18 之间时，体外活性较强。为此通过体内活性与毒性进行对比，筛选出最佳脂肪链链长。

当采用腹腔注射给药时，化合物 **7**、**8** 的活性较强，毒性较弱，为此采用经口给药方式进一步评价，结果如表 6-6 所示。

表 6-6 脂肪链长短筛选经口给药体内毒性评价表

化合物	MST±SD/天 po.（单位：mg/kg）						
	0.1	0.3	1	3	10	30	100
7	10.3±1.0	13.6±1.1	24.4±4.3	36.4±4.0	46.4±8.3	52.2±10.2	中毒
8	18.8±2.2	28.5±2.9	35.5±4.8	47.0±5.7	8.3±0.5	中毒	
CsA			8.5±0.6	10.3±1.0	13.5±0.6	20.5±1.7	中毒

体内模型中大鼠皮移植后平均存活时间及毒性结果显示，化合物 **7** 经口给药时活性最强，毒性最低，并且可以显著减少外周神经淋巴细胞，这将有利于减少器官移植时急性排斥反应，可作为器官移植新的免疫抑制剂和自身免疫疾病开发的先导化合物。

综合以上结果确定，先导化合物化学结构如下。

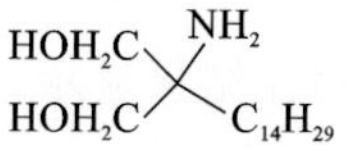

二、候选药物的确定

先导化合物包括左侧亲水部分和右侧亲脂部分，分别对两个部分进行改造。

（一）亲脂部分改造

前面结构改造得出，C6、C7 位 C═C 是活性必需基团，推测可能是因为 π 键的引入起到了构象限制作用。于是藤田小组尝试引入苯环，在保持脂肪链碳原子总数为 14 的同时，对苯环处于碳链不同位置进行筛选，采用体外异基因小鼠混合淋巴细胞反应（MLR）T 淋巴细胞抑制浓度 IC_{50}、体内大鼠皮移植后平均存活时间来评价化合物的抑制活性和毒性，结果如表 6-7 和表 6-8 所示。

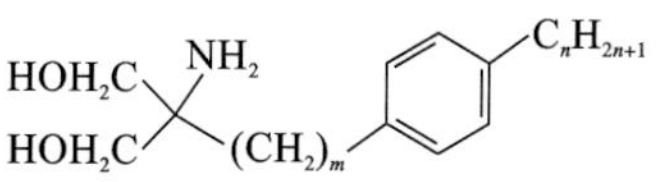

表 6-7 苯环取代位置及苯环侧链筛选体外活性评价表

化合物	*m*	*n*	IC_{50} /(mg/kg)	化合物	*m*	*n*	IC_{50} /(mg/kg)
7			0.3	**19**	10	0	0.3
12	0	10	0.3	**20**	2	7	0.1
13	1	9	>3	**21**	2	9	0.03
14	2	8	0.03	**22**	2	10	0.1
15	3	7	>3	**23**	2	11	0.1
16	4	6	>3	**24**	2	12	0.1
17	6	4	0.3	**25**	2	13	0.03
18	8	2	>3	**26**	2	14	1

表 6-8 苯环取代位置及苯环侧链筛选体内活性与毒性评价表

化合物	IC_{50} /(mg/kg)	MST±SD/天				
		0.1 mg/kg	0.3 mg/kg	1 mg/kg	3 mg/kg	10 mg/kg
7	0.3	13.8±0.3	26.5±1.8	37.3±1.1	45.5±2.4	中毒
14	0.03	25.3±0.6	31.3±0.9	39.5±2.8	52.0±6.2	中毒
21	0.03	—	23.0±3.9	32.0±1.5	中毒	
22	0.1	20.0±1.8	37.8±2.1	48.0±3.3	中毒	
23	0.1	—	23.3±2.1	39.3±3.5	中毒	
24	0.1	12.0±0.7	22.8±3.7	40.5±3.8	53.0±3.5	中毒

由化合物 **7** 与化合物 **12**～**19** 活性对比结果显示，苯环取代有利于提高活性，化合物 **14** 活性最为显著，提示苯环最佳连接位置为 C4 位，即 $m=2$；化合物 **14** 与化合物 **20**～**26** 活性对比显示，苯环侧链的烷烃长度对活性无显著影响；当侧链的烷烃 C 个数 *n* 为 9～11 时，毒性较强；化合物 **24** 与化合物 **14** 相比，尽管剂量 3 mg/kg 时两者延长大鼠皮移植后存活时间效果相当，但在 0.1 mg/kg 低剂量时活性明显弱于化合物 **14**，治疗指数较低，化合物 **14** 优于化合物 **24**。

接下来，藤田小组仍在化合物 **14** 的基础上，对苯环与脂肪链的连接部分进行优化，设计了化合物 **27**～**32**，采用体外异基因小鼠混合淋巴细胞反应(MLR)T 淋巴细胞抑制浓度 IC_{50}、IC_{80}，体内大鼠皮移植后平均存活时间来评价化合物的抑制活性和毒性，结果如表 6-9 所示。

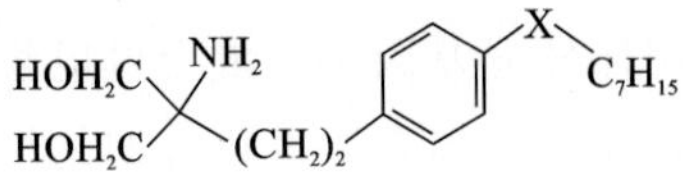

表 6-9　连接部分筛选体内、外活性与毒性评价表

化合物	X	IC_{50} /(mg/kg)	IC_{80} /(mg/kg)	MST±SD/天				
				0.1 mg/kg	0.3 mg/kg	1 mg/kg	3 mg/kg	10 mg/kg
14	CH_2	0.03	0.1	25.3±0.6	31.3±0.9	39.5±2.8	52.0±6.2	中毒
27	CO	0.03	0.3	19.8±1.3	25.5±1.7	32.5±1.2	中毒	
28	CHOH	0.1	0.3					
29	O	0.03	0.1	15.0±1.1	23.5±1.6	33.8±0.5	39.5±1.6	中毒
30	S	0.03	0.03	22.3±2.2	36.0±1.5	44.5±2.0	中毒	
31	C═N—OH	0.03	1					
32	N—CH_3	1	1					

从表 6-9 中可以看出，连接部分引入 CHOH 或含氮基团如 N—CH_3、C═N—OH，化合物活性明显减弱；引入 S，化合物活性增强的同时毒性也加大；引入 O 基团如化合物 **29**，活性较化合物 **14** 弱；引入 O 或羰基如化合物 **27**、**29**，活性较化合物 **14** 弱，而且化合物 **27** 毒性更强，结果提示最佳连接基团为 CH_2。

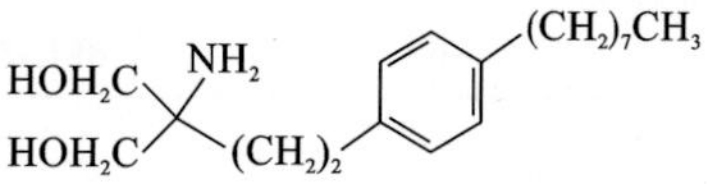

侧链苯环取代位置及苯环取代基的筛选：藤田工作组设计了化合物 **33**(苯环邻位脂肪链取代)、化合物 **34**(苯环间位脂肪链取代)、化合物 **35**(噻吩环取代苯环)，采用体外异基因小鼠混合淋巴细胞反应(MLR)T 淋巴细胞抑制浓度 IC_{50}、IC_{80} 对免疫抑制活性进行初步评价，结果见表 6-10。

表 6-10　苯环取代位置及苯环侧链筛选体外活性评价表

化合物	取代基	IC_{50}/(mg/kg)	IC_{80}/(mg/kg)
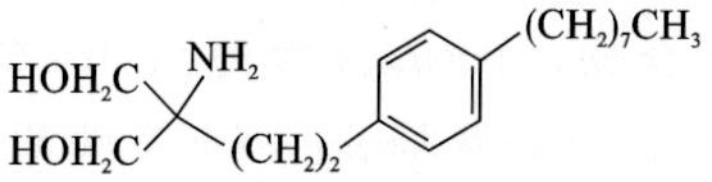 **14**	苯环对位取代	0.03	0.1
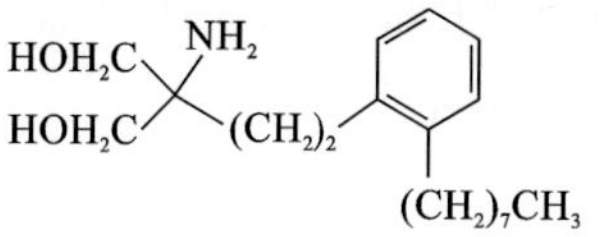 **33**	苯环邻位取代	>3	>3
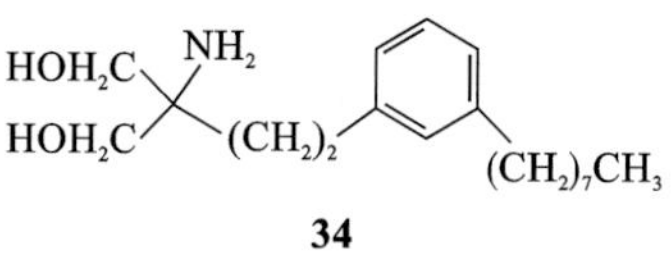 **34**	苯环间位取代	>3	>3

续表

化合物	取代基	IC_{50}/(mg/kg)	IC_{80}/(mg/kg)
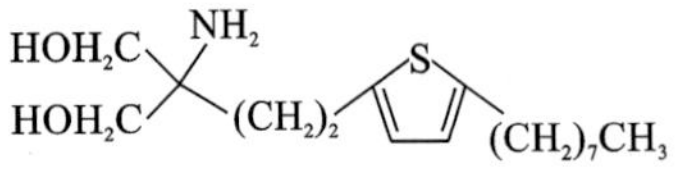 **35**	噻吩环取代苯环	1	>3

结果显示：苯环取代位置为对位时，活性最强；当苯环替换为噻吩环时活性显著降低。

（二）亲水部分改造

为了筛选出更为理想的候选化合物，藤田等考察了 C1 位取代基对活性的影响，引入了—COOH、—$(CH_2)_2OH$、—$(CH_2)_3OH$ 以及置换为 H 时，采用经口给药，T 淋巴细胞和膝盖窝处淋巴结半数抑制浓度 IC_{50} 的活性评价结果如表 6-11 所示。

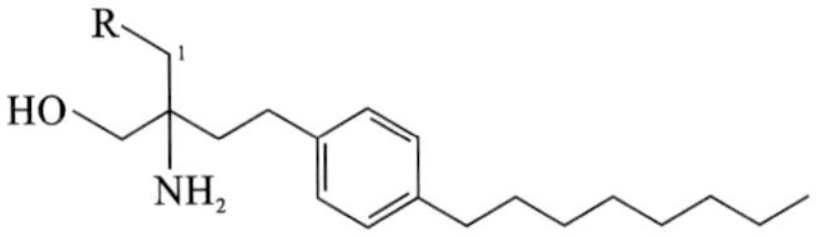

表 6-11 C1 位取代基筛选体外活性评价表

化合物	取代基 R	IC_{50}/(mg/kg)	
		T 淋巴细胞	淋巴结
14	—CH_2OH	0.024	0.0097
36	—COOH	>10	>10
37	—$(CH_2)_2OH$	0.12	0.009
38	—$(CH_2)_3OH$	0.021	0.085
39	—H	>10	>10

活性评价结果显示，C1 位以—CH_2OH 为取代基时，T 淋巴细胞抑制活性及免疫抑制活性最强。

综合以上结果，藤田等最终选择化合物 **14** 为候选化合物，由 Fujita 教授、Taito 公司和 Yoshitomi 药品公司共同研究，因此取名为 FTY720，化学名为 2-氨基-2-[2-(4-辛基苯基)乙基]-1,3-丙二醇盐酸盐，中文名为盐酸芬戈莫德。

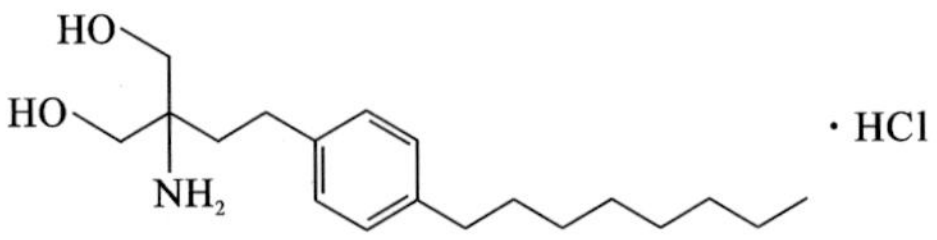

盐酸芬戈莫德

三、作用机制与适应证的开发

芬戈莫德体外无活性，进入体内后迅速被鞘氨醇激酶 2 磷酸化，形成磷酸化芬戈莫德

(FTY720-P)，(S)-FTY720-P 为主要活性成分，动物代谢产物测定显示 FTY720-P 的血药浓度是原形药的 4 倍。磷酸化鞘氨醇 S1P 是 G 蛋白偶联受体(GPCRs)激动剂，受体激活参与淋巴结淋巴细胞在体内的释放。FTY720-P 与 S1P 结构具有相似性，可竞争性结合到 S1P 受体从而发挥作用。

S1P 受体有 5 种亚型，在人体广泛分布，FTY720-P 与 S1P 受体家族结合及受体功能实验表明，FTY720-P 均可与 $S1P_1$、$S1P_3$、$S1P_4$、$S1P_5$ 受体结合，其中 $S1P_1$、$S1P_4$、$S1P_5$ (EC_{50} 为 0.3～0.6 nmol/L)主要表达于淋巴细胞及神经细胞等，可以促进淋巴细胞归巢，减少循环血淋巴细胞数量，对中枢神经系统的调控以及对神经细胞，尤其是星形胶质细胞、少突胶质细胞等的直接作用，从而发挥免疫抑制和免疫调控的作用以及调节 S1P 依赖性神经炎症，如神经保护及修复的作用。同时其激动 $S1P_3$ 受体(EC_{50} 为 3 nmol/L)，可引起心动过缓的副作用，大大限制了其治疗免疫性疾病的应用。

2002 年报道 FTY720 每天 0.1～0.3 mg/kg 的剂量可阻止实验性自身免疫性脑脊髓炎模型动物的发病，提示在较低剂量时对 MS 有效。然而在延长动物器官移植后存活时间时需要 10～100 倍剂量或与其他免疫抑制剂联用。Ⅱ期及Ⅲ期用于肾移植临床研究结果显示，口服剂量为用于 MS 剂量的 10 倍时仍不能获得较好的疗效，同时高剂量使用时因激动 $S1P_3$ 受体易引起心动过缓的副作用，因此临床适应证由器官移植转向 MS。

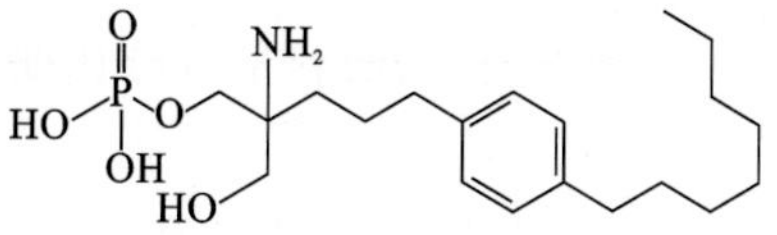

FTY720-P

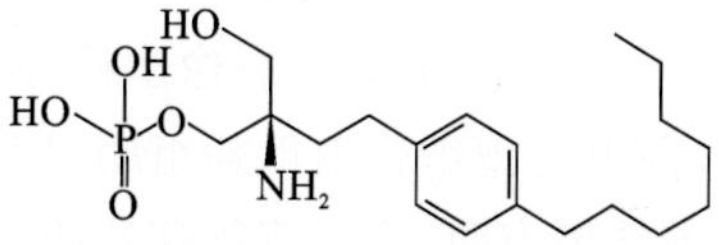

(*S*)-FTY720-P（主要活性成分）

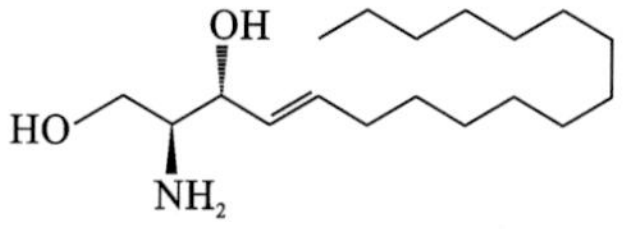

鞘氨醇

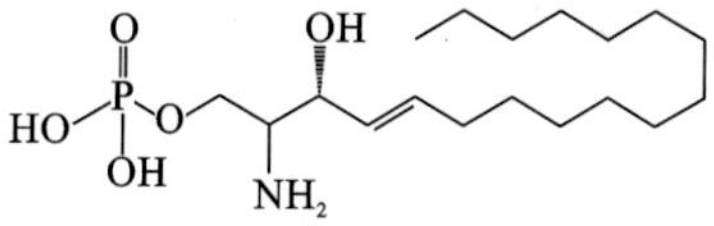

磷酸化鞘氨醇1

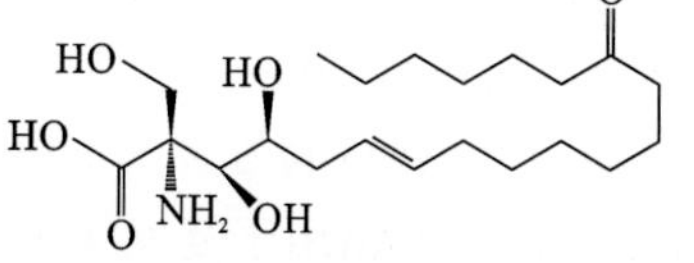

多球壳菌素

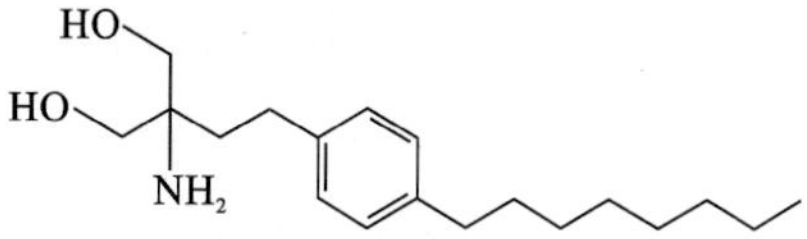

芬戈莫德

四、临床研究及结果

（一）药代动力学

30 项 1 000 多名受试者研究数据显示，芬戈莫德口服吸收缓慢，T_{max} 为 12～24 h，半衰期为 9～10 天，连续口服给药 1～2 个月后药代动力学达稳态，主要通过细胞色素 P450 氧化酶代谢，基本无药物相互作用。药物起效快，首次给药后数小时内外周血淋巴细胞数明显呈剂量依赖性下降。持续给药时可维持稳定的血药浓度和循环血淋巴细胞数量。停药后数天外周血淋巴细胞数量会上升，一般 6 周内可恢复至正常水平。

（二）临床疗效评价

采用年复发率、残疾进展风险，以及影像学检查指标（T_2病变体积、Gd 增强病变、脑容量百分比变化）进行临床疗效评价。

1. Ⅱ期试验　试验周期 6 个月，安慰剂对照，281 例复发型多发性硬化症（RMS）患者随机分为 3 组，芬戈莫德1.25 mg组、芬戈莫德 5.0 mg 组和安慰剂组。试验结果显示，治疗组 Gd 增强病变明显低于安慰剂组；芬戈莫德 1.25 mg、5.0 mg 组年复发率分别为 0.35、0.36，明显低于安慰剂组（0.77）。

2. Ⅲ期试验

（1）试验周期 24 个月，安慰剂对照，1 272 例复发缓解型多发性硬化症（RRMS）患者随机分为 3 组，芬戈莫德1.25 mg 组、芬戈莫德 5.0 mg 组和安慰剂组。试验结果显示，芬戈莫德 1.25 mg、5.0 mg 组年复发率分别从前一年的 1.4～1.5 下降至 0.16、0.18，明显低于安慰剂组（0.40），$p<0.001$；残疾进展风险明显低于安慰剂组。影像学检查如 T_2病变体积、Gd 增强病变、脑容量百分比变化指标结果显示，芬戈莫德组较安慰剂组有明显改善。

（2）周期 12 个月，双盲双模拟阳性药对照，1 292 例多发性硬化症（MS）患者随机分为 3 组，芬戈莫德 1.25 mg 组（po.）、芬戈莫德 5.0 mg 组（po.）和 β 干扰素组（i. m.）。试验结果显示：芬戈莫德 1.25 mg、芬戈莫德 5.0 mg 组年平均复发率分别从前一年的 1.5 下降至 0.20、0.16，低于 β 干扰素组（0.33）；影像学检查如 T_2病变体积、Gd 增强病变、脑容量百分比变化指标结果显示，芬戈莫德组较阳性药组明显改善。

临床试验结果表明，芬戈莫德疗效明显优于安慰剂和 β 干扰素，能有效减少复发率，改善 MRI 显示的炎性病变，治疗周期超过 2 年能显著延缓残疾进展，此外口服给药能大大提高患者依从性。

（三）安全性评价

临床试验显示芬戈莫德安全性好，以 0.5 mg/d 尤佳。临床试验中常见的不良反应包括首剂量后心率或房室传导减慢、增加感染、黄斑水肿、减低肺功能以及出现肝药酶增高等。

五、注册批准与上市后情况

芬戈莫德于 2010 年 9 月被美国 FDA 批准上市（商品名为 Gilenya），成为第一个用于治疗多发性硬化症（MS）的口服药物；次年 3 月，在欧盟获批，首先在德国推出用于复发缓解型多发性硬化症（RRMS）的治疗，而在加拿大该药被批准的是用于无反应、不耐受或更多 MS 治疗的 MS 患者；2011 年 9 月，在日本获批，且 11 月在日本推出用于 MS 的治疗；2014 年 7 月，欧盟又批准其用于对注射 β 干扰素无效的复发缓解型多发性硬化症（RRMS）患者；于 2018 年 5 月美国 FDA 批准用于 10 岁及以上复发型多发性硬化症（RMS）的治疗，成为首个治疗儿童 MS 的药物。

芬戈莫德自 2010 年上市以来，销售额持续增长。2012 年，全球销售额便成功突破 10 亿美元大关，近 12 亿美元。接下来，2013—2017 年全球销售额分别为 19.34 亿美元、24.77 亿美元、27.76 亿美元、31.09 亿美元、31.85 亿美元，一直呈增长态势。但于 2018 年 11 月 20 日，美国 FDA 发布警告，MS 患者接受芬戈莫德治疗后，如果停药会导致病情严重，甚至发生永久性残疾。因此期待选择性更高的 S1P 受体调节剂的新药早日上市。

第二节 从土曲霉次级代谢产物中发现抗阿尔茨海默病活性的先导化合物

土曲霉是一种常见的曲霉属真菌，广泛分布于土壤、海洋及动物粪便中，其次级代谢产物主要成分洛伐他汀能够有效减少机体血胆固醇与低密度脂蛋白胆固醇的合成，是临床应用最广泛的降血脂药物之一，创造了巨大的经济效益与社会价值。因此，本课题组对从长江滩涂中分离得到的土曲霉(*Aspergillus terreus*)固体发酵乙醇提取物进行分离纯化，得到新骨架化合物土曲霉菌素 A(asperterpene A)。运用多种波谱分析手段和 X 射线单晶衍射方法确定化合物结构。通过 ISTC 虚拟对接技术对化合物 BACE1 抑制活性进行评价，发现其在体内、体外对 BACE1 产生较强的抑制活性，可以作为治疗抗阿尔茨海默病药物开发的先导化合物。

一、土曲霉菌素 A 的提取分离及结构鉴定

(一) 菌株来源

实验所用土曲霉(*Aspergillus terreus*)菌株是在 2013 年从长江江底土壤分离得到，其 DDBJ/EMBL/GenBank 序列号为 No. KT360948。

(二) 菌种培养

首先将土曲霉菌株转接到 PDA 培养基中，28 ℃下培养 7 天作为菌种。将菌种转接至 5 L 的已灭菌的内含 1 000 g 大米、1 000 mL 水及 5 g 蛋白胨的三角锥形瓶中，于 28 ℃下培养 28 天。

(三) 提取分离

发酵结束后收集全部发酵产物，用乙醇提取，减压回收溶剂得总浸膏。总浸膏用水混悬后，加乙酸乙酯萃取，得乙酸乙酯部分浸膏。

采用正相硅胶柱层析，以二氯甲烷/甲醇梯度洗脱(10∶1 至 1∶1)，对所得浸膏进行初步划段，得到 6 个不同极性段(Fr. 1—Fr. 6)。

Fr. 4 反复以正相硅胶柱划段，得到 7 个极性段(Fr. 4. 1—Fr. 4. 7)。Fr. 4. 4 用 Sephadex LH-20CC(三氯甲烷/甲醇，1∶1)划分为 4 段 Fr. 4. 4a～Fr. 4. 4d。之后 Fr. 4. 4b 以 ODS(甲醇/水，20%至 100%)划分为 5 段，得到 5 个混合物(A—E)，混合物 D 采用半制备 HPLC 纯化得到土曲霉菌素 A 3. 6 mg。

(四) 结构鉴定

对化合物土曲霉菌素 A 进行核磁共振、质谱、旋光、紫外光谱、红外光谱、圆二色谱等测定，确定化合物的结构，通过 X 射线单晶衍射来确定绝对构型，土曲霉菌素 A 为新骨架化合物。

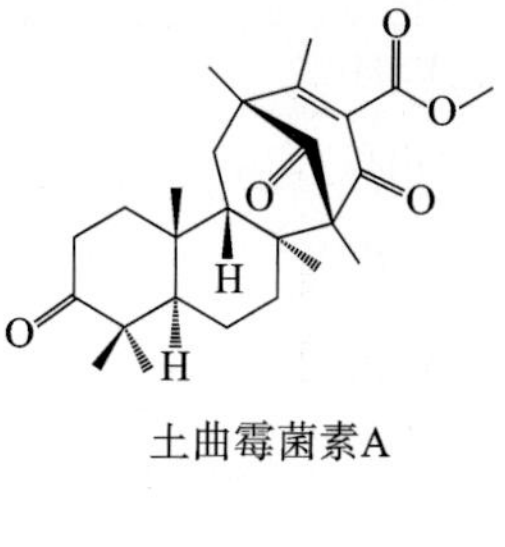

土曲霉菌素A

二、土曲霉菌素 A 抗阿尔茨海默病生物活性评价

（一）阿尔茨海默病的流行病学与发病机制

阿尔茨海默病（Alzheimer's disease，AD）是以进行性记忆和认知功能损害为特征的多病因导致的神经退行性疾病，主要发生在老年人，在超过 65 岁的人群中，其发病率为 11%，是 65 岁以上老年人的主要致死原因，其危害性超过了心脏病、卒中、糖尿病和癌症。随着世界人口的老龄化日趋严重，AD 的发病率日趋增高，致死率高，危害性强，从真菌代谢产物中筛选出高效低毒的有抗 AD 作用的先导化合物甚至候选药物具有极为重要的意义。

目前，临床对于 AD 的具体发病机制与病因尚未完全阐明，但有多种致病机制被提出，主要包括 β-淀粉样蛋白学说、中枢神经递质代谢障碍学说、tau 蛋白异常磷酸化学说等。被广泛接受的当属 β-淀粉样蛋白学说，该学说认为，β-淀粉样前体蛋白（β-APP）代谢异常所产生的 Aβ（β-amyloid）在大脑皮层异常聚集与沉淀，并由此产生一系列具有神经毒性的级联变化是 AD 的最主要发病原因。β-APP 在人体中的正常代谢方式为先后通过 α-分泌酶和 γ-分泌酶切割，最终形成无毒的 p3 肽链碎片及 γ-分泌物，但在异常的人体代谢途径下，该蛋白则首先被 β-分泌酶（β-site amyloid precursor protein cleaving enzyme 1，BACE1）进行特异性切割，并形成 β-分泌物与 C-端残基，最终释放出具有毒性的多肽片段 $A\beta_{40}$ 与 $A\beta_{42}$，造成神经细胞死亡等病理进程。由此可见，BACE1 是 Aβ 产生的重要限速酶，抑制 BACE1 对 APP 的水解切割可有效阻断大脑内淀粉样斑块的形成。

（二）生物活性评价

为了探讨土曲霉菌素 A 抗 AD 的生物活性，采用了基于分子结构的蛋白虚拟对接方法评价、体外细胞水平测定以及动物体内模型评价等方法。

1. 蛋白虚拟对接方法　我们采用基于受体结构的反向分子对接方法对 BACE1 蛋白进行虚拟对接，即先从蛋白质数据库（PDB）提取所有可能作为化合物靶标的 BACE1 蛋白晶体结构，利用计算机软件将待检测的化合物放入蛋白质受体位点，并对化合物分子的位置、方向及构象进行优化，并应用蒙特卡罗方法找出化合物与蛋白质结合的最佳构象，计算两者相互作用时的结合能，最后进行评分。我们采用 ISTC（in silico target confirmation）技术，将土曲霉菌素 A 和与 AD 密切相关的几种蛋白（PSH，GlpG，KMO，淀粉样纤维，APOE4，乙酰胆碱酯酶，NMDA 受体及 BACE1）进行对接，分数越小表明结合力越强，结果显示，土曲霉菌素 A 对 BACE1 的作用较强。因此，我们推测土曲霉菌素 A 可能为 BACE1 抑制剂（表 6-12）。随后，我们将其与 BACE1 进行分子对接，结果表明，土曲霉菌素 A 中 O-17 与 BACE1 中氨基 *Q 73* 通过氢键相互作用，而 C 环则与蛋白中 *Y 71* 部位通过 π-π 相关产生作用（图 6-4）。

表 6-12　土曲霉菌素 A 与 AD 相关蛋白虚拟对接分数

PDB-ID	蛋白质名称	MF 对接分数/(kcal/mol)
4Y6K	PSH	−140.2
4QO6	GlpG	−77.0
4J36	KMO	−110.4
2MXU	淀粉样纤维	−138.5
1GS9	APOE4	−57.9

续表

PDB-ID	蛋白质名称	MF 对接分数/(kcal/mol)
4NF5	NMDA 受体	−81.9
4EY6	乙酰胆碱酯酶	−100.3
4XXS	BACE1	−193.9

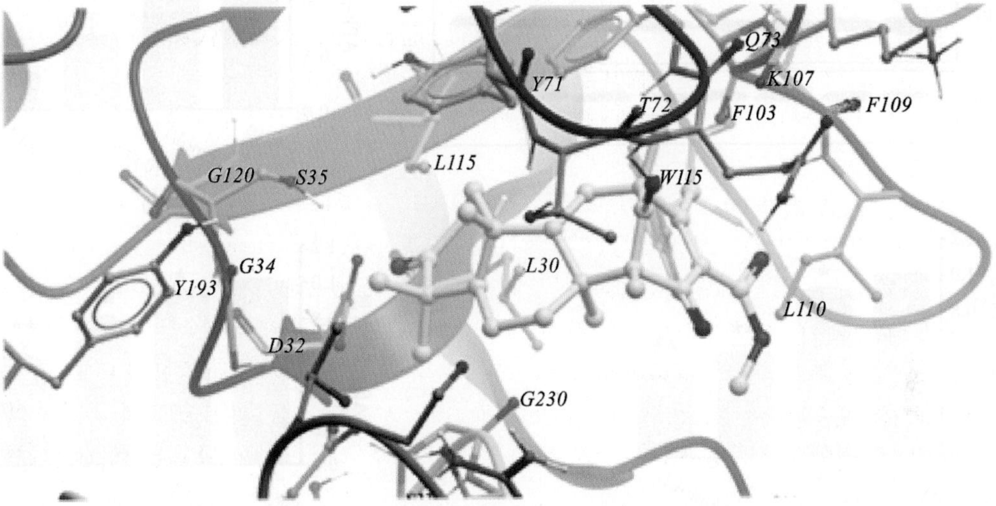

图 6-4 土曲霉菌素 A 与 BACE1 蛋白虚拟对接图

注：土曲霉菌素 A 与 BACE1 存在一定的结合。

2. 体外细胞水平活性测定　我们通过 MTT 实验检测化合物的细胞毒性，采用 β-分泌酶检测试剂盒测定 BACE1 酶活性，ELISA 法检测 N2a-APP 细胞中 $A\beta_{42}$ 及 BACE1 的相对表达量，以及蛋白免疫印迹（western blot，WB）法检测 N2a-APP 细胞中 APP-β 表达量，结果表明，其在 8 μmol/L 浓度水平下无体外毒性（图 6-5）；体外 BACE1 酶抑制活性结果显示，土曲霉菌素 A 的 IC_{50} 为 78.8 nmol/L，明显优于 LY2811376（IC_{50} 为 260 nmol/L）；N2a-APP 细胞系测定结果显示土曲霉菌素 A 能够有效抑制体外 BACE1 活性，降低 APP 及 $A\beta_{42}$ 的相对含量（图 6-6）。

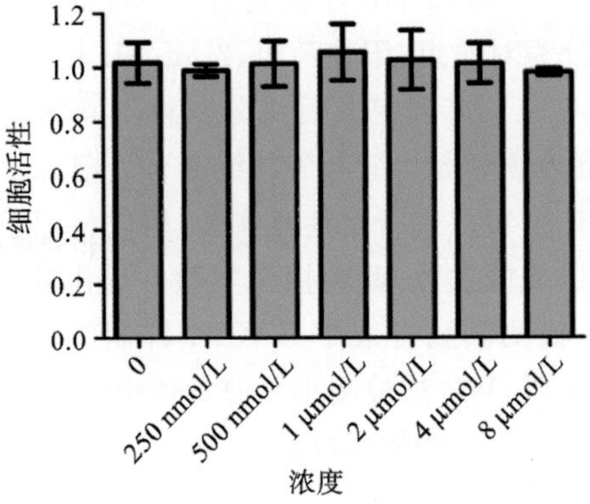

图 6-5 MTT 法检测细胞稳定性

注：土曲霉菌素 A 在 8 μmol/L 下对细胞无毒性。

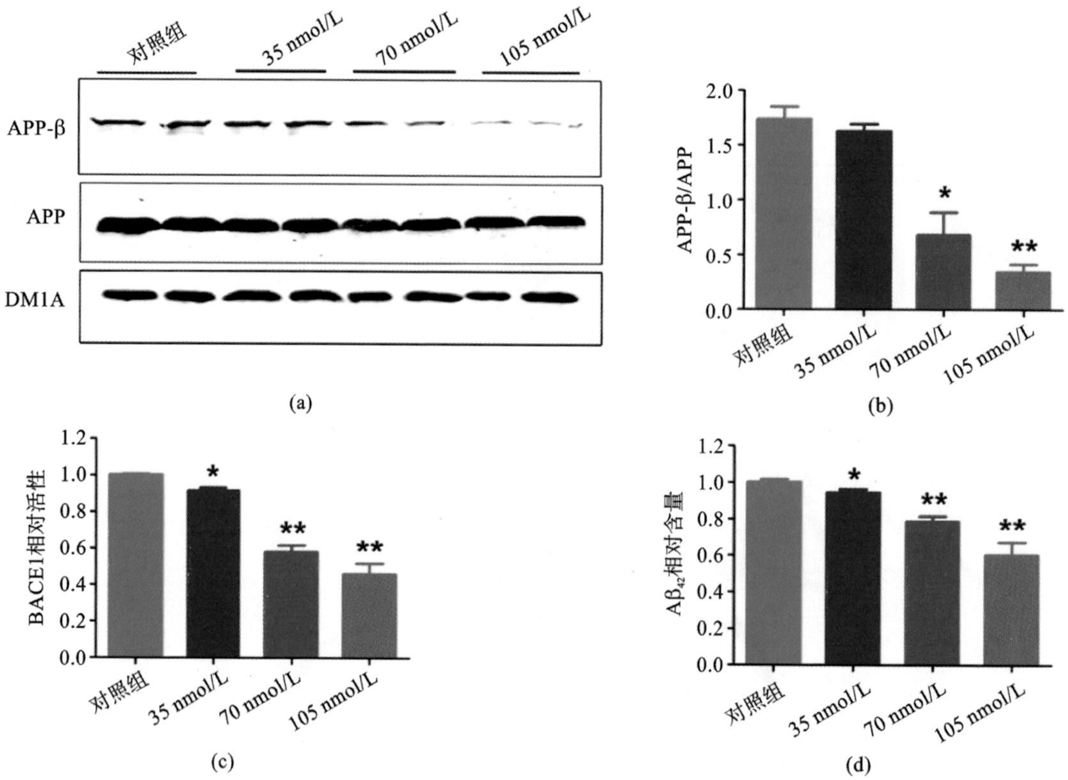

图 6-6 三个浓度(35、70、135 nmol/L)的土曲霉菌素 A 对 N2a-APP 细胞中 BACE1 活性及 $A\beta_{42}$ 产量的影响

注:(a)APP-β、APP 与 DM1A 的 WB 分析;(b)各组 APP-β/APP 分析值;(c)BACE1 相对活性;(d)$A\beta_{42}$产量。与对照组比较,** $p<0.01$,* $p<0.05$。

由于 APP-β/APP 直接影响 $A\beta_{42}$的产量,而后者与 AD 的发病密切相关,因此对 APP-β/APP 的检测能够在细胞层面反映化合物对 APP-β 及 $A\beta_{42}$的影响,该图显示,土曲霉菌素 A 在 N2a-APP 细胞系中对 BACE1 具有较好的抑制活性,亦能够降低 APP-β 及 $A\beta_{42}$的产率。

3. 动物体内模型活性评价 3xTg-AD 小鼠是研究 AD 的主要动物模型,小鼠月龄为 4～5 个月,体重 20～25 g,随机分为对照组、阳性药组、2 μg/μL 及 0.2 μg/μL 治疗组。小鼠均用 6%水合氯醛麻醉(6 mL/kg,i.p.),麻醉完成后将分别将不同浓度的土曲霉菌素 A 及阳性药缓慢注射于侧脑室,注射部位为颅骨冠状缝与矢状缝会合处前 0.2 mm、中线侧 0.9 mm、硬脑膜背腹侧 2.3 mm。注射完成后 48 h 进行水迷宫实验,用软件记录小鼠游泳轨迹、各个象限的停留时间以及穿梭平台象限区域的次数,此为探索实验。导出软件各组数据,进行统计分析。水迷宫实验结束后处死小鼠,检测其脑脊液中 BACE1 抑制活性及 APP 表达量,采用高尔基染色法检测化合物神经保护作用,WB 法检测小鼠海马体中与记忆相关突触蛋白含量,以及尼氏染色(Nissl staining)实验检测化合物体内毒性。

水迷宫实验结果表明与对照组比较,2 μg/μL 组与阳性药组小鼠在水迷宫第四天潜伏期明显降低($p<0.05$),而红外轨迹检测结果表明,2 μg/μL 与 LY2811376 组小鼠穿越平台次数与目标象限停留时间均明显增加($p<0.05$),而小鼠游泳速度则无明显差异($p>0.05$)(图

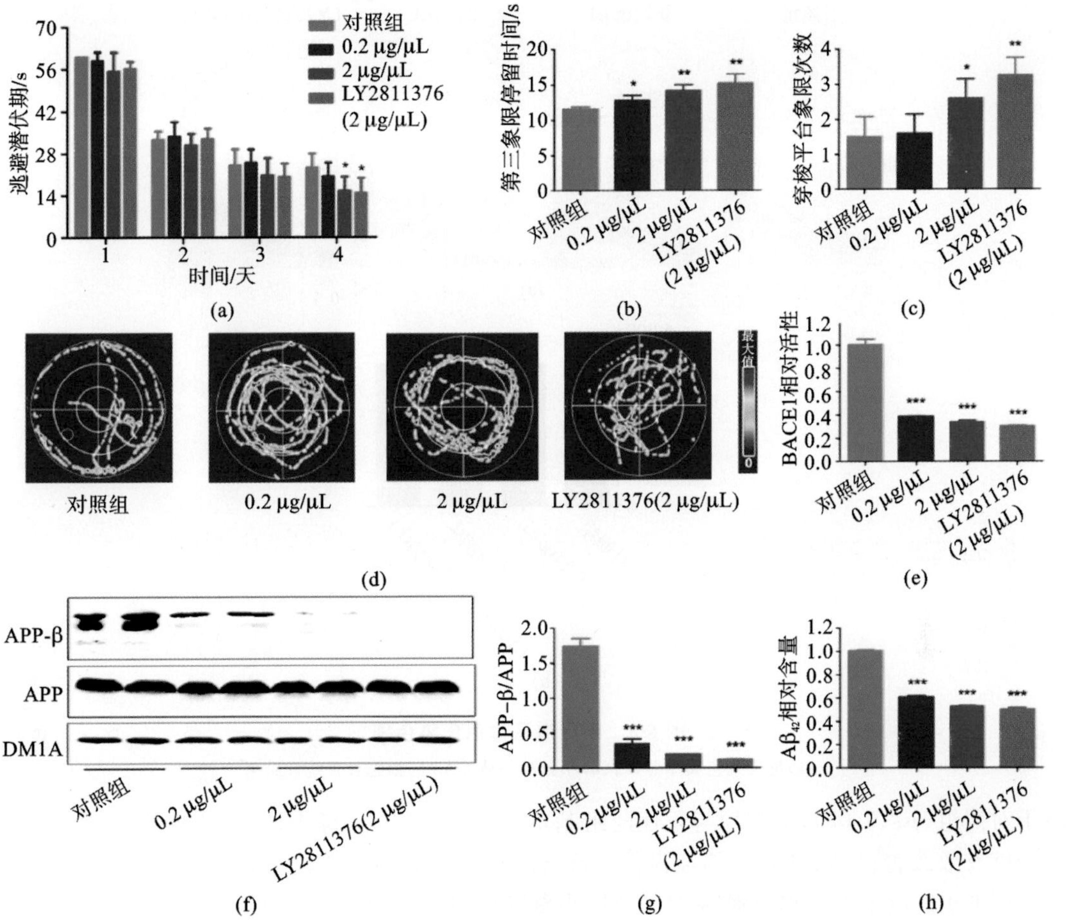

图 6-7 利用水迷宫实验检测土曲霉菌素 A 对 3xTg-AD 小鼠学习与记忆能力的修复与改善作用

注：土曲霉菌素 A(2 μg/μL×5 μL，0.2 μg/μL×5 μL)、LY2811376(2 μg/μL×5 μL)

及空白溶剂注入小鼠侧脑海马体中，48 h 后开展实验。

(a)逃避潜伏期；(b)第三象限停留时间；(c)穿梭平台象限次数；(d)游泳轨迹；(e)体内 BACE1 抑制活性；

(f)利用 WB 检测小鼠脑部 APP-β、APP 及 DM1A 表达水平；(g)各组体内 APP-β/APP 分析值；

(h)$A\beta_{42}$相对水平。与对照组相比：*** $p<0.001$，** $p<0.01$，* $p<0.05$。

6-7)。由此可见，土曲霉菌素 A 能够有效改善 AD 小鼠学习与记忆能力。我们进一步采用 β-分泌酶活性测定试剂盒检测小鼠体内 BACE1 活性，结果表明土曲霉菌素 A 能够明显降低小鼠体内 BACE1 活性，其作用与阳性药基本相当。同时，2 μg/μL 组小鼠 APP-β/APP 与 Aβ 水平明显低于对照组，提示土曲霉菌素 A 在体内亦能够降低 Aβ 水平；尼氏染色(Nissl staining)实验结果则表明土曲霉菌素 A 不减少海马体中细胞数目，即土曲霉菌素 A 在体内无毒性(图 6-8)。

尼氏染色主要反映化合物对于脑部神经的毒性作用，图 6-8 显示，土曲霉菌素 A 对于海马体中神经细胞均无显著影响，提示土曲霉菌素 A 无明显毒性。

神经细胞形态学与突触蛋白表达情况对于学习与记忆能力十分重要，故我们通过高尔基染色与 WB 法分别检测了土曲霉菌素 A 对神经元细胞与突触素-1、突触素、PSD 93 及 PSD 95 等蛋白的影响，结果表明 2 μg/μL 组小鼠神经细胞分支与突触量均明显大于对照组($p<0.05$)，而该组小鼠海马体中突触素-1、突触素、PSD 93 及 PSD 95 等蛋白的相对表达量亦明显

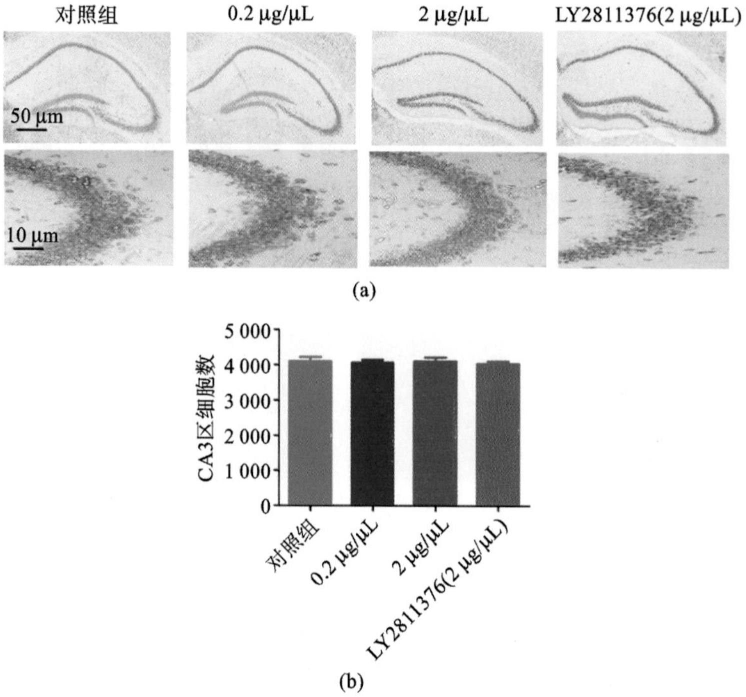

图 6-8　小鼠海马体尼氏染色图

(a)尼氏染色典型照片；(b)小鼠海马体 CA3 区细胞数目统计结果

高于对照组($p<0.05$)，活性均与阳性药组基本一致(图 6-9)。综上所述，土曲霉菌素 A 在体内能够有效改善由 Aβ 所致的神经损伤，且活性与 LY2811376 基本一致。

图 6-9 显示了土曲霉菌素 A 对于 AD 小鼠脑内与记忆相关的关键蛋白表达及其对神经纤维的影响，结果显示土曲霉菌素 A 能够显著增加相关蛋白的表达，且对神经纤维的生长与发育具有一定的促进作用。

三、总结

我们课题组对从长江滩涂中分离得到的土曲霉(*Aspergillus terreus*)固体发酵乙醇提取物进行分离纯化，得到新骨架化合物土曲霉菌素 A(asperterpene A)。运用多种波谱解析方法及 X 射线单晶衍射方法确定化合物结构。通过虚拟对接技术、体内外活性筛选，发现化合物具有较好的 BACE1 抑制活性(IC_{50} 值为 78.8 nmol/L)，明显优于阳性药(LY2811376，IC_{50} 值为 260.2 nmol/L)；采用侧脑室微量药物注射的方法，观察了化合物对 3xTg-AD 小鼠的治疗作用，结果显示其能够明显提高 3xTg-AD 小鼠的学习与记忆能力，促进小鼠海马体中神经元的生长，在体内亦表现出较强的 BACE1 抑制活性，可明显降低脑内 Aβ 含量，体内活性均与阳性药基本一致，尼氏染色结果显示化合物不减少海马体中细胞数目，基本无毒性。土曲霉菌素 A 的发现为 BACE1 抑制剂的新药研发提供了有效的先导化合物。

由于受发酵规模、化合物的产率以及研究时发酵条件的局限，所得化合物量较少。因此在后期研究中，我们将通过生物合成和化学全合成等方法，获得大量的化合物进行更为深入的药效学、安全性以及药代动力学等成药性评价，或通过结构修饰发现更高效、低毒、生物利用度高的新化学实体，期望最终能够为 AD 的治疗提供有潜力的候选药物。

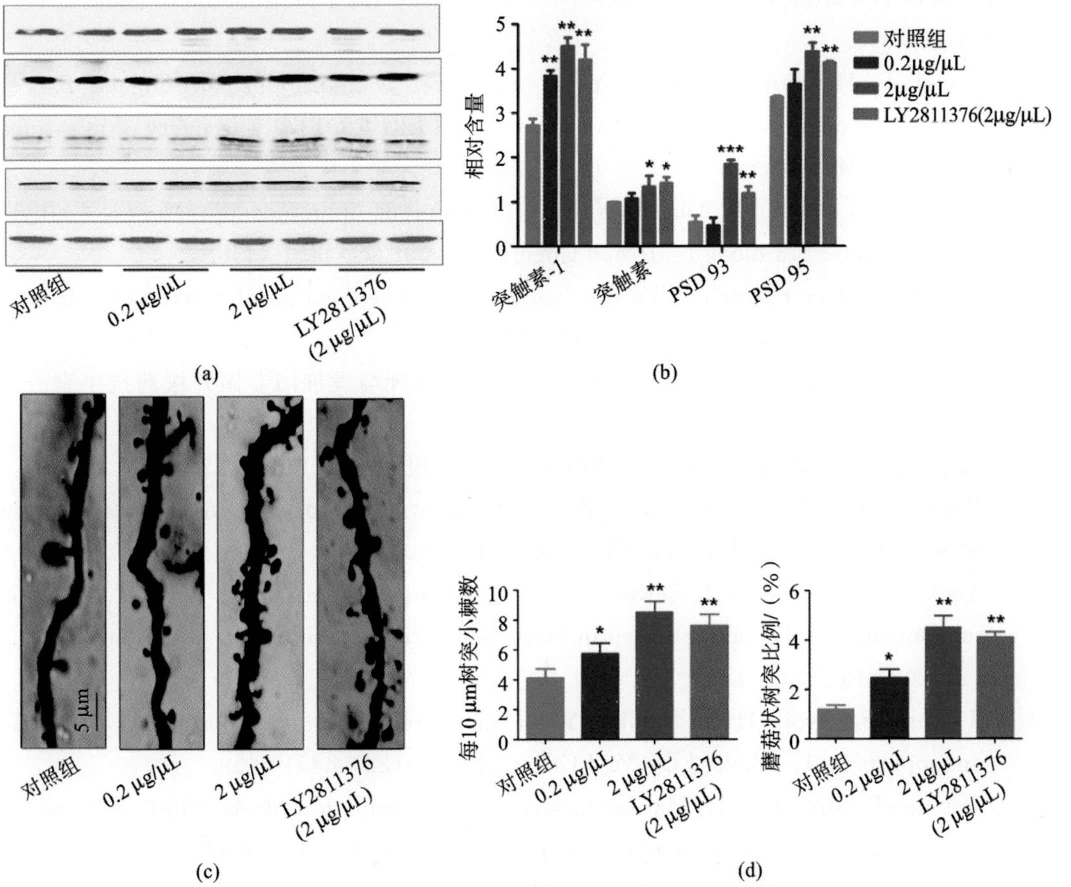

图 6-9 土曲霉菌素 A 对小鼠海马体中记忆相关蛋白的影响

注:(a)采用 WB 检测突触素-1,突触素,PSD 95 及 PSD 93 的表达;(b)WB 检测的定量分析;(c)海马体 CA3 区显微图片;(d)土曲霉菌素 A 对神经纤维的影响。与对照组相比:*** $p<0.001$,** $p<0.01$,* $p<0.05$。

参考文献

[1] Hawksworth D L,Lucking R. Fungal diverstity revisited:2. 2 to 3. 8 million species[J]. Microbiology Spectrum,2017,5(4):79-95.

[2] Barnes M,Boothroyd B. The metabolism of griseofulvin in mammals[J]. Biochem J,1961,78(1):41-43.

[3] Ishikawa H. Mizoribine and mycophenolate mofetil[J]. Current Med Chem,1999,6(7):575-597.

[4] Tomasz B,Marcin B. Production of lovastatin and itaconic acid by *Aspergillus terreus*:a comparative perspective[J]. World J Microb Biot,2017,33(2):34.

[5] Andre B. Fifty years of continuous research[J]. J Antibiot,2000,52(10):1028-1037.

[6] Andre B. Fifty years of continuous research[J]. J Med Chem,1986,29(5):849-852.

[7] Klein L L,Li L,Chen H J,et al. Total synthesis and antifungal evaluation of cyclic aminohexapeptides[J]. Bioorgan Med Chem,2000,8(7):1677-1696.

[8] Kaushik D. Ceftaroline：a comprehensive update[J]. Int J Antimicrob Agents，2011，37(5)：389-395.

[9] Masaki T，Hidenori O，Akira Y，et al. Novel echinocandin antifungals. Part 2：optimization of the side chain of the natural product FR901379. Discovery of micafungin[J]. Bioorg Med Chem lett，2008，18(9)：2886-2890.

[10] Tetsuro F，Ryoji H，Masahiko Y，et al. Potent immunosuppressants，2-alkyl-2-aminopropane-1，3-diols[J]. J Med Chem，1996，39(22)：4451-4458.

[11] Baugh J，Gallay P. Cyclophilin involvement in the replication of hepatitis C virus and other viruses[J]. Biol chem，2012，393(7)：579-587.

[12] 孙祥，王宇驰，张春然，等. 头孢菌素类抗生素的发现与发展[J]. 国外医药抗生素分册，2014，35(4)：154-158.

[13] 郭宗儒. 首创的洛伐他汀和后继药物[J]. 药学学报，2015，50(1)：123-126.

[14] Roth B D. The discovery and development of atorvastatin，a potent novel hypolipidemic agent[J]. Prog Med Chem，2002，40：1-22.

[15] Tetsuro F，Kenichiro I，Satoshi Y，et al. Fungal metabolites. Part 11. A potent immunosuppressive active found in Isaria sinclairii Metabolite[J]. J Antibiot，1994，47(2)：208-215.

[16] Tetsuro F，Ryoji H，Masahiko Y，et al. Potent immunosuppressants，2-alkyl-2-aminopropane-1，3-diols[J]. J Med Chem，1996，39(22)：4451-4459.

[17] Tetsuro F，Norimitsu H，Masatoshi K，et al. Determination of abosolute configuration and biological activity of new immunosuppressants，mycestericins D，E，F，and G[J]. J Antibiot，1996，49(9)：846-853.

[18] Masatoshi K，Kunitomo A，Toshiyuki K，et al. Synthesis and immunosuppressive activity of 2-substituted 2-aminopropane-1，3-diols and 2-aminoethanols[J]. J Med Chem，2000，43(15)：2946-2961.

[19] Paugh S W，Payne S G，Barbour S E，et al. The immunosuppressant FTY720 is phosphorylated by sphingosine kinase type 2[J]. FEBS Letters，2003，554(1)：189-193.

[20] Brinkmann V，Davis M D，Heise C E，et al. The immune modulator FTY720 targets sphingosine 1-phosphate receptors[J]. J Biol Chem，2002，277(24)：21453-21457.

[21] Brinkmann V，Billich A，Baumruker T，et al. Fingolimod(FTY720)：discovery and development of an oral drug to treat multiple sclerosis[J]. Nat Rev Drug Discov，2010，9(11)：883-897.

[22] Foster C A，HowardL M，Schweitzer A，et al. Brain penetration of the oral immunomodulatory drug FTY720 and its phosphorylation in the central nervous system during experimental autoimmune encephalomyelitis：consequences for mode of action in multiple sclerosis[J]. J Pharmacol Exp Ther，2007，323(2)：469-475.

[23] Kovarik J M，Hartmann S，Bartlett M，et al. Oral-intravenous crossover study of fingolimod pharmacokinetics，lymphocyte responses and cardiac effects[J]. Biopharm

Drug Dispos,2007,28(2):97-104.

[24] Kahan B D,Karlix J L,Ferguson R M,et al. Pharmacodynamics,pharmacokinetics,and safety of multiple doses of FTY720 in stable renal transplant patients:a multicenter, randomized,placebo-controlled,phase Ⅰ study[J]. Transplantation,2003,76(7):1079-1084.

[25] Kovarik J M, Schmouder R L, Barilla D, et al. Screening for a drug interaction of FTY720 on cyclosporine in renal transplant patients[J]. Am J Transplant, 2003, 3:483.

[26] Tedesco S H. Mourad G, Kahan B D, et al. FTY720, a novel immune-modulator: efficacy and safety results from the first phase 2A study in de novo renal transplantation[J]. Transplantation,2004,77(12):1826-1833.

[27] Kappos L, Antel J Gomi G, et al. Oral fingolimod(FTY720) for relapsing multiple sclerosis[J]. New Engl J Med,2006,355(11):1124-1140.

[28] Kappos L,Radue E W,Connor P,et al. A placebo-controlled trial of oral fingolimod in relapsing multiple sclerosis[J]. New Engl J Med,2010,362(5):387-401.

[29] Cohen J A,Barkhof F,Comi G,et al. Oral fingolimod or intramuscular interferon for relapsing multiple sclerosis[J]. New Engl J Med,2010,362(5):402-415.

[30] Qi C X, Bao J, Wang J P, et al. Asperterpenes A and B, two unprecedented meroterpenoids from *Aspergillus terreus* with BACE1 inhibitory activities[J]. Chem Sci,2016,7(10):6563-6572.

[31] Mezache L, Mikhail M, Garofalo M, et al. Reduced miR-512 and the elevated expression of its targets cFLIP and MCL1 localize to neurons with hyperphosphorylated Tau protein in Alzheimer disease[J]. Appl Immunohistochem M M,2015,23(9):615-623.

[32] Ghasemi M F, Vahabian M, Soleimani A S, et al. Dimethyloxalylglycine may be enhance the capacity of neural-like cells in treatment of Alzheimer disease[J]. Cell Biol Int,2016,40(6):619-620.

[33] Aschenbrenner A J,Balota D A,Fagan A M,et al. Alzheimer disease cerebrospinal fluid biomarkers moderate baseline differences and predict longitudinal change in attentional control and episodic memory composites in the adult children study[J]. J Int Neuropsychol Soc,2015,21(8):573-583.

[34] Bonda D J,Stone J G,Torres S L,et al. Dysregulation of leptin signaling in Alzheimer disease: evidence for neuronal leptin resistance[J]. J Neurochem, 2014, 128(1): 162-172.

[35] Vardarajan B N,Schaid D J,Reitz C,et al. Inbreeding among caribbean hispanics from the dominican republic and its effects on risk of Alzheimer disease[J]. Genet Med, 2015,17(8):639-643.

[36] Miyoshi F,Ogawa T,Kitao S I,et al. Evaluation of Parkinson disease and Alzheimer disease with the use of neuromelanin MR imagin and ^{123}I-metaiodobenzylguanidine

scintigraphy[J]. AJNR Am J Neuroradiol,2013,34(11):2113-2118.

[37] Prade E, Bittner H J, Sarkar R, et al. Structural mechanism of the interaction of Alzheimer disease Aβ fibrils with the non-steroidal anti-inflammatory drug(NSAID) sulindac sulfide[J]. J Biol Chem,2015,290(48):28737-28745.

[38] Donovan N J, Amariglio R E, Zoller A S, et al. Subjective cognitive concerns and neuropsychiatric predictors of progression to the early clinical stages of Alzheimer disease[J]. Am J Geriatr Psychiatry,2014,22(12):1642-1651.

[39] DiDomenico F, Pupo G, Tramutola A, et al. Redox proteomics analysis of HNE-modified proteins in down syndrome brain:clues for understanding the development of Alzheimer disease[J]. Biol Med,2014,71:270-280.

[40] Barrows R J, Barsuglia J, Paholpak P, et al. Executive abilities as reflected by clock hand placement: frontotemporal dementia versus early-onset Alzheimer disease[J]. Psychiatry Neur,2015,28(4):239-248.